Cirurgia Veterinária em **Pequenos Animais**

Cirurgia Veterinária em **Pequenos Animais**

EDITOR

André Lacerda de Abreu Oliveira

MANOLE

Produção editorial: Rosana Arruda da Silva
Projeto gráfico: Estúdio Castellani
Diagramação: Estúdio Castellani
Ilustrações: Estúdio Castellani
Capa: Ricardo Yoshiaki Nitta Rodrigues
Imagem da capa: istockphoto.com

CIP-BRASIL. CATALOGAÇÃO NA PUBLICAÇÃO
SINDICATO NACIONAL DOS EDITORES DE LIVROS, RJ

O45c

Oliveira, André Lacerda de Abreu
Cirurgia veterinária em pequenos animais / André Lacerda de Abreu Oliveira. – 1.ed. – Santana de Parnaíba [SP] : Manole, 2022.
384 p. ; 28 cm.

Inclui bibliografia e índice
ISBN 9786555763188

1. Cirurgia veterinária. 2. Medicina veterinária de pequenos animais. I. Título.

21-74660 CDD: 636.0897
CDU: 636:616-089

Camila Donis Hartmann – Bibliotecária – CRB-7/6472

Edição – 2022

Editora Manole Ltda.
Alameda América, 876 – Tamboré
Santana de Parnaíba
06543-315 – SP – Brasil
Tel.: (11) 4196-6000
www.manole.com.br
https://atendimento.manole.com.br/

Impresso no Brasil
Printed in Brazil

Agradecimentos

Em especial à minha família, pelo apoio incondicional ao tempo gasto na criação desta obra, doando o que temos de mais valioso na vida, o tempo. Obrigado, meus amores, Alessandra, Rodrigo e Guilherme. A todos os demais que compõem minha família, minhas irmãs (Jack e Claudine), meu irmão Paulo Roberto, Elizabeth Castello, Alexandre Castello e Suzie Castello, além de todos os meus amados sobrinhos.

À Universidade Estadual do Norte Fluminense Darcy Ribeiro, minha casa e onde desenvolvi parte deste trabalho.

A todos os meus orientados, com quem mais aprendo do que ensino. Em especial cito algumas pessoas que se tornaram ou já eram grandes profissionais e amigos incondicionais (Alessandra Tovar, Renato Moran, Tainara Micaele, Rodiney Denevitz, Isabela Morales, Daniel Jarrouge, Vilson Leite, Haroldo Igreja, Herbet Pires).

Aos amigos muito especiais (Jussara Peters, Marcelo Rios e Hélia Zamprogno), que compartilharam comigo várias cirurgias e momentos únicos de aprendizado. Que nossa jornada siga sempre com a proximidade necessária e a amizade irrestrita.

A todos os amigos anestesistas, em especial representados pela amiga de trabalho, a prof^a^. Fernanda Antunes.

Às associações profissionais, a que sempre dediquei meu tempo e energia em prol de suas atividades. Representadas pela Anclivepa e Colégio Brasileiro de Cirurgia Veterinária (CBCV).

A alguns profissionais que marcaram minha carreira profissional e serviram de modelo a serem seguidos: Haroldo Almeida (prof. de Cirurgia da UFRRJ – *in memoriam*), Rômulo Tassara (prof. de Cirurgia da Faculdade de Medicina de Teresópolis – *in memoriam*), Paulo José Gama de Barros (cirurgião vascular/Hospital São José), Carlos Eduardo Pinto (fundador da Sociedade Brasileira de Cirurgia Oncológica), Renato Abdala Karan Kalil (do Instituto de Cardiologia de Porto Alegre), Alan Tonassi (cirurgião cardíaco), Ricardo Zorron (da Universidade de Berlim), Rogério Abrahão (cirurgião cardíaco do Instituto de Cardiologia de Porto Alegre), Ney Luis Pippi (UFSM) e Antônio Felipe Wouk (UFPR).

Aos meus *pets*, que sempre fizeram ou fazem parte da minha família, em especial aqueles que mais marcaram: Manu, Tom, Nick, Paul e Pluto.

À minha amada profissão, que me deu a chance de ser cirurgião, cientista e, acima de tudo, médico veterinário, e a todos os colegas e grandes amigos que me proporcionou.

À proteção animal, pessoas abnegadas que dedicam sua energia e amor no cuidado desses seres que fazem parte da nossa vida, em especial à amiga Betty Gofman.

Aos tutores dos nossos pacientes, que muitas vezes se tornam grandes amigos, mas acima de tudo pela confiança depositada em nosso trabalho. Em representação a todos, à Dina e ao Octavio Moutinho, que tanto me marcaram na vida profissional, servindo-me de apoio e amizade, e em especial por compartilharem comigo um sonho, um lugar especial, incrustado na Reserva Estadual dos Três Picos, a Fazenda Jacarandá.

A Andrei Ferreira Nicolau da Costa, Renato Leite Leonardo, Rafael da Cruz Morais e Marina Morais pela colaboração no fornecimento de figuras para utilização no livro.

E a todos, que infelizmente não citei, mas que fizeram grande diferença nessa jornada e que sempre estarão comigo.

O editor

Editor

ANDRÉ LACERDA DE ABREU OLIVEIRA

Bolsista de Produtividade em Pesquisa do Conselho Nacional de Desenvolvimento Científico e Tecnológico (CNPq) – Nível 2. Pós-doutor pela Fundação Universitária de Cardiologia/Instituto de Cardiologia de Porto Alegre, com trabalho na área de terapia gênica na isquemia do miocárdio. Doutor em medicina (cirurgia geral) pela Universidade Federal do Rio de Janeiro – UFRJ (2005). Mestre em medicina veterinária pela Universidade Federal Rural do Rio de Janeiro – UFF (1997). Graduado em medicina veterinária pela Universidade Federal Fluminense (1988). Professor associado da Universidade Estadual do Norte Fluminense (UENF). Presidente do Colégio Brasileiro de Cirurgia e Anestesiologia Veterinária (CBCAV) nas gestões 2009-2010 e 2011-2012. Diretor científico do CBCAV na gestão 2013-2014, secretário geral na gestão 2015-2016 e tesoureiro na gestão 2019-2019. Diretor científico da Anclivepa Brasil (2016-2018 e 2019-2021). Sócio-fundador e presidente da Associação Brasileira de Ortopedia e Traumatologia Veterinária no período de 2008-2010. Tem experiência na área de medicina veterinária, com ênfase em técnica cirúrgica animal, atuando principalmente nos seguintes temas: cirurgias torácica, endócrina, hepática e renal. Jovem cientista do estado do Rio de Janeiro (bolsa de produtividade em pesquisa da Fundação de Amparo à Pesquisa do Estado do Rio de Janeiro – FAPERJ) de 2009-2011. Possui mais 100 artigos publicados em revistas especializadas e apresenta 800 citações, com índice H7 e i10. Ministrou mais de 200 palestras em eventos técnico-científicos (congressos e simpósios) nacionais e internacionais. Possui quatro livros publicados e diversos capítulos. Editor das revistas *Jornal Brasileiro de Cirurgia Veterinária* e *Jornal Brasileiro de Ciência Animal.* Cientista de produtividade em pesquisa da FAPERJ a partir de 2014. Pesquisador de produtividade do CNPq a partir de 2015. Membro da comissão assessora permanente do Conselho Superior da Capes (2019).

Coautores

ALESSANDRA CASTELLO DA COSTA

Mestre e Doutora em ciência animal pela Universidade Estadual do Norte Fluminense (UENF). Redatora da revista *Health Science*.

ALINE ALVES DE CARVALHO

Professora substituta no programa de Ciência da Literatura da Faculdade de Letras da Universidade Federal do Rio de Janeiro (UFRJ) de 2014 a 2016. Bacharel em letras, Mestre em literatura portuguesa (letras vernáculas) e Doutora em teoria literária (ciência da literatura) pela UFRJ. Foi bolsista de doutorado pelo Conselho Nacional de Desenvolvimento Científico e Tecnológico (CNPq). Faz parte do diretório de pesquisa do CNPq *Figurações do feminino: Florbela Espanca et alii*, que teve início em 2010. Colaborou para a coluna *Os entendidos*, sediada no portal da *Revista Fórum*. Em 2018, publicou seu primeiro romance, intitulado *Grades do Éden*, pela editora Gramma.

ANA LÚCIA PASCOLI

Médica veterinária. Mestre em ciências veterinárias pela Universidade Federal do Paraná (UFPR) e Doutora em cirurgia veterinária pela Universidade Estadual Paulista (UNESP) – Jaboticabal. Professora efetiva de técnica e clínica cirúrgica de pequenos animais da Universidade Regional de Blumenau (FURB).

ANDRIGO BARBOZA DE NARDI

Médico veterinário. Graduado pela Universidade Federal do Paraná (UFPR). Mestre, Doutor e Pós-doutor em cirurgia veterinária, com ênfase na área de oncologia veterinária, pela Universidade Estadual Paulista (UNESP) – Jaboticabal. Coautor dos livros *Quimioterapia Antineoplásica em Cães e Gatos*, pela editora Medvet; *Oncologia em cães e gatos*, pela editora Roca; *Dia a dia: tópicos selecionados em especialidades veterinárias*, pela editora Medvet; *Princípios e técnicas de cirurgias reconstrutivas da pele em cães e gatos*, pela editora Medvep e *Casos de rotina cirúrgica em medicina veterinária de pequenos animais*, pela editora Medvet. Professor do Departamento de Clínica e Cirurgia Veterinária da Universidade Estadual Paulista (UNESP) – Jaboticabal. Responsável pelo Serviço de Cirurgia Reconstrutiva e supervisor do Hospital Veterinário da Universidade Estadual Paulista – Jaboticabal. Livre-docência na área de oncologia veterinária. Bolsista de produtividade em pesquisa do Conselho Nacional de Desenvolvimento Científico e Tecnológico (CNPq).

CAUÊ PEREIRA TOSCANO

Graduado em medicina veterinária e residência em cirurgia de cães e gatos pela Faculdade de Medicina Veterinária e Zootecnia da Universidade de São Paulo (USP). Especialista em cirurgia de tecidos moles pela Associação Nacional de Clínicos Veterinários de Pequenos Animais (Anclivepa). Professor de cirurgia dos cursos de especialização em cirurgia de tecidos moles e em medicina de felinos da Anclivepa (São Paulo). Cirurgião da equipe de cirurgia veterinária do Vet Quality Hospital Veterinário 24 horas (São Paulo). Foi secretário geral da Anclivepa (São Paulo) e médico veterinário da Nato Medicina Veterinária (São Paulo).

CLAUDIA PAIVA PEREIRA DAS NEVES CARREIRÃO

Pós-graduada em clínica cirúrgica de pequenos animais pela Faculdade Qualittas. Pós-graduanda em endoscopia e videocirurgia veterinária pela Universidade Federal do Agreste de Pernambuco (UFAPE). Graduada em medicina veterinária pela Universidade Castelo Branco (UCB).

DANIEL HERREIRA JARROUGE

Graduado em medicina veterinária pela Universidade Estadual do Norte do Paraná (UENP). Especialista em cirurgia de tecidos moles pela Universidade Cruzeiro do Sul e em cirurgia veterinária pelo Colégio Brasileiro de Cirurgia e Anestesiologia Veterinária (CBCAV). Coordenador da pós-graduação *lato sensu* de cirurgia de tecidos moles e dos cursos intensivos de cirurgia veterinária e traumatologia da Associação Nacional de Clínicos Veterinários de Pequenos Animais da Anclivepa (São Paulo). Membro da equipe de cirurgia veterinária do Vet Quality Hospital Veterinário 24 horas (São Paulo).

DANYELLE RAYSSA CINTRA FERREIRA

Graduada em medicina veterinária pela Universidade Federal Rural de Pernambuco. Residência em clínica cirúrgica de pequenos animais pelo Programa de Residência Integrada em Medicina Veterinária do Hospital Veterinário da Universidade Federal de Minas Gerais (UFMG). Mestre em cirurgia veterinária pela Universidade Estadual Paulista Júlio de Mesquita Filho (UNESP) – Jaboticabal, com ênfase em neurocirurgia. Doutoranda em cirurgia veterinária pela Faculdade de Ciências Agrárias e Veterinárias (UNESP) – Jaboticabal. Participa ativamente da rotina clínico-cirúrgica de neurologia e ortopedia de cães e gatos na UNESP. Membro da Associação Brasileira de Neurologia Veterinária. Certificação em ortopedia básica pela Association for the Study of Internal Fixation (Davos, Suíça).

DEBORAH DE BASTIANI

Licenciada com distinção pela Faculdade de Medicina Veterinária de Bolonha (Itália), com uma tese experimental sobre a Clínica Cirúrgica, utilizando a drenagem torácica durante o piotórax em gatos. É inscrita na Società Culturale Italiana Veterinari per Animali da Compagnia (SCIVAC) – Specialized Surgery Society (SCVI) –, pela qual mantém uma atualização profissional constante. Seu principal interesse é a cirurgia de tecidos moles. Desde 2018, atua na Clínica Veterinária Gran Sasso (Milão), com cirurgia de tecidos moles e cirurgia de emergência, e na Clínica Veterinária San Maurizio (Cologno Monzese), com cirurgia de tecidos moles e medicina geral. Palestrante em congressos nacionais na área cirúrgica (SCVI) e coautora de artigos científicos em revistas italianas e estrangeiras.

FLORIANO PINHEIRO SILVA

Graduado em medicina veterinária pela Universidade do Planalto Central (Uniplac), em biologia pela Universidade Católica de Brasília (UCB) e em tecnologia em segurança pública pelo Centro Universitário Internacional (Uninter). É pós-graduado em odontologia veterinária pela Universidade de São Paulo (USP) e autor de vários artigos científicos e capítulos em livros, além de palestrante em diversos eventos. Sócio-proprietário e responsável técnico do OdontoZoo, rede de clínicas com atendimento exclusivo em odontologia veterinária no Distrito Federal.

GISLANE VASCONCELOS DE SOUZA

Graduada em medicina veterinária pela Universidade Estadual do Ceará (UECE). Aprimoramento em clínica cirúrgica de pequenos animais pelo Hospital Veterinário Governador Laudo Natel, da Universidade Estadual Paulista (UNESP) – Jaboticabal. Mestranda no Programa de Pós-Graduação em Cirurgia Veterinária pela Faculdade de Ciências Agrárias e Veterinárias (UNESP) – Jaboticabal, com ênfase nas áreas de cirurgia, ortopedia, neurologia e neurocirurgia de cães e gatos.

GONZALO PABLO ALJARO LAPOLLA

Médico veterinário pela Universidade Ibero-Americana de Ciências e Tecnologia do Chile. Mais de 19 anos de experiência em cirurgia de pequenos animais e 5 anos em microcirurgia nefrourológica e vascular. Possui diversos cursos nacionais e internacionais de cirurgia e microcirurgia. Diplomado em cirurgia reconstrutiva em pequenos animais, em cirurgia e cuidados intensivos em pequenos animais e em manejo integral e avançado de feridas em cães, gatos e animais convencionais. Certificado em microcirurgia pela Faculdade de Medicina da Universidade Católica do Chile e em microcirurgia pela Universidade de Columbia, Estados Unidos. Professor de cirurgia da Universidade das Américas, no Chile, e membro da Sociedade Latino-Americana de Cirurgia Veterinária.

GUILHERME ALEXANDRE SOARES MONTEIRO

Doutor em ciência animal pela Universidade Estadual do Norte Fluminense (UENF). Chefe do Serviço de Terapia Intensiva do Clínica Veterinária (Rio de Janeiro).

ISABELA CRISTINA MORALES

Graduada em medicina veterinária e Mestre em ciência animal pela Universidade Estadual do Norte Fluminense (UENF), com ênfase em cirurgia experimental. Graduação sanduíche na Mississippi State University.

JOSÉ JORGE GOMES LIMA

Graduado em medicina veterinária pela Faculdade de Medicina de Campos (FMC). Especialista em radiologia e doutor pela Universidade Estadual de Campinas (UNICAMP).

JUSSARA PETERS SCHEFFER

Especialista em cirurgia e diplomada pelo Colégio Brasileiro de Cirurgia Veterinária (CBCV). Graduada em medicina veterinária pela Universidade Presidente Antônio Carlos (UNIPAC) – Juiz de Fora. Mestre e Doutora em ciência animal pela Universidade Estadual do Norte Fluminense (UENF), com ênfase em microcirurgia e cirurgia de pequenos animais. Pós-doutora em ciência animal pela UENCF, com linha de pesquisa em transplante renal na medicina veterinária. Presidente do Colégio Brasileiro de Cirurgia Veterinária (CBCV) na gestão 2021-2022, conselheira efetiva do Conselho Regional de Medicina Veterinária do Rio de Janeiro (2020-2023) e cirurgiã e membro-fundadora da empresa CS – Complex Surgeries. Cursos na área de microcirurgia em Illinois (Estados Unidos) e Cáceres (Espanha) e experiência nas áreas de cirurgia de pequenos animais, com ênfase em microcirurgia, cirurgia oncológica e cirurgia toracoabdominal.

MARCELLO RODRIGUES DA ROZA

Graduado em medicina veterinária pela Universidade Federal de Goiás (UFG). Pós-graduado em biossegurança pela Escola Nacional de Saúde Pública – FIOCRUZ. Mestre em ciências médicas pela Universidade de Brasília (UnB). Doutor em ciência animal pela UFG. Pós-doutor pela Universidade Estadual do Norte Fluminense (UENF). Experiência na área de pequenos animais, com ênfase em clínica e cirurgia animal, atuando principalmente na odontologia.

MATHEUS COLLANTES BAHIA

Médico veterinário graduado pela Universidade Federal Rural do Rio de Janeiro (UFRRJ), onde fez residência em cirurgia de animais de companhia. Realizou cursos de atualização na área de cirurgia geral, oncológica e ortopédica. Atua como cirurgião na Clínica Veterinária Animália Pet Care e no Dok Hospital Veterinário. Coordenador e professor do curso de técnica cirúrgica do Centro de Desenvolvimento da Medicina Veterinária (CDMV).

MELISSA CAMASSOLA

Doutora pelo Programa de Pós-Graduação em Genética e Biologia Molecular pela Universidade Federal do Rio Grande do Sul (UFRGS). Professora adjunta da Universidade Luterana do Brasil (ULBRA).

MELISSA MEDEIROS MARKOSKI

Doutora em biologia celular e molecular pela Universidade Federal do Rio Grande do Sul (UFRGS). Pesquisadora do Hospital de Clínicas de Porto Alegre.

NANCE BEYER NARDI

Doutora em Imunologia pela University College London pela University of London, Inglaterra. Consultora do Instituto de Cardiologia do Rio Grande do Sul.

PAOLA CASTRO MORAES

Mestre e Doutora em cirurgia veterinária. Docente de técnica cirúrgica e cirurgia de pequenos animais. Professora do Departamento de Clínica e Cirurgia da Universidade Estadual Paulista (UNESP) – Jaboticabal.

PAUL CORONEL REYES

Graduado pela Faculdade de Ciências Veterinárias da Universidade Central da Venezuela. Ex-professor do Departamento de Cirurgia da Faculdade de Medicina José María Vargas, da Faculdade de Medicina da Universidade Central da Venezuela. Ex-chefe da Unidade de Pesquisa Cirúrgica Dr. Fernando Rubén Coronil, da Faculdade de Medicina José María Vargas.

Ex-professor do Instituto de Cirurgia Experimental da Faculdade de Medicina da Universidade Central da Venezuela. Professor visitante do Jesús Usón Centro de Cirurgia Minimamente Invasiva, em Cáceres, Espanha, no Curso Médio e Avançado de Cirurgia Endoscópica Veterinária: Módulos de Laparoscopia e Toracoscopia e no Mestrado Oficial em Cirurgia Endoscópica e Minimamente Cirurgia Invasiva em Pequenos Animais. Professor visitante (*venia docendi*) da Universidade da Extremadura, da Faculdade de Medicina Veterinária, em Cáceres, Espanha. Professor visitante do Centro de Ciências Rurais (CCR), do curso de medicina veterinária da Universidade Federal de Santa Maria (UFSM), no Programa de Pós-Graduação em Medicina Veterinária e no Projeto de Extensão: Formação Continuada em Cirurgia Veterinária. Professor visitante da Faculdade Anclivepa (São Paulo), nos programas de Pós-Graduação em Microcirurgia Veterinária e Videocirurgia Veterinária. Professor visitante da CES University, Faculdade de Medicina Veterinária e Zootecnia, em Medellín, Colômbia, no Mestrado em Medicina Veterinária de Pequenas Espécies de Animais, Módulo de Laparoscopia. Instrutor internacional de cirurgia minimamente invasiva e microcirurgia para as áreas de medicina humana e veterinária, na América do Sul e na Europa. Mais de 40 publicações em revistas internacionais indexadas e revisor de diversas revistas científicas de medicina veterinária.

PAULA GEBE ABREU CABRAL

Graduada pela Faculdade de Medicina de Campos. Idealizadora do Projeto MART de Videotermometria (*Metabolic Activity in Real-Time*). Mestre e Doutora pela Universidade Estadual do Norte Fluminense (UENF).

PEDRO RAFAEL APULCRO CORRÊA MARCHAN

Doutor em medicina veterinária pela Universidade Federal de Santa Maria (UFSM). Mestre em ciência animal pela Universidade Paranaense (UNIPAR), onde atual como médico veterinário. Especialização em cirurgia de pequenos animais e em clínica médica e cirúrgica de pequenos animais pela Faculdade Qualittas; em diagnóstico por imagem pela Faculdade Anclivepa; em docência do ensino superior pela Faculdade Assis Gurgacz. Acadêmico de especialização em tomografia computadorizada e ressonância magnética pela Faculdade Anclivepa. Pesquisador voluntário em grupo de pesquisa Conselho Nacional de Desenvolvimento Científico e Tecnológico (CNPq) junto à Universidade Federal da Fronteira Sul (UFFS). Membro da Associação Brasileira de Radiologistas Veterinários. Patrono da área de diagnóstico por imagem da Associação Brasileira de Veterinários Especialistas. Diretor Clínico da Oftalmovet Cascavel – Centro de Especialidades Veterinárias. Diretor-Geral da Televet – Telerradiologia e Telemedicina. Professor da Faculdade Qualittas.

RENATO MORAN RAMOS

Doutor em ciência animal pela Universidade Estadual do Norte Fluminense (UENF).

ROBERTO BUSSADORI

Graduado em medicina veterinária pela Universidade de Milão. Lidera o Serviço de Cirurgia Geral na clínica veterinária Gran Sasso, em Milão, com especial interesse em cirurgia torácica, vascular, da cirurgia respiratória superior e cardíaca. Seguiu etapas na Itália e no exterior para acadêmicos e profissionais. Autor e coautor de artigos publicados em revistas na Itália e no exterior, onde apresentou relatórios em conferências e reuniões para atualização. Palestrante em congressos internacionais relacionados à cirurgia torácica, vascular, da derivação respiratória superior e portossistêmica. Trabalha com o Departamento de Cirurgia da Faculdade de Medicina Veterinária de León (Espanha). Em processo para obter o título de doutorado europeu. Em maio de 2010, completou o 2º ano de mestrado em microcirurgia, cirurgia experimental e transplante no Ospedale Maggiore Policlinico (Milão).

RODINEY DENEVITZ

Cirurgião da equipe do CS – Complex Surgeries (Rio de Janeiro). Chefe da internação e cirurgião do Città Vet Hospital Veterinário. Professor de Pós-Graduação em Cirurgia Veterinária pelo Instituto Brasileiro de Pós-Graduação em Medicina Veterinária (Caxias do Sul). Graduado em medicina veterinária e Mestre em ciência animal pela Universidade Estadual do Norte Fluminense (UENF), com ênfase em cirurgia experimental e microcirurgia.

SCARLATH OHANA PENNA DOS SANTOS

Mestranda em ciência animal, com ênfase em cirurgia cardiotorácica pela Universidade Estadual do Norte Fluminense (UENF), Prelecionista das turmas de cirurgia cardiovascular e torácica, cirurgia geral e manejo de feridas do Instituto Qualittas. Graduada em medicina veterinária pela Universidade Severino Sombra. Pós-graduada em clínica cirúrgica em pequenos animais e residência veterinária.

TAINARA MICAELE BEZERRA PEIXOTO

Residência em clínica cirúrgica de carnívoros domésticos pela Universidade Federal da Bahia. Mestre em ciência animal, com ênfase em microcirurgia pela Universidade Estadual do Norte Fluminense (UENF). Graduada em medicina veterinária pela Universidade Estadual do Ceará (UECE).

Sumário

Apresentação

Esta obra representa uma ferramenta indispensável no aprendizado da cirurgia veterinária. Ela é composta por 36 capítulos, que abordam os mais diversos temas da cirurgia veterinária, com linguagem simplificada e atentando-se aos seus principais conceitos. Nos capítulos iniciais, a técnica cirúrgica está descrita em seus aspectos mais importantes.

Todas as subáreas da cirurgia veterinária são descritas de forma didática e prática, tendo como autores de cada capítulo profissionais que são referências em sua área de atuação.

O livro é ricamente ilustrado e promete ser um marco na cirurgia veterinária brasileira, auxiliando os estudantes de cirurgia e os profissionais em início de carreira a desenvolverem seus conhecimentos e habilidades nesse tema.

Foi um grande prazer escrever ou revisar cada capítulo deste livro, que certamente irá ocupar lugar de destaque no ensino da cirurgia veterinária.

Conta, ainda, com a colaboração de autores de outros países, profissionais de renome na cirurgia mundial. Tive a honra de compartilhar um capítulo com um deles.

Encerro esta apresentação convidando a todos a realizarem leitura desta obra, que ela seja útil aos leitores para o exercício da nobre arte que é a cirurgia veterinária.

André Lacerda de Abreu Oliveira

Prefácio 1

O livro *Cirurgia veterinária em pequenos animais* é o resultado de um projeto pensado em seus mínimos detalhes pelo Dr. André Lacerda de Abreu Oliveira, editor e mentor desta obra que contempla temas criteriosamente selecionados ao ensino da cirurgia veterinária, com textos de fácil leitura e compreensão.

Para a composição deste livro, foram selecionados diversos tópicos correlacionados ao tema, divididos em duas partes e em um total de 36 capítulos. Redigidos por excelentes profissionais da área, os capítulos contaram com a participação de especialistas em cirurgia veterinária diplomados pelo Colégio Brasileiro de Cirurgia Veterinária (CBCV), cujos textos engrandeceram e contribuíram para tornar realidade uma iniciativa tida com tanto entusiasmo pelo Dr. André Lacerda.

A primeira parte versará sobre a técnica operatória fundamental, básica ou geral, com especial atenção aos seus principais conceitos e nomenclatura, acrescida por inúmeros tópicos correlatos, julgados oportunos e necessários ao aprendizado do futuro veterinário. A segunda parte, sobre cirurgia geral, apresenta importantes temas sobre cirurgia veterinária, divididos em suas grandes áreas, como sistema digestório, cabeça e pescoço, torácica etc. Os capítulos contêm casos clínicos discutidos, de forma a remeter à aplicação prática do conteúdo estudado, e questões para que o aluno possa aferir seu aprendizado, além de serem ricamente ilustrados com fotos, gráficos e figuras.

Sem dúvida, uma produção literária de cunho técnico-científico que, além de enobrecer a área, é indispensável e importante aos estudantes e profissionais de cirurgia veterinária, capaz de auxiliá-los no entendimento e na execução de procedimentos cirúrgicos na clínica cirúrgica de pequenos animais.

Prof[a]. Dra. Jussara Peters Scheffer
Presidente do Colégio Brasileiro
de Cirurgia Veterinária

Prefácio 2

Eu poderia começar este texto discorrendo a respeito do currículo extenso e absolutamente admirável que o editor deste livro carrega como bagagem de uma vida dedicada, em boa parte, à medicina veterinária, à cirurgia, à ciência e à cura.

Mas tenho algo mais a dizer sobre o editor. O Dr. André Lacerda de Abreu Oliveira é sensível e sempre faz tudo o que está ao seu alcance para eliminar a condição de sofrimento ou dor de seus pacientes, e que sorte a deles, pois nele encontram o talento, a capacidade, a bondade amorosa e a convicção de que tudo acabará bem.

Neste livro, o Dr. André apresenta um conteúdo altamente inspirador, principalmente para quem busca talento, profissionalismo e excelência na carreira, em um país desafiador educacional e economicamente, onde empreender e, sobretudo, enxergar além de seu tempo pode ser uma aventura, nem sempre das mais fáceis.

Quase não se divulga, a pedido do próprio Dr. André, o trabalho assistencial de extrema compaixão àqueles animaizinhos que sofrem abusos, violência e abandono, quase como um pedido de desculpas em nome da humanidade, que parece ainda não estar pronta para atuar como irmãos maiores e tutores de seres de tamanha pureza.

Como prof., o Dr. André não apenas compartilha conhecimento, mas como um mestre sábio estimula seus alunos a caminhar por lugares que ele mesmo ainda não trilhou, exigindo comprometimento, dedicação e estudo.

Como sei tudo isso? Tenho a imensa honra de ser mãe de seus filhos e compartilhar com ele minha vida. Todos os dias, vejo se materializarem diante de mim a generosidade, o amor e a compaixão pela profissão. Apesar do comprometimento pessoal, sei que ele nunca abrirá mão de seu caráter reto e inabalável.

Portanto, convido você, leitor, a abrir estas páginas, de mente e coração abertos, para encontrar parte do conhecimento e da energia desse profissional dedicado. Um livro prático de consulta com excelente conteúdo a respeito da patologia e das técnicas cirúrgicas. Boa leitura!

Dra. Alessandra Castello da Costa,
MV, MSc e PhD
Editora da Revista *Health Science*

PARTE I

Técnica operatória fundamental

1

História, técnica operatória, conceitos e nomenclatura

André Lacerda de Abreu Oliveira ■ Scarlath Ohana Penna dos Santos

Objetivos

Após a leitura do capítulo, você será capaz de:

- Conhecer a história da cirurgia veterinária no Brasil.
- Aprender os conceitos fundamentais da técnica operatória.
- Reconhecer as nomenclaturas utilizadas na cirurgia veterinária.

INTRODUÇÃO

A cirurgia é uma área da medicina veterinária que visa tratar diferentes moléstias de forma curativa ou paliativa no organismo do doente, utilizando-se da clínica cirúrgica, de procedimentos cirúrgicos e dos cuidados pós-operatórios. O termo "cirurgia" se origina do grego *cheir* (mão) + *ergon* (trabalho), que deu origem à palavra *cheirourgikē*, ou, ainda em latim, *chirurgiae*. Apesar de constantemente relacionarmos o termo com o ato cirúrgico, existe uma diferença entre cirurgia e operação. "Cirurgia" é um termo utilizado para representar todas as intervenções cirúrgicas que envolvem a terapêutica, incluindo os preparativos pré-operatórios, o ato cirúrgico em si (operação) e cuidados transoperatórios, e o pós-operatório. Já o termo "operação" corresponde ao ato cirúrgico propriamente dito, ou seja, as manobras e técnicas utilizadas para que se possa executar o ato operatório.

A história da cirurgia veterinária no Brasil tem estreita relação com a história do Colégio Brasileiro de Cirurgia Veterinária, fundado em 1972, tendo o professor Ernesto Antônio Matera como seu primeiro presidente. Em 1992, em Curitiba, o Colégio foi reativado, e foi renomeado de Colégio Brasileiro de Cirurgia e Anestesiologia Veterinária, sob a presidência do professor Ney Luis Pippi. Na sequência, o Colégio teve os seguintes presidentes: Ney Luis Pippi (1994), Ney Luis Pippi (1996), Carlos Augusto Araújo Valadão (1998), Júlia Maria Matera (2000), Júlia Maria Matera (2002), Stélio Pacca Loureiro Luna (2004), Cleuza Maria de Faria Rezende (2006), André Lacerda de Abreu Oliveira (2008), André Lacerda de Abreu Oliveira (2010), Mauricio Veloso Brun (2012), Mauricio Veloso Brun (2014), Pedro Paulo Maia Teixeira (2016), Richard da Rocha Filgueiras (2018) e Jussara Peters Scheffer (2020).

No ano de 2008, ocorreu a primeira prova para obtenção de título de especialista em cirurgia veterinária, sendo o Dr. Richard da Rocha Filgueiras o primeiro especialista a obter o título por prova.

Em 2010, no Congresso realizado em Búzios, na gestão do professor André Lacerda de Abreu Oliveira, recebem a Comenda do Colégio os professores Ney Luis Pippi (Cirurgia) e Flávio Massone (Anestesia).

Em 2012, em assembleia geral, ficou decidida a separação do Colégio de cirurgia da anestesia veterinária, que fundou posteriormente seu próprio colégio.

No ano de 2012, em Florianópolis, o Colégio realiza o maior evento de sua história, com a participação de mais de 2 mil congressistas.

Em 2019, tendo o Dr. Bruno Benetti Junta Torres como diretor científico, na gestão do Dr. Richard Filgueiras, o Colégio inicia em seu evento de ensino a realização de consensos sobre diversos temas da cirurgia veterinária, fato importante e marcante em sua história.

Em 2021, o Colégio, sob a presidência da professora Jussara Peters Scheffer, passa a se chamar Colégio Brasileiro de Cirurgia Veterinária.

DESENVOLVIMENTO

Técnica operatória

A técnica operatória é fundamentada em três fases distintas ou tempos operatórios, em que apresenta grande relevância à operação. Correspondem a uma parcela da técnica, com tempo de duração variável. Denominadas de diérese, hemostasia e síntese cirúrgica, são etapas essenciais para a execução de qualquer ato operatório.

Conceitos e nomenclatura cirúrgica

Para a execução de um ato cirúrgico, é necessário ao cirurgião, além do domínio da técnica cirúrgica, o conhecimento de anatomia, utilizando-se do conhecimento necessário para realizar as mais diversas intervenções, com a delicadeza necessária na manipulação dos tecidos e com atenção e cuidado para não causar lesões iatrogênicas e até óbito. O cirurgião deve apresentar algumas características para o bom exercício da área (Quadro 1).

A cirurgia segue o princípio da medicina *Primum non nocere*, lema que norteia as intervenções baseadas no princípio da não maleficência. O termo vem do latim e significa "primeiro, não prejudicar". Usualmente utilizado por profissionais de saúde, orienta a necessidade de "não causar o mal", evitando riscos, custos e danos desnecessários aos pacientes. Dentro dessa ideologia, os cuidados a fim de minimizar esses danos, na indicação adequada ou até mesmo nos cuidados pré, trans e pós-operatório, também se objetiva evitar as chamadas iatrogenias, em que o "mal" ou as complicações são resultantes de um tratamento muitas vezes incorreto ou desnecessário.

QUADRO 1 Características inerentes de um cirurgião veterinário

1. Conhecimento amplo em diversas áreas (anatomia, fisiologia, semiologia, terapêutica, farmacologia, imagiologia etc.)
2. Atuar como clínico geral, em especial a clínica cirúrgica
3. Ter conhecimento e dominar as técnicas cirúrgicas
4. Treinamento adequado em cirúrgica
5. Capaz de conduzir os períodos pré, trans e pós-operatório
6. Saber lidar com pressão e ter pensamento ágil
7. Conhecer as particularidades da espécie ou raça
8. Ser criativo e capaz de executar variações técnicas caso necessário
9. Saber trabalhar em equipe
10. Ter paciência e calma durante as operações

A adoção de técnicas assépticas foi estabelecida para minimizar a probabilidade de contaminação e subsequente complicação por infecção cirúrgica. A compreensão completa da técnica asséptica requer o conhecimento dos seguintes termos:

- **Assepsia:** condição na qual não há microrganismos patogênicos viáveis presentes no tecido.
- **Sepse:** condição em que microrganismos patogênicos estão presentes no tecido ou organismo.
- **Antissepsia:** aplicação segura de um agente (antisséptico), com a finalidade de remover ou inativar microrganismos patogênicos.
- **Desinfecção:** aplicação de uma substância química (desinfetante), com o objetivo de destruir as formas vegetativas das bactérias, mas não os esporos.
- **Esterilização:** processo de destruição de todos os microrganismos e esporos de um objeto, como os instrumentos cirúrgicos ou qualquer objeto que terá contato direto com a ferida cirúrgica aberta.

O termo "cirurgia geral" é aplicado para referenciar as técnicas padrões de uso básico que um cirurgião geral é capaz de executar. Atualmente, diversas modalidades cirúrgicas estão constantemente sendo aprimoradas, de acordo com o órgão e o sistema a ser abordado, dando origem à cirurgia de especialidades, assim como aos chamados cirurgiões especialistas (neurocirurgião, cirurgião oncológico, cirurgião ortopedista, entre outros).

As cirurgias podem ocorrer de forma eletiva, com a programação do procedimento, ou acontecer em caráter de urgência (deve ser executada com urgência, mas não a risco de morte imediato) ou emergência (quando ocorre a necessidade de ser executada imediatamente), em que a abordagem deve ser feita o quanto antes, com risco de óbito do paciente quando a intervenção cirúrgica não é adotada. O procedimento ainda pode ser dividido conforme a repercussão da cirurgia, podendo ser uma de pequeno, médio e grande porte.

A cirurgia pode ser dividida em três grandes áreas de estudo, em que, para o sucesso cirúrgico, a dominância sobre elas é imprescindível e faz parte da formação de um cirurgião: técnica cirúrgica, patologia cirúrgica e clínica cirúrgica.

A técnica cirúrgica é o ramo de estudo da cirurgia que aborda as operações e dita as regras de execução da técnica, constituindo uma das etapas do tratamento cirúrgico. Determina tanto a técnica cirúrgica propriamente dita, atuando como diretriz para a sua execução, de acordo com os tempos operatórios, quanto a tática cirúrgica, determinando a conduta a ser adotada nas diferentes fases de intervenção cirúrgica.

A patologia cirúrgica é o ramo da cirurgia que estuda as afecções capazes de causar a necessidade de um procedimento operatório, geralmente localizada em um sistema ou órgão, e visa identificar os processos fisiopatológicos e determinar a intervenção cirúrgica recomendada. Pode ser dividida em patologia cirúrgica geral, na qual se objetivam os estudos sobre as doenças localizadas em tecidos ou órgãos em geral (neoplasias, infecções cirúrgicas); patologia cirúrgica especial, em que as doenças presentes em órgãos específicos são alvos de estudo (afecções do fígado, baço, entre outros); patologia cirúrgica regional, na qual os estudos se concentram sobre as afecções capazes de acometer uma região específica (região cervical); e patologia cirúrgica sistemática, em que o objeto de estudo são as afecções que acometem um sistema (afecções do sistema urinário, reprodutivo, entre outros).

A clínica cirúrgica é o ramo da cirurgia que estuda os aspectos clínicos de um paciente com determinada doença cirúrgica e sua repercussão no organismo. É nesse ramo da cirurgia que os procedimentos cirúrgicos são colocados em execução, necessitando haver transparência com o tutor, em que este é informado dos possíveis riscos inerentes ao procedimento adotado, assim como possíveis prognósticos e orientações pré-operatórias e pós-operatórias, bem como a anuência para a execução do procedimento operatório, o que é feito com a assinatura de um termo específico.

A clínica cirúrgica necessita dos conhecimentos básicos da técnica cirúrgica e patologia cirúrgica e é subdividida em semiologia ou propedêutica cirúrgica, na qual se determinam os meios adequados para conferir um diagnóstico, e a terapêutica cirúrgica, que consiste nos diversos meios terapêuticos empregados para o tratamento operatório (métodos físicos, químicos e cirúrgicos).

Uma operação é definida como a intervenção cirúrgica, o ato cirúrgico propriamente dito executado pelas mãos de um cirurgião e por instrumentos manipulados por este, capaz de promover manobras cirúrgicas mediante uma ferida cirúrgica ou acesso, ou até mesmo por uma via natural. As operações podem ser classificadas de várias formas, conforme o critério adotado. Por exemplo, uma operação pode ser classificada conforme a perda de sangue esperada:

- **Operação cruenta:** é esperado um procedimento com perda de sangue.
- **Operação incruenta:** uma vez realizada, conforme a técnica operatória e o acesso adequado, não se espera perda de sangue ou, quando este ocorre, é mínimo.

Uma operação pode ser classificada mediante sua finalidade, podendo ser curativa ou de necessidade, eletiva e experimental. São operações de objetivo curativo ou de necessidade:

- **Operações de emergência:** são aquelas que devem ser executadas o mais rápido possível, pois a vida do paciente está em risco eminente (ex.: desobstrução de vias aéreas, traqueostomia temporária ou permanente etc.).
- **Operações de urgência:** são os casos cirúrgicos em que a estabilização é possível antes da execução do procedimento, com a finalidade de melhorar a clínica do paciente (ex.: distúrbios eletrolíticos, desidratação severa etc.).
- **Operações com graves alterações funcionais associadas:** correspondem aos pacientes que necessitam do tratamento cirúrgico e de um tratamento clínico associado para corrigir as alterações funcionais (ex.: vólvulo gástrico com endotoxemia e distúrbio hidroeletrolítico).

As operações de objetivo eletivo ou de conveniência são aquelas em que não há urgência em sua execução, podendo ser previamente planejadas em pacientes hígidos (ex.: ovário-histerectomia, orquiectomia, procedimentos estéticos etc.). Já as operações de objetivo experimental correspondem aos procedimentos realizados em modelos experimentais pré-selecionados utilizando técnicas voltadas para a investigação e a pesquisa.

As operações podem, ainda, ser classificadas conforme a técnica empregada:

- **Conservadoras:** quando a técnica e o acesso utilizado visam a menor trauma tecidual e preservação do órgão ou tecido afetado.
- **Mutiladoras:** quando uma abordagem radical é adotada, resultando na remoção do órgão, estrutura ou região (ex.: amputações de membros por osteossarcoma).
- **Reparadoras:** quando a operação é realizada com a finalidade de reconstruir um tecido ou estrutura (ex.: adoção de técnicas de cirurgia reconstrutiva para o fechamento de defeitos cutâneos oriundos de trauma).

A finalidade do tratamento determina outro tipo de classificação das operações, podendo ser um objetivo paliativo, no qual não se espera a cura total, e sim promover qualidade de vida e alívio ao paciente (ex.: com metástase pulmonar), ou pode ser um objetivo curativo, quando se espera a cura após a intervenção cirúrgica (ex.: correção de *shunt* portossistêmico, PDA etc.).

Por fim, as operações podem ser classificadas mediante o prognóstico esperado. Por exemplo, o prognóstico é favorável ou bom para um paciente submetido a cistotomia para a remoção de urólitos na vesícula urinária e desfavorável para um paciente com tumor hepático avançado.

Nomenclatura cirúrgica

A terminologia cirúrgica, ou nomenclatura cirúrgica, é uma padronização criada para orientar e determinar o alvo e a intervenção a ser realizada, com base em um radical ou prefixo referente ao órgão ou à estrutura a ser abordada e em um sufixo que indica a manobra a ser feita. São prefixos rotineiramente utilizados: *cisto* (bexiga), *gastro* (estômago), *mio* (músculo), *celio* ou *laparo* (abdome), *toraco* (tórax), *cardio* (coração), *veno* (veia), entre outros (Quadro 2).

QUADRO 2 Prefixos utilizados rotineiramente na terminologia cirúrgica

PREFIXO	SIGNIFICADO
Arterio	Artéria
Atrio	Átrio
Celio	Abdome
Cisto	Bexiga
Colo	Cólon
Colpo	Vagina
Dermo	Pele
Entero	Intestino
Espleno	Baço
Gastro	Estômago
Histero	Útero
Laparo	Abdome/flanco
Laringo	Laringe
Mio	Músculo
Nefro	Rim
Neuro	Nervo
Orqui	Testículo
Oofaro	Ovário
Osteo	Osso
Oto	Ouvido
Pneumo	Pulmão
Teno	Tendão
Toraco	Tórax

A combinação de prefixos e sufixos oferece um novo significado e determina a técnica a ser executada. Por exemplo, ao designarmos uma punção realizada no tórax, usamos o prefixo *toraco* e o sufixo *centese*, determinando uma toracocentese, ou seja, a drenagem pleural. Outras combinações com significados diversos são utilizados, como atriotomia (abertura atrial), cistorrafia (sutura da vesícula urinária), esplenectomia (remoção do baço), traqueostomia (criação de um ósteo/abertura traqueal), gastropexia (fixação do estômago) etc. (Quadro 3).

Apesar da existência da nomenclatura ou terminologia cirúrgica, algumas exceções podem ser aplicadas de uso rotineiro. É o caso dos epônimos, que representam a utilização de nomes próprios para a designação de algum procedimento ou instrumento, como operação de *Wertheim* (histerectomia para remoção de tumor), pinça de *De Bakey*, cirurgia de *Billroth* (cirurgia gástrica associada à enterostomia), cirurgia de *Blalock-Taussig-Thomas* (cirurgia paliativa para tetralogia de Fallot) e até mesmo a cirurgia cesariana, a qual, de acordo com a nomenclatura cirúrgica, se refere a uma histerectomia, mas, por um contexto histórico, homenageia o general romano Júlio

QUADRO 3 Sufixos utilizados rotineiramente na terminologia cirúrgica

SUFIXO	SIGNIFICADO	EXEMPLO
"centese"	Drenagem	Pericardiocentese
"tomia"	Incisão, abertura	Toracotomia
"rafia"	Sutura	Herniorrafia
"ectomia"	Retirada	Penectomia
"stomia"/"ostomia"	Fistulização/ósteo	Traqueostomia
"plastia"	Reconstrução	Abdominoplastia
"pexia"	Fixação	Gastropexia
"dese"	Fusão/imobilização	Pleurodese
"lise"	Dissolução/ destruição	Hemólise
"stasia"	Detenção ou parada	Hemostasia
"tripsia"	Esmagamento	Ureterolitotripsia
"síntese"	Sutura	Osteossíntese
"scopia"	Visualização	Traqueoscopia

César. A utilização dos epônimos não é mais desejada, no entanto alguns procedimentos são classicamente conhecidos de forma, como a cirurgia de Billroth I, epônimo utilizado para uma gastroduodenostomia.

Palavras sinônimas são termos médicos com grafias diferentes e de mesmo significado, como, por exemplo, o enxerto autólogo, também referenciado como autoenxerto. Além do mais, termos híbridos são palavras criadas a partir de procedência linguística distinta, como observamos no termo "apendicite", que vem do latim *appendice* e do grego *itis*. Outra nomenclatura comumente utilizada na rotina compreende as chamadas "anastomoses", termo aplicado para os procedimentos de reconexão de um segmento, como uma anastomose intestinal após ressecção de uma porção intestinal (enterectomia) ou uma anastomose vascular. A reconexão dessas extremidades é feita por uma "rafia", logo uma anastomose intestinal é possível pela técnica de enterorrafia, assim como uma anastomose vascular por arteriorrafia (artéria) ou venorrafia (veia).

REFERÊNCIAS BIBLIOGRÁFICAS

1. Bojrab MJ. Técnicas atuais em cirurgia de pequenos animais. São Paulo: Roca; 2005.
2. Fossum T. Cirurgia de pequenos animais. St. Louis: Mosby; 2015.
3. Mann FA, Constantinescu GM, Yoon H. Fundamentals of small animal surgery. Oxford: Wiley-Blackwell; 2011.
4. Oliveira ALA. Técnicas cirúrgicas em pequenos animais. São Paulo: Elsevier; 2018.
5. Tudury EA, Potier GMA. Tratado de técnica cirúrgica veterinária. São Paulo: Medvet; 2009.

2

Avaliação e preparação do paciente no pré-operatório

Tainara Micaele Bezerra Peixoto

Objetivos

Após a leitura do capítulo, você será capaz de:

- Reconhecer e aplicar os critérios de avaliação pré-operatória dos pacientes.
- Realizar manobras de estabilização de pacientes críticos no pré-operatório.
- Determinar o risco cirúrgico e prognóstico dos pacientes.

INTRODUÇÃO

A avaliação e a preparação do paciente no pré-operatório são essenciais para o sucesso no trans-cirúrgico e no período pós-operatório. Diversos critérios devem ser analisados para a adequada seleção dos pacientes. A obtenção do histórico, associada ao exame físico e aos exames laboratoriais, permite a avaliação criteriosa da condição clínica do paciente, a avaliação do risco cirúrgico, a classificação do prognóstico e a comparação do quadro clínico entre pré e pós-operatório. Quando possível, a estabilização dos pacientes críticos antes da cirurgia é essencial para o êxito dos procedimentos e a melhoria no prognóstico. Técnicas gerais de avaliação pré-operatória e estabilização de pacientes graves serão discutidas adiante.

DESENVOLVIMENTO

Identificação do animal

Os dados referentes a espécie, raça, sexo, idade e temperamento devem estar disponíveis e ser de fácil acesso. As diferentes espécies abordadas em medicina veterinária exigem preparação anestésica e cirúrgica distintas para cada animal, em decorrência da grande variabilidade fisiológica existente entre elas. Em relação às raças, algumas delas apresentam respostas farmacodinâmicas distintas para um mesmo fármaco utilizado. Cães braquicefálicos possuem maior tendência a obstrução de vias aéreas, exigindo maior atenção do anestesista para essa intercorrência durante todo o procedimento. Além disso, a diferença de tamanho e a anatomia dos animais de raças distintas exigem um planejamento prévio do cirurgião antes dos procedimentos, principalmente quando há utilização de implantes ortopédicos, sondas, fios de sutura, dispositivos geniturinários, dentre outros.

Com relação à idade, sabe-se que filhotes e idosos possuem maior dificuldade para manter a temperatura corporal, exigindo manobras que mantenham esse parâmetro dentro dos limites normais durante o procedimento. Além disso, animais idosos normalmente possuem outras doenças concomitantes que devem ser consideradas antes da tomada de decisão dos procedimentos. A idade pode ser um fator limitante na adoção de algumas técnicas cirúrgicas e fator importante, por exemplo, como escore para o planejamento de estabilização de fraturas.

Quanto ao temperamento, alterações como agressividade e ansiedade nos pacientes podem alterar o protocolo anestésico, principalmente no que se refere à manipulação desses animais com o mínimo de estresse possível. Com relação ao sexo, é importante considerar que fêmeas no cio podem apresentam maior risco de hemorragia intraoperatória, devido à fragilidade vascular, e que fêmeas gestantes necessitam de protocolos anestésicos específicos.

Anamnese

A anamnese detalhada é essencial para a avaliação da afecção existente e para a identificação de outras doenças capazes de interferir nos resultados do procedimento cirúrgico. Um histórico completo deve ser obtido, com exceção dos casos emergenciais em que a abordagem deve ser mais rápida. O histórico deve incluir um resumo, principalmente com a queixa atual, além de informações de ambiente, alimentação, contactantes, doenças anteriores, tratamentos recentes e indícios de infecção. As perguntas devem ser objetivas, a fim de obter informações específicas. O histórico de alergias a qualquer fármaco deve ser questionado e sinalizado. Alterações de apetite, êmese, diarreia e ingestão de corpos estranhos devem ser observadas.

Exame físico

O exame físico deve ser realizado de forma sistemática e completa em todos os pacientes. Devem ser avaliadas a condição física, estado mental, temperatura retal, auscultas cardíaca e pulmonar, coloração de mucosas, tempo de preenchimento capilar, hidratação, palpação abdominal e alterações em linfonodos. Em casos emergenciais, a avaliação precisa ser mais sucinta, até que o paciente seja estabilizado. Animais que sofreram trauma devem ser avaliados quanto à viabilidade das vias aéreas, alterações nos tratos gastrintestinal e urinário, além de passar por avaliação ortopédica e neurológica.

Exames laboratoriais

A requisição de exames pré-operatórios irá divergir de acordo com o procedimento cirúrgico a ser realizado e o estado físico do animal. Animais jovens e com doenças focais ou que passarão por cirurgias eletivas normalmente necessitam apenas averiguar o hematócrito e as proteínas totais. Contudo, se os animais ultrapassam a idade de 6 anos ou apresentam sinais sistêmicos como sopro cardíaco, cianose, dispneia ou apresentar choque, ruptura de bexiga, hemorragia ou dilatação vólvulo-gástrica, devem ser exigidos um hemograma completo e um perfil bioquímico sérico. Animais com algum sinal de doença cardiovascular necessitam de radiografia torácica, ecocardiograma e eletrocardiograma no pré-cirúrgico. Em pacientes ortopédicos, normalmente os exames de imagem, como radiografias, tomografias computadorizadas e ressonância magnética, são essenciais para o planejamento pré-operatório.

Animais traumatizados devem ser submetidos a radiografia torácica em busca de contusão pulmonar e avaliação de pneumotórax, além de ultrassonografia abdominal para avaliação de líquido livre, hemorragia ativa e integridade da parede vesical. Animais com neoplasia devem passar pelos exames de estadiamento em busca de metástase no pré-operatório, sendo mandatória a realização de radiografia ou tomografia torácica e ultrassonografia ou tomografia abdominal.

Por mais que a realização de exames torne a conduta pré-operatória mais onerosa, estes são essenciais para prever possíveis complicações trans e pós-cirúrgicas, além de possibilitar uma avaliação mais fidedigna do quadro clínico.

Classificação do risco cirúrgico

A determinação do risco cirúrgico é realizada através da análise criteriosa dos dados obtidos na anamnese, no exame físico e nos exames laboratoriais, correlacionados ao estado geral do paciente e ao tipo de procedimento proposto. Os procedimentos podem ser classificados quanto à complexidade, de acordo com o nível de trauma tecidual, grau de agressão e perda sanguínea. Procedimentos que resultam em poucas alterações fisiológicas e não requerem cuidados intensivos são considerados menos invasivos e contribuem para um baixo risco cirúrgico. Todavia, procedimentos que produzem alteração da fisiologia normal e requerem transfusão sanguínea e monitorização intensa são considerados altamente invasivos e elevam o risco cirúrgico.

A análise meticulosa dos dados do paciente também permite o estabelecimento do prognóstico, podendo ser dividido de acordo com os critérios do Quadro 1.

A classificação ASA, desenvolvida pela American Society of Anesthesiologists (ASA), é universalmente utilizada em pesquisas nas áreas de cirurgia e anestesia. Essa classificação tem como objetivo normatizar as condutas e abordagens de avaliação pré-anestésica, estabelecendo uma classificação de estado físico e risco anestésico do paciente em categorias, considerando a mortalidade secundária à anestesia e às condições clínicas pré-operatórias. A classificação ASA agrupa os pacientes em seis categorias, conforme o Quadro 2, após a análise do histórico clínico, achados do exame físico e resultados dos exames laboratoriais solicitados.

QUADRO 1 Critérios para estabelecimento de prognóstico

Excelente	▪ Mínima probabilidade de complicações ▪ Alta possibilidade de normalidade do paciente após o procedimento
Bom	▪ Moderada probabilidade de complicação ▪ Alto potencial de bom resultado
Razoável	▪ Sérias complicações podem ocorrer, porém são incomuns ▪ Recuperação pós-operatória prolongada ou não retorno das condições pré-cirúrgicas
Ruim	▪ Alta possibilidade de complicações múltiplas ou graves ▪ Alta mortalidade no trans ou pós-operatório ▪ Baixa possibilidade de retorno às condições pré-cirúrgicas
Reservado	▪ O resultado da cirurgia é imprevisível ou desconhecido

QUADRO 2 Classificação de estado físico e risco anestésico ASA

ASA I	Paciente hígido, sem alterações orgânicas
ASA II	Apresenta doença sistêmica de grau leve
ASA III	Apresenta doença sistêmica de grau moderado
ASA IV	Apresenta doença sistêmica grave
ASA V	Paciente sem expectativa de sobrevivência, com ou sem cirurgia, nas próximas 24 horas
ASA VI	Paciente com morte cerebral cujos órgãos estão sendo retirados para doação

A categoria ASA VI refere-se a pacientes humanos doadores de órgãos, prática ainda incomum na medicina veterinária. Todas as classificações anteriormente descritas visam auxiliar na tomada de decisão quanto aos benefícios da realização do procedimento cirúrgico.

Comunicação com o cliente

A abordagem comunicativa do médico veterinário com o cliente é essencial para a obtenção de resultados importantes nos cuidados veterinários, incluindo adesão e satisfação do cliente, satisfação do veterinário e *feedback* de informações por parte dos tutores. Os resultados relevantes para os cuidados são melhores quando há a adoção de uma abordagem mais centrada no relacionamento com boa comunicação entre as duas partes envolvidas. Dessa forma, um passo importante no atendimento se baseia no esclarecimento, por parte dos veterinários, de todas as opções de tratamento viáveis, cirúrgicas ou não, das vantagens e possíveis complicações envolvidas em cada procedimento, cuidados no pós-operatório e antecipação dos custos envolvidos em cada opção. Essas informações devem ser fornecidas em vários formatos, com uma linguagem acessível. A boa comunicação proporciona aos tutores o poder da tomada de decisão e confiança para escolher o tratamento que mais se adapte à realidade presente.

A existência de um termo de consentimento assinado pelo tutor é obrigatória, autorizando e aceitando todos os riscos cirúrgicos e anestésicos envolvidos com o procedimento, o qual deve ser anexado ao prontuário médico.

Recomendações pré-cirúrgicas

O cumprimento das recomendações pré-cirúrgicas é essencial para o desencadeamento adequado do procedimento anestésico-cirúrgico. Existem recomendações específicas, de acordo com o tipo de procedimento. Contudo, de uma forma geral, apesar de não existir um consenso, as orientações de jejum variam em torno de 8 horas para alimentação seca e de 4 a 6 horas para alimentação úmida em cães e gatos. Estudos em cães têm demonstrado que a administração de alimentação enlatada 3 horas antes do procedimento anestésico contribui para a redução da acidez do conteúdo gástrico e não aumenta o volume gástrico de forma significativa. O jejum hídrico é recomendado em torno de 2 horas antes do procedimento e é essencial, visto que animais em jejum alimentar, mas que eventualmente tenham ingerido líquidos, podem aspirar líquidos. Tempos muito prolongados de jejum (mais de 12 até 24 horas) devem ser reavaliados, pois os pacientes podem desenvolver hipoglicemia grave e acidose metabólica. É interessante alertar sobre a não descontinuidade das medicações de uso contínuo no pré-operatório.

Alguns procedimentos cirúrgicos podem exigir recomendações especiais, como cirurgias de cólon e reto, em que é recomendada a realização de enemas dias antes da realização dos procedimentos. Sempre que possível, deve-se recomendar ao tutor que ele permita que o animal urine e defeque pouco tempo antes de adentrar as instalações hospitalares. Esse procedimento evita a eliminação dos excrementos após indução anestésica. Animais com doença periodontal devem ter os dentes limpos dias antes dos procedimentos cirúrgicos reconstrutivos em cavidade oral, para melhorar a condição tecidual presente.

Alguns procedimentos cirúrgicos, como cirurgias anal e retal, anastomose colônica, cirurgias urogenitais, fraturas abertas, entre outras, necessitam da utilização de antibióticos profiláticos. Vale lembrar que o uso prévio dos antibióticos deve ser feito de forma racional e não exclui a realização das técnicas assépticas. Portanto, cabe ao médico veterinário escolher o antibiótico mais adequado para cada tipo de procedimento, de acordo com a microbiota possivelmente presente em cada tecido.

Outras recomendações, como dar banho no dia anterior à cirurgia, contribuem para a remoção dos pelos mortos, parasitas externos e detritos. Caso haja infecções e doença de pele no sítio cirúrgico, estas devem ser previamente tratadas, e procedimentos eletivos, adiados até a resolução da infecção.

Em alguns casos, os pacientes irão necessitar de instrumentos específicos já no pós-operatório imediato. Dessa forma, é importante a recomendação para que o tutor providencie, para o dia da cirurgia, roupas cirúrgicas, colares elizabetanos e cobertores para manter os animais aquecidos durante a recuperação anestésica.

Estabilização do paciente

Sempre que possível, a estabilização do quadro clínico antes da cirurgia é essencial para a obtenção de bons resultados no trans e pós-operatório. Com exceção dos procedimentos emergenciais, em que a intervenção cirúrgica necessita ser realizada imediatamente, a administração de fluidos intravenosos, oxigenoterapia e correção de distúrbios eletrolíticos é factível.

Pacientes traumatizados devem ser rapidamente avaliados quanto aos sistemas cardiovascular, respiratório, neurológico e urogenital, em busca de lesões que coloquem em risco sua vida. A avaliação cardiovascular deve ser checada quanto a frequência de pulsação e qualidade, tempo de preenchimento capilar e coloração de mucosas. As vias aéreas devem ser examinadas quanto a patência, frequência e padrão respiratório, ausculta torácica completa em busca de alterações de sons respiratórios e percussão torácica. Animais que aparentem estar em estresse respiratório são candidatos a oxigenoterapia. Pacientes gravemente dispneicos, com suspeita de pneumotórax ou efusão pleural, devem ser submetidos a toracocentese e oxigenoterapia.

O nível de consciência deve ser avaliado como um sinal hemodinâmico central, podendo ser classificado rapidamente pelo escore AVDN (A – alerta; V – verbalmente responsivo; D – dor-responsivo; N – não responsivo). Quanto ao sistema urogenital, a palpação da bexiga possibilita determinar a capacidade de micção e excluir possíveis obstruções, e a sondagem possibilita a avaliação da patência das vias urinárias.

Pacientes em estado nutricional crítico devem ser submetidos a alimentação hipercalórica parenteral ou enteral por algumas semanas antes da cirurgia. A boa condição física auxilia na manutenção da homeostase durante o procedimento anestésico, principalmente nos quesitos de manutenção de temperatura e distribuição anestésica, além de contribuir com melhor cicatrização dos sítios cirúrgicos.

Fluidoterapia

A fluidoterapia deve ser individualizada, adaptada para cada paciente e constantemente reavaliada e reformulada, de acordo com a mudança de quadro clínico. As alterações nos exames físico e laboratoriais determinam a necessidade da terapia com fluidos. Fatores como volume, taxa de infusão, composição dos fluidos e vias de administração são selecionados de acordo com as necessidades do paciente.

Inicialmente, deve-se avaliar a necessidade de fluidoterapia através de parâmetros como frequência e qualidade do pulso, peso corporal, sons pulmonares, produção de urina, estado mental, temperatura das extremidades, creatinina, proteínas sanguíneas totais, hematócrito e lactato sérico.

Em seguida, deve-se adotar o fluido que melhor se adapte à necessidade do paciente. Estão disponíveis em medicina veterinária fluidos cristaloides e coloides. Os cristaloides são soluções contendo solutos eletrolíticos e não eletrolíticos com capacidade de ocupar todos os compartimentos líquidos do corpo. As principais vantagens dessa solução são baixo custo, grande disponibilidade, substituição de perda de fluido intravascular e intersticial e risco mínimo de coagulação ou reações alérgicas. Dentre os mais usados estão o ringer com lactato, solução salina 0,9% e dextrose 5%. Entre as soluções cristaloides, o ringer com lactato é a que tem sido mais recomendada, devido à sua alta semelhança com o plasma. Solução salina hipertônica (7%) pode ser utilizada em pacientes em choque hipovolêmico para reposição de volume intravascular – lembrando que o paciente deve estar normo-hidratado, sendo recomendada apenas em hipovolemias súbitas.

Os coloides são substâncias de alto peso molecular, restringindo-se ao compartimento plasmático em decorrência do tamanho. São utilizados em animais em choque ou gravemente hipoalbuminêmicos. Têm como vantagem a baixa quantidade de fluido a ser administrada com rápida expansão do volume intravascular; contudo, possuem alto custo e baixa disponibilidade e não devem ser utilizados em pacientes com danos renais. Podem, ainda, causar reações alérgicas e interferência na coagulação.

Durante procedimentos anestésicos ou para iniciar a terapia com fluidos, normalmente se introduz a taxa de manutenção, definida como a quantidade de fluido estimada para manter o equilíbrio normal de fluidos do paciente. É indicada para pacientes com hiporexia e hipodipsia que não têm hipotensão ou perdas contínuas. Normalmente é realizada com soluções cristaloides. A taxa recomendada para cães é a de 132 × (peso corporal)^{0,75} na velocidade de 2-6 mL/kg/h e, em gatos, de 80 × (peso corporal)^{0,75} na velocidade de 2-3 mL/kg/h.

O fornecimento de fluidos no período perianestésico depende de fatores como sinais clínicos do paciente, condição física, duração e tipo de procedimento. Entre as vantagens, incluem-se a correção de perdas normais de fluidos, suporte à função cardiovascular e contenção dos possíveis efeitos negativos associados aos fármacos anestésicos, como hipotensão e vasodilatação. As recomendações são de 3 mL/kg/h em gatos e 5 mL/kg/h em cães, com remanejamento de acordo com as alterações que o paciente apresenta durante o procedimento anestésico.

Nos casos de hipovolemia, podem ser utilizados cristaloides, coloides ou ambos. Os cristaloides são a primeira escolha. As doses-padrão de cristaloides para o choque hipovolêmico são essencialmente o volume sanguíneo total. As taxas são de 80 a 90 mL/kg intravenoso em cães e 50 a 55 mL/kg intravenoso em gatos. A terapia inicial deve ser de 25% do total calculado, sendo realizados os incrementos nas quantidades de 25% a cada reavaliação, quando necessário.

Oxigenoterapia

Os sinais clínicos referentes a hipóxia são dispneia, cianose, taquipneia, taquicardia, ansiedade e mudanças na postura. Quando a hipóxia é detectada por meio dos sinais clínicos, oximetria de pulso ou gasometria arterial, a suplementação de oxigênio precisa ser ofertada, por máscara, fluxo, cateter nasal ou gaiola ou tenda de oxigênio.

O oxigênio por fluxo é a forma mais fácil de suplementação, contudo é a menos efetiva, promovendo uma FiO_2 de 25 a 45%. Além disso, necessita que uma pessoa posicione a linha de oxigênio de 1 a 3 cm do focinho do paciente. A oxigenação por máscara é um método interessante em curto prazo, pois promove uma FiO_2 de 35 a 55% quando bem ajustada (Figura 1). Muitos pacientes podem apresentar intolerância ao uso prolongado das máscaras, logo se pode ajustar um colar elizabetano recobrindo-o com papel filme e criando uma espécie de tenda, onde a linha de oxigênio pode ser colocada através do colar e fixada. Pequenos furos devem ser realizados na extremidade plástica para a saída de CO_2. Esse método possibilita uma FiO_2 de 30 a 40% e é bem tolerado pelos pacientes.

A oxigenoterapia por cateterização nasal permite uma oxigenação mais prolongada que as técnicas anteriormente citadas e é bem tolerada pela maioria dos pacientes, propiciando uma FiO_2 de 25 a 40% e possibilitando a administração de 1 a 6L/ min. A cateterização nasal pode ser uni ou bilateral. Gaiolas de oxigênio podem ser utilizadas e proporcionam um ambiente controlado em relação a FiO_2, temperatura e umidade. A principal desvantagem desse método é a perda de acesso ao paciente, deixando-o isolado do clínico, e a perda de um ambiente rico em oxigênio cada vez em que se manuseia o paciente.

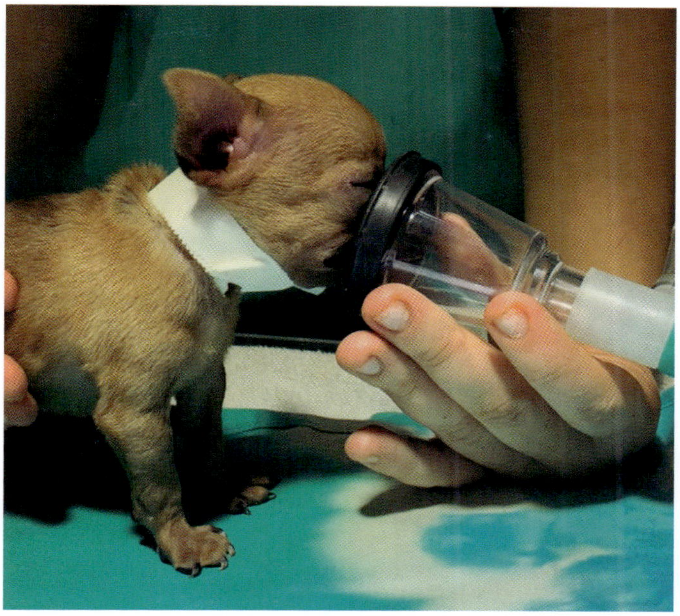

FIGURA 1 Paciente canino recebendo oxigenoterapia através de máscara.

Transfusão sanguínea

As transfusões sanguíneas contêm diversos aspectos comuns à fluidoterapia. Os hemoderivados, assim como cristaloides e coloides, não devem ser utilizados como tratamento definitivo, e sim como terapia de suporte para correção de distúrbios no paciente, até que a doença subjacente possa ser tratada. Dessa forma, a causa do problema hematológico deve ser investigada.

O exame físico e os exames laboratoriais direcionam a escolha do hemocomponente mais adequado para cada paciente. Os hemocomponentes disponíveis para transfusão são sangue total (ST) fresco ou armazenado, concentrado de hemácias (CH), plasma congelado ou fresco congelado (PF), concentrado de plaquetas (CP) e crioprecipitado (CR), sendo os três primeiros mais utilizados, principalmente em emergência (Figura 2).

As transfusões são recomendadas quando o paciente apresenta sinais clínicos significativos de anemia, ou quando têm um hematócrito menor de 10%, ou quando o hematócrito caiu rapidamente para menos de 20% em cães e menos de 15% em gatos.

É imperativo iniciar a transfusão sanguínea após o teste de compatibilidade (prova cruzada) e, quando possível, tipagem sanguínea. Contudo, nos cães, quando o tempo de espera pelos resultados dos testes compromete a vida do animal (extensa hemorragia transcirúrgica, por exemplo), a primeira transfusão, especificamente, pode ser feita na ausência desses resultados, haja vista a baixa probabilidade de reação transfusional. Essa conduta não é aplicável para gatos, em que a compatibilidade do sangue é exigida mesmo na primeira transfusão.

O cálculo para transfusão de ST e CH pode ser realizado de acordo com a fórmula seguinte ou seguir as diretrizes de 12 a 20 mL/kg e 6 a 10 mL/kg, respectivamente.

Cálculo do volume a ser transfundido:

$$\text{PR (kg)} \times \text{K} \times \frac{\text{HtD} - \text{HtR}}{\text{HtDo}}$$

Em que:
PR: peso do receptor.
K: constante, em que se utiliza 90 para cães e 66 para gatos.
HtD: hematócrito desejado.
HtR: hematócrito do receptor.
HtDo: hematócrito do doador.

A taxa de transfusão recomendada depende muito do quadro clínico do receptor. Em hemorragias extensas, a transfusão deve ser feita o mais rápido possível. Em receptores normovolêmicos, recomenda-se

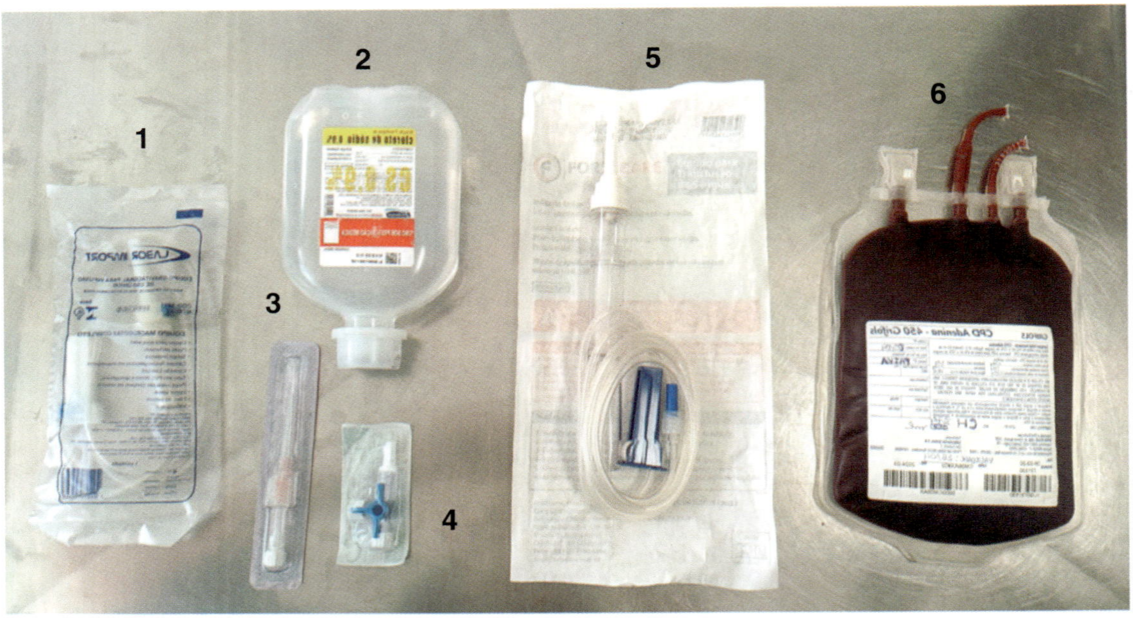

FIGURA 2 Materiais utilizados para realização de transfusão sanguínea com sangue total: 1 – equipo; 2 – solução cristaloide; 3 – cateter intravenoso; 4 – torneira de três vias; 5 – equipo de transfusão; 6 – bolsa com sangue total. Os componentes de 1 a 4 são necessários para a manutenção do acesso intravenoso durante todo o procedimento transfusional. A bolsa de sangue e o equipo de transfusão (6 e 5, respectivamente) são específicos para a conservação e realização da transfusão com segurança.

uma taxa de transfusão de 0,25 mL/kg nos primeiros 30 minutos, e, se nenhuma reação for observada, a taxa deve ser aumentada para 1 a 4 mL/kg/h para o ST fresco e CH.

As reações transfusionais são eventos adversos que ocorrem após a administração de ST ou hemoderivados. Podem causar efeitos limitantes sobre os benefícios transfusionais ou até mesmo ser fatais. As reações podem ser classificadas como agudas, quando ocorrem em até 24 horas após a transfusão, ou tardias, quando ocorrem após as primeiras 24 horas. As reações são raras quando a transfusão é compatível e quando o sangue é armazenado e administrado de forma correta.

Os pacientes que recebem transfusão devem ser monitorados durante todo o processo. Caso apresentem alguma reação, a transfusão deve ser interrompida imediatamente. As reações podem ser causadas por mecanismos imunológicos (reação de transfusão hemolítica aguda, reação de transfusão hemolítica tardia, reação anafilática e pirexia) e não imunológicos (hemólise mecânica ou térmica, sobrecarga circulatória, hipocalcemia, microembolismo pulmonar, hipercalcemia, doenças infecciosas, vômito, hipotermia e embolia aérea) (Figura 3).

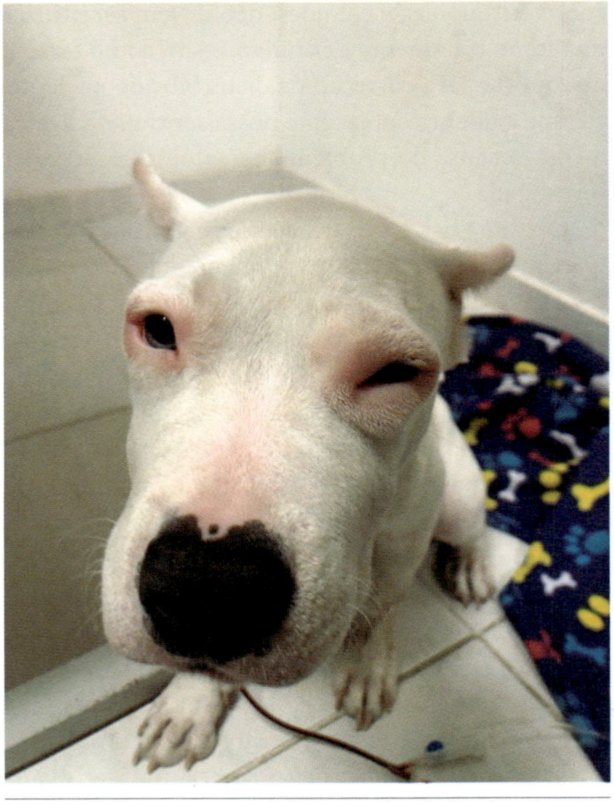

FIGURA 3 Reação alérgica pós-transfusional em um cão. O paciente apresentou edema periocular, eritema e urticária.

CONCLUSÃO

A preparação e avaliação criteriosa do paciente no pré-operatório proporciona uma maior segurança ao médico veterinário na tomada de decisão quanto a técnica cirúrgica e período mais adequado para realização do procedimento. A boa comunicação com os clientes é fundamental para obtenção de resultados satisfatórios, tanto em relação aos cuidados veterinários, quanto à adesão e colaboração aos tratamentos pelos tutores.

REFERÊNCIAS BIBLIOGRÁFICAS

1. Davis H, Jensen T, Johnson A, Knowles P, Meyer R, Rucinsky R, et al. 2013 AAHA/AAFP fluid therapy guidelines for dogs and cats. J Am Anim Hosp Assoc. 2013;49(3): 149-59.
2. Helm JR, Knottenbelt C. Blood transfusions in dogs and cats 1. Indications. In Practice. 2010;32:184-9.
3. Helm JR, Knottenbelt C. Blood transfusions in dogs and cats 2. Practicalities of blood collection and administration. In Practice. 2010;32:231-7.
4. Janke N, Coe JB, Bernardo TM, Dewey CE, Stone EA. Pet owners' and veterinarians' perceptions of information exchange and clinical decision-making in companion animal practice. PLoS One. 2021;16(2):e0245632.
5. Norkus CL, editor. Veterinary technician's manual for small animal emergency and critical care. John Wiley & Sons; 2018.
6. Savvas I, Raptopoulos D, Ralllis T. A "light meal" three hours preoperatively decreases the incidence of gastro-esopfageal reflux in dogs. J Am Anim Hosp Assoc. 2016;52(6): 357-63.

3

Sondas, tubos e drenos

Jussara Peters Scheffer

Objetivos

Após a leitura do capítulo, você será capaz de:

- Reconhecer a importância da utilização das sondas de alimentação enteral.
- Orientar-se quanto à escolha correta de qual tipo utilizar.
- Escolher o melhor tipo de dreno para cada situação.

INTRODUÇÃO

Certos procedimentos são de extrema importância para a manutenção e recuperação do paciente, tanto no pré como no pós-operatório. A nutrição do paciente é um ponto-chave na recuperação e no sucesso dos procedimentos cirúrgicos, pois a desnutrição é um dos motivos de retardo na cicatrização e todo procedimento cirúrgico requer uma boa cicatrização tecidual, independentemente do procedimento – daí o conhecimento das técnicas de alimentação enteral ser tão importante. Além disso, procedimentos emergenciais, como a traqueostomia, podem salvar a vida do paciente ou tornar possível a realização de procedimentos mais extensos em região de cavidade oral. Por fim, vamos discutir sobre os drenos, que são importantes na redução de espaço morto, possibilitando melhor cicatrização e evitando infecções.

SONDAS DE ALIMENTAÇÃO ENTERAL

As vias de administração mais comuns para a hiperalimentação enteral são sondas nasogástricas, esofagostomia, gastrostomia e jejunostomia. A necessidade de sondas de faringostomia foi amplamente substituída por sondas de esofagostomia. Cada tipo de sonda possui indicações, contraindicações, vantagens, desvantagens e complicações.

Em geral, a alimentação enteral é mais eficiente, mais fácil e mais segura e permite maior flexibilidade na composição da fórmula, além de ser bem tolerada, com mínima morbidade em pacientes com trato gastrintestinal funcional. É indicada em qualquer animal com hiporexia evidente ou iminente. Esses pacientes incluem aqueles que são hipermetabólicos (com queimaduras graves, sepse, estresse pós-cirúrgico, trauma, câncer, entre outros) e aqueles com hiporexia crônica ou desnutrição, evidenciada por uma perda superior a 10% do peso corporal normal. Também pode ser utilizada sempre que são esperados de 3 a 5 dias de anorexia, como após cirurgia oral, faríngea, esofagogástrica, duodenal, pancreática ou do trato biliar, durante o manejo pós-operatório de pacientes sépticos ou com câncer. Porém, pode ser contraindicada em casos de obstruções gastrintestinais, sendo empregada a alimentação parenteral, por poder piorar quadro de vômito e diarreia.

Nasogástrica

As sondas nasogástricas são o principal meio de nutrição enteral de curto prazo na maioria dos pacientes veterinários. Devido à disponibilidade de tubos de baixo calibre e de formulações para dietas líquidas nutricionalmente completas, à baixa viscosidade e à boa tolerância geral pelos pacientes, essa técnica tornou-se popular na medicina veterinária. As vantagens incluem facilidade de execução, aceitação pela maioria dos pacientes, facilidade de manejo, com possível ingesta oral concomitante e fácil remoção do tubo a qualquer momento após a colocação. Além de tudo isso, são úteis na descompressão gástrica em pacientes com distensão gástrica.

As principais desvantagens incluem calibre (por não ser possível a passagem de sondas de grande calibre), passagem de forma errônea para a traqueia e facilidade de remoção precoce pelo paciente. A alimentação pode ser realizada através de infusão contínua ou em *bolus*, sendo extremamente útil quando necessitamos fornecer a alimentação de forma microenteral.

Para a colocação da sonda, uma anestesia geral leve pode ser necessária, mas na maioria dos pacientes apenas um anestésico tópico ou sedação leve é suficiente.

Técnica

Primeiramente, devemos selecionar a sonda – lembrando que ela não deve ter um calibre extremo, pois a abertura nasal não permite a passagem de sondas muito calibrosas, além de causar certo desconforto. O segundo passo é mensurar o comprimento da sonda a ser introduzida; por ser pouco calibrosa, podemos introduzi-la no estômago, pois não manterá a cárdia aberta (o que evitará refluxo gastroesofágico), como ocorre nas sondas de esofagostomia (mais calibrosas).

Mensuramos da abertura nasal até a última costela, marcamos com uma fita, esparadrapo ou marcador permanente e pronto: podemos iniciar a colocação da sonda. Instilamos lidocaína ou xilocaína *spray* na narina, com a cabeça levemente elevada, o que facilita a penetração do anestésico. A sonda deve ser lubrificada com lidocaína gel 5%. Caso o paciente não tolere a passagem, consideramos sedação leve ou anestesia geral.

O paciente deve ficar em posição de esfinge, com a cabeça levemente elevada, evitando-se a hiperflexão ou hiperextensão. Iniciamos a colocação da sonda em direção caudoventral e medialmente após introduzir na narina. Após 2-3 cm, o contato com o septo mediano no assoalho da cavidade nasal pode ser sentido. Nesse momento, devemos chegar à extremidade proximal do tubo e avançá-lo para a orofaringe e esôfago. O tubo geralmente penetra na orofaringe e estimula um reflexo de deglutição. Finalizamos introduzindo até a marcação do comprimento desejado. Caso o paciente esteja anestesiado, comatoso, ou debilitado, podemos posicioná-lo em decúbito lateral, não havendo diferença entre direito e esquerdo.

Vários métodos podem ser usados para confirmar se a sonda foi colocada de forma satisfatória: (1) verificar a pressão negativa, (2) injetar de 3 a 5 mL de solução salina estéril através do tubo e ver se uma tosse é induzida, (3) injetar de 6 a 12 mL de ar e auscultar os borborigmos, posicionando o estetoscópio no xifoide, (4) conectar o tubo a um capnógrafo, (5) verificar o pH do líquido aspirado ou (6) confirmar a colocação do tubo por meio de uma radiografia torácica lateral. Se o paciente necessitar de anestesia geral, o correto posicionamento do tubo poderá ser confirmado visualmente com o uso de um laringoscópio.

Após confirmarmos a correta colocação da sonda, devemos fixá-la. Podemos realizar uma sutura, fixando-a próximo ao aspecto lateral da narina e à linha mediana ou lateral da face, utilizando fio de sutura inabsorvível. Para facilitar a fixação, podemos utilizar uma pequena tira de fita, colocada ao redor da sonda, formando duas abas, a que chamamos popularmente de "borboletas", e assim utilizamos as abas para facilitar a fixação. Nos gatos, é importante que o tubo não esteja em contato com os bigodes. A sonda deve ser sempre mantida fechada, para evitar a entrada de ar e o refluxo de conteúdo.

Nasojejunal

A alimentação intestinal direta pode ser realizada por meio da colocação de sondas nasogástricas modificadas, ou seja, mais longas, passando pelo estômago, até o jejuno – por isso denominamos nasojejunais. É indicada para pacientes em que a alimentação gástrica é contraindicada ou mal tolerada. Fluoroscopia ou endoscopia é necessária para garantir a colocação da extremidade da sonda após a flexão duodenal.

Esofagostomia

As sondas de esofagostomia são mais indicadas em caso de necessidade de alimentação enteral em longo prazo. A alimentação por esofagostomia é indicada a pacientes hiporéxicos com distúrbios da cavidade oral ou faringe. Essas sondas são contraindicadas àqueles com disfunção esofágica primária ou secundária, como estenose esofágica, pós-cirúrgico de cirurgia esofágica, remoção de corpo estranho esofágico ou esofagite.

As vantagens incluem facilidade de colocação, boa aceitação pelos pacientes, possibilidade de utilização de sondas e grande calibre que permitam dietas liquidificadas, pastosas, podendo ser ingeridos pequenos volumes de água e alimento concomitantemente à utilização da sonda, além de ser removida facilmente sem anestesia. A colocação do tubo esofágico elimina a tosse, o laringoespasmo, a obstrução parcial das vias aéreas e a aspiração, que podem estar associadas às sondas de faringostomia mal posicionadas. A principal desvantagem é a necessidade de anestesia geral para colocação.

Técnica

Uma vez anestesiado, o paciente deve ser posicionado em decúbito lateral direito, pois a sonda de esofagostomia deve ser colocada preferencialmente do lado esquerdo. O esôfago cervical desloca-se à esquerda da linha média, tanto em gatos quanto em cães. Porém, é possível a colocação do lado direito caso haja a impossibilidade de colocação no esquerdo.

A região cervical deve ser preparada seguindo princípios de assepsia cirúrgica, estendendo-se do ângulo da mandíbula até a entrada torácica. Seguimos com a escolha correta do calibre da sonda, que pode ser mais calibrosa do que a que consideramos para nasogástrica; geralmente utilizamos sondas gástricas ou uretrais de 16 a 24 *french*. Mensuramos o comprimento a ser inserido; nesse caso, por ser mais calibrosa, não devemos introduzi-la no estômago, pois seu calibre pode manter o cárdio parcialmente aberto, permitindo refluxo gastroesofágico. Sendo assim, mensuramos da região do terço médio da região cervical até o 7º-8º espaço intercostal.

Realiza-se uma marcação com fita ou marcador permanente. Após a marcação e o preparo do local, com o paciente devidamente anestesiado e posicionado e a cabeça estendida, iniciamos a colocação. São necessários os seguintes instrumentais para colocação da sonda: porta-agulha, bisturi, pinça de apreensão e pinça hemostática de longa curva.

Introduzimos a pinça pela cavidade oral, em sentido aboral através do esôfago, até o terço médio da região cervical (equidistante do ângulo da mandíbula e entrada do tórax), com a ponta da pinça em direção lateral. Assim visualizamos uma protuberância na lateral cervical, externamente. Com os dedos polegar e indicador, aplicamos uma pressão contra a ponta da pinça, e com o bisturi realizamos uma pequena incisão (mais ou menos 1 cm) sobre a pinça, além de empurrarmos a pinça através da parede esofágica, do tecido subcutâneo e da pele, até que seja possível a sua exposição. Pinçamos a ponta da sonda com a pinça hemostática e a puxamos em sentido oral. Retiramos a pinça e redirecionamos a sonda pela cavidade oral, em sentido aboral, pelo esôfago. Após introduzir totalmente, tracionamos delicadamente a extremidade da sonda (localizada no orifício realizado na região cervical lateral). Será possível percebermos a sonda se posicionando adequadamente em sentido aboral, ajustamos o comprimento a ser introduzido, de acordo com a marcação realizada, e pronto: a sonda já estará posicionada corretamente.

O último passo é fixá-la. Uma sutura em padrão sandália romana, ou também conhecida como sutura bailarina, deve ser confeccionada próximo ao orifício de saída da sonda na região cervical fixando-a, utilizando fio de sutura monofilamentar inabsorvível 2-0 (Figura 1). Uma fixação adicional pode ser empregada, como bandagens, ataduras ou roupas específicas para sondas de esofagostomia. Devemos sempre manter a sonda fechada, para evitar entrada de ar ou refluxo de conteúdo.

Caso o paciente demonstre algum desconforto com a sonda, é indicado o reposicionamento dela, retirando-se 1 a 2 cm, pois por variações anatômicas pode estar muito próxima a cárdia, o que pode causar desconforto. Evitamos deixar conteúdo alimentar na sonda, que pode obstruir.

O tubo é removido retirando-se a sutura e puxando gentilmente o tubo através da pele. O orifício cutâneo cicatriza por segunda intenção, devendo ser mantido cuidado com a ferida por 5 dias, em média. Uma variação da sonda de esofagostomia também é possível, assim como a nasojejunal; podemos utilizar uma sonda com calibre menor e avançar pelo estômago, posicionando-a na região duodenal com o auxílio de um endoscópio.

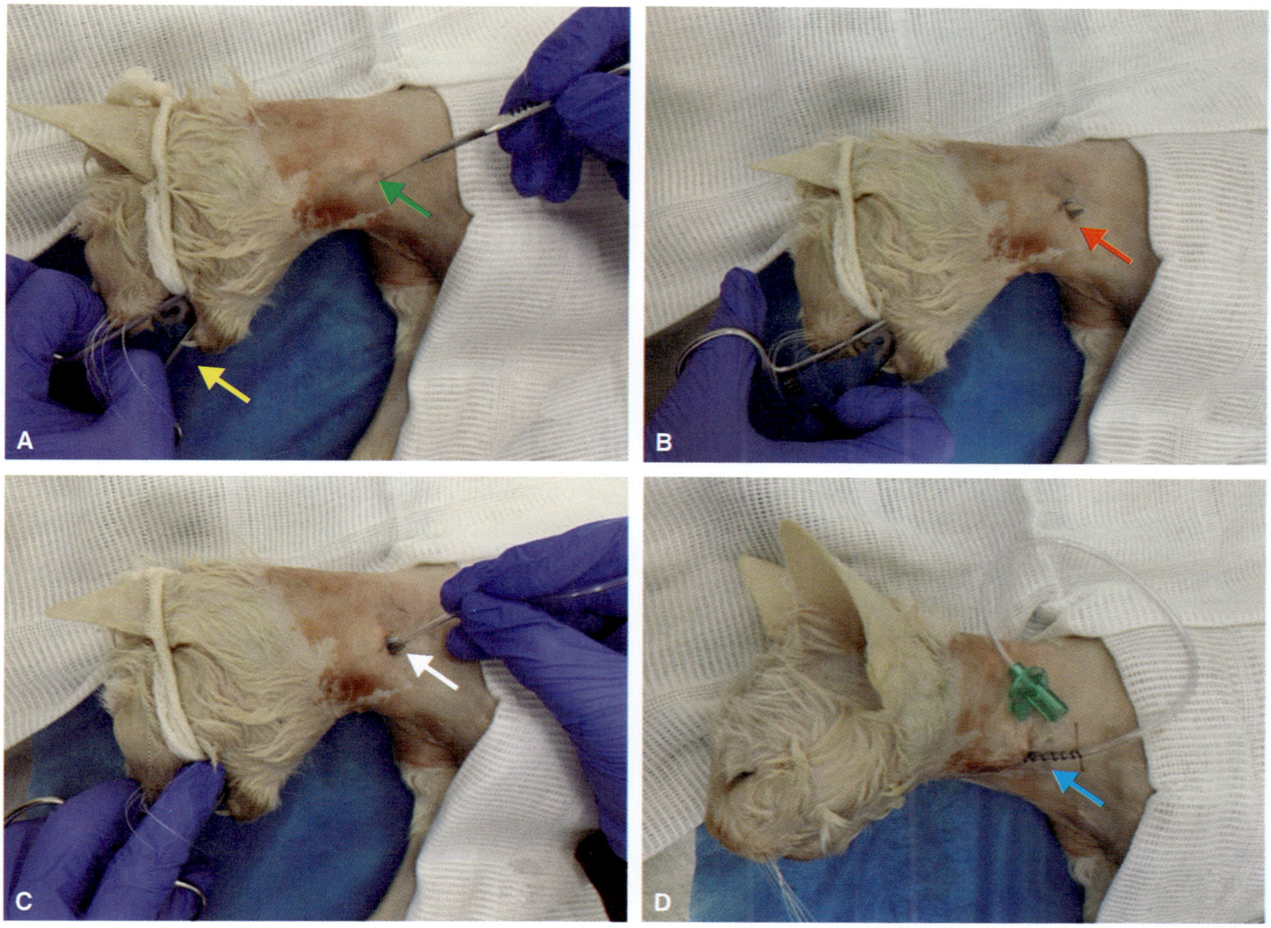

FIGURA 1 Imagens ilustrativas da técnica de esofagostomia em cadáver felino: (A) posicionamento em decúbito lateral direito. Introdução de pinça hemostática curva na cavidade oral, em sentido aboral (seta amarela). Local da incisão em região cervical (seta verde); (B) exposição da extremidade da pinça hemostática curva após incisão (seta vermelha); (C) sonda posicionada e apreendida pela pinça (seta branca); (D) após o posicionamento da pinça, ela deve ser fixada com sutura em padrão sandália romana (seta azul).

Fonte: Isabella Cristina Morales, 2021.

Gastrostomia

As sondas de gastrostomia são indicadas a pacientes com estômago e trato gastrintestinal funcionais, que apresentam anorexia, desnutrição, ou pacientes em pós-operatório de cirurgias da cavidade oral e esôfago. Devemos evitar o uso em pacientes com distúrbios gástricos (gastrite, ulceração gástrica, neoplasia gástrica).

As vantagens incluem facilidade de colocação, tolerância do paciente, disponibilidade de tubos de alimentação de grande calibre, além de permitir iniciar a alimentação oral enquanto se usa a sonda de gastrostomia. As desvantagens incluem a necessidade de anestesia geral, acesso à cavidade abdominal, riscos de extravasamento de conteúdo na cavidade, podendo gerar quadros de peritonite; além da incapacidade de remover a sonda sem abertura da cavidade abdominal, ou da necessidade de aguardar pelo menos 7 a 14 dias após a colocação, tempo necessário para permitir a formação de aderências entre o estômago e a parede abdominal. Isso também reduz as chances de extravasamento de conteúdo, caso se opte por remover sem abertura da cavidade abdominal.

Os métodos de colocação de tubos de gastrostomia incluem gastrostomia percutânea cega (não endoscópica), gastrostomia endoscópica ou colocação cirúrgica através de uma abordagem de flanco esquerdo ou celiotomia. Discutiremos a técnica utilizando acesso por celiotomia.

Técnica

Essa técnica consiste na colocação de uma sonda de gastrostomia, com acesso ao estômago por celiotomia pré-retroumbilical. Esse método de colocação tem como vantagens visualização direta do órgão, evitando comprometimento de outras estruturas, como pode ocorrer na técnica às cegas, além de funcionar como gastropexia cirúrgica. A desvantagem é que a colocação é mais invasiva quando comparada às demais técnicas, devido à abordagem cirúrgica.

Após o acesso à cavidade abdominal e exposição do estômago, iniciamos a colocação de uma sonda de Foley (podemos usar sondas de grande calibre, de 16 a 20 *french*) através de uma pequena incisão (1 cm) na parede abdominal, realizada 2 a 3 cm lateralmente à linha alba e em torno de 2 a 3 com abaixo do gradil costal. O próximo passo é exteriorizar o estômago, localizar a região de corpo gástrico e realizar uma sutura padrão com bolsa de tabaco e fio de sutura inabsorvível 2-0. Confeccionada a sutura, realizamos uma pequena incisão no interior dela com uma lâmina 11, por onde introduziremos a sonda no estômago. Introduzida a sonda, inflamos o balonete com solução estéril de cloreto de sódio 0,9%, cerca de 5 mL, e fechamos a sutura da bolsa de tabaco.

Para conferir maior segurança à colocação da sonda e permitir a retirada sem abertura da cavidade abdominal (respeitando o período de permanência da sonda, já comentado), aplicamos uma sutura invaginante com fio monofilamentar absorvível 2-0, iniciando próximo à sutura de bolsa de tabaco e seguindo lateralmente criando um túnel, além de recobrir uma porção da sonda de cerca de 5 cm. Seguimos com dois pontos de sutura padrão simples descontínuo e aplicados uma pexia do estômago com a parede abdominal. Finalizamos fixando a sonda externamente com uma sutura em padrão sandália romana ou bailarina. A cavidade abdominal deve ser suturada como de rotina.

Para a remoção após o período recomendado, devemos desinsuflar o balonete e tracionar delicadamente a sonda; o orifício deve ser tratado como ferida com cicatrização por segunda intenção. Caso, ao aplicar a tração, a sonda se mostre aderida, a cavidade abdominal deve ser acessada e a sonda, retirada cirurgicamente.

TUBOS DE TRAQUEOSTOMIA

A técnica de traqueostomia deve ser realizada em casos emergenciais, em que se necessita de uma via auxiliar para entrada de ar, devido a lesões/alterações em região de narina, boca, nasofaringe e laringe, alterações que impossibilitem a entrada adequada de ar ou até mesmo a intubação orotraqueal. Pode ser temporária, em que realizamos uma abertura entre os anéis traqueais e inserimos um tubo; ou permanente, onde criamos um orifício, ambos com o objetivo de facilitar o fluxo de ar. A traqueostomia temporária é mais comumente realizada para fornecer uma rota alternativa para o fluxo de ar durante a cirurgia ou como um procedimento de emergência em pacientes gravemente dispneicos, além de ser mantida em curto prazo.

Traqueostomia temporária

O paciente deve ser posicionado em decúbito dorsal com apoio na região cervical, facilitando o acesso e a exposição da traqueia. Inicia-se com uma incisão mediana ventral, da cartilagem cricoide, estendendo-se por 4 cm. Com divulsão romba, separam-se as fáscias dos músculos esterno-hioides. Nesse momento, já é possível visualizar a traqueia.

Com fio monofilamentar inabsorvível, aplicamos duas suturas de sustentação ou reparo, um anel traqueal cranial e um caudal ao local onde realizaremos a incisão transversal e a abertura da traqueia (Figura 2). Ou seja, entre a terceira e a quarta ou quarta e a quinta cartilagens traqueais, realizamos incisão na traqueia. Após a abertura, posicionamos o tubo de traqueostomia com oxigênio.

Não devemos estender a incisão por mais da metade da circunferência da traqueia, pois isso pode causar ruptura total. É aconselhado sobrepor os músculos esterno-hioides, o tecido subcutâneo e a pele cranial e caudal ao tubo, reduzindo a contaminação do local. Uma bandagem com material estéril também

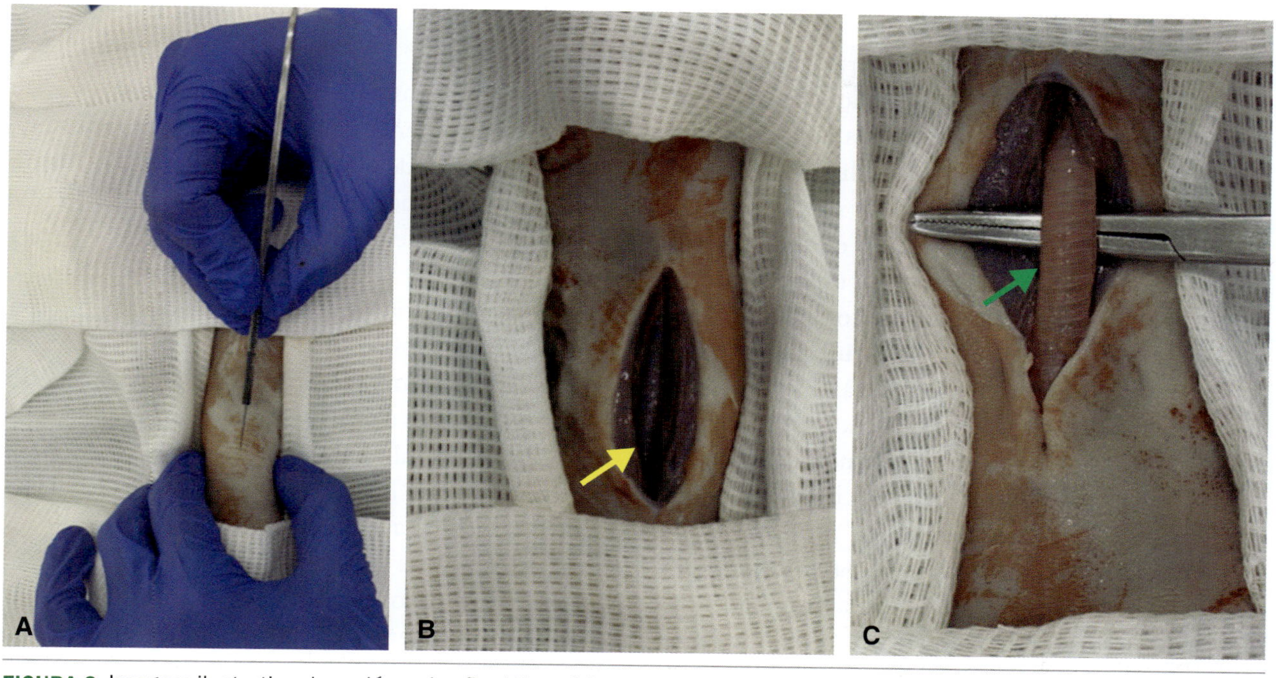

FIGURA 2 Imagem ilustrativa de cadáver de cão: (A) posicionamento e preparo para a realização da traqueostomia; (B) após incisão de pele, divulsão romba e separação das fáscias dos músculos esterno-hioides com exposição da traqueia (seta amarela); (C) aplicamos duas suturas de sustentação ou reparo, um anel traqueal cranial e um caudal ao local onde realizaremos a incisão transversal e abertura da traqueia, ou podemos utilizar uma pinça hemostática posicionada dorsalmente à traqueia como demonstrado na figura. A seta verde indica o local de incisão da traqueia.

Fonte: Isabella Cristina Morales, 2021.

pode ser utilizada, como forma de proteção contra contaminação.

Após o período necessário, realizamos a remoção do tubo. A traqueia deve ser suturada com pontos de sutura padrão simples descontínuo entre o anel cranial e o caudal ao local de incisão. As fáscias musculares são aproximadas, e finalizamos com sutura de pele.

Traqueostomia permanente

A traqueostomia permanente é indicada quando há necessidade de manter o tubo e o orifício permanentemente. Trata-se da criação de um orifício entre a traqueia e o meio externo, suturando a mucosa traqueal à pele. Os tubos de traqueostomia não são necessários para manter a patência do lúmen após esse procedimento, porém auxiliam na proteção, para que não ocorram acidentes, como penetração de corpo estranho no orifício. Requer constante cuidado, limpeza e manutenção.

A exposição da traqueia é feita como descrito na técnica anterior. Após a exposição, realiza-se a sutura dos músculos esterno-hioides dorsalmente à traqueia, exteriorizando-a permanentemente. Para isso, utilizamos dois pontos de sutura padrão Wolf ou U horizontal, com fio de sutura monofilamentar inabsorvível 2-0. Em torno das 3 ou 4 cartilagens traqueais, confeccionamos uma abertura. Considerando a circunferência da traqueia, incisa-se ao longo de 4 anéis traqueais nas posições de 2 e 10 horas (ou seja, retirando 1/3 da circunferência), retirando o equivalente em extensão de 4 anéis. Assim, temos uma abertura retangular.

Seguimos com a sutura da mucosa traqueal com a pele, em padrão simples descontínuo com fio de sutura monofilamentar inabsorvível 3-0 (de preferência com agulha atraumática), ao longo de toda a abertura.

DRENOS PASSIVOS E ATIVOS

Quando ocorre o descolamento do subcutâneo com a fáscia muscular, criamos o que chamamos de espaço morto ou trajeto, o que pode ocorrer devido a traumas ou cirurgias. O espaço morto é ideal para a proliferação de bactérias. Esse descolamento pode ser eliminado com a sutura em camadas e aproximação delas; bandagens compressivas auxiliam na redução do espaço morto.

Porém, quando o descolamento é extenso ou se suspeita de contaminação, o ideal é utilizarmos um dreno, pois isso possibilita a remoção de fluidos que podem predispor a infecção (sangue, pus e soro). Os drenos são de extrema importância nos casos de mordedura, lacerações amplas, extensas avulsões cutâneas; além de serem rotineiramente utilizados em procedimentos de cirurgias oncológicas, como mastectomias e enxertos cutâneos.

Os drenos podem ser ativos ou passivos. Os passivos (Penrose, látex) dependem da gravidade para a remoção do fluido, enquanto os ativos exigem vácuo. Os drenos de látex (Penrose) (Figura 3) são comumente utilizados na drenagem de espaços subcutâneos, porém apresentam mais chances de contaminação ascendente da ferida. Já os drenos ativos aumentam a eficiência da drenagem e reduzem a infecção associada ao procedimento. São bastante empregadas em feridas profundas e após a colocação de enxertos.

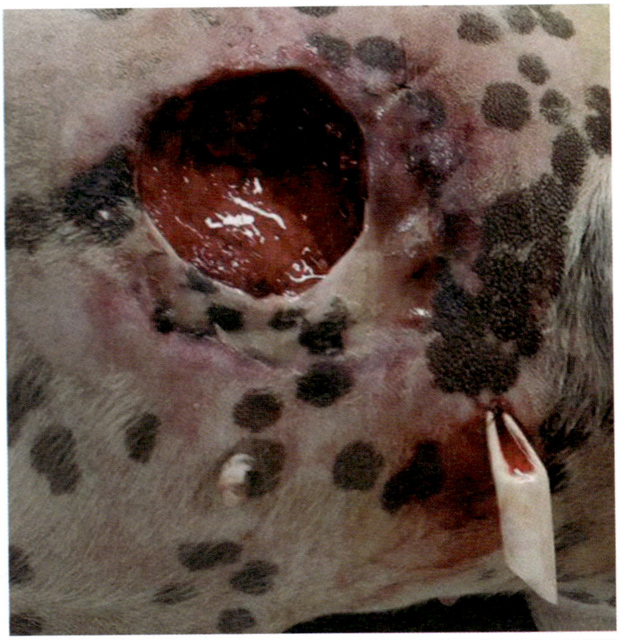

FIGURA 3 Imagens ilustrativas da utilização de um dreno de látex (dreno de Penrose), em um cão com ferida por acidente aracnídico.

Fonte: própria autora.

Os drenos ativos podem ser acionados por pressão negativa intermitente ou contínua; a sucção contínua reduz as chances de oclusão do dreno por fibrina ou coágulos de sangue e estimula a aposição do tecido. Os drenos ativos fechados são preferíveis aos drenos passivos.

Os drenos passivos deverão ser usados apenas se a extremidade exposta e a lesão puderem ser cobertas por um curativo ou bandagem compressiva estéril. Devem ser fixados à pele no aspecto dorsal, com orifício de saída ventralmente, e posicionados de maneira a permitir o fluxo máximo por gravidade. O orifício de saída ao lado da lesão nunca deve ser colocado na linha de sutura ou saindo na lesão cutânea.

Os drenos ativos podem ser realizados utilizando sonda uretral, dreno de tórax ou drenos específicos para tal. São posicionados na lesão, assim como os drenos passivos devem ter orifício próprio de saída; a diferença é que não drenam por gravidade, assim sua saída não precisa ser posicionada ventralmente. São conectados diretamente ao sistema de drenagem a vácuo, ou podem ser conectados primeiro a uma torneira de três vias e em seguida ao sistema. Facilitam o esvaziamento ou substituição do reservatório.

A maioria dos sistemas de coleta perde a pressão quando cheios além da metade. A coleta inicial pode simplesmente remover o ar da ferida à medida que o vácuo é estabelecido e a drenagem dos fluidos não pode começar antes de várias trocas do reservatório. O volume de fluido coletado deve ser medido e registrado.

Os drenos devem ser bem fixados, para que não possam ser removidos prematuramente, nem retraídos para o interior da ferida. Os drenos devem ser protegidos com bandagem trocada frequentemente.

A remoção dos drenos deve ocorrer quando o exsudato for serossanguinolento e o volume tiver diminuído para um quarto ou menos da drenagem original. Porém, devemos lembrar que drenos passivos só devem permanecer na ferida por 5 dias, pois, após esse período, os riscos de contaminação aumentam. Já os drenos ativos podem permanecer na lesão por até 15 dias, em média.

A principal desvantagem dos drenos é atuarem como conduítes retrógrados para que os contaminantes da pele entrem na ferida. Por isso, devem ser mantidos pelo menor período possível.

CONCLUSÃO

Complicações podem ocorrer na utilização das sondas de alimentação enteral, na utilização dos drenos e na realização de traqueostomias, mas, quando o cirurgião tem conhecimento da técnica, da anatomia, se se planeja para a execução do procedimento, com prudência, diminuem os riscos de complicações – daí a importância de conhecer as técnicas e fazer a melhor escolha para determinado paciente.

REFERÊNCIAS BIBLIOGRÁFICAS

1. Fossum TW. Cirurgia de pequenos animais. 5. ed. Rio de Janeiro: GEN; 2014.
2. Oliveira ALA. Técnicas cirúrgicas em pequenos animais. 2. ed. Elsevier; 2018. 512 p.
3. Tobias KM, Johnston SP. Veterinary surgery: small animal. 2. ed. St. Louis: Elsevier; 2018. v. 1.

4

Assepsia e antissepsia

Isabela Cristina Morales ■ André Lacerda de Abreu Oliveira

Objetivos

Após a leitura do capítulo, você será capaz de:

- Identificar as causas fundamentais de infecções cirúrgicas e como evitá-las.
- Conhecer as principais técnicas de assepsia e antissepsia.
- Reconhecer as normas essenciais a serem seguidas pela equipe cirúrgica.

INTRODUÇÃO

As infecções cirúrgicas são os tipos mais comuns de infecções médicas, além de causas significantes de morbidade e mortalidade ao redor do mundo. Todos os procedimentos invasivos envolvem o contato do material cirúrgico com os tecidos e as mucosas estéreis do paciente. Ao longo dos anos, diferentes técnicas foram desenvolvidas com o intuito de diminuir os riscos de possíveis infecções, dentre elas regras para a preparação do centro cirúrgico, mesa de instrumentação cirúrgica, instrumentos e equipamento pessoal. Pode-se definir a assepsia como ausência de patógenos, e o termo estéril é definido como a ausência de qualquer microrganismo vivo. O nível de proteção em um campo estéril é crítico, pois as defesas naturais do paciente são destituídas após a incisão cirúrgica, punção ou introdução de instrumentos no sistema vascular. Alcançar uma desinfecção e esterilização por produtos químicos e práticas de esterilização é essencial para garantir que a equipe médica e os materiais cirúrgicos não transmitam patógenos infecciosos para o paciente.

TRANSMISSÃO DE MICRORGANISMOS

Inúmeras fontes de microrganismos são encontradas em hospitais veterinários, e as transmissões podem ocorrer através da equipe de trabalho, instrumentos contaminados e ambiente. Os meios específicos de transmissão são transportados por via aérea, gotas e contato.

Fontes de contaminação

Fontes de microrganismos de pacientes podem ser exógenas ou endógenas. As exógenas incluem pelo, pele, nasofaringe e outros orifícios, como vulva e ânus, assim como o ambiente cirúrgico e o instrumental cirúrgico. As fontes endógenas são provenientes do paciente e podem ser encontradas em seus diferentes sistemas, como gastrintestinal, respiratório e urogenital.

As fontes primárias de microrganismos são objetos inanimados de fômites e ar. O fômite é qualquer objeto capaz de carrear organismos infeciosos. Fômites podem incluir a estrutura do hospital (parede, chão), mobília, equipamento, implantes e limpeza de equipamento. Protocolos devem ser estabelecidos para manter o ambiente asséptico, por meio de um esquema de limpeza para fômites em potencial e monitoração regular por possíveis infecções hospitalares.

Um metro cúbico de ar contém milhares de partículas, que pode aumentar para um milhão durante o tempo do procedimento cirúrgico. O aumento se deve ao tráfego de pessoas dentro e fora do centro cirúrgico e à corrente de ar. Partículas no ar são fontes significantes de contaminação e podem ser responsáveis por 80 a 90% da contaminação da ferida cirúrgica. As fontes endógenas de contaminação são provenientes da microbiota comensal do paciente no local da cirurgia ou em locais distantes, como o trato gastrintestinal.

PRINCÍPIOS DA ASSEPSIA HOSPITALAR

A minimização da infecção em uma cirurgia envolve a aplicação de técnicas assépticas por todo o hospital. O objetivo é minimizar as fontes de contaminação e bloquear a transmissão dos microrganismos. Os procedimentos cirúrgicos são idealmente realizados em condições estéreis, para prevenir a transmissão de microrganismos para o corpo do paciente durante a cirurgia ou outros procedimentos invasivos.

Os princípios gerais das técnicas de assepsia devem ser familiares a todos os envolvidos com o procedimento cirúrgico. São eles:

- Utilizar somente material estéril no campo cirúrgico.
- Equipe cirúrgica deve utilizar capotes, luvas cirúrgicas, gorros, máscaras e propés.
- A equipe estéril toca apenas em material estéril e a equipe não estéril pode tocar outros itens e áreas.
- Todos os itens introduzidos no campo cirúrgico devem estar estéreis e serem abertos, dispensados e transferidos por métodos que mantenham a esterilidade e a integridade.
- O campo estéril deve ser mantido e monitorado constantemente. A equipe cirúrgica deve ser treinada para perceber quando houve quebra da técnica e saber como remediar a situação.

PREPARAÇÃO CIRÚRGICA DO PACIENTE

A ferida cirúrgica oferece um meio de entrada para microrganismos patogênicos, os quais podem ser multirresistentes. A antissepsia refere-se ao processo de reduzir ou inibir o crescimento de microrganismos, em casos de cirurgia, mais precisamente na pele e em membranas mucosas. Os produtos utilizados na antissepsia são chamados de antissépticos. A assepsia é definida como a redução da presença de microrganismos patogênicos em dose suficiente para não causar uma infecção. As técnicas assépticas referem-se a métodos usados para alcançar a assepsia por prevenir contaminações de locais suscetíveis a contaminação durante procedimentos invasivos.

As intervenções para prevenir e reduzir os riscos de infecções cirúrgicas podem ser divididos em três períodos: pré-operatório, transoperatório e pós-operatório (Quadro 1). As práticas seguras de antissepsia, assepsia e preparação da pele são de suma importância para evitar a contaminação cirúrgica.

QUADRO 1 Períodos cirúrgicos e suas principais ações

Pré-operatório	▪ Limpeza da pele do paciente ▪ Tricotomia ▪ Adequação do centro cirúrgico e preparo dos materiais
Transoperatório	▪ Vestimenta adequada ▪ Sapatos adequados ▪ Vestimenta estéril (avental e luva cirúrgicas) ▪ Material cirúrgico estéril ▪ Campo cirúrgico estéril
Pós-operatório	▪ Limpeza da ferida cirúrgica e curativo

Período pré-operatório

Banho ou limpeza pré-operatória

O banho antes da cirurgia reduz a concentração de microrganismos residentes ou transientes presentes na pele do animal. Nessa limpeza, o uso de sabonetes neutros é indicado, e o uso de sabonetes antissépticos apresenta evidências inconclusivas.

Tricotomia

A remoção de pelos do local da incisão cirúrgica deve ser realizada próximo ao momento cirúrgico em uma sala de preparação, fora do centro cirúrgico. Os cuidados com a tricotomia são importantes para evitar a presença de aerossol de pelos e evitar microabrasões que rompam a barreira de defesa da pele contra infecções.

Preparação da pele

A prática de preparação da pele pré-cirúrgica envolve uma combinação da solução antisséptica apropriada e o método de aplicação mais efetivo para reduzir o número de microrganismos residentes e transientes na camada mais profunda da pele, no local da incisão e ao redor. As recomendações são de combinações de antissépticos com o álcool como principal ingrediente associado a gluconato de clorexidina, assim como povidine degermante com povidine alcoólico. Precauções devem ser tomadas para evitar reações alérgicas ou irritações na pele provocadas pelo uso das soluções de limpeza.

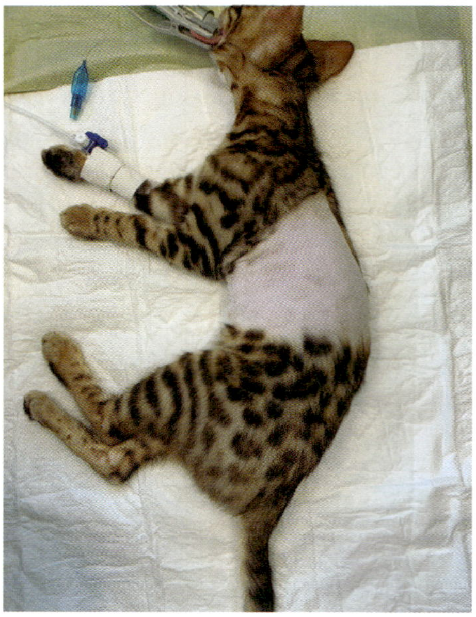

FIGURA 1 Imagem ilustrativa de tricotomia para cirurgia de colocação de marca-passo em gato.

Campo cirúrgico

Os campos cirúrgicos são utilizados para proteger e evitar a contaminação da área incisional. Quando reutilizáveis, devem ser feitos de materiais duráveis, como algodão misturado com poliéster, capaz de aguentar vários ciclos de lavagem e esterilização. Para serem utilizados, os campos cirúrgicos devem ser presos ao redor da incisão cirúrgica e proteger a pele de contaminação e da penetração de fluidos provenientes da ferida cirúrgica. Existem também os campos cirúrgicos iodoforados – adesivos acrílicos hipoalergênicos impregnados com iodo sensíveis à pressão e que promovem uma superfície estéril ao redor da incisão cirúrgica (Figuras 2 e 3).

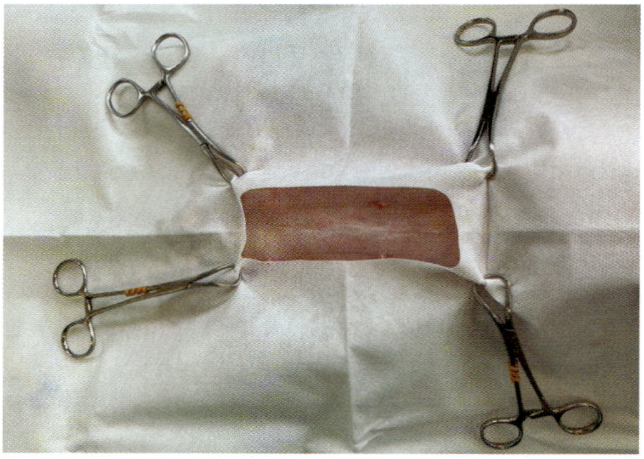

FIGURA 2 Campo cirúrgico preparado para cirurgia.

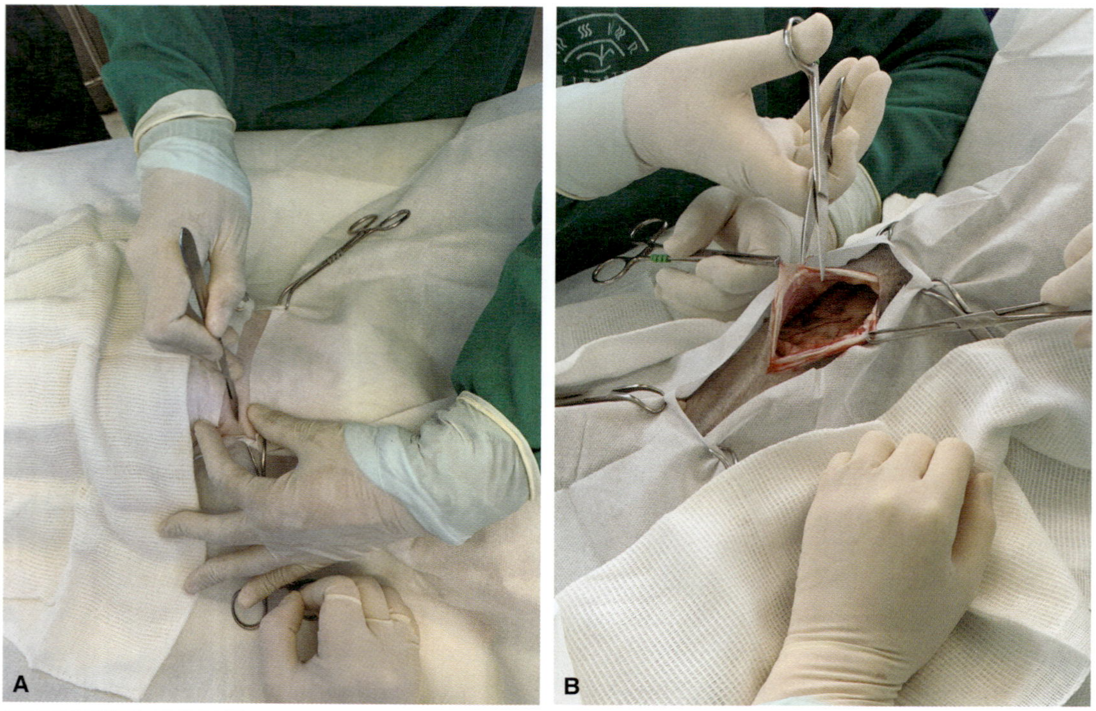

FIGURA 3 Campo cirúrgico durante o procedimento com a utilização de materiais cirúrgicos estéreis e a equipe devidamente paramentada.

PREPARAÇÃO DA EQUIPE CIRÚRGICA

Máscaras faciais e proteção ocular

Os procedimentos cirúrgicos apresentam riscos de respingar fluidos corporais, enquanto o uso de máscaras faciais e óculos de proteção são elementos essenciais para controlar as infecções. O propósito não é a segurança apenas da equipe cirúrgica, mas também a dos pacientes na promoção de assepsia pela prevenção da contaminação de feridas durante o ato cirúrgico.

Preparação cirúrgica das mãos

A preparação ou escovação das mãos é diferente da lavagem das mãos, comumente realizada com sabão e água. Nessa escovação pré-cirúrgica, são utilizadas soluções antissépticas com eficácia comprovada na redução e inibição do crescimento de bactérias nas mãos. A preparação pode ser feita utilizando-se soluções de gluconato de clorexidina, iodopovidona ou hexaclorofeno. As unhas devem ser curtas; unhas postiças e joias devem ser retiradas das mãos; e mãos e braços não devem conter ferimentos. Para a escovação das mãos existem duas técnicas, utilizando as soluções antissépticas convencionais: o tempo cronometrado, de 5 a 10 minutos, e o número de escovações por região cutânea, com 10 a 20 movimentos.

Ao utilizar a escova de antissepsia, primeiro se deve realizar a limpeza prévia de mãos e antebraços e prosseguir primeiro com a escovação das unhas; depois de todas as faces digitais e os espaços interdigitais, fricciona-se o dorso da mão e depois o antebraço até cerca de 7 cm acima do cotovelo. Para finalizar, deve-se enxaguar a escova em água corrente e utilizá-la com a outra mão ainda não escovada. Após a escovação das mãos e dos antebraços, deve-se proceder ao enxágue, deixando a água escorrer das pontas dos dedos em

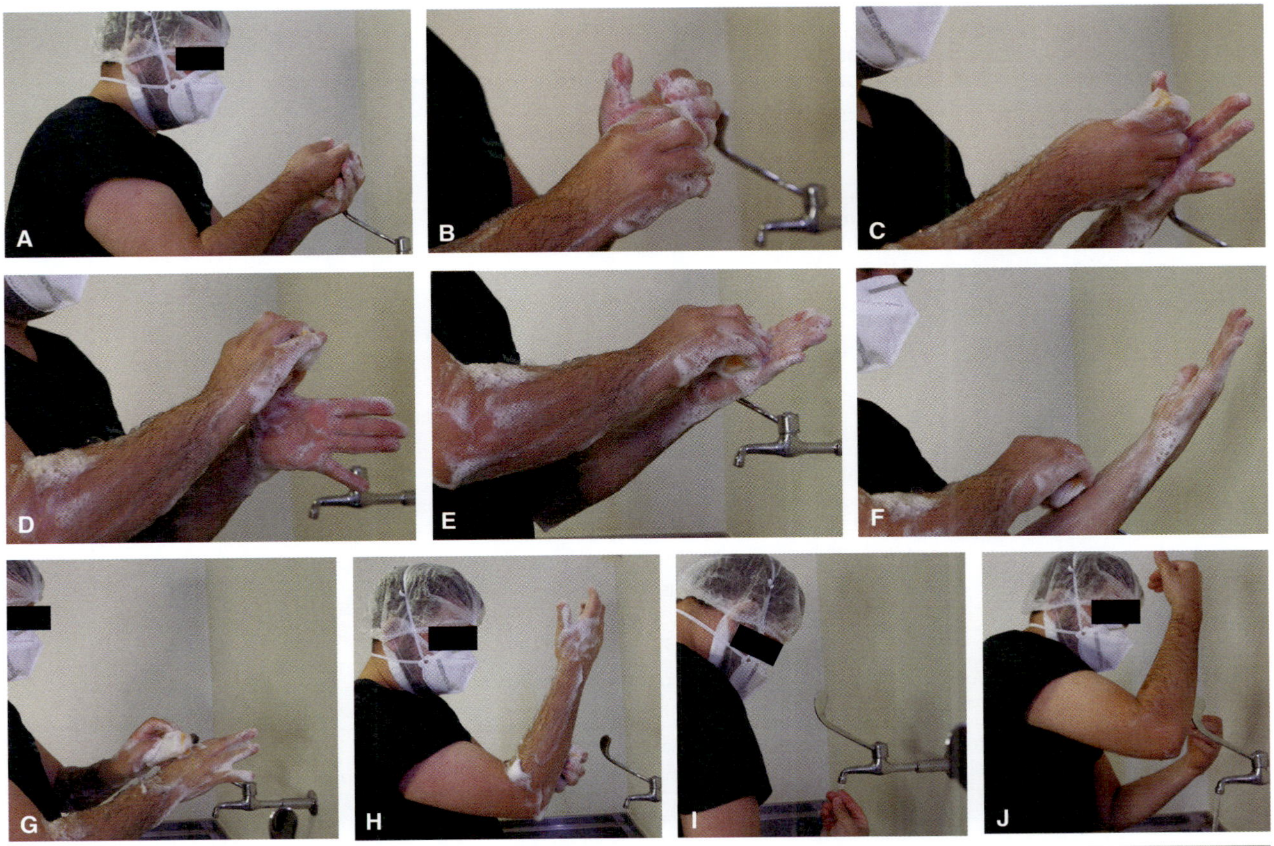

FIGURA 4 Imagens ilustrativas dos passos da escovação das mãos: (A) limpeza prévia das mãos e dos antebraços; (B) escovação das unhas; (C) lateral dos dedos; (D) lateral da mão; (E) face interna da mão; (F) face interna do antebraço; (G) face externa da mão; (H) face externa do antebraço; (I) enxágue, primeiro os dedos e depois o antebraço, sempre deixando a água em direção ao cotovelo; (J) fechando a torneira com o cotovelo.

direção ao cotovelo (Figura 4). É de suma importância que as torneiras permitam a abertura e o fechamento com os cotovelos, uma vez que as mãos já passaram pelo procedimento de escovação e depois enxaguadas e secas com compressas estéreis (Figura 5).

Avental e gorros cirúrgicos

Aventais cirúrgicos devem ser utilizados pela equipe cirúrgica na preparação para operação. O uso de avental e gorro cirúrgico ajuda a conter o

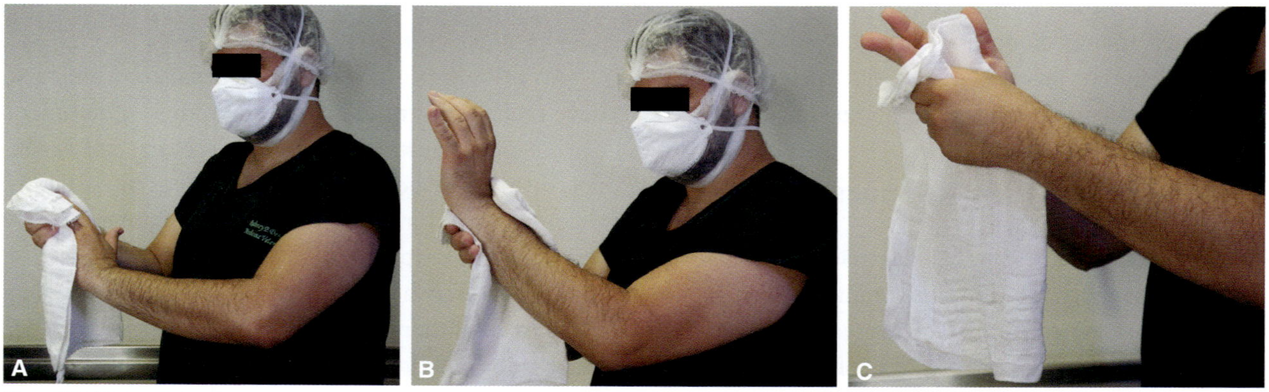

FIGURA 5 Imagem ilustrativa do método de secagem das mãos e do antebraço: (A) secagem da mão com um lado da toalha; (B) secagem do antebraço com o mesmo lado da toalha; (C) vira-se a toalha para iniciar a secagem do outro membro.

QUADRO 2 Principais antissépticos usados na rotina pré-cirúrgica

SABÃO ANTIMICROBIANO	MECANISMO DE AÇÃO	PROPRIEDADES
Soluções à base de álcool	Ruptura da parede celular e precipitação do conteúdo intracelular	Amplo espectro de atividade antimicrobiana pela associação de diferentes tipos de antissépticos. Rápido início de ação
Hexaclorofeno	Ruptura da parede celular e precipitação do conteúdo intracelular	Início de ação lento Bacteriostático para cocos Gram-positivos Espectro de ação reduzido O álcool anula seu efeito Eficácia comprovada mesmo na presença de matéria orgânica Atividade residual menor que a clorexidina, porém maior que a iodopovidona Pode ser neurotóxico e causar fotossensibilidade e dermatite em indivíduos sensíveis
Iodóforos (iodopovidona)	Rápida penetração na parede celular microbiana e inibição da síntese proteica	Rápido início de ação Eficácia reduzida na presença de matéria orgânica São necessários 2 minutos para a ação bactericida Amplo espectro e atividade contra esporos Ausência de atividade residual Pode causar manchas, irritação tecidual e corrosividade em alguns materiais e odor forte
Paraclorometaxilenol	Ruptura da parede celular e inativação enzimática	Início de ação intermediário Amplo espectro
Triclosana	Ruptura da parede celular microbiana	Início de ação intermediário Amplo espectro, com exceção de *Pseudomonas spp*
Gliconato de clorexidina	Ruptura da parede celular e precipitação do conteúdo intracelular	Rápido início de ação Amplo espectro contra microrganismos (bom viricida e melhor contra bactérias Gram-positivas) Eficácia mantida mesmo na presença de matéria orgânica Atividade residual excelente e persistente Mínima irritação cutânea

derramamento e a prevenir a contaminação da ferida e do campo estéril. Os aventais devem ser longos, ter mangas compridas com punho de elástico e ser resistentes à penetração microbiana. Podem ser feitos de tecido não tecido (TNT) para minimizar a liberação de partículas (ou fiapos) e permitir ao cirurgião realizar suas atividades sem contaminar o campo cirúrgico. Caso haja qualquer tipo de contaminação, o material e o pano de campo devem ser removidos e substituídos. Não há evidências que correlacionem os tipos de aventais cirúrgicos com o aumento do risco de infecções cirúrgicas.

A exposição de fios de cabelo durante a cirurgia pode ser um risco de contaminação. Em um trabalho que comparou os diferentes tipos de gorros cirúrgicos, o gorro reutilizável que não apresentava poros no tecido apresentou menor quantidade de contaminantes aerossóis e microrganismos no campo cirúrgico. Os capotes e gorros cirúrgicos devem ser vestidos em uma sala de preparação, fora do centro cirúrgico, para evitar a contaminação do material e do paciente.

Para a colocação da vestimenta, o pacote contendo os aventais deve estar aberto, os quais devem ser dobrados com o lado interno para cima. O cirurgião pegará e levantará o avental pelo colarinho, afastando-se de qualquer objeto próximo, devendo estendê-lo na altura dos ombros e encaixar os braços nas mangas. O assistente deve ajustar o avental, sempre tocando em extremidades e prender as faixas de amarração (cintura e ombros) (Figura 6).

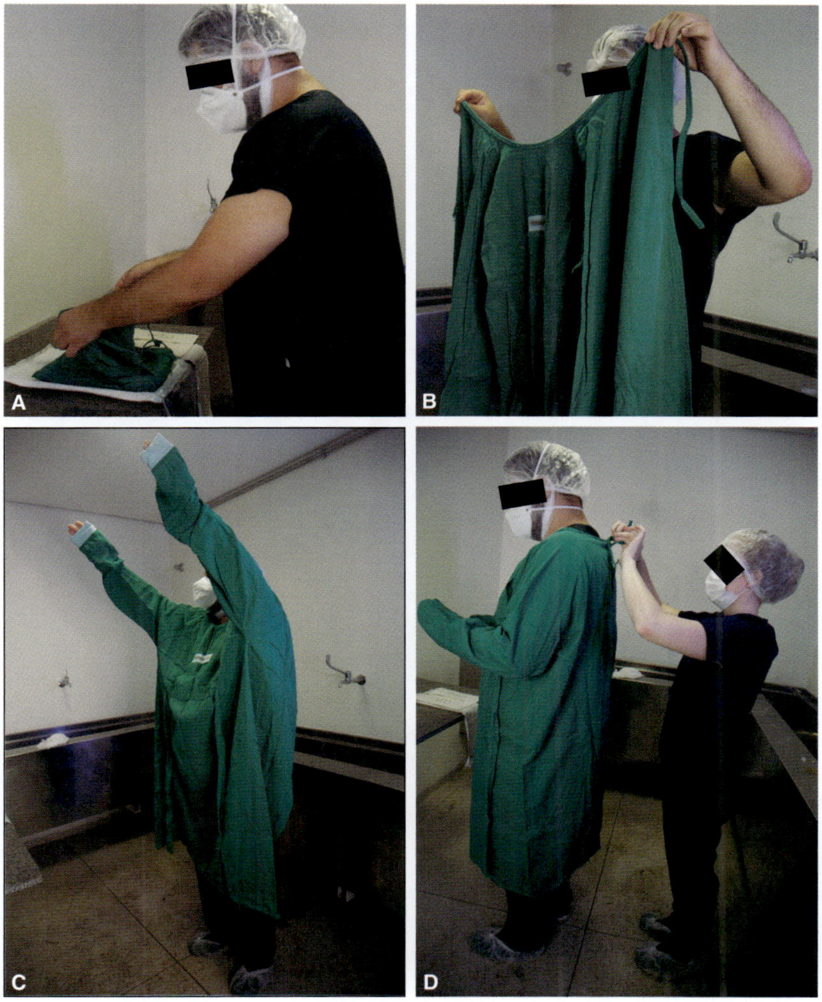

FIGURA 6 Imagens ilustrativas da colocação do avental cirúrgico pelo cirurgião com o auxílio de um assistente: (A) retira o avental do pacote; (B) estende o avental cirúrgico; (C) passa os braços e veste o avental cirúrgico; (D) finalização: o assistente realiza as amarras e ajusta o avental cirúrgico.

Luvas cirúrgicas

As luvas oferecem uma barreira de proteção para o cirurgião da exposição a patógenos encontrados no sangue durante o procedimento cirúrgico. Quanto mais longo o procedimento, maior o risco de perfuração da luva. As perfurações apresentam índices mais altos nos casos de emergência quando comparados a cirurgias eletivas. Já para procedimentos que apresentem maiores riscos de penetração, recomenda-se a utilização de dois pares. Evidências comprovam que o uso de dois pares de luvas pode diminuir a quantidade de fluido corporal que poderia contaminar a superfície de um item perfurocortante. Além de proteger a equipe cirúrgica, o uso de luvas contribui para a manutenção do ambiente asséptico durante a cirurgia, o que ajuda a proteger o paciente da contaminação das mãos do cirurgião. Os tamanhos de luvas podem variar de 6,5 a 9; o tamanho ideal deve ser escolhido para a precisão das técnicas a serem realizadas durante a cirurgia. Há três técnicas para calçar luvas cirúrgicas: fechada, aberta e assistida.

Técnica fechada

Nessa técnica, a possibilidade de contaminação é menor, pois o cirurgião calça as luvas com as mãos cobertas pelas mangas do avental cirúrgico. Deve-se dar preferência às técnicas mais seguras e que oferecem menores riscos de contaminação (Figura 7).

Técnica aberta

Nessa técnica, o cirurgião também calça as luvas sozinho. Entretanto, o risco de contaminação é superior à técnica fechada, pois as mãos são expostas ao meio externo. Algumas indicações para o uso dessa técnica são casos em que é necessário apenas cobrir as mãos e não há a necessidade do avental cirúrgico, como preparação estéril do paciente, cateterização urinária e realização de biópsia de medula, ou durante a cirurgia, quando há contaminação da luva cirúrgica e a troca se faz necessária (Figura 8).

Técnica assistida

Nessa técnica, o cirurgião não calça as luvas sozinho. O assistente, paramentado, o auxiliará, segurando a parte externa do punho e criando uma ampla abertura para que a mão do cirurgião deslize dentro da luva. O contato com o meio externo é feito por um período muito curto, sendo pequena a chance de contaminação, tornando-a bastante segura quanto à assepsia (Figura 9).

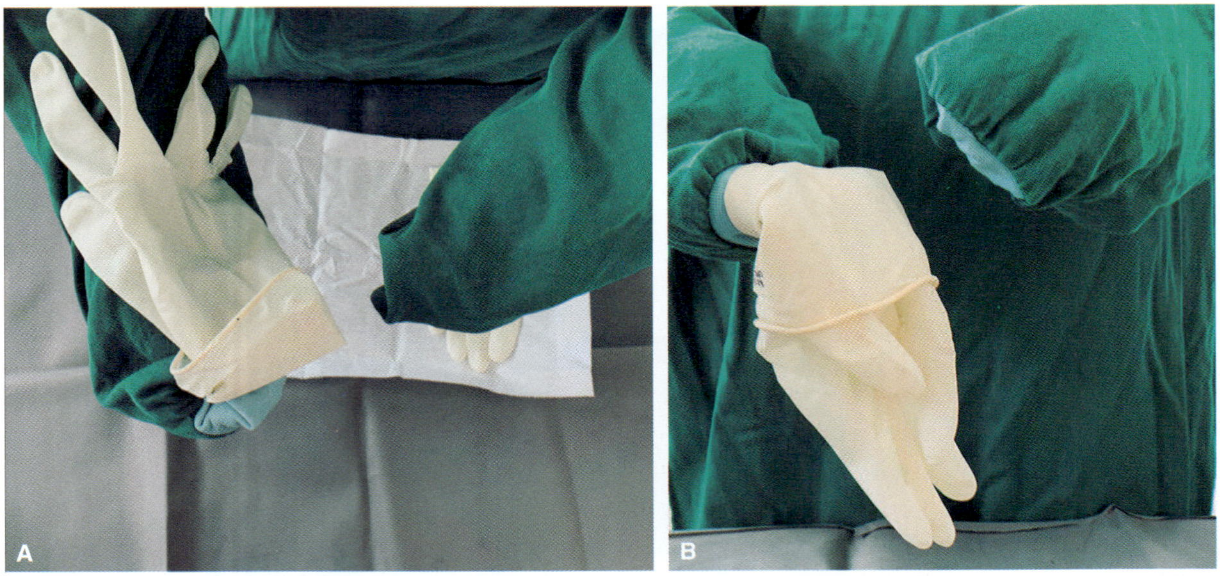

FIGURA 7 Imagens ilustrativas da colocação das luvas pelo método fechado: (A) com a mão coberta pela manga do avental, retira-se a luva do pacote previamente aberto; (B) com os dedos indicador e polegar, pega-se a bainha de luva e solta-se para frente. Com o auxílio da outra mão também coberta pelo avental, levanta-se a bainha da luva sobre a bainha do avental – ao puxar a luva, deve-se também puxar o avental em direção ao cotovelo.

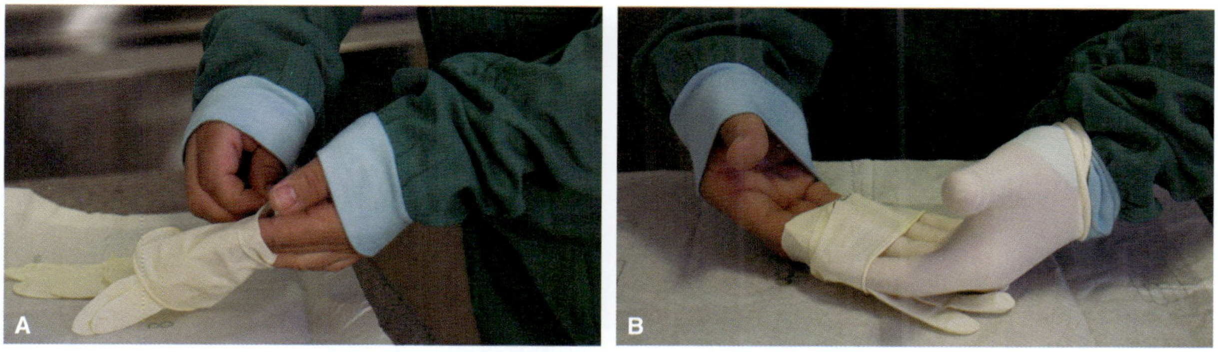

FIGURA 8 Imagens ilustrativas da colocação de luvas pelo método aberto: (A) a luva deve ser segurada pela bainha, e a mão deslizará por dentro da luva com a bainha ainda dobrada, sem tocar na parte superior da luva; (B) com a mão enluvada, devem-se escorregar os dedos pela face externa da outra luva, deslizando a mão para o interior da luva que será calçada, e desdobra-se a bainha.

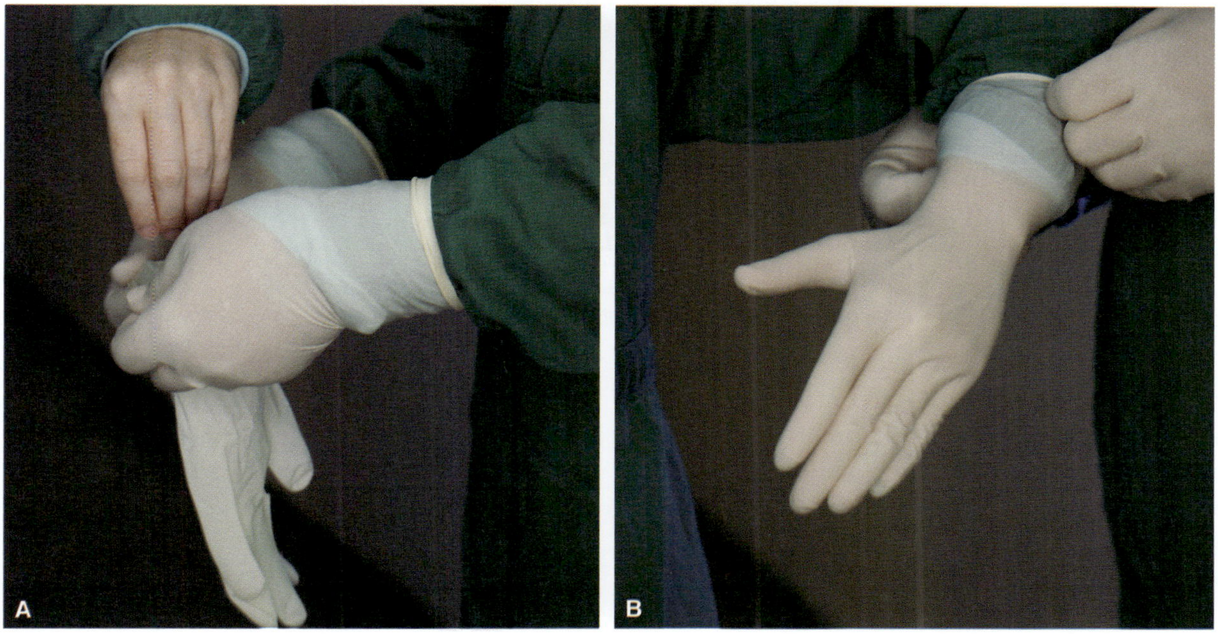

FIGURA 9 Imagens ilustrativas da colocação de luvas pelo método assistido: (A) o assistente, paramentado com luvas estéreis, segura a luva, criando uma ampla abertura para que o cirurgião deslize a mão e calce a luva; (B) o assistente finaliza puxando a bainha da luva sobre a bainha do avental do cirurgião. Esse procedimento deve ser realizado em ambas as mãos.

PREPARAÇÃO DO CENTRO CIRÚRGICO

Inúmeros estudos apontam o uso de sistemas de ventilação ultralimpos com filtros HEPA (*high efficiency particulate arrestance*), tecnologia de alta eficiência na separação de partículas presentes no ar, reduzindo a contaminação. Procedimentos cirúrgicos que envolvem implantes apresentam maiores riscos de contaminação.

Toda a equipe envolvida com o procedimento cirúrgico deve utilizar roupas adequadas, não devendo ser usado o mesmo tipo de vestimenta fora da área hospitalar, e trocadas diariamente ou quando contaminadas (Figura 10). Máscaras devem ser usadas no rosto por todo o tempo. Qualquer dispositivo eletrônico, como celulares, *tablets*, rádios e computadores devem ser limpos e desinfetados com solução à base de álcool, antes de entrar no centro cirúrgico.

Em pesquisas, cerca de 98% desses aparelhos estavam contaminados com microrganismos, entre eles *Staphylococcus aureus*. O tráfego de pessoas e materiais para dentro e fora do centro cirúrgico é um fator

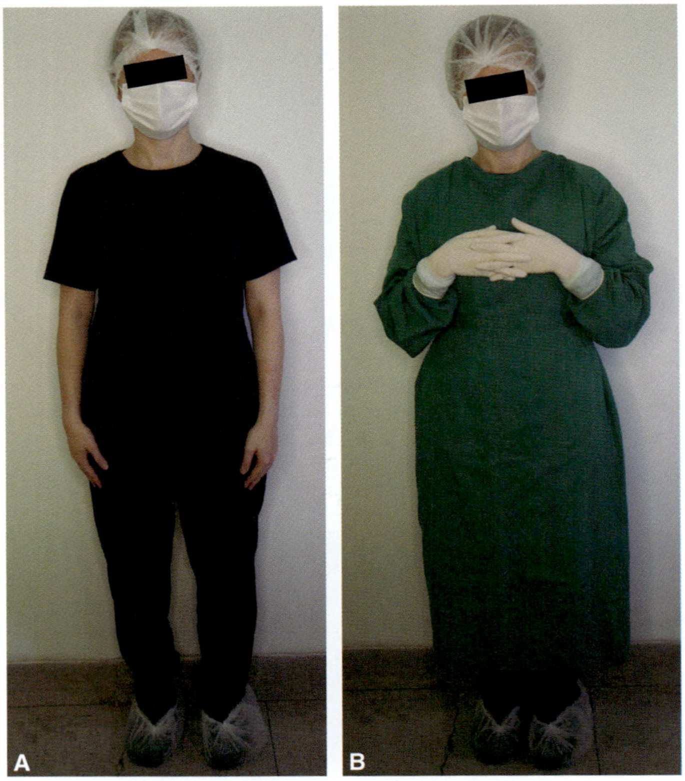

FIGURA 10 Imagens ilustrativas de membro da equipe cirúrgica: (A) vestido com pijama cirúrgico, gorro, máscara e propé; (B) paramentado com avental e luva cirúrgicos estéreis, pijama cirúrgico, gorro, máscara e propé.

preocupante para o aumento de contaminação do ar e afeta diretamente a direção da circulação do ar. As portas não devem ser abertas, a menos que seja necessário, e o tráfego de pessoas deve ser controlado, para reduzir a formação de unidades formadoras de colônias no ar durante a cirurgia.

Preparação dos instrumentos cirúrgicos

A descontaminação de instrumentos médicos e cirúrgicos é um processo crucial na prevenção da contaminação cirúrgica, o qual deve ser rigoroso em cada etapa.

Limpeza e desinfecção

Os materiais devem ser limpos, entretanto as diretrizes internacionais não recomendam a imersão em desinfetantes como o hipoclorito (0,5%) ou outras soluções desinfetantes. Os desinfetantes podem ser desativados na presença de matéria orgânica, contribuindo para a resistência antimicrobiana a desinfetantes. Danos aos instrumentos representam risco aos trabalhadores que transportam os equipamentos encharcados nessas soluções.

Esterilização

A eliminação de todos os microrganismos (bactérias, vírus e esporos) de um material é chamada de esterilização, processo referente a todos os objetos que entram em contato com tecido corpóreo estéril e com o sistema vascular. A desinfecção compreende a destruição de muitos microrganismos patogênicos em objetos inanimados, enquanto a antissepsia é a destruição de microrganismos de objetos animados. O nível de desinfecção ou esterilização varia de acordo com a finalidade desse instrumento.

O emprego do vapor é o método preferido para materiais cirúrgicos resistentes ao calor. Materiais sensíveis ao calor e à umidade podem ser esterilizados por baixas temperaturas por meio da esterilização química. Equipamentos para uso urgente podem ser processados em autoclaves com a opção de 134 °C por 3 a 10 minutos.

CONCLUSÃO

A assepsia e a antissepsia cirúrgica previnem a contaminação por microrganismos possivelmente presentes no paciente, na equipe cirúrgica e no ambiente. As normas corretas de prevenção não são ações individuais; envolvem preparação adequada da sala, do ambiente, do campo, das equipes e do material cirúrgicos. A adesão a essas práticas proporciona qualidade e segurança no cuidado com o paciente.

REFERÊNCIAS BIBLIOGRÁFICAS

1. Fossum TW. Cirurgia de pequenos animais. 5. ed. Rio de Janeiro: Elsevier; 2018.
2. Holmberg DL. Métodos cirúrgicos. In: Slatter D. Manual de cirurgia de pequenos animais. 3. ed. Barueri: Manole; 2007. v. 1. p. 149-55.
3. Oliveira ALA. Técnicas cirúrgicas em pequenos animais. 2. ed. São Paulo: Elsevier; 2018. 512 p.
4. Tobias KM, Johnston SP. Veterinary surgery: small animal. 2. ed. St. Louis: Elsevier; 2011. v. 1.
5. Verwilghen D, Singh A. Fighting surgical site infections in small animals: are we getting anywhere? Vet Clin North Am Small Anim Pract. 2015;45(2):243-76, v.

5

Material cirúrgico

Rodiney Denevitz ■ André Lacerda de Abreu Oliveira

Objetivos

Após a leitura do capítulo, você será capaz de:

- Conhecer os principais materiais cirúrgicos.
- Identificar o uso de cada instrumental para cada procedimento.
- Reconhecer a utilidade e a aplicação cirúrgica dos itens citados no capítulo.

INTRODUÇÃO

Na medicina veterinária, existe uma gama de instrumentais cirúrgicos que foram sendo criados e adaptados no decorrer do tempo, cada qual com a sua finalidade para o cirurgião veterinário. Cada instrumento é confeccionado para um uso específico, de acordo com a necessidade do procedimento; serve ao cirurgião e o influencia sobre como os procedimentos podem ser conduzidos. É necessário que qualquer instrumento tenha a possibilidade de permitir ao profissional completar a tarefa de maneira eficiente e precisa.

A utilidade de um instrumento cirúrgico está condicionada à sua composição, forma, força e segurança. Portanto, cada instrumento é feito para um uso em particular e deve ser usado apenas para essa função. Uma vez utilizados em procedimentos para os quais não foram produzidos (por exemplo, utilizar tesoura de Metzenbaum para cortar fios de sutura, ou pinça hemostática para segurar um osso), podem quebrá-los ou cegá-los.

Os instrumentais cirúrgicos podem ser classificados por especialidades, como instrumentais básicos (utilizados para a realização de procedimentos cirúrgicos considerados mais simples, como remoção de neoformações, cirurgias abdominais não complexas) além de instrumentais neurológicos, ortopédicos, oftálmicos, cardiovasculares, dentre outros.

A instrumentação cirúrgica divide-se em três grandes áreas: diérese, hemostasia e síntese, as quais são subdivididas em subáreas: preensão, exposição e especiais, que veremos a seguir.

INSTRUMENTOS DE DIÉRESE

Bisturis e lâminas

Os instrumentos denominados bisturis são o cabo de bisturi (Figura 1), bisturi elétrico e de ultrassom e bisturi de argônio. Os cabos de bisturis atuais devem ser acoplados a uma lâmina descartável, geralmente de aço carbono, para a realização de

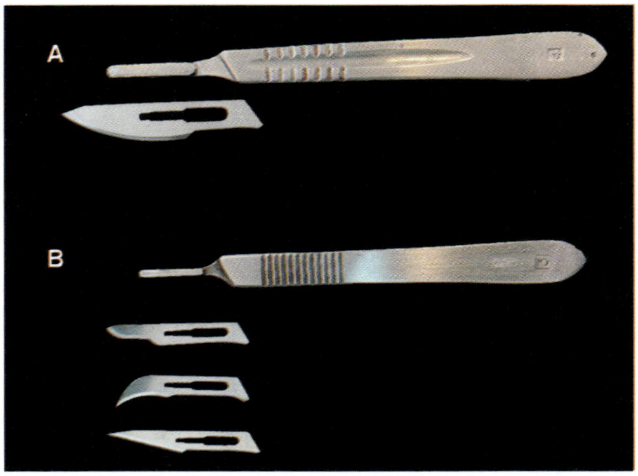

FIGURA 1 Cabo de bisturi nº 4 e lâmina nº 24 (A); cabo de bisturi nº 3 e lâminas nº 11, 12 e 15 (B).

incisões de forma precisa, e são divididos em cabos de números 3, 4 e 7.

O cabo de bisturi Barder-Parker nº 3 é utilizado um conjunto de lâminas menores, cuja numeração varia (9 a 17), e com formatos variados para auxiliar nas incisões, que geralmente são mais delicadas e sensíveis. Os cabos de bisturi Barder-Parker nº 4 recebem lâminas de numeração (18 a 50). Uma versão longa do cabo de bisturi nº 7 é apropriado para alcançar estruturas profundas, como a cavidade torácica.

O bisturi elétrico é usado cada vez mais na medicina veterinária e com sucesso nas intervenções cirúrgicas. Ele aplica um efeito elétrico-térmico, com a passagem ativa de corrente aos tecidos, queimando-os e cauterizando-os ao mesmo tempo. Já um bisturi de ultrassom é usado para realizar dissecção ou hemostasia, e ondas de ultrassom de alta frequência são direcionadas aos tecidos-alvo. Esse instrumento corta e coagula devido à vibração mecânica gerada por ele.

O emprego do bisturi de ultrassom não é usual, embora tenha vantagens em certas intervenções, como a cirurgia oncológica, quando ressecções extensas são necessárias e a preservação dos tecidos que não serão ressecados é de grande importância para a fase reconstrutiva e posterior cura. Da mesma forma, na ressecção de um tumor, facilita a realização do estudo anatomopatológico e, em particular, das margens de ressecção.

Tesoura

As tesouras cirúrgicas estão entre os principais instrumentais utilizados para realizar uma cirurgia, com função de fazer uma divisão dos tecidos, cortando-os. As tesouras possuem duas lâminas opostas uma a outra, para que haja o corte. São utilizadas para cortar não só tecidos do paciente, como também materiais (pano de campos, fios de sutura). As tesouras cirúrgicas podem ser encontradas com as duas pontas rombas (arredondadas), duas pontas finas e com uma ponta fina e outra ponta romba (Figura 2). Além disso, podem ser retas ou curvas e ter as lâminas serrilhadas ou simples. Apesar de todas as tesouras poderem ser usadas de acordo com a necessidade do cirurgião médico veterinário, cada qual tem uma função específica, de acordo com suas características.

- **Rombas:** são indicadas para fazer a dissecção romba, que é a separação das camadas dos tecidos do corpo. A tesoura é inserida fechada e suavemente é aberta e puxada, ato conhecido como divulsionar tecidos.
- **Finas:** são mais usadas para cortar fios de sutura. Quando muito finas, não são indicadas para divulsionar tecidos, pois podem romper alguma estrutura ou perfurar algum vaso, por mais cauteloso que o cirurgião seja.
- **Rombas/finas:** são mais utilizadas para cortar tecidos e bandagens (não indicadas para o corte de fios de aço, pois danifica a lâmina).
- **Retas:** são mais usadas para materiais a serem usados durante a cirurgia e fios de sutura.
- **Curvas:** são mais utilizadas para cortar os tecidos dos pacientes. Isso porque esse tipo facilita o corte pela questão anatômica.
- **Serrilhada:** servem para segurar o tecido durante o corte.
- **Simples:** são as comuns.

Algumas tesouras podem ser encontradas em diferentes tamanhos, como a tesoura de Mayo e a de Metzenbaum, para facilitar o trabalho do cirurgião. As tesouras longas, médias e curtas facilitam o manuseio em diferentes tipos de pacientes. Geralmente, as tesouras de tamanho médio são as mais utilizadas. Porém, se o paciente tem um abdômen grande e profundo, por exemplo, é melhor utilizar uma tesoura longa. Os três principais modelos são: tesouras de Mayo, Metzenbaum e Iris.

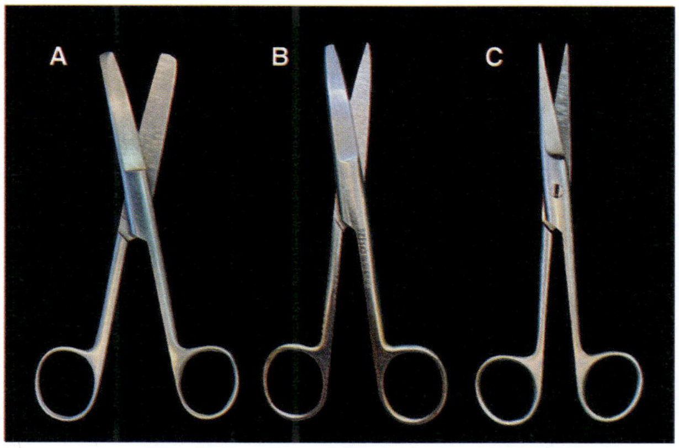

FIGURA 2 Tesouras de Mayo: (A) romba/romba; (B) romba fina; e (C) fina/fina.

Tesoura de Mayo

A tesoura de Mayo é uma tesoura pesada e robusta, mais utilizada em tecidos mais resistentes (musculaturas e fáscia). Pode ter as pontas rombas, finas ou romba/fina e na forma reta ou curva. Esse tipo de tesoura pode ser encontrado em diversos tamanhos. A característica que a diferencia dos demais modelos é que a área de corte é do mesmo tamanho da haste.

Tesoura de Metzenbaum

Por ser um pouco mais delicada, a tesoura de Metzenbaum (Figura 3) é mais utilizada pelos cirurgiões do que a tesoura de Mayo. Ela também pode ser encontrada com pontas curvas e retas e de vários tamanhos. A característica que a diferencia é a sua área de corte, bem menor que o tamanho da haste. É leve e fina e possui pontas rombas.

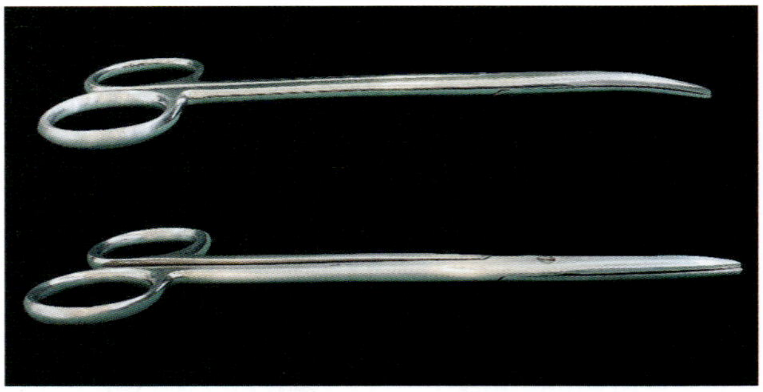

FIGURA 3 Tesoura de Metzenbaum de pontas curvas, retas e rombas.

Tesoura de Iris

A tesoura de Iris é uma tesoura de ponta fina delicada, leve e de menor estatura em comparação às de Mayo e Metzenbaum, sendo esse o seu diferencial. Muito utilizada pelos cirurgiões em procedimentos mais delicados, como oftálmicos e vasculares, pode ser encontrada com ponta reta ou curva.

Tesouras especializadas

O grupo de tesouras especializadas inclui tesouras de cartilagem (tesoura de Martin), as quais possuem lâminas mais grossas com bordas serrilhadas para cortar tecidos, e a tesoura de Potts-Smith (Figura 4), de lâminas angulares com pontas afiadas. As lâminas estão disponíveis em ângulo de 25°, 45°, 60°, 90° e 125°, comumente procedimentos de cirurgia cardiovascular e tesouras de tenotomia, como: Stevens ou com mola (Westcott) para procedimentos oftálmicos. Tesouras de arame comumente têm serras curtas e entalhadas e são usadas para cortar fios de aço inoxidável, em geral em procedimentos ortopédicos. Tesouras delicadas (tesoura de tenotomia, tesoura para a íris) são frequentemente utilizadas em procedimentos oftalmológicos e outras cirurgias meticulosas, como uretrostomia perineal, que exige cortes precisos e finos. As tesouras de ataduras têm uma ponta romba que reduz o risco de cortar a pele quando são introduzidas embaixo da atadura. Outras tesouras usadas em pacientes cirúrgicos incluem bandagem (tesoura de Lister) e tesoura de remoção de sutura: (tesoura de Spencer) (Figura 5).

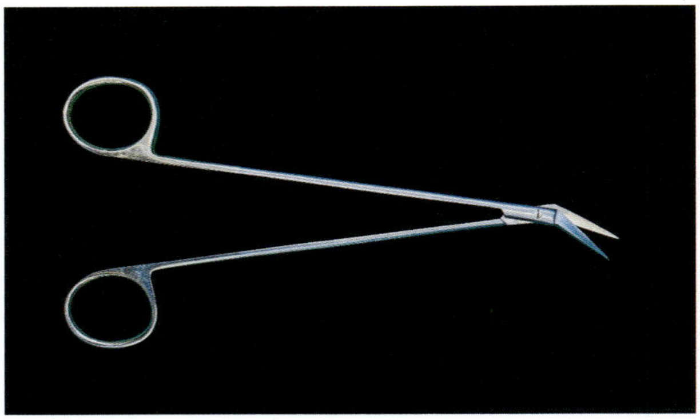

FIGURA 4 Tesoura de Potts-Smith.

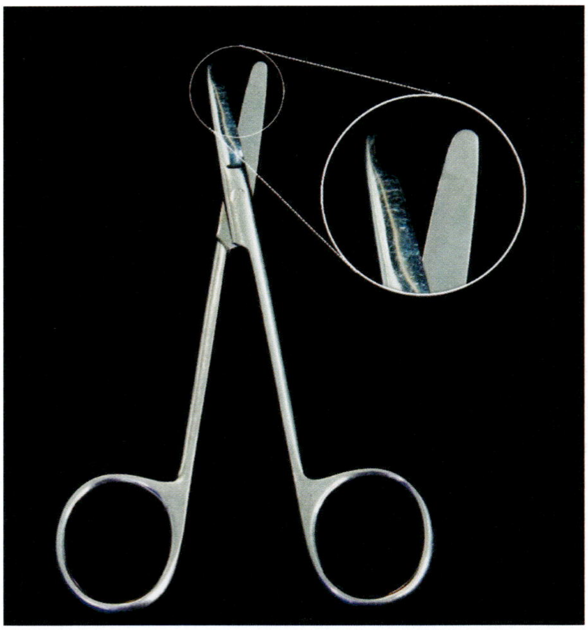

FIGURA 5 Tesoura de Spencer.

As tesouras devem ser usadas apenas para o seu propósito específico e devem ser mantidas regularmente afiadas.

PINÇAS DE PREENSÃO

São instrumentos sem trava e utilizados para pinçar os tecidos, com área útil na extremidade proximal, e unidos na proximidade distal, o que permite a funcionalidade de preensão e agarramento (Figura 6). Normalmente se mantêm abertas e, quando acionadas pelo movimento de pinça, se fecham e prendem o tecido desejado pelo cirurgião. Estão disponíveis em tamanhos e formas variadas; as pontas com função de agarramento podem ser pontiagudas, planas, arredondadas, lisas ou serrilhadas com dentes pequenos ou grandes. As teciduais com dentes grandes não devem ser usadas para manusear tecidos facilmente traumatizados.

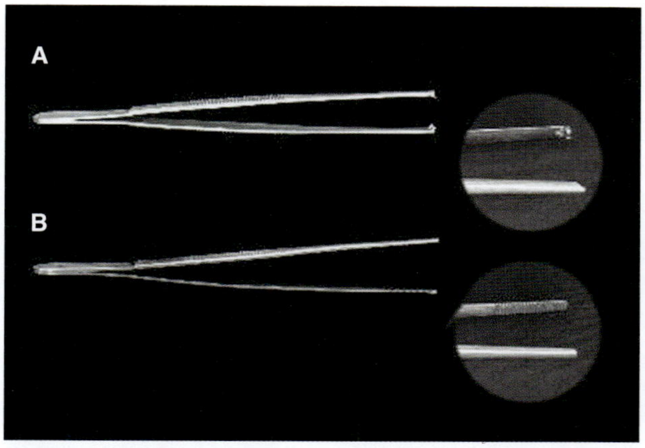

FIGURA 6 Pinça dente de rato (A) e pinça anatômica serrilhada (B).

Uma pinça com pontas lisas, como fórceps DeBakey (Figura 7), é recomendada para a manipulação de tecido delicado, como vísceras ou vasos sanguíneos, mas facilita a apreensão do tecido de modo seguro. As pinças teciduais ser seguradas de modo que uma lâmina funcione como extensão do polegar, e a outra, como uma extensão dos dedos opostos (por exemplo, posição de lápis).

As pinças teciduais são classificadas em anatômicas e de Adson dente de rato são usadas para estabilizar o tecido e/ou expor as camadas de tecido durante a sutura. Durante a sutura, as pinças

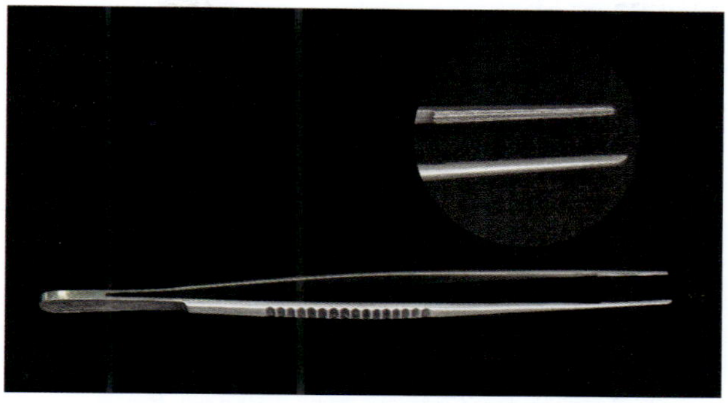

FIGURA 7 Pinça ou fórceps DeBakey.

teciduais são usadas no lado mais distante da ferida para apreender e expor a camada a ser suturada. A camada de tecido que está sendo suturado é agarrada e levada para o local desejado, para a entrada da agulha na borda oposta. A agulha é agarrada com fórceps durante a sutura e deve ser presa perpendicularmente ao eixo da pinça e entregue à ponta do porta-agulha. A pinça de Adson dente de rato, com pontas que contêm dentes finos (1 x 2) ou serrilhada (Figura 8), causa menos lesões por esmagamento e tem a função de preensão e auxílio na dissecção de tecidos mais resistentes.

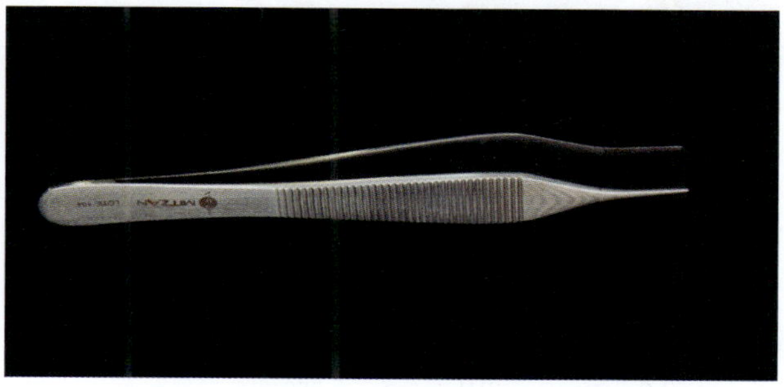

FIGURA 8 Pinça de Adson com serrilha.

Pinças hemostáticas

São instrumentais capazes de conter uma hemorragia de grandes ou pequenos vasos durante o ato operatório com mínima lesão tecidual, podendo ser definitivo ou temporário. Evita a perda excessiva de sangue, propicia uma cirurgia limpa com melhores condições técnicas, aumenta o rendimento do trabalho e repercute na duração do ato operatório. Encontram-se disponíveis com pontas retas ou curvas e em tamanhos variados.

Pinça hemostática de Halstead

É uma pinça mais delicada, que apresenta serrilhas transversais em toda a porção preensora, podendo ser reta ou curva (Figura 9), com tamanho que varia de 11 a 13 cm de comprimento. É indicada para o pinçamento de vasos de menor calibre e reparo de fios. A pinça de Hartmann-Halstead apresenta uma variação denominada mini-Halstead ou pinça-mosquito; diferencia-se da pinça de Halstead apenas pelo tamanho, de 8 a 10 cm de comprimento, é utilizada no controle de pequenos pontos de hemorragia e possui serrilhas de lâminas transversais.

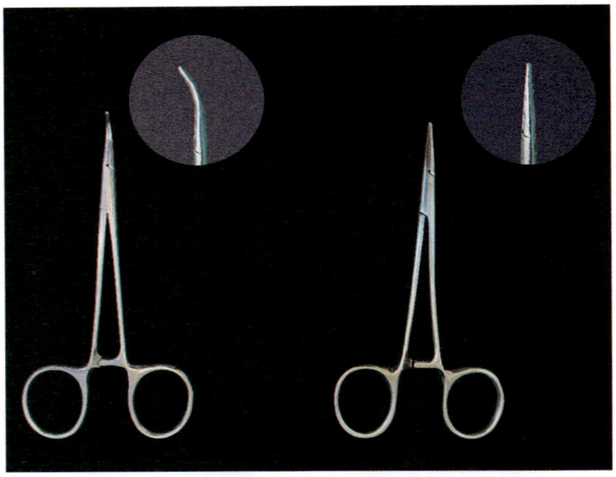

FIGURA 9 Pinça hemostática de Halstead.

Pinça hemostática de Crile

As serrilhas se estendem desde as pontas das lâminas até as travas e são mais robustas que as de Halstead, podendo ser retas ou curvas. São facilmente encontradas nos tamanhos de 14 a 16 cm de comprimento.

Pinça hemostática de Kelly

As ranhuras transversais se estendem somente pela porção distal das lâminas, geralmente dois terços iniciais da parte preensora, também com variação de reta ou curva. Seu tamanho varia de 13 a 16 cm. As pinças de Kelly e de Crile são usadas para o controle hemorrágico em vasos maiores (Figura 10).

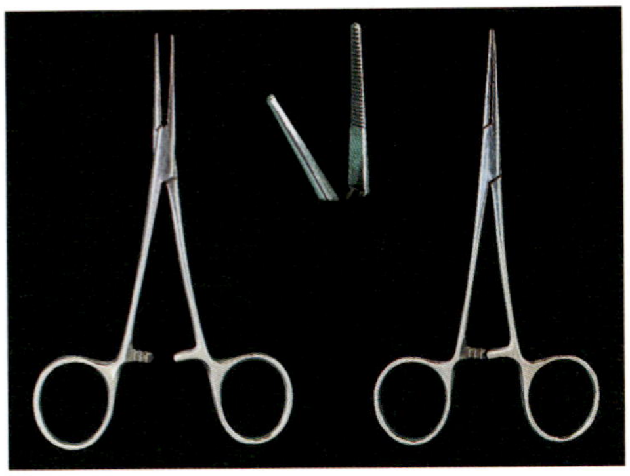

FIGURA 10 Pinças hemostáticas de Kelly: detalhe das ranhuras transversais em dois terços da parte preensora.

Pinças hemostáticas de Rochester-Carmalt

As pinças hemostáticas de Rochester-Carmalt são pinças esmagadoras maiores, frequentemente usadas para controlar grandes feixes teciduais e na ligação de cotos e pedículos. Elas possuem sulcos longitudinais com sulcos cruzados nas extremidades das pontas, para evitar deslizamento tecidual.

Pinça hemostática de Kocher

Instrumento utilizado para pinçamento transversal em tecidos ou pinçamento pela ponta para tração de aponeurose, por exemplo, oferecendo maior poder de tração. Possui pontas longas e robustas, com estrias transversais e dente de rato, e é encontrada na configuração reta ou curva (Figura 11).

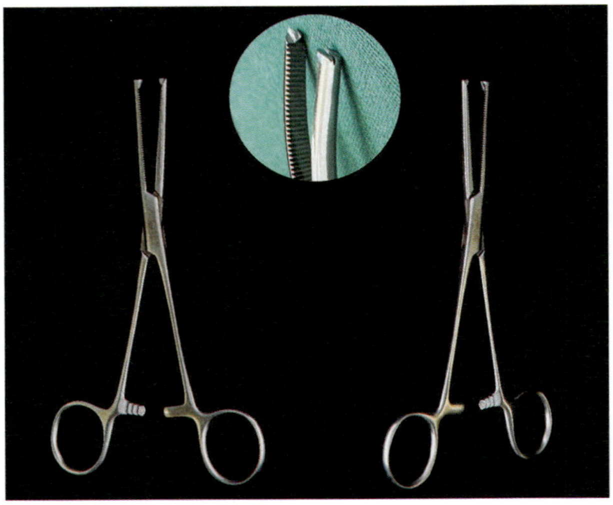

FIGURA 11 Pinça hemostática de Kocher: detalhe com estrias transversais e dente de rato.

INSTRUMENTOS DE EXPOSIÇÃO

Os afastadores são utilizados para afastar tecidos e expor os planos anatômicos ou órgãos, de forma a facilitar a visualização do campo operatório. São classificados como estáticos (autofixantes) ou dinâmicos (manuais). Os estáticos se mantêm numa posição prefixada pelo cirurgião durante o procedimento operatório.

Os afastadores autoestáticos devem ser adequados ao tecido e à tarefa. Para minimizar o trauma do tecido durante seu uso, é necessária a proteção de tecidos subjacentes, umedecidos em solução fisiológica.

Afastadores manuais

Os afastadores manuais são de posicionamento variado, pois podem ser alterados de acordo com a necessidade do momento operatório. As pontas dos afastadores manuais podem ser em formato de gancho ou curvas e de espátula ou dentadas.

Afastador de Farabeuf

Afastador dinâmico de mão, com hastes de comprimento e largura variada, constituídas basicamente de uma lâmina metálica dobrada no formato da letra "C" (Figura 12). Destinado para afastar pele, subcutâneo e músculos superficiais, é o mais utilizado na rotina cirúrgica veterinária.

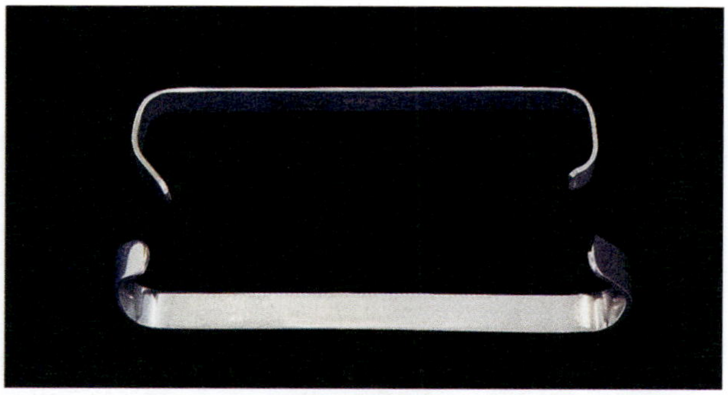

FIGURA 12 Afastador de Farabeuf.

Afastador de Volkmann

Possui de uma a seis garras em forma de ancinho, rombas ou agudas, na extremidade, possibilitando maior aderência. Varia de 11 a 16 cm e é usado somente em planos musculares.

Afastador de Senn

Possui extremidade dupla; uma apresenta ter dentes curvos, sem corte e pontiagudos, e a outra corresponde a uma lâmina curva e chata. Retraem a pele e as camadas musculares superficiais, porém possuem uso limitado em grandes massas musculares.

Afastador de Hohmann

Em forma de espátulas de tamanhos e lâminas variadas (Figura 13), é usado em ortopedia para manter a musculatura afastada do foco da lesão (por exemplo, fratura). Permite o ajuste do osso fraturado, para que sejam feitos o reparo e a síntese posterior.

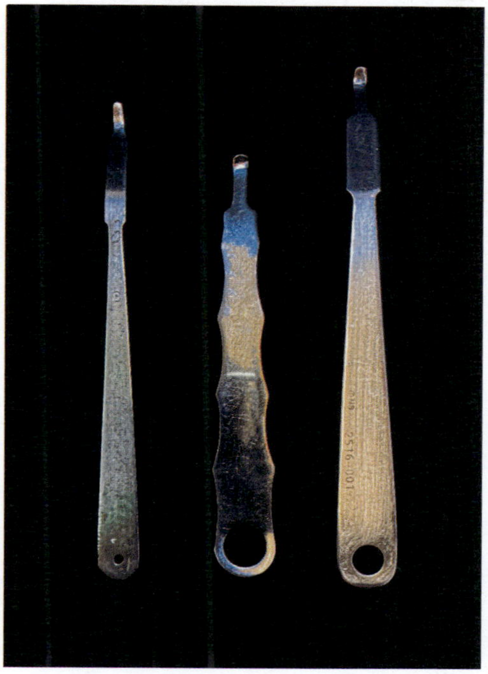

FIGURA 13 Afastador de Hohmann.

Afastadores autoestáticos

São afastadores que se mantêm estáveis após abertos, devido à presença de mecanismos de travas. São classificados como autofixantes, uma vez que, posicionados, tendem a manter-se assim até que o cirurgião os manipule. A utilização desses instrumentais por cirurgiões dispensa o uso de vários auxiliares durante a execução da operação. Em medicina veterinária, os pacientes podem ser bem pequenos, como os cães de raças *toy* e miniatura (*pinscher*, *spitz* alemão, *yorkshire*, *chihuahua*, maltês etc.).

Afastador de Gelpi

Este instrumental mantém a tensão sobre o tecido, sendo mantido aberto por uma trava que desliza sobre uma cremalheira e se fixa em um dos dentes. Determina-se o nível de abertura da área a ser exposta pelo operador. Suas extremidades são anguladas com pontas agudas (Figura 14) ou esféricas, para limitar a profundidade em que irão penetrar nos tecidos. É encontrado nos tamanhos de 13,75 a 16,88 cm.

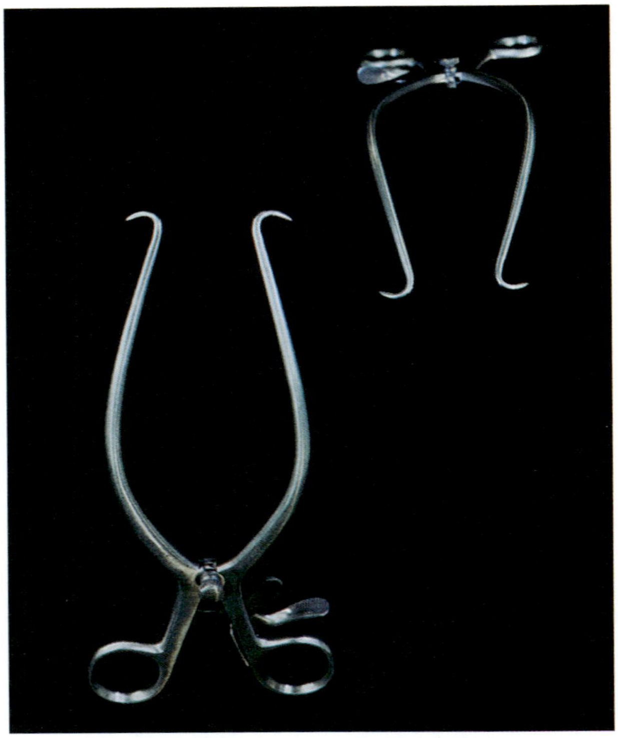

FIGURA 14 Afastador de Gelpi.

Afastador de Weitlaner

Possui em sua lâmina pontas múltiplas (2 × 3 ou 3 × 4) agudas ou rombas em formato de ganchos (Figura 15), além de um mecanismo de trava que mantém as lâminas afastadas.

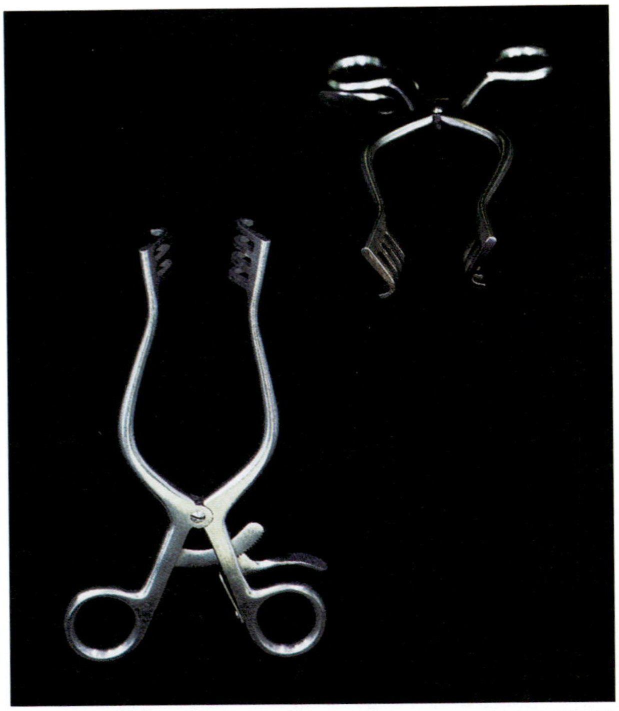

FIGURA 15 Afastador de Weitlaner.

Estes dois últimos afastadores são comumente usados em cirurgias de coluna e ortopédicas.

Afastador de Finochietto

Afastador estático usado principalmente em cirurgia do tórax para a abertura dos espaços intercostais ou medioesternal. Possui engrenagem em barra transversa que permite ao cirurgião delimitar a área a ser exposta, permitindo a execução de manobras em cavidades mais profundas (Figura 16).

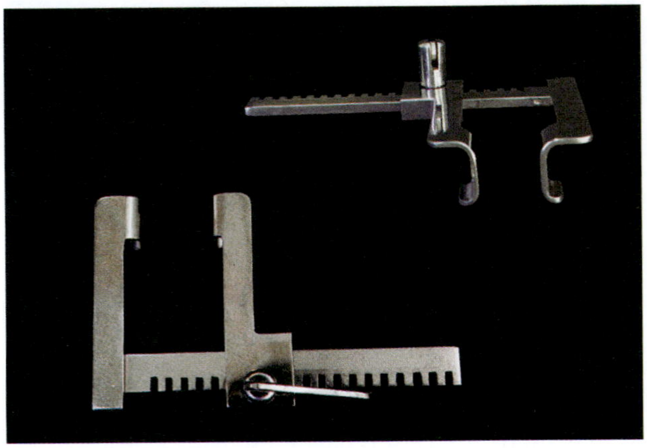

FIGURA 16 Afastador de Finochietto.

Afastador de Balfour

Os afastadores de Balfour geralmente são usados para afastar a parede abdominal. Possuem uma lâmina central apoiada em um braço deslizante, que tem a função de separar as paredes abdominais. Também afastam as extremidades superior ou inferior pela ação da lâmina central.

Afastador de Gosset

Apresenta duas hastes paralelas, uma fixa e outra deslizante sobre uma barra lisa. Não possui mecanismo de fixação ou trava (Figura 17). É utilizado para afastar a parede abdominal e possui envergadura de 10 ou 14 cm, com lâminas laterais de 4 ou 6 cm.

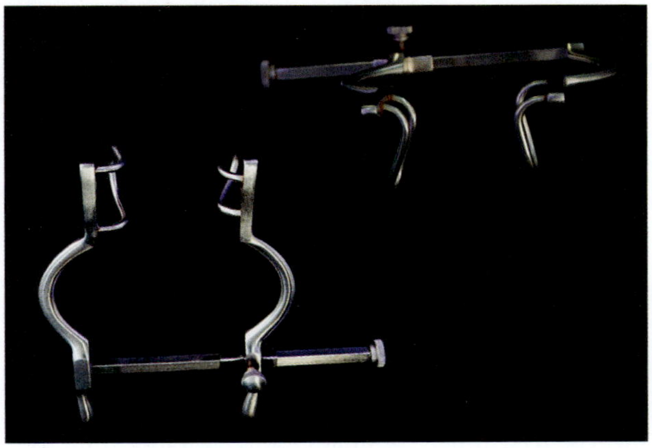

FIGURA 17 Afastador de Gosset.

SÍNTESE

Denomina-se síntese o ato cirúrgico de fechar as camadas incisadas no ato operatório. Ocorre a reaproximação das extremidades dos tecidos seccionados ou ressecados com a posterior sutura, com a finalidade de acelerar o processo de cicatrização e o restabelecimento da contiguidade tecidual. Para isso, usam-se fios, porta-agulhas e pinças.

Existem variações entre esses instrumentais, e o porta-agulha mais utilizado é o de Mayo Hegar. Quanto ao material, são de aço inox ou titânio e podem apresentar em sua extremidade a vídea, metal duro surgido em 1927 (*wie diamant* – como diamante), composto de tungstênio, carbono e cobalto. Essa mistura tem a característica de robustez e dureza da sua parte preensora, bastante diferenciada, fundamental para a confecção das suturas. A maior parte dos porta-agulhas tem uma trava com catraca distalmente ao polegar (por exemplo, os tipos de Mayo Hegar e Olsen Hegar), embora alguns (tipo Castroviejo) tenham um mecanismo de mola e ferrolho na trava.

Os porta-agulhas variam de tamanho e modelo, dependendo do tamanho da agulha e do tipo de tecido a ser suturado. Os porta-agulhas de Mayo Hegar são empregados comumente em medicina veterinária para a manipulação de agulhas médias a grossas. Veremos alguns modelos a seguir.

Porta-agulha de Mayo Hegar

O porta-agulha de Mayo Hegar (Figura 18) possui cremalheira para travamento, em pressão progressiva. A porção preensora é fabricada com ranhuras e uma fenda central, em sentido longitudinal. É disponibilizado também com pontas de vídea, em que a porção preensora das lâminas é feita com inserções de carboneto de tungstênio, sem a presença da fenda central. Pode ter de 14 a 30 cm de comprimento.

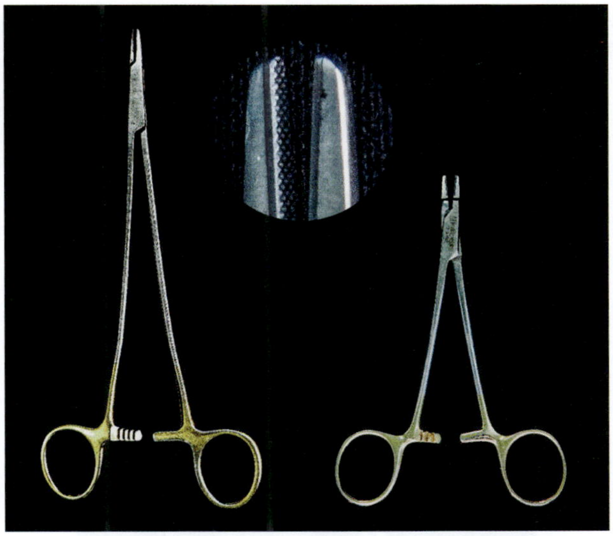

FIGURA 18 Porta-agulha de Mayo com detalhe em vídea.

Porta-agulha de Olsen Hegar

O porta-agulha de Olsen Hegar é usado de modo semelhante ao de Mayo Hegar, porém possui lâminas de tesoura que permitem que o fio de sutura seja cortado após ser amarrado com o mesmo instrumento (Figura 19). A desvantagem é a necessidade de cuidados para evitar cortar o fio de sutura acidentalmente durante a amarração, sendo necessária certa experiência de quem irá manuseá-lo.

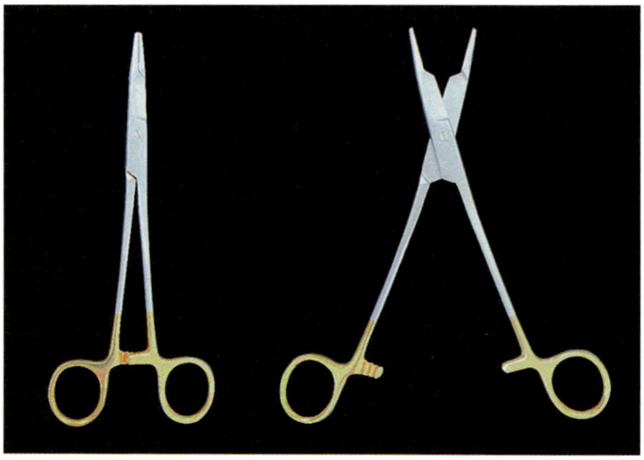

FIGURA 19 Porta-agulha de Olsen Hegar.

Porta-agulha de Mathieu

O porta-agulha de Mathieu difere muito dos anteriores em sua forma, por não possuir aros ou anéis digitais. Tem a abertura da parte preensora limitada, pois há uma mola em forma de lâmina unindo suas hastes, o que faz que fiquem automaticamente abertos, quando não travados (Figura 20). É utilizado preso à palma da mão, o que o faz abrir se inadvertidamente for empregada força excessiva durante a sua manipulação. Sua melhor indicação seria a sutura de estruturas que oferecem pouca resistência à passagem da agulha.

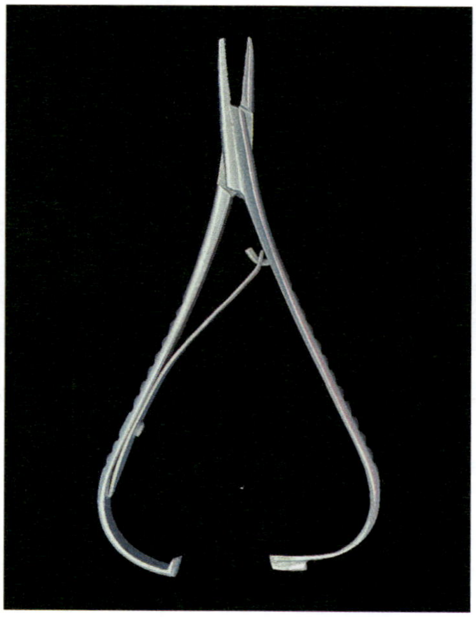

FIGURA 20 Porta-agulha de Mathieu.

Porta-agulha Castroviejo

O porta-agulha Castroviejo, assim como o de Mathieu, não possui os aros, e sim um sistema de mola e ferrolho que formam uma trava. Esse porta-agulha é utilizado com os dedos indicador e polegar em suas hastes, de forma semelhante à de um lápis (Figura 21).

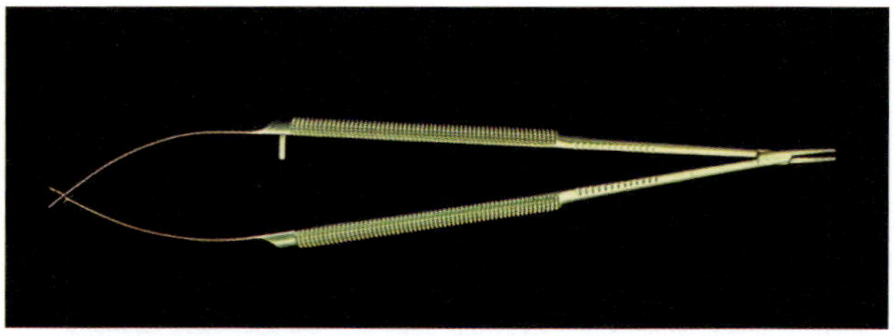

FIGURA 21 Porta-agulha Castroviejo.

Pinças de campo operatório

As pinças de campo operatório, como de Backhaus (Figura 22), de Roeder e de Jones, têm por finalidade fixar os panos de campo à pele do paciente e impedir que a sua posição seja alterada durante a execução do ato operatório pelo cirurgião. Também podem ser utilizadas para manter, unidos aos panos de campo, elementos como mangueiras de sucção, cabos de eletrocautério e outros equipamentos necessários. Podem variar de 8 a 15 cm.

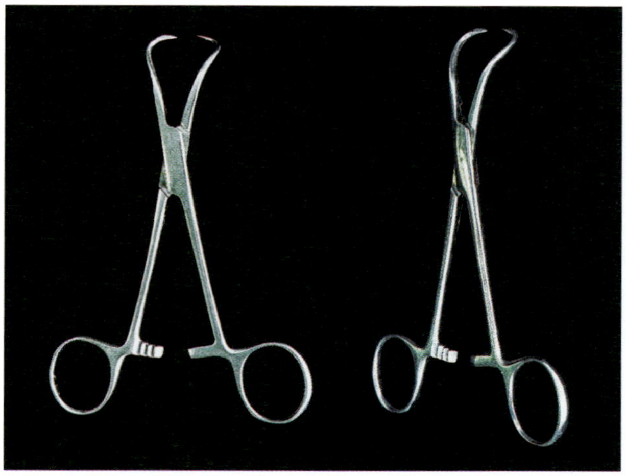

FIGURA 22 Pinça de campo operatório Backhaus.

Pinças para antissepsia

As pinças de antissepsia podem ser de Foerster, Pean (Figura 23) e Cheron. São pinças com hastes longas e extremidades preensoras próprias para segurar as gazes utilizadas durante a antissepsia. A pinça de Foerster, em sua porção preensora, possui um aro, a de Cheron e a Pean têm formato oval e ranhuras transversais. É possível encontrar essas pinças em diversos tamanhos. Também são encontradas em forma curva.

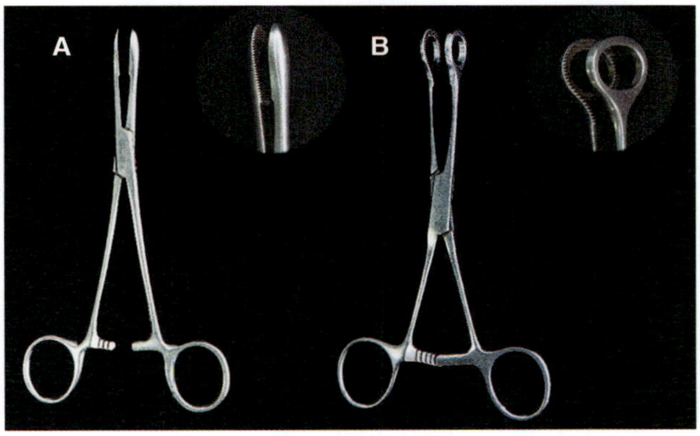

FIGURA 23 Pinça de Pean (A) e pinça de Foerster (B).

MATERIAIS ESPECIAIS

Pinças abdominais

Pinça Babcock

Possui função similar à pinça Allis, porém é menos traumática aos tecidos, devido a estrias longitudinais diminutas presentes em sua extremidade apreensora (Figura 24). Pode ser encontrada em diversos tamanhos.

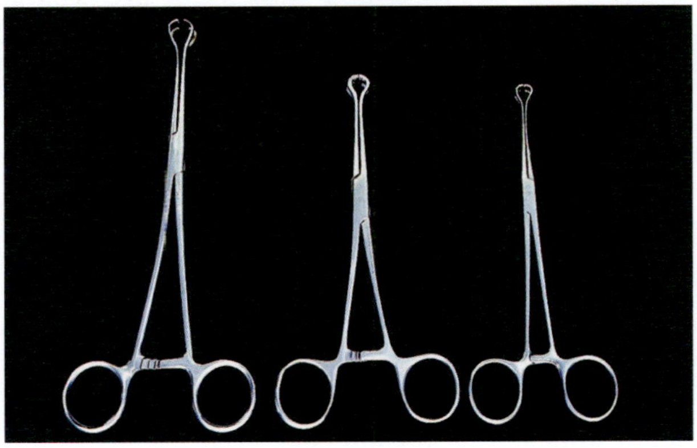

FIGURA 24 Pinças Babcock de tamanhos variados.

Pinça de Doyen

Pinça atraumática utilizada para impedir a contaminação do campo cirúrgico com o conteúdo do trato digestório que está sendo operado. Também é capaz de promover hemostasia e auxiliar no posicionamento durante a sutura da porção seccionada. A pinça intestinal de Doyen, em sua extremidade de preensão, possui pequenos sulcos no sentido longitudinal. Está disponível em tamanhos variados de 16,25 cm a 22,5 cm, podendo ser curva ou reta (Figura 25).

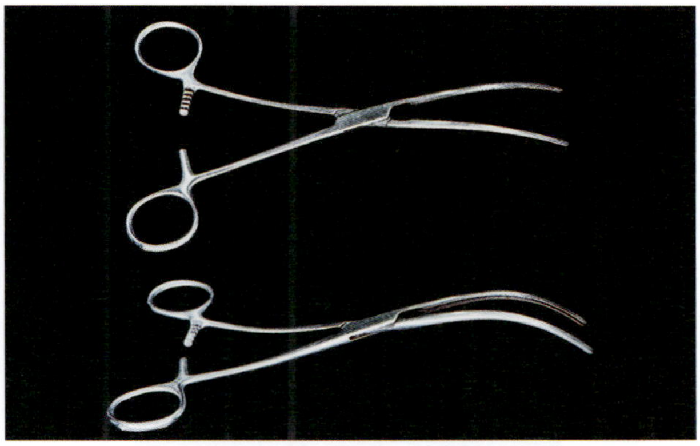

FIGURA 25 Pinça de Doyen.

Material ortopédico

Pinças ósseas

Encontradas nos mais diversos tipos, as pinças ósseas possuem uma função comum, a manipulação, além do posicionamento dos ossos fraturados para futura fixação. São apresentadas com trava em cremalheira, pinça Verbrugge ou sistema de trava regido por um mecanismo de porca e parafuso, como a pinça espanhola (Figura 26).

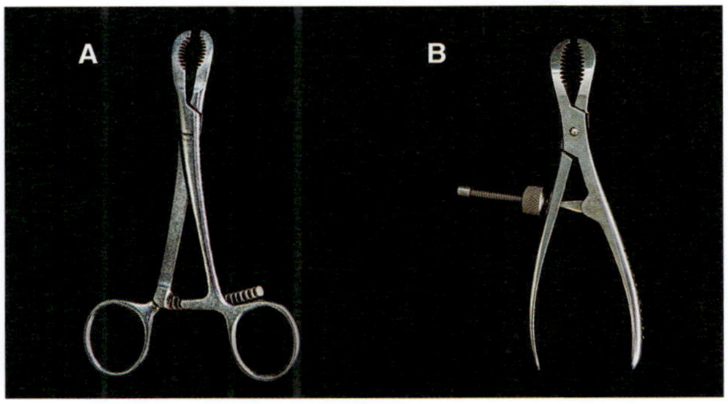

FIGURA 26 Pinça óssea de Verbrugge com trava em cremalheira (A) e pinça *clamp* de fixação óssea espanhola (B) com sistema de trava regido por um mecanismo de porca e parafuso.

Elevadores periosteais

São instrumentos cirúrgicos compostos de um cabo e uma borda cortante, podendo variar em formato e tamanho, com a função comum de remover tecidos próximos aos ósseos, desde os mais robustos, conhecidos como ruginas de Farabeuf, variando em curva e reta (Figura 27); Doyen, muito utilizada em costelas; e Lambotte, aos elevadores mais específicos, como para neurocirurgias ou procedimentos odontológicos. Atuam elevando os ligamentos periosteais e, assim, rebatem a musculatura do tecido ósseo a ser trabalhado.

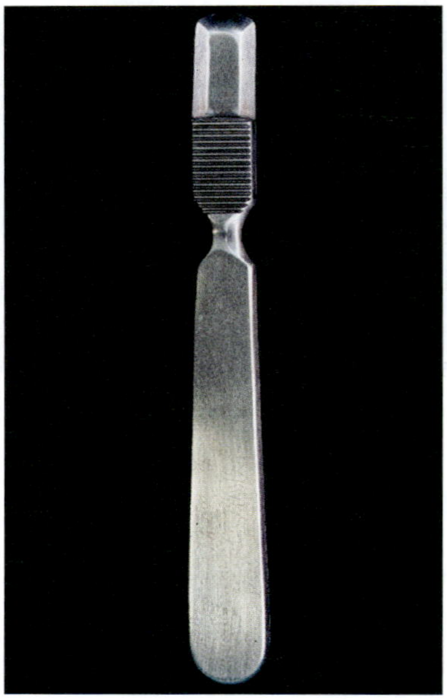

FIGURA 27 Rugina de Farabeuf reta.

Osteótomos

Utilizados em conjunto com martelos cirúrgicos para realizar corte de tecido ósseo. Podem ser encontrados em diversos tamanhos e modelos de cabo, assim como suas superfícies, que podem ser encontradas em diversos formatos, sendo elas planas, retangulares ou redondas.

Martelo cirúrgico

É utilizado para aplicar impacto principalmente sobre osteótomos, possivelmente em algumas goivas ou cinzéis, para realização do corte ósseo. O martelo cirúrgico normalmente possui a face composta por aço inoxidável, que pode ou não ter material amortecedor (Figura 28).

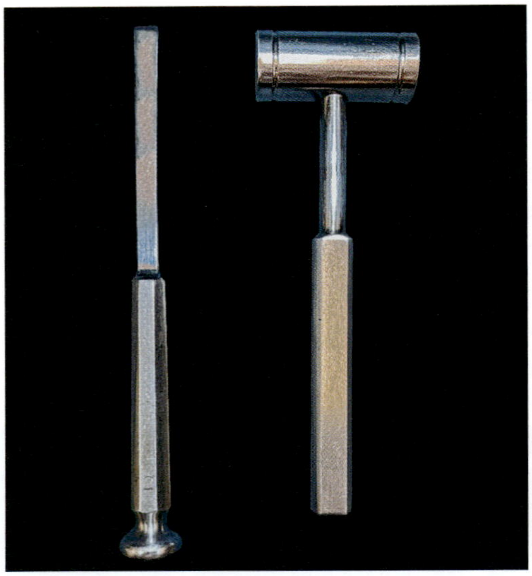

FIGURA 28 Osteótomo (A) e Martelo (B).

Goiva

Sua principal função é remover a medula óssea. As pinças goivas, também denominadas alveolótomos, são majoritariamente usadas para remover pequenos fragmentos ósseos. Diferenciadas por sua concavidade na área de apreensão, possuem diversos tamanhos e formas, podendo também ser retas ou curvas (Figura 29) e ter um ou mais mecanismos de articulação, como a Stille-Luer e a Duckbill, ambas biarticuladas.

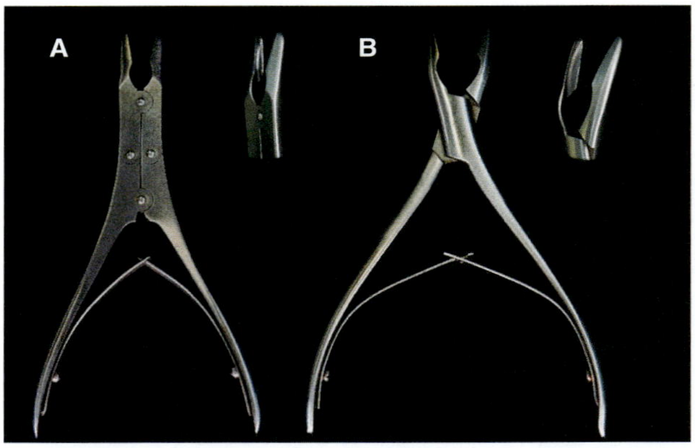

FIGURA 29 Goiva biarticulada curva (A) e goiva articulada curva (B).

Rugina de Kerrison

É uma rugina utilizada em neurocirurgia, composta por uma lâmina cortante que desliza sobre outra. A rugina de Kerrison (Figura 30) possui largura e ângulos variados para facilitar a execução de cirurgias descompressivas, como laminectomia, hemilaminectomia e pediculectomia.

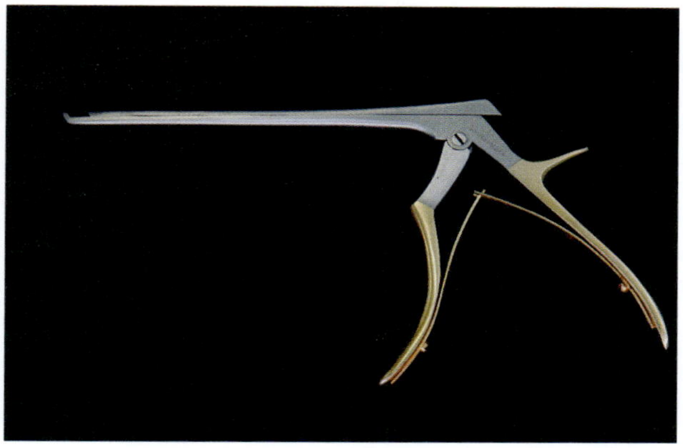

FIGURA 30 Rugina de Kerrison.

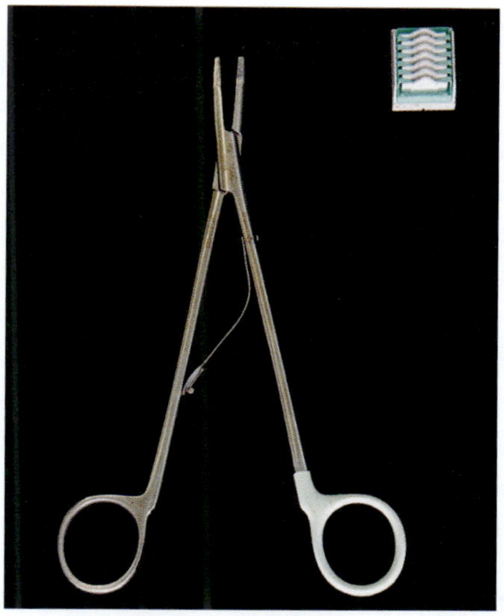

FIGURA 31 Aplicador de clipe hemostático.

Materiais de microcirurgia

São materiais delicados, que exigem habilidade e treinamento de quem irá manuseá-los.

Porta-agulha

Porta-agulhas com cremalheiras ou travas não estão indicadas, pois ao fechá-las algum tipo de movimento desnecessário pode ocorrer, propiciando danos teciduais no local. Instrumentos de ponta curva são indicados porque não atrapalham a visão do cirurgião.

Pinça anatômica

É uma pinça com a extremidade preensora bem fina. Pode ter diversos tamanhos e ter ou não dente de rato.

Tesouras

Possuem hastes arredondadas, e sua extremidade cortante pode ser pontuda ou levemente arredondada. As pontas das tesouras podem ser encontradas de forma reta, curvas ou em ângulos de 45°.

Clamps vasculares

Atuam fechando o lúmen da estrutura a ser trabalhada. São atraumáticos, podem ser encontrados em diversos tamanhos e com diversos graus de pressão. Além disso, são abrasivos o suficiente para que os cotos não deslizem e se percam (Figura 31).

Material de cirurgia torácica

A maioria dos procedimentos cardiovasculares é feita com instrumentos semelhantes aos de cirurgia geral, porém parte possui curvas incomuns, ângulos ou mandíbulas voltadas para a direita ou esquerda. Algumas das curvas são projetadas para se ajustarem ao local em que esses instrumentais irão trabalhar. Muitas das pinças são oclusivas e não esmagadoras, sem danificar as bordas do vaso a ser anastomosado.

Pinça Satinsky

Classificada como uma pinça atraumática, a hemostasia temporária com a pinça Satinsky (Figura 32) pode

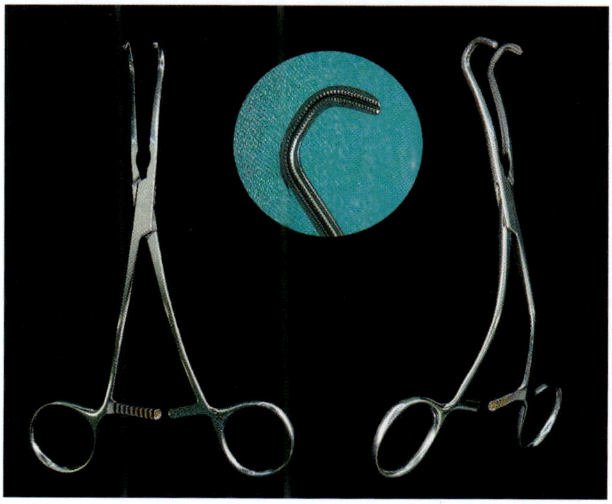

FIGURA 32 Pinça Satinsky com detalhe para serrilhados e ranhuras longitudinais.

ser obtida a partir da compressão vascular, que deve ser suave para evitar lesão endotelial e formação de trombos. Tem ranhuras longitudinais com ranhuras cruzadas nas pontas para prevenir o escape do tecido. Os serrilhados das pinças cardiovasculares proporcionam a compressão do tecido sem cortar as delicadas paredes dos vasos.

Pinça DeBakey

Com dentes finos longitudinais e ranhuras, é uma pinça atraumática com as pontas retas que estreitam em direção à extremidade distal e interdigital (Figura 33). Também é conhecida como pinha de aorta.

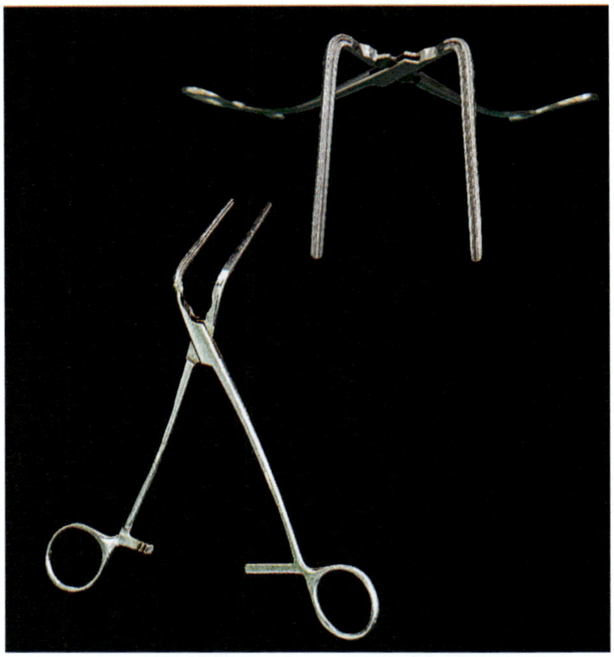

FIGURA 33 Pinça DeBakey ou pinça de aorta.

CUIDADOS COM OS INSTRUMENTOS

As considerações mais importantes que influenciam a vida do instrumento incluem manutenção preventiva, uso apropriado, manuseio cuidadoso e descontaminação, promovendo a segurança do paciente e reduzindo custos de reparos e reposições. A manutenção preventiva dos instrumentos envolve a aplicação de lubrificante para instrumentos (uma emulsão de óleo em água) em juntas, dobradiças, fechaduras, fios ou superfícies de fricção. O lubrificante à base de água pode ajudar a restaurar a função do instrumento, evitando o atrito com metal e a corrosão resultante. A água utilizada para a lavagem deve ser a destilada, pois ela evita a corrosão precoce do instrumental.

A descontaminação adequada dos instrumentos cirúrgicos deve ser realizada por meio de uma combinação de processos, incluindo limpeza, inspeção e esterilização. Vários métodos podem ser usados para descontaminar instrumentos, e tudo começa com uma completa limpeza. Todos os instrumentos colocados no campo estéril são considerados contaminados e devem ser limpos ou não usados. Os instrumentos sujos devem ser limpos o mais rápido possível após o uso, e a limpeza pode ser feita manualmente ou com produtos de limpeza – detergente, água e fricção.

Um limpador ultrassônico é um grande facilitador no processo de limpeza, desde que haja o devido cuidado. Deve ser empregado apenas em instrumentos que podem tolerar esse processo, somente após a remoção de detritos. A limpeza ultrassônica é especialmente eficaz para fechaduras de caixa e instrumentos relativamente inacessíveis, como dobradiças ou serrilhados. O enxágue manual completo, de preferência com água desmineralizada, é indicado na sequência. Os instrumentos são projetados para fins específicos, e seu uso para fins não intencionais muitas vezes pode resultar em danos. Os instrumentos devem ser manuseados com cuidado e delicadeza durante e após a cirurgia, além de inspecionados individualmente quanto a limpeza, função, defeitos e alinhamento, e também quanto aos movimentos que devem ser feitos antes de serem embalados para esterilização.

A pinça hemostática deve ser verificada para o alinhamento da mandíbula, tensão da haste e desgaste da catraca, e sua trava deve prender no primeiro dente e produzir um estalo audível ao engatar. A cremalheira não deve se abrir quando se bate o instrumento na palma da mão ou em outro objeto. A tesoura deve ser verificada quanto ao fio de corte. O porta-agulha, por sua vez, deve ser capaz de prender com segurança uma agulha de sutura com a fechadura da cremalheira.

Instrumentais extremamente delicados, como os microcirúrgicos, devem possuir recipientes próprios e específicos para armazenamento. Cuidados especiais devem ser tomados com relação ao manuseio e à limpeza desses instrumentos, evitando que suas pontas entrem em contato com outros objetos rígidos.

Os instrumentais cirúrgicos elétricos ganharam importância com o tempo, substituindo alguns instrumentos manuais, em geral compostos de diversas peças, entre elas algumas descartáveis e autoclaváveis. A maioria não pode ser submersa em fluidos no geral, sendo cuidadosamente desconectados de suas fontes de energia e direcionados ao processo de limpeza.

CONCLUSÃO

O conhecimento dos instrumentais cirúrgicos e suas aplicações são essenciais para o bom desempenho da técnica cirúrgica. Esse capítulo procurou elucidar, de forma objetiva, suas principais funções.

REFERÊNCIAS BIBLIOGRÁFICAS

1. Fossum TW. Cirurgia de pequenos animais. 5. ed. Rio de Janeiro: Guanabara Koogan; 2021.
2. Guideline summary: cleaning and care of surgical instruments. AORN J. 2015;101(5):553-7.
3. Lin JD, Tan LA, Tuchman A, Joshua LIX, Zhang H, Ren K, et al. Quantitative and qualitative analyses of spinal canal encroachment during cervical laminectomy using the kerrison rongeur versus High-Speed burr. Br J Neurosurg. 2019; 33(2):131-4.
4. López-Anglada Fernández E, Braña Vigil A. Experiencia en la utilización de bisturí de ultrasonidos en cirugía ortopédica. Revista Española de Cirugía Ortopédica y Traumatología. 2010.
5. Nemitz R. Surgical instrumentation: an interactive approach. 3. ed. St. Louis: Elsevier; 2019. p. 15-6.
6. Tudury EA, Potier GMA. Tratado de técnica cirúrgica veterinária. São Paulo: Medvet; 2009. p. 68-91.

6

Ambiente cirúrgico e equipe

Rodiney Denevitz ■ André Lacerda de Abreu Oliveira

Objetivos

Após a leitura do capítulo, você será capaz de:

- Distinguir a estrutura necessária e adequada de um ambiente cirúrgico.
- Reconhecer e seguir as normas de circulação do ambiente cirúrgico.
- Identificar as roupas e as técnicas de uso de cada uma delas.
- Compreender a composição de uma equipe cirúrgica básica e as funções de cada membro da equipe.

INTRODUÇÃO

É denominado centro cirúrgico o conjunto de ambientes onde são realizadas operações cirúrgicas, capaz de promover o suporte adequado para os membros da equipe cirúrgica e evitar ao máximo a propagação de microrganismos durante o procedimento, momento de vulnerabilidade do paciente a possíveis infecções. Simplificando, os objetivos de todos os projetos devem ser a segurança do paciente e a eficiência do trabalho.

Tendo como premissa o controle dos riscos de contaminação aos pacientes cirúrgicos, a dinâmica do centro cirúrgico pode ser dividida, de acordo com sua função e cuidados específicos, em áreas, como restritas, semirrestritas e não restritas, ou setores, como o centro cirúrgico propriamente dito, sala de recuperação pós-anestésica e centro de material e esterilização.

Denomina-se equipe todo o pessoal necessário para que um ato operatório aconteça, sendo considerados da equipe os profissionais que recebem o paciente no pré, trans e pós-operatório, já dentro da sala cirúrgica. A formação da equipe cirúrgica básica, por sua vez, constitui-se por cirurgião, anestesista, auxiliar ou assistente, instrumentador e volante.

CENTRO CIRÚRGICO

O centro cirúrgico deve ser dotado de uma infraestrutura que garanta plena segurança e conforto ao paciente e à equipe, com ambientes devidamente localizados, dimensionados e inter-relacionados e equipamentos, além de pessoal qualificado e treinado para a realização de operações. O Conselho Federal de Medicina Veterinária, na Resolução nº 1.275, de 25 de junho de 2019, determina que o estabelecimento, ao optar pelo atendimento cirúrgico, deverá dispor de:

a) Ambiente para preparo do paciente contendo mesa impermeável.
b) Ambiente de recuperação do paciente contendo provisão de oxigênio e sistema de aquecimento.
c) Ambiente de antissepsia e paramentação imediatamente adjacente à sala de cirurgia, com pia e dispositivo dispensador de detergente degermante e torneiras acionáveis por foto sensor, ou por meio do cotovelo, joelho ou pé.
d) Sala de lavagem e esterilização de materiais contendo equipamentos para lavagem, secagem e esterilização de materiais por autoclavagem, com as devidas barreiras físicas.
e) Sala de cirurgia contendo mesa cirúrgica impermeável, equipamentos para anestesia, sistema de

iluminação emergencial própria, foco cirúrgico, instrumental para cirurgia em qualidade e quantidade adequadas à rotina, mesa auxiliar, paredes e pisos de fácil higienização, observada a legislação sanitária pertinente, provisão de oxigênio, sistema de aquecimento para o paciente, equipamentos para intubação e suporte ventilatório e equipamentos de monitoração que forneçam, no mínimo, os seguintes parâmetros: temperatura, oximetria, pressão arterial e frequência cardíaca.

Restrita

Seção que envolve áreas como salas de operação, de materiais estéreis e de paramentação. Uma vez controlado o fluxo de pessoas e de ar, com procedimentos de esterilização minuciosos, é permitida a presença dos profissionais apenas sob o uso de traje estéril.

Salas de operação

São salas individuais, nas quais ocorrem os procedimentos cirúrgicos. É recomendado que tenham uma área de piso de no mínimo 33,4 m^2 livres, incluindo prateleiras e armários suspensos, para cirurgias comuns, e 37 m^2 para especializadas, possibilitando a movimentação e a dinâmica de equipamentos estéreis ou de equipamentos de maior escala mais específicos, sem contaminação cruzada.

A sala de operação deve ser de fácil descontaminação, de preferência com paredes e teto não porosos, uniformes, de material resistente ao fogo e a produtos químicos mais fortes, lavável e de cor neutra, tendo suas bordas e extremidades arredondadas ou inclinadas, assim como a das janelas, caso haja iluminação natural, piso também de material de fácil limpeza e portas amplas, com os extremos protegidos por aço inoxidável (Figura 1).

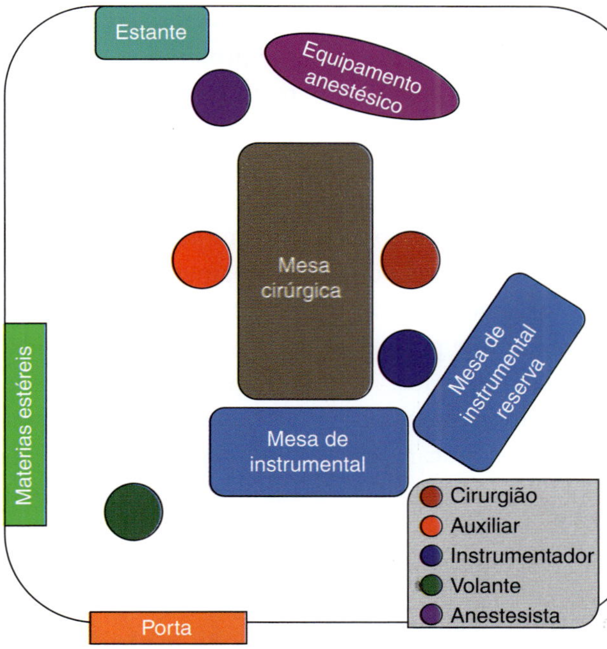

FIGURA 1 Ilustração esquemática de uma sala de operação, com a equipe cirúrgica mínima necessária para um procedimento de qualidade e eficiência. Nota-se o espaço livre, permitindo movimentação e boa localização de cada integrante, para total eficiência em sua respectiva função. No campo cirúrgico, o cirurgião é assistido pelo auxiliar, de frente para o cirurgião e localizado no lado oposto da mesa. O instrumentador, mantendo a organização na mesa cirúrgica e passando o instrumental cirúrgico necessário, dependendo da mão dominante do cirurgião e de suas preferências pessoais, pode variar quanto à localização, sendo importante que fique próximo o suficiente para cumprir sua função e não contaminar desnecessariamente o material estéril. O volante ou circulante atua principalmente no pré e no pós-operatório, de prontidão para auxiliar o anestesista na ausência de um assistente ou surgimento de qualquer emergência. O anestesista é responsável pelo monitoramento e manejo fisiológico do paciente durante a cirurgia, e sua atenção deve estar necessariamente voltada somente ao estado desse paciente.

O teto, em geral de gesso resistente à umidade, pode ser feito com alguns materiais de revestimento à base de epóxi. Também é necessária a vedação da iluminação de teto, evitando-se a entrada ou a retenção de partículas contaminantes em pequenas frestas. Outras recomendações são aquelas ligadas à iluminação, em geral de teto, brancas e de alta intensidade, que reduza a formação de sombras, e fluxo de ar, presença de pressão positiva na sala de operação para as áreas adjacentes, promovendo uma corrente de ar das áreas mais para as menos estéreis, dificultando a entrada de contaminantes e a probabilidade de infecções de sítio cirúrgico.

Sala de materiais estéreis

A sala de esterilização comporta todos os equipamentos e suprimentos estéreis. É onde a equipe cirúrgica prepara os materiais e *kits* instrumentais para cirurgias mais específicas. A organização e a manutenção desses materiais são fundamentais para a eficiência do trabalho. O uso de prateleira e gavetas fechadas para proteção promove maior integridade e tempo de duração do procedimento de esterilização.

Sala de paramentação

A sala de paramentação é constituída de pias profundas de aço inoxidável, geralmente equipadas com mecanismos de pedal ou utilização de cotovelo ou joelho, sendo também possível a utilização de sistemas com sensores de movimento, o que permite uma ativação sem contato algum com as mãos. As pias para antissepsia não devem ser usadas para limpeza de equipamentos, instrumentais ou descarte de fluidos corporais.

NOTA

A área de enluvamento pode ser tanto interna como próxima da sala de operação, dependendo da situação, sem evidências científicas quanto ao local com menor probabilidade de contaminação cruzada possível. Alguns autores recomendam dois pares de luva cirúrgica, diminuindo consideravelmente as chances de perfuração das luvas internas e de infecção cirúrgica. No entanto, não os recomendamos, pois o talco remanescente, quando se retira o primeiro par de luvas durante o procedimento operatório e se continua com a cirurgia, pode ser deletério ao paciente.

SEMIRRESTRITA

Envolve áreas como as de processamento e armazenamento de equipamentos, despensa de produtos hospitalares e indução anestésica do paciente – pontos de passagem entre as áreas não restritas e as restritas.

Vestiário

Utilizado pela equipe cirúrgica para colocação da vestimenta cirúrgica propriamente dita. São recomendados armários fechados para o armazenamento de pijamas cirúrgicos, máscaras, toucas, assim como a disponibilidade de um cesto para roupas contaminadas e um espaço separado para as vestimentas vindas da rua, evitando o transporte desnecessário de contaminantes.

Salas de preparação anestésica e cirúrgica

A eficiência na preparação do paciente é primordial. As salas de indução anestésica devem estar sempre próximas à sala de operação, contendo todo o material e insumos hospitalares necessários para a indução propriamente dita e antissepsia da área cirúrgica (agulhas, seringas, máquinas de tosa, almotolias com produtos antissépticos), fármacos para medicação pré-anestésica (MPA) e indução anestésica, além de equipamentos de emergência (desfibriladores, tubos endotraqueais e de sucção, oxigênio).

As superfícies da sala, incluindo mesas e pias de aço inoxidável, paredes e armários, devem ser de fácil higienização. A temperatura ideal ronda os 17 a 20 °C, com uma umidade de até 50%, medidas para diminuir a proliferação microbiana. É fundamental o cuidado com o transporte de contaminantes da sala de preparação para a sala de operação.

Área de material de limpeza

O material utilizado para a higienização do centro cirúrgico pode ser guardado em um espaço separado, sendo importante que o material de limpeza das áreas cirúrgicas restritas tenha cuidados e prevenções assim como essas áreas, a fim de evitar o possível transporte de contaminantes das demais áreas hospitalares.

NÃO RESTRITA

Áreas de acesso comum, sem necessidade de cuidados especiais, que permitem o uso de roupas comuns. São atribuídas nesse setor áreas como corredores, salas de espera, cozinha, banheiros externos e recepção.

CUIDADOS NO TRÁFEGO ENTRE ÁREAS E SETORES

Alguns cuidados especiais devem ser reforçados quanto às boas práticas cirúrgicas, principalmente entre as equipes, como a necessidade de os pacientes serem devidamente tricotomizados e higienizados antes de serem transportados para áreas restritas, e de os transeuntes de uma área semirrestrita para uma área restrita estarem sempre equipados de traje cirúrgico, sendo o ideal a passagem através de um vestiário. Em casos de transições rápidas, ao sair de uma área restrita, o integrante da equipe cirúrgica deve proteger seu traje estéril com uma vestimenta extra, também estéril, retirada ou descartada ao retornar. As portas para as áreas restritas devem sempre estar fechadas, evitando a circulação de ar e de pessoas não paramentadas adequadamente. A presença de lixos, hospitalares ou comuns, deve ser mantida em áreas não restritas, bem como a ingestão de alimentos, não permitidos nas áreas restritas.

EQUIPE CIRÚRGICA

Nesta sessão abordaremos os membros da equipe, os cuidados com manutenção da esterilidade do ambiente e do material cirúrgico, além da abordagem de cada equipamento de proteção individual (EPI) que deve ser utilizado para a proteção do paciente e de cada membro da sala de operação.

Equipe de anestesia

Esta equipe é formada por médicos veterinários anestesiologistas, responsáveis por todo ato anestésico. O anestesista é envolvido nas três fases da cirurgia: pré, trans e pós-operatório. É também responsabilidade dessa equipe planejar e executar a anestesia, prevendo todos os materiais, equipamentos e fármacos necessários, bem como preparar e administrar drogas e controlar as medicações do paciente durante a cirurgia. São diversas as funções do anestesista, entre elas as mencionadas no Quadro 1.

QUADRO 1 Funções do anestesista veterinário

▪ Monitoração do paciente durante todo o ato cirúrgico (pré, trans e pós)
▪ Manutenção do estado fisiológico do paciente durante a cirurgia
▪ Conhecimento das técnicas anestésicas
▪ Domínio da função cardiorrespiratória
▪ Prevenção do choque; suprimir a dor do paciente
▪ Conhecer e acessar o sistema vascular superficial e profundo
▪ Conhecer as vias aéreas
▪ Conhecer os equipamentos anestésicos e a sua utilização na anestesia do paciente
▪ Trabalhar em harmonia com o cirurgião

Um anestesista experiente permite ao cirurgião se concentrar no procedimento cirúrgico, sem alterações no estado de consciência de seu paciente, e facilita a manipulação cirúrgica. Ao término da cirurgia, é responsabilidade dessa equipe o envio do paciente à unidade de recuperação pós-anestésica e seu controle até o restabelecimento de suas condições para que ele possa retomar ao leito em total segurança.

Equipe de cirurgia

É formada pelo cirurgião principal e cirurgião auxiliar, este capaz de assumir a operação caso o cirurgião chefe tenha alguma intercorrência. O instrumentador deve ser um profissional qualificado, com habilidade e conhecimento dos instrumentais que podem ser solicitados pelo cirurgião e/ou auxiliar. Dependendo do tipo de cirurgia, o número de membros pode variar, podendo ser incluídos outros membros, de acordo com as necessidades específicas do procedimento (Quadro 2).

Os profissionais citados anteriormente devem estar devidamente paramentados com pijama cirúrgico, touca descartável, máscara e vestidos com capote cirúrgico e luvas cirúrgicas estéreis, postos na área semirrestrita. Também faz parte da equipe cirúrgica o profissional responsável pelo trânsito de materiais e equipamentos para o centro cirúrgico, chamado de volante ou circulante de sala.

QUADRO 2 Funções do anestesista veterinário

EQUIPE DE CIRURGIA	FUNÇÕES
Médico cirurgião	Avaliação do paciente Considerar os riscos da intervenção Conhecer o procedimento mais adequado para cada caso Conhecer o estado geral do paciente, os tratamentos medicamentosos anteriores, a história clínica e a anamnese Responsável pelo ato cirúrgico Planejar e executar a operação Comandar e manter a ordem no campo operatório
Médico cirurgião auxiliar	Auxiliar na cirurgia Ao primeiro assistente compete auxiliar diretamente o médico cirurgião Substituir o cirurgião principal caso haja necessidade Conhecer a técnica a ser empregada no ato operatório
Instrumentador cirúrgico	Preparo da mesa de instrumental Solicitar antecipadamente todo o material necessário Fornecer os instrumentais ao cirurgião e seus assistentes Manter a mesa de instrumental em ordem Prover o material necessário à cirurgia Encaminhar à central de material todo ele devidamente conferido e acondicionado após o seu uso
Volante ou circulante	Responsável pelo preparo da sala de operações Auxiliar o instrumentador em caso de necessidade de algum material não previsto Organizar os equipamentos para monitorizar o paciente Viabilizar materiais para curativos, medicações e soluções Auxiliar o anestesista na obtenção de algumas medicações Posicionar o paciente na mesa cirúrgica e no preparo do campo operatório Ajudar a equipe cirúrgica antes e durante a cirurgia nos cuidados com o paciente

É obrigatório o uso de uniforme próprio para todos os membros das equipes que estarão no centro cirúrgico, composto de calça comprida e blusa (pijama cirúrgico), gorro para proteção dos cabelos, sapatilhas descartáveis por cima do calçado ou calçado próprio para uso dentro do ambiente cirúrgico e máscara para cumprir seu papel. Também é preciso proteger o nariz e a boca e trocar a máscara sempre que estiver úmida.

O pessoal da sala cirúrgica deve ser reduzido àqueles essenciais para a anestesia e o suporte cirúrgico da operação.

Equipe de enfermagem

Os profissionais devem ter capacidade técnica, científica e humana para a prestação de serviços nas diferentes vertentes da enfermagem veterinária, na execução de meios auxiliares de diagnóstico, na prática de anestesiologia e cirurgia, bem-estar, alimentação e manejo do animal, realizando a troca de curativos e bandagens e manutenção do animal limpo e higienizado. Deve ser formado por pessoal capacitado e treinado para dar suporte ao paciente durante o pós-operatório até a alta médica.

CONCLUSÃO

O ambiente cirúrgico incorpora todas as instalações e equipamentos destinados para as operações e o pessoal da equipe embebido com a vontade de ajudar o paciente a ter plena recuperação, buscando sempre se reciclar e se atualizar na área da medicina veterinária, tendo em vista que a atualização técnica e tecnológica se faz necessária o tempo todo.

REFERÊNCIAS BIBLIOGRÁFICAS

1. Fossum TW. Cirurgia de pequenos animais. 5. ed. Rio de Janeiro: Guanabara Koogan; 2021.
2. Tobias KM, Johnston SA. Veterinary surgery: small animal. 2. ed. Elsevier Health Sciences; 2018.

7

Fios e suturas

Isabela Cristina Morales ■ André Lacerda de Abreu Oliveira

Objetivos

Após a leitura do capítulo, você será capaz de:

- Identificar os principais fios cirúrgicos, suas características e indicações.
- Reconhecer alguns tipos de suturas e suas indicações.
- Compreender as técnicas cirúrgicas das principais suturas e confecção de nós cirúrgicos.

INTRODUÇÃO

Materiais de sutura oferecem suporte para a cicatrização e reparação dos tecidos pela manutenção da força de tensão ideal e da aproximação precisa das bordas da ferida. A escolha do material ideal e da técnica correta influencia o tempo de reparação de cada tecido (Gráfico 1). Essa seleção deve ser baseada no entendimento das propriedades físicas e biológicas do material, acesso cirúrgico, tempo de reparação de diferentes tecidos e condição física do paciente.

O avanço tecnológico dos materiais permitiu o aumento do número de opções de suturas disponíveis e, com isso, um refinamento nos tipos de agulhas com aplicação para cada tipo de tecido. Em geral, o uso do fio de menor calibre oferece força tênsil suficiente, e isso é desejável para minimizar a quantidade de material na ferida. Além do desenvolvimento de grampos cirúrgicos, zíper cirúrgico e adesivos de tecidos podem ser alternativas para o fechamento de acessos cirúrgicos e feridas.

A escolha do fio de sutura é de decisão do cirurgião, com base nas circunstâncias em que o paciente se

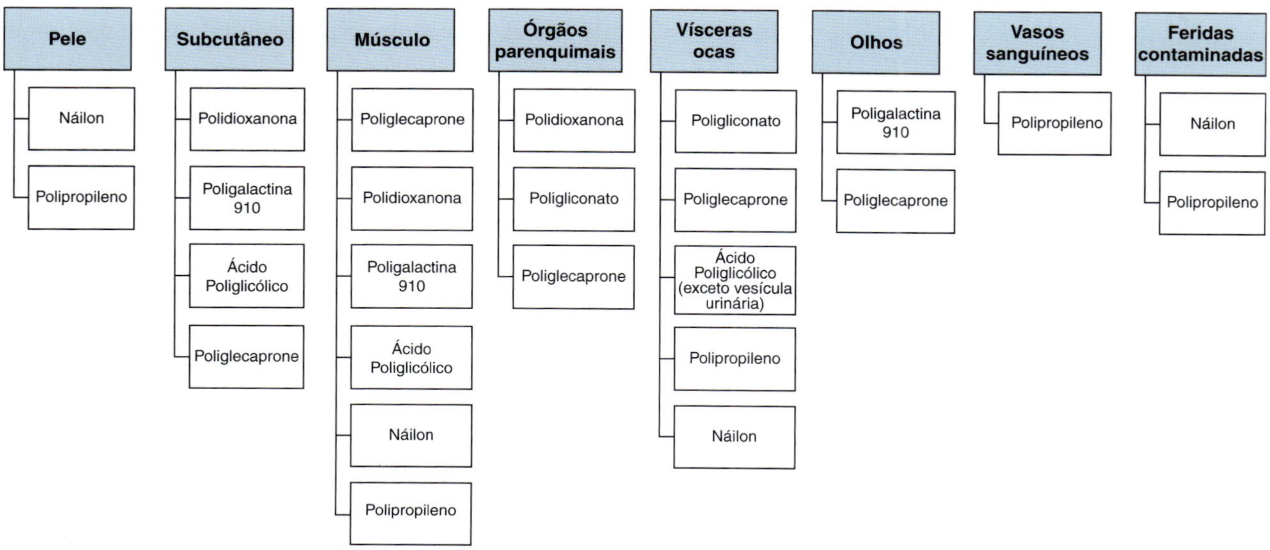

GRÁFICO 1 Escolha dos materiais para os diferentes tecidos.

apresenta, idade, sexo, peso, saudável ou convalescente, local do acesso cirúrgico ou da ferida. Os tecidos do corpo do animal variam de espessura, elasticidade, velocidade de reparação e cicatrização. Dessa maneira, existe uma grande variedade de materiais de suturas e agulhas disponíveis.

PROPRIEDADES DOS FIOS DE SUTURA

Força tênsil

Pode ser definida como a força necessária para romper o fio pela área seccional da sutura. Os fios devem apresentar força similar ao tecido normal em que está sendo empregado, entretanto podem sofrer variações, de acordo com o material utilizado e tipo de ponto. Essa força pode ser mensurada em fios de suturas secas ou molhadas, sendo clinicamente mais relevantes as suturas implantadas no tecido envolto de fluido extracelular.

Absorção

A absorção é a característica que se refere à capacidade do corpo de degradar o fio com o tempo. Os fios absorvíveis perdem a tensão quando se iniciam os processos de absorção e degradação. Suturas não absorvíveis são resistentes, mesmo que suscetíveis a degradação, e mantêm a força de tensão por mais tempo.

Diâmetro

O calibre do fio cirúrgico é definido em milímetros, sendo essas dimensões expressas em uma escala numérica específica utilizando números de zeros. Os fios são classificados em escalas descendentes e seguidos por 0, então um fio 2-0 apresenta um diâmetro maior que um fio 5-0. Entretanto, quando se retira o 0, o tamanho da sutura aumenta numericamente, então o fio sutura de número 3 é maior que o de número 1.

Coeficiente de fricção

Esse coeficiente está relacionado à facilidade com que o fio consegue passar pelo tecido e ao trauma que pode ser causado – quanto menor é o valor desse coeficiente, melhor é o deslizamento pelo tecido. Fios com superfícies mais macias causam menos traumas, entretanto requerem maior tensão para garantir a aposição dos tecidos e apresentam menor segurança do nó.

Segurança do nó e força

O nó deve suster o ponto com segurança, sem desgastar ou cortar, e se manter pela fricção produzida pelos fios um sobre o outro. O nó cirúrgico representa a maior densidade de material estranho em uma sutura, e a escolha de fios que não comprometam a tensão do tecido e a linha de sutura é ideal.

Elasticidade, plasticidade, memória e manipulação

Elasticidade é a capacidade do material de distensão de retornar ao tamanho original; é uma propriedade desejada em um material de sutura, porque permite que ela distenda caso o tecido fique edemaciado sem lesionar e retorne a seu formato original quando o tecido retornar ao normal. Essa característica mantém boa aposição dos tecidos durante a reparação.

A plasticidade está correlacionada a elasticidade, pois é definida como a capacidade do fio de distender, mas manter a deformidade e não retornar ao formato normal. Fios com índices mais altos de plasticidade se moldam melhor à forma da técnica de sutura, diminuindo a possibilidade de seccionar as bordas da ferida.

A memória é a capacidade do fio de assumir um formato de estabilidade linear após a remoção da embalagem e preparo para o uso. Suturas com boa memória não são flexíveis, resultando em dificuldade de manuseio e baixa segurança do nó.

Reatividade tecidual

Todos os materiais de suturas são componentes estranhos ao organismo e podem causar respostas frequentemente inflamatórias, interferindo na reparação e potencialmente aumentando o risco de infecção. A severidade da duração da reação está ligada ao tipo de fio, quantidade, origem e apresentação da sutura.

Composição

O material pode ser sintético ou natural. Os fios podem ser monofilamentares ou multifilamentares.

Capilaridade

Capilaridade é a habilidade da sutura de propagar líquido pela sua extensão e se torna importante quando há a presença de bactérias. Neutrófilos e macrófagos podem permanecer no interstício das fibras, e a infecção continuará persistindo mesmo com a administração de antibióticos sistêmicos – por exemplo, um náilon trançado pode agrupar até três vezes mais bactérias que um fio simples.

Absorção de fluidos

A absorção de fluidos difere da capilaridade, porém ambos contribuem para o aumento do risco de contaminação e propagação bacteriana. As propriedades químicas e estruturais físicas da sutura determinam o nível de absorção do fluido. Fios de fibras naturais tendem a maior capacidade de absorção de fluidos comparados aos materiais sintéticos, que são mais hidrofóbicos.

Propriedades antimicrobianas

As propriedades antimicrobianas são intrínsecas à composição do fio, e a adição de cobertura extrínseca tem como intuito reduzir a infecção no local cirúrgico, diminuindo a aderência das bactérias às suturas.

Tipos de fios

Os fios cirúrgicos podem ser morfologicamente classificados como monofilamentares ou multifilamentares. Um fio monofilamentar consiste em apenas um filamento do material, e o multifilamentar é a junção de filamentos que podem ser trançados ou torcidos (Figura 1).

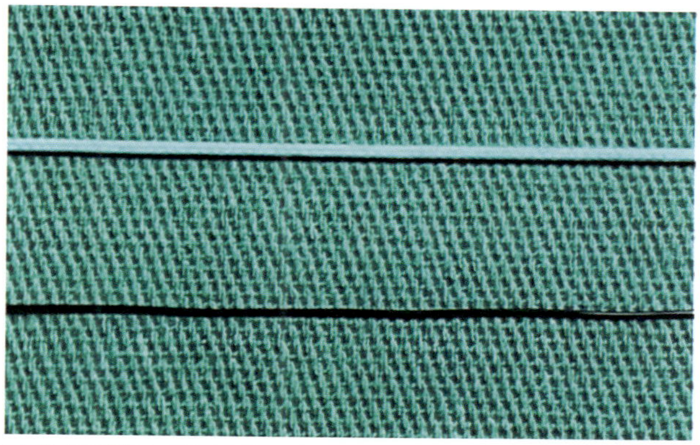

FIGURA 1 Exemplos de fios: fio multifilamentar poliéster (verde), nº 5 e fio de náilon monofilamentar (preto), nº 0.

Fios absorvíveis

Os materiais absorvíveis são assim definidos pela absorção e pela perda da força tênsil após 60-90 dias em um tecido animal. O tempo de absorção de cada fio varia dependendo do material, do tamanho, do revestimento, do ambiente e da espécie. Os principais mecanismos de absorção são enzimático e hidrolítico. Materiais biológicos, como o categute, são absorvidos através de ações enzimáticas de proteases e colagenases. Os materiais absorvíveis sintéticos são absorvidos por hidrólise (cisão das cadeias principais de éster). O tempo de absorção é diferente para cada material e aplicação, por isso são oferecidas instruções de uso clínico para cada tipo de fio.

Material orgânico absorvível

Categute

É o material não sintético mais comum, derivado de vísceras (submucosa de intestino de carneiro ou serosa de intestino bovino), disponível em fio cromado e não cromado. A degradação do fio ocorre por fagocitose e, ao contrário de outros materiais cirúrgicos, demonstra um alto índice de reação inflamatória. O material sem adição de outros compostos perde a força tênsil rapidamente após a implantação no tecido. Quando são adicionados compostos como cromo ou aldeído a absorção é diminuída, prolonga-se a força e reduz-se a reação tecidual. Esse tipo de fio absorvível feito de fibras naturais é rapidamente degradado em áreas infectadas, quando exposto a enzimas digestivas e em pacientes apresentando estado catabólico. O nó pode perder força quando molhado.

Material absorvível sintético

Poliglactina 910

É um material absorvível sintético multifilamentar trançado, composto por ácido glicólico (90%) e ácido láctico (10%). Retém 50 a 65% da força tênsil por 2 semanas, sem tensão residual na terceira semana. As descrições desse material são de baixa reação inflamatória, com absorção completa por hidrólise em até 42 dias. Suas boas características de manipulação e tamanho permitem que seja utilizado em uma variedade de tecidos, suas contraindicações são para oftalmologia, neurologia e cirurgia cardiovascular.

Ácido poliglicólico

O ácido poliglicólico foi o primeiro fio absorvível sintético comercializado e apresenta o fio trançado produzido a partir de um homopolímero de ácido glicólico. As descrições indicam que é inicialmente mais forte que os fios absorvíveis naturais, porém apresenta menor força tênsil quando comparado aos demais fios absorvíveis sintéticos. O material retém cerca de 50% da força tênsil até 14 a 21 dias e é completamente absorvido entre 40 e 70 dias. O fio perde suas propriedades funcionais mais rápido e apresenta menor força de nó quando comparado à poliglactina 910. O material residual não favorece o crescimento de bactérias. É indicado para praticamente todos os tecidos e pode ser utilizado em tecidos infectados, sendo apenas contraindicado para neurocirurgias, cirurgias vasculares e cirurgias pancreáticas.

Poliglecaprona 25

Poliglecaprona é um fio sintético monofilamentar absorvível feito do copolímero de ácido poliglicólico e da épsilon-caprolactona. Entre os materiais disponíveis no mercado, apresenta-se como um dos fios de sutura mais fortes, permitindo a escolha de tamanhos uma ou duas vezes menor do que o normalmente escolhido em comparação com outros fios. O fio apresenta força de tensão até 3 semanas; após esse período, não há mais força, e sua absorção é feita por hidrólise e se completa em 90 a 120 dias. As vantagens são: mínima reação tecidual, boa segurança no nó e excelentes características para o manuseio, pois não é rígido e apresenta baixa memória quando comparado com outros fios sintéticos absorvíveis. É recomendado para aproximação de tecidos moles, incluindo suturas de subcutâneo, aponeuroses, microcirurgia, oftalmologia e cirurgia cardiovascular.

Polidioxanona

A polidioxanona é um fio sintético absorvível, monofilamentar produzido a partir do polímero paradioxanona. Apresenta força de tensão inicial maior que a do ácido poliglicólico e da poliglactina 910, porém apresenta o menor coeficiente de segurança de nó em comparação com os demais fios de sutura absorvíveis. A sutura retém 50% da força de tensão após 4 semanas e absorção completa após 180 dias. A retenção da força após a implantação é uma vantagem, quando comparada com outras suturas sintéticas absorvíveis, e é indicada quando há a necessidade de manter a aproximação do tecido com maior tensão por tempo prolongado. O fio é mais rígido, e o manuseio se torna mais difícil, entretanto consegue passar facilmente pelo tecido. Suas características de baixa reatividade e manutenção da integridade em tecidos infectados permitem a utilização em diversos tipos de tecidos; sua única desvantagem é o alto custo.

Poligliconato

O poligliconato é um copolímero do ácido glicólico e trimetileno de carbonato, monofilamentar e de absorção bem lenta, muito similar à polidioxanona. Esse fio retém aproximadamente 50% da força tênsil após 4 a 5 semanas, com completa absorção em até 180 dias. Pode ser utilizado em todos os tecidos e apresenta melhor força tênsil e menor coeficiente de fricção, favorecendo a passagem do fio pelo tecido.

Materiais não absorvíveis

Seda

A seda é um material natural não absorvível produzido pela larva da seda e feito de proteínas filamentares, trançado para facilitar o manuseio e colorido para melhor visibilidade. Provoca resposta inflamatória, tem grande capilaridade e pode ser revestida por cera, óleo ou silicone, na tentativa de diminuir essa capilaridade, porém diminuindo a segurança do nó. Sua configuração permite o acúmulo de sangue e fluidos entre as fibras, predispondo a infecções e crescimento de tecido no local. Apesar de ser considerado um fio não absorvível, seu material é degradado em aproximadamente dois anos, com perda considerável de força tênsil após 12 semanas. Pode ser utilizada em cirurgias gastrintestinais e ligaduras de vasos sanguíneos, sendo contraindicada para cirurgia do sistema urinário e quando há sensibilidade ou alergia a linho.

Poliéster

O poliéster é um material de sutura não absorvível multifilamentar, fabricado a partir da polimerização de um éster que resulta da reação de um etilenoglicol e o ácido tetrafálico. Pode ser revestido por teflon, silicone e polibutilato ou, ainda, não sofrer revestimento. Apresenta alto coeficiente de fricção ao passar pelo tecido. O poliéster trançado foi desenvolvido para induzir menor reação tecidual, enquanto mantém a boa característica de manuseio, com baixo índice de segurança do nó, sem perda significante de força de tensão com o tempo. Não deve ser utilizado em feridas contaminadas e em infecções nas quais as bactérias podem se alojar entre as fibras, podendo ser utilizado na síntese de aponeuroses.

Náilon

O náilon é um fio de sutura sintético, não absorvível, monofilamentar ou multifilamentar. A forma monofilamentar é a mais comum e menos suscetível a infecções, retendo 72% da força de tensão imediatamente após a implantação e estabilização da degradação. Em até 2 anos, pode perder entre 30 e 50% da força de tensão devido a hidrólise progressiva. Em ambientes ácidos, pode perder até 50% da força de tensão em 12 semanas. Devido ao baixo índice de hidrólise e por ser quimicamente inerte, o náilon induz uma baixa reação inflamatória quando comparado com outras suturas.

Mantém um alto índice de elasticidade após a implantação no tecido, consideração importante a ser feita em locais que podem desenvolver edema e inflamação. As desvantagens desse fio são a dificuldade de manuseio, a baixa segurança do nó, a significável memória do fio e a pouca flexibilidade. A forma multifilamentar tende a ter melhor característica de manuseio e maior segurança no nó, porém com maior capilaridade. Essas propriedades tornam o náilon indicado para diversos tecidos, como anastomoses intestinais, vias biliares, cirurgia cardiovascular e neurocirurgia.

Polipropileno

O polipropileno é um fio sintético, não absorvível e monofilamentar, formado a partir da polimerização catalítica do polipropileno. Apresenta a melhor força de tensão entre todos os materiais sintéticos não absorvíveis, sem perda significante de força após a implantação, além de baixa elasticidade e alta memória. Apresenta baixa reação tecidual e é a sutura mais indicada para cirurgias vasculares, por não ser trombogênica; sua característica de alta plasticidade é indicada para casos de edema e intumescência do tecido. Na composição do fio, a extremidade do fio é afilada, o que permite que seja contínuo com a agulha de diâmetro diferente, propiciando hemostasia nas anastomoses vasculares. Sua contraindicação é o sistema urinário.

Aço

O fio de aço pode ser monofilamentar ou multilamentar, trançado ou torcido, não absorvível. E um material de importante força tênsil e baixa reação tecidual. Entretanto, suas características de manuseio são ruins, por isso deve-se tomar muito cuidado, para evitar lesões mecânicas como fissuras ou fricções por desgaste corrosivo. O fio é empregado em aplicações musculoesqueléticas, incluindo o fechamento de uma esternotomia.

AGULHAS

A agulha cirúrgica compõe o material de sutura e é essencial para o sucesso do procedimento cirúrgico. O diâmetro, o raio, a geometria e o material que compõe a agulha são características importantes que determinam o momento de flexão, o momento de rendimento cirúrgico e de ductilidade da agulha (Figura 2). As agulhas cirúrgicas apresentam características diferenciadas, como formato, tamanho, ponta e união com o fio de sutura. O tamanho ideal é o menor possível, o suficiente para penetrar o tecido sem amassar, com capacidade de passar pelos dois lados da incisão com o menor trauma tecidual, afiado o suficiente para penetrar com a menor resistência, estabilidade no porta-agulha, estéril e com o menor coeficiente de corrosão para diminuir o risco de infecção. A agulha reta pode ser empregada em lugares acessíveis, como nas suturas de pele, pois há melhor espaço, e pode ser manipulada diretamente com os dedos, principalmente em casos de tensão em suturas na pele, onde uma distância moderada entre a incisão e o ponto de saída é desejável.

Agulhas curvas são essenciais em campos cirúrgicos pequenos ou profundos, onde o espaço é limitado. As curvaturas são definidas pelas frações de 5/8, 1/2, 3/8 e 1/4 do círculo, que se sobrepõem, o comprimento do cabo, o raio, o diâmetro do fio e o comprimento total. O corpo e a ponta da agulha podem ter uma secção geométrica, sendo cilíndrica ou prismática. As pontas das agulhas dependem da indicação cirúrgica e podem ser classificadas como traumáticas ou atraumáticas. As traumáticas apresentam área de secção transversal maior que o diâmetro do fio, aumentando a resistência da passagem. Já as agulhas atraumáticas apresentam o diâmetro da secção transversal igual ao do fio.

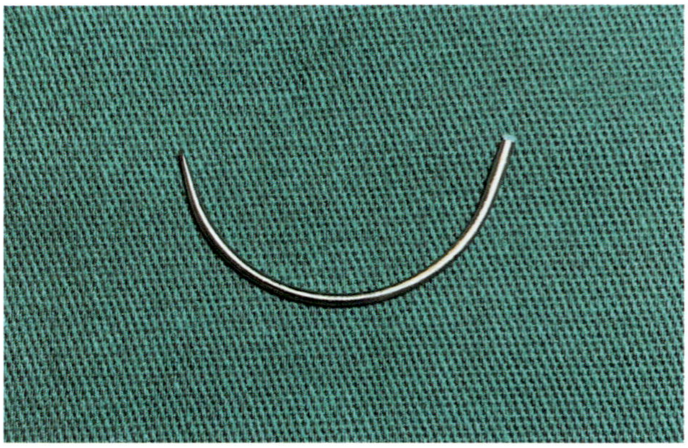

FIGURA 2 Composição de uma agulha cirúrgica.

SUTURAS

A escolha e a execução das técnicas de sutura ideais são de suma importância para a excelente recuperação da ferida cirúrgica. O processo de reparação pode ser afetado pela técnica escolhida e pela quantidade de tensão produzida pelo material de sutura, pois o suprimento sanguíneo na borda da ferida é inversamente proporcional à força de tensão aplicada na realização do nó.

Classificação das suturas

As suturas podem ser classificadas por alguns fatores, como região anatômica de aplicação, posição, eversão ou inversão dos tecidos, força de tensão adequada à região empregada e se são suturas contínuas ou descontínuas.

Suturas descontínuas ou pontos separados

Simples interrompida

Uma sutura simples interrompida é realizada pela inserção da agulha em 90° através do tecido de um lado da incisão ou ferida, passando até o lado oposto e assim aplicando um nó. Este deve ser deslocado para um dos lados, para que não permaneça em cima da incisão, e o fio deve ser cortado do tamanho ideal (na sutura de pele, deve ser deixada a quantidade suficiente para facilitar a retirada do ponto). A sutura de pele deve ter cerca de 2 a 3 mm de distância da borda da pele. A principal vantagem do ponto simples interrompido é que, se houver o rompimento de um único ponto, isso não afetará os demais pontos de suturas; a desvantagem é que esse tipo de sutura demanda um número maior de pontos, com maior quantidade de corpo estranho na ferida. Esse tipo de sutura pode ser utilizado em vários tecidos, incluindo fáscia muscular, parede abdominal, tecido subcutâneo, pele, vaso sanguíneo, intestino, cápsula renal, ureter, uretra, córnea, traqueia, nervos e diafragma (Figura 3).

Sutura em X ou Sultan

A sutura em X, ou Sultan, é um padrão interrompido em que são colocados pontos simples paralelos um ao outro, então o nó é feito entre a incisão, para criar um "X". As suturas em X são aposicionais e podem atenuar de baixa a moderada tensão entre a incisão. A vantagem é que, nesse padrão de sutura, utiliza-se menor quantidade de material, oferecendo a segurança do padrão interrompido. Suas principais indicações são a linha média e a fáscia muscular (Figura 4).

Sutura de Wolff ou U deitado ou colchoeiro

A sutura é realizada pela inserção da agulha paralelamente às laterais da borda da ferida. As suturas devem ser separadas por 4 a 5 mm. São usadas primariamente para áreas de tensão e podem ser realizadas rapidamente, entretanto podem causar eversão do tecido. Cuidados devem ser tomados para que as bordas fiquem aposicionadas e não evertidas. As principais indicações de uso são suturas de pele, hérnias ou aponeuroses e ferimentos extensos de pele (Figura 5).

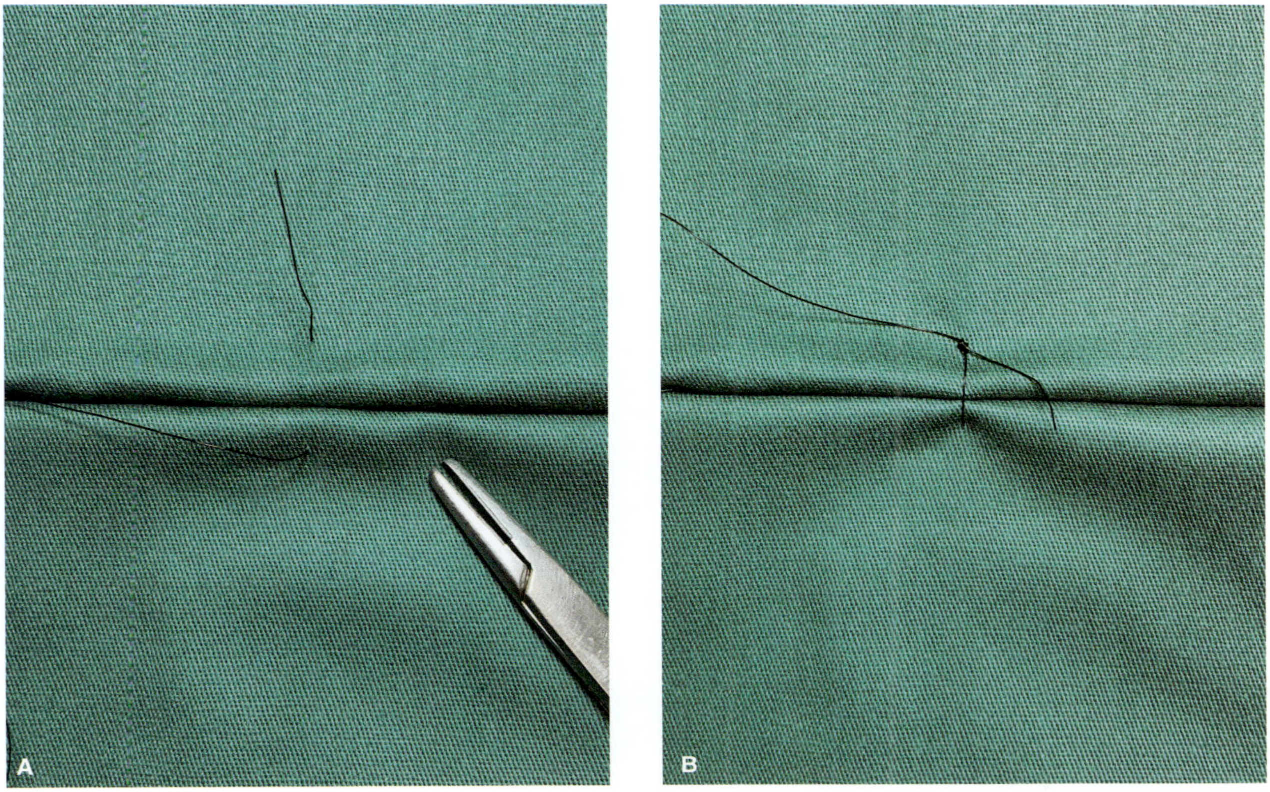

FIGURA 3 Sutura simples descontínua.

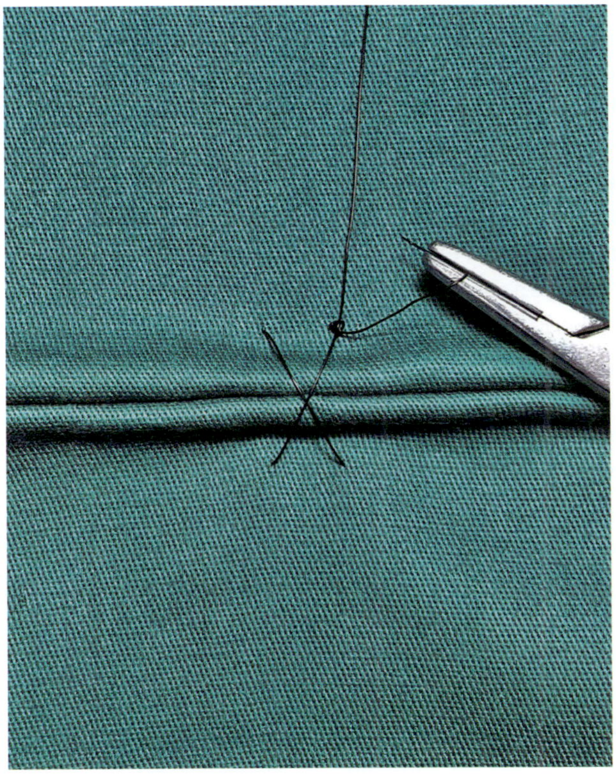

FIGURA 4 Sutura de Sultan ou ponto em X.

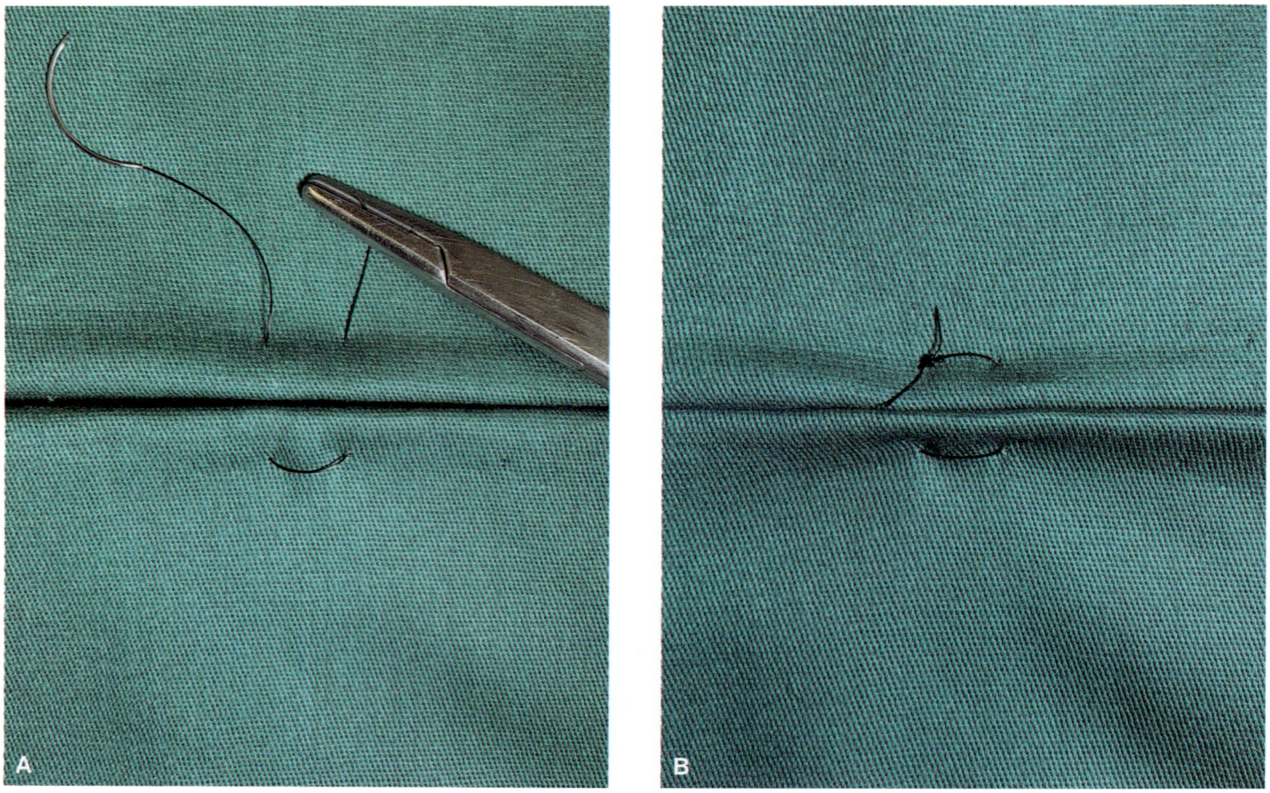

FIGURA 5 Sutura de Wolff ou U deitado ou colchoeiro.

Sutura de Donatti ou U em pé

A sutura é feita pela inserção da agulha, aproximadamente 8 a 10 mm da borda da incisão de um lado, passando entre a linha de incisão e saindo a uma distância igual no lado oposto. A agulha, então, é virada e inserida no mesmo lado da borda da pele e saindo na outra borda, aproximadamente 4 mm, e realiza-se o nó. Essa sutura é mais forte do que a sutura de Wolff quando em áreas de tensão e quando é necessário aplicar tensão à rafia da pele, pois o suprimento de sangue das bordas da ferida não é interrompido. Essa sutura demanda mais tempo para realização, porém a eversão das bordas não é uma desvantagem tão importante quando em comparação com o U deitado. Suas principais indicações são suturas de pele e fígado (Figura 6).

Sutura de Lambert

A sutura de Lambert é considerada invaginante e não contaminante, pois a agulha entra longe da borda da ferida, sai perto, cruza a incisão, entra perto da borda da ferida e sai longe. Pode ser utilizada em vísceras ocas, como o pulmão e o intestino.

Sutura de Swift

Na sutura de Swift, a incisão da agulha percorre em direção da mucosa para a adventícia, no sentido de dentro para fora, cruza a incisão e retorna da adventícia para a mucosa; dessa maneira, o nó cirúrgico se mantém no lúmen do órgão. A principal indicação desse tipo de sutura é a síntese de esôfago cervical. Devido à proximidade do nervo vago e nessa configuração de nó, não há estímulo dessa estrutura, evitando-se também aderências que atrapalhariam os movimentos peristálticos (Figura 8).

Sutura de esmagamento de Cushing

Essa técnica de sutura promove o esmagamento do tecido após o aperto do fio e, como na sutura simples, penetra todas as camadas do órgão.

Sutura de jaquetão ou técnica de sobreposição de Mayo

Essa técnica promove a sobreposição das bordas da ferida. As bordas são posicionadas uma sobre a outra. A agulha entra na borda superior em direção

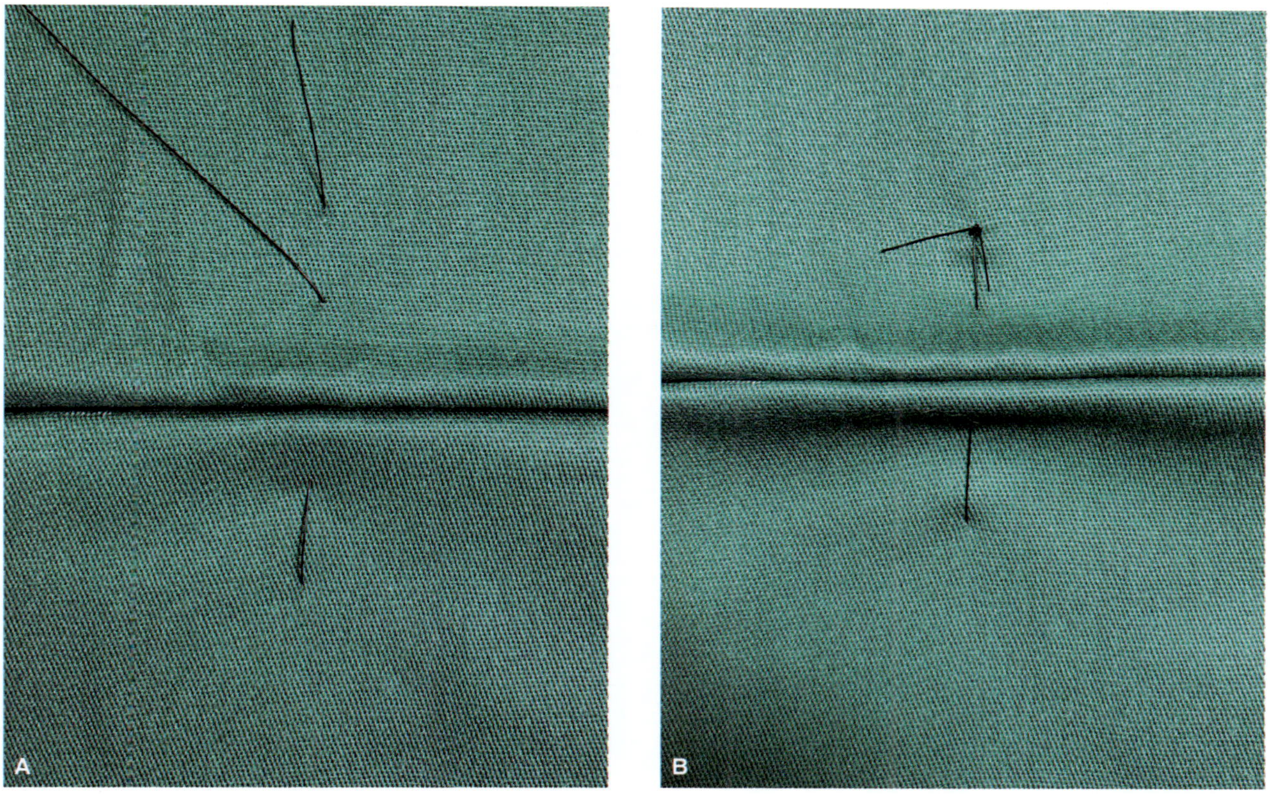

FIGURA 6 Sutura de Donatti ou U em pé.

à borda inferior, cruza a incisão, e é feito o nó. Essa técnica é indicada em casos de hérnias umbilicais.

Sutura de relaxamento

Essa técnica promove o relaxamento da linha de sutura, pois, após a confecção de alguns pontos simples, faz-se outro ponto simples; porém, com a agulha entrando mais distante da borda da ferida, realiza-se o nó. Sutura indicada para áreas de tensão e em que exista espaço morto.

Sutura de Gambi

A sutura de Gambi é um padrão interrompido utilizado em cirurgias intestinais para evitar a eversão da mucosa. A sutura é introduzida da mesma maneira que uma sutura simples interrompida da serosa através da muscular e da mucosa para o lúmen. A agulha, então, retorna do lúmen pela mucosa para a muscular, antes de atravessar a incisão. Após atravessá-la, é introduzida na camada muscular e continua por meio da mucosa até o lúmen. A agulha, então, é reintroduzida através da mucosa e muscular, para sair da camada serosa para a superfície, e é feito o nó. A sutura de Gambi reduz a inversão da mucosa e pode reduzir a drenagem de conteúdo do lúmen intestinal.

Suturas contínuas

Tipos de suturas contínuas

Sutura simples contínua

O padrão simples contínuo consiste em uma série de pontos simples interrompidos com o nó ao final da incisão. A sutura é contínua entre os nós. A realização se dá através da passagem da agulha de um lado para o outro do tecido perpendicularmente à incisão. A sutura avança pela linha de incisão na diagonal, e, para finalizar uma sutura contínua, o ponto deve ser feito ao final da incisão.

O ponto simples contínuo oferece máxima aposição do tecido e promove pressão que evita o acúmulo de ar e fluido, em comparação com uma série de pontos simples interrompidos. Frequentemente

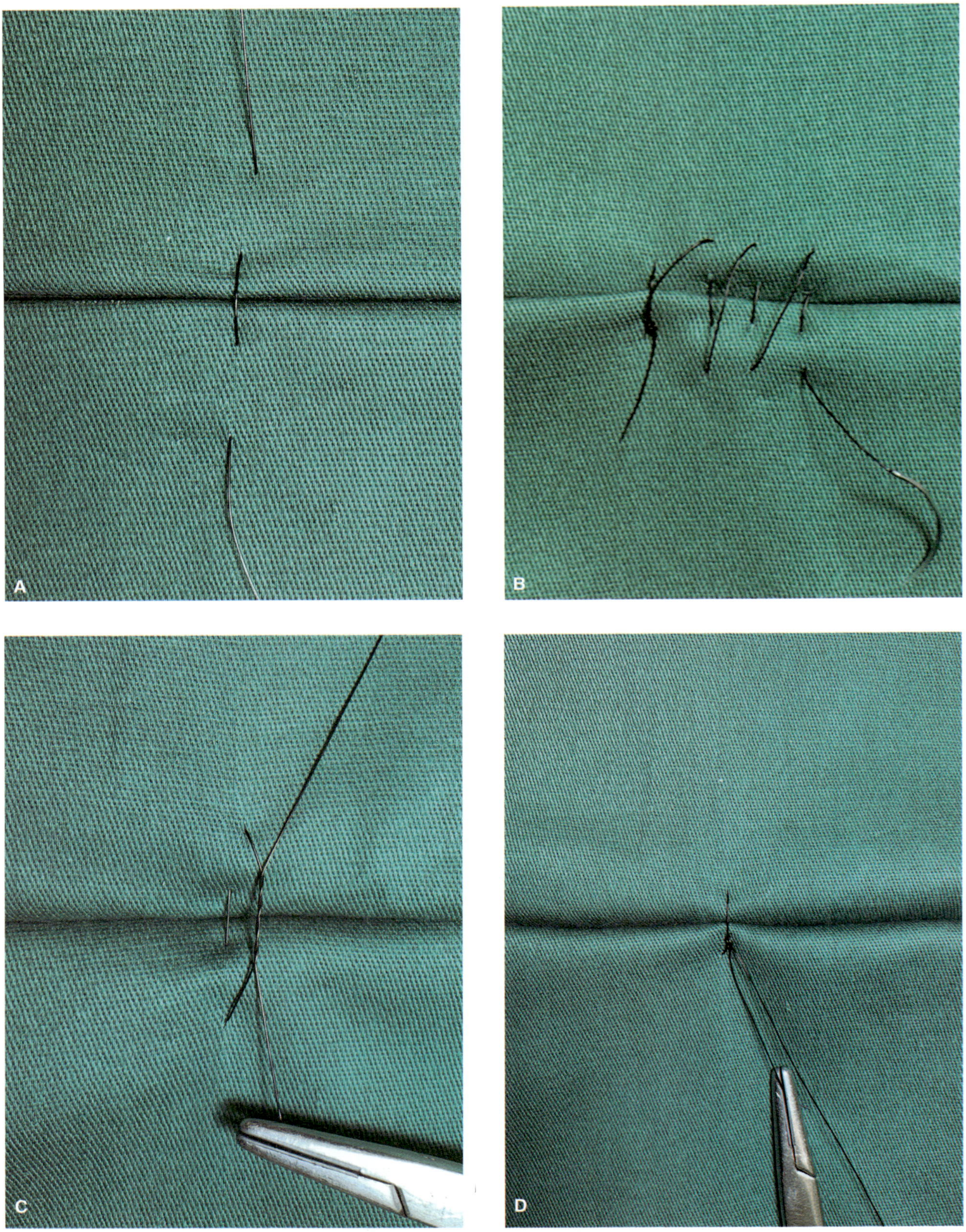

FIGURA 7 Sutura de Lambert.

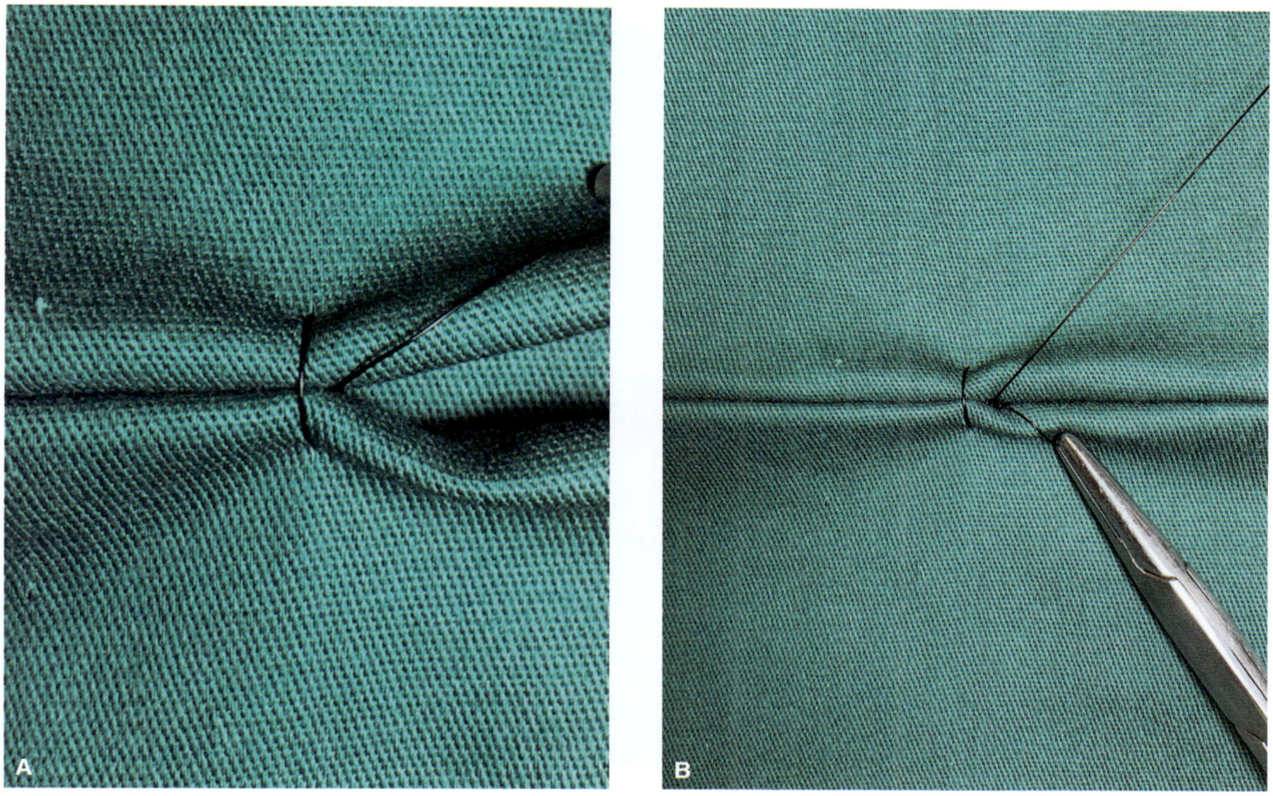

FIGURA 8 Sutura de Swift.

utilizado para rafiar a linha alba e o tecido subcutâneo, não deve ser utilizado em casos como anastomose intestinal (Figura 9).

Sutura de Riverdin ou festonada

Esse padrão consiste em uma modificação do simples contínuo. Nessa técnica, cada passagem pelo tecido é parcialmente bloqueada e é ancorada à passagem prévia por uma laçada do material. O nó da sutura deve ser feito ao final da linha de incisão. Esse padrão pode ser realizado rapidamente e posicionar os tecidos melhor do que um ponto simples contínuo, além de promover melhor estabilidade, caso haja um rompimento do nó. As desvantagens são a maior quantidade de material e a maior dificuldade de remoção dos pontos. Essa técnica é indicada para pele, fáscia muscular, vesícula urinária e estômago (Figura 10).

Sutura de Lambert

O padrão de sutura de Lambert é uma variação do padrão de Donatti (U em pé), sendo aplicado de maneira contínua e de característica invaginante. Normalmente empregado para sutura de vísceras ocas. A agulha penetra as camadas serosa e muscular aproximadamente 8 a 10 mm da borda da incisão e sai próximo à margem da incisão no mesmo lado. Depois de passar pela incisão, a agulha penetra cerca de 3 a 4 mm da margem da ferida e sai de 8 a 10 mm longe da incisão, repetindo-se ao longo de toda a incisão. Essa técnica é indicada para vísceras ocas, para o sepultamento de outra sutura.

Sutura de Cushing

O padrão de Cushing se estende até a camada seromuscular. A sutura se inicia com um ponto simples interrompido, e a agulha avança paralelamente à incisão e é introduzida na serosa, passando na muscular e superfície da submucosa. Retornando da superfície, a agulha avança paralela ao longo da incisão e retorna através do tecido para a superfície da serosa. Uma vez fora da víscera, a agulha e o fio são passados pela incisão, e a agulha é introduzida ao ponto em que corresponda ao final do lado contralateral. A sutura, então, é repetida e deve

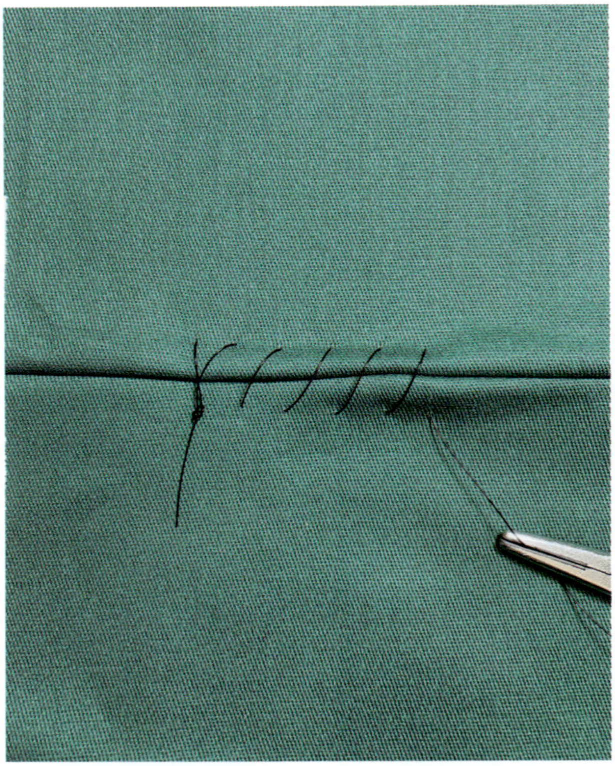

FIGURA 9 Sutura simples contínua.

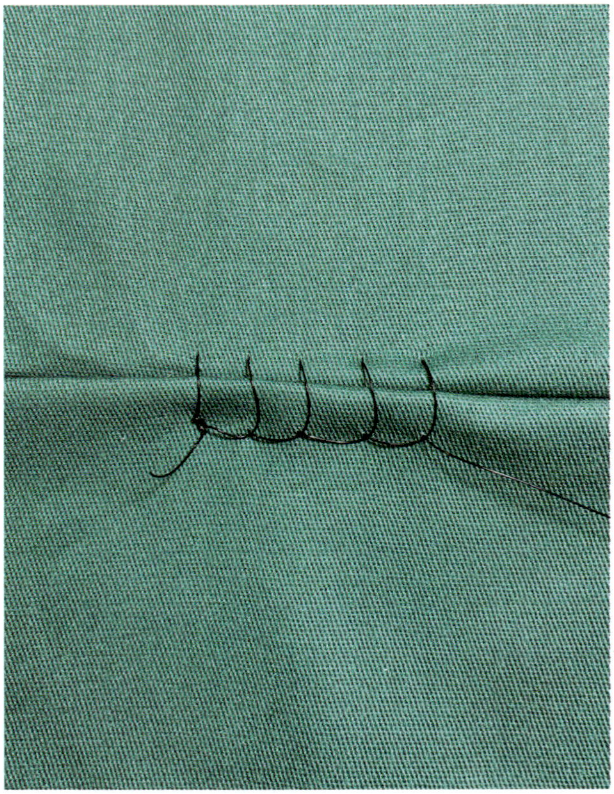

FIGURA 10 Sutura de Riverdin ou festonada.

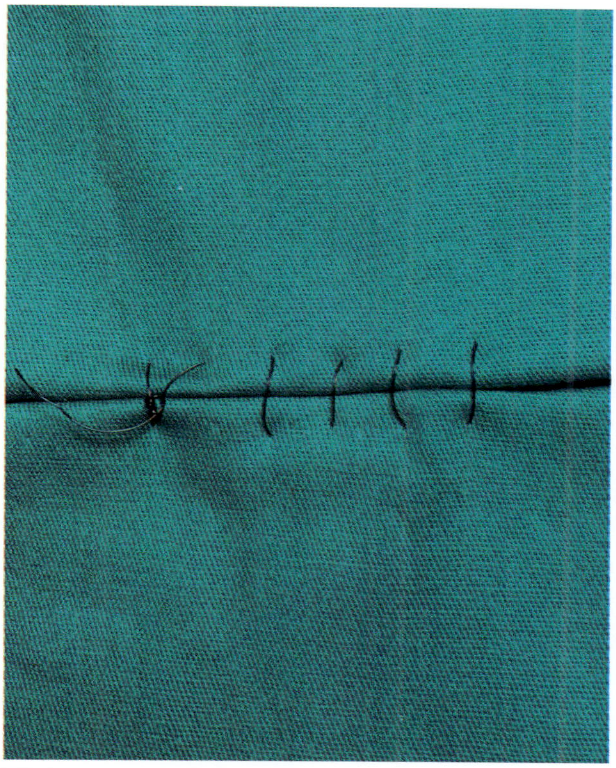

FIGURA 11 Sutura de Lambert.

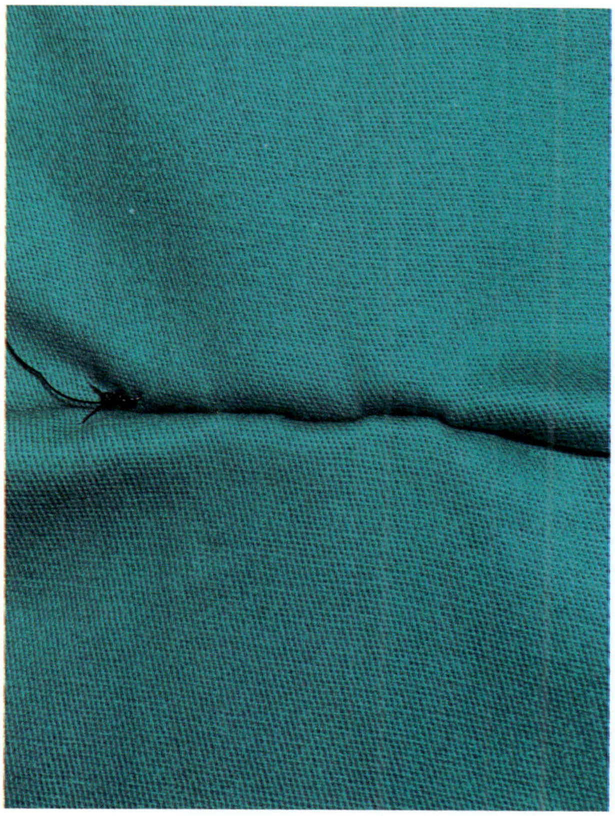

FIGURA 12 Sutura de Cushing.

cruzar a incisão de maneira perpendicular. Quando a sutura é esticada, a incisão inverte, podendo ser utilizada em casos de suturas de dois planos, como no estômago e na vesícula urinária (Figura 10).

Sutura de Connell

Esse padrão de sutura é similar ao da sutura de Cushing, porém atravessa todas as camadas, incorporando a mucosa. Está sujeita a extravasamento do conteúdo, ao contrário das demais suturas. É indicada para a primeira camada de órgãos ocos.

Sutura de Parker-Kerr

É um padrão de sutura a partir da modificação da sutura de Cushing e da sutura de Lambert. É indicada para a rafia de cotos de órgãos ocos, pois causa inversão excessiva do tecido, assim como o coto uterino. É uma sutura de dois planos: o primeiro é pela sutura em padrão de Cushing contínuo, realizado sobre uma pinça hemostática. Ao fim do primeiro plano, realiza-se uma sutura de Lambert contínua.

Sutura de sapateiro ou de Vachetta

Esse padrão é indicado para contenção de hemorragias em órgãos ocos, por ser uma sutura compressiva, utilizada em órgãos parenquimatosos como o baço.

Sutura de Schmieden

Esse padrão de sutura é considerado contaminante, pois a passagem do fio é feita em direção da mucosa para a serosa. As bordas da ferida são mantidas bem posicionadas. Nas confecções de suturas de dois planos, essa técnica é considerada de primeiro plano (Figura 13).

Sutura de bolsa de tabaco

Esse padrão de sutura é realizado circundando um orifício. Quando o círculo é concluído, aperta-se o fio e realiza-se o nó. É uma técnica destinada para o fechamento de orifícios como ânus, evitando contaminação no campo cirúrgico, inversão de cotos viscerais, e em casos de fixação de drenos, tubos e cateteres de lavagem (Figura 14).

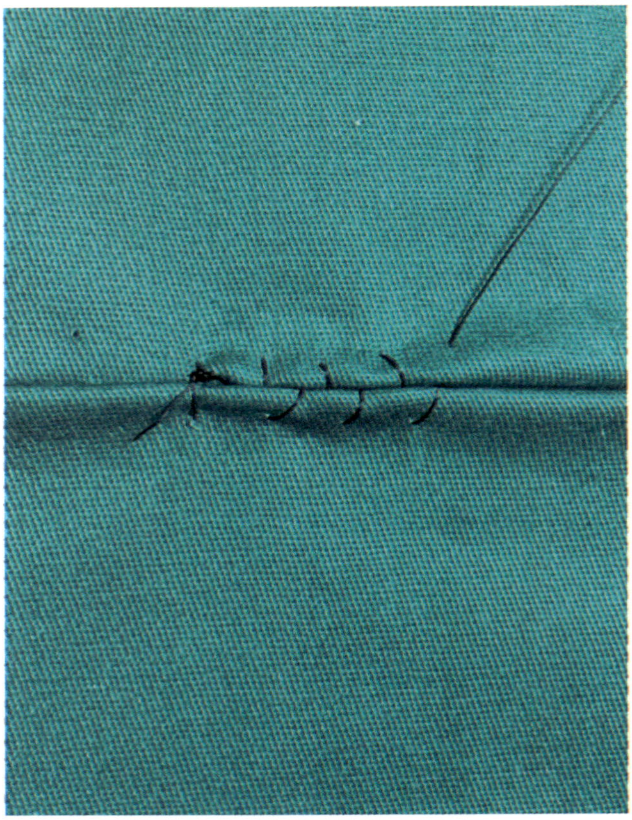

FIGURA 13 Sutura de Schmieden.

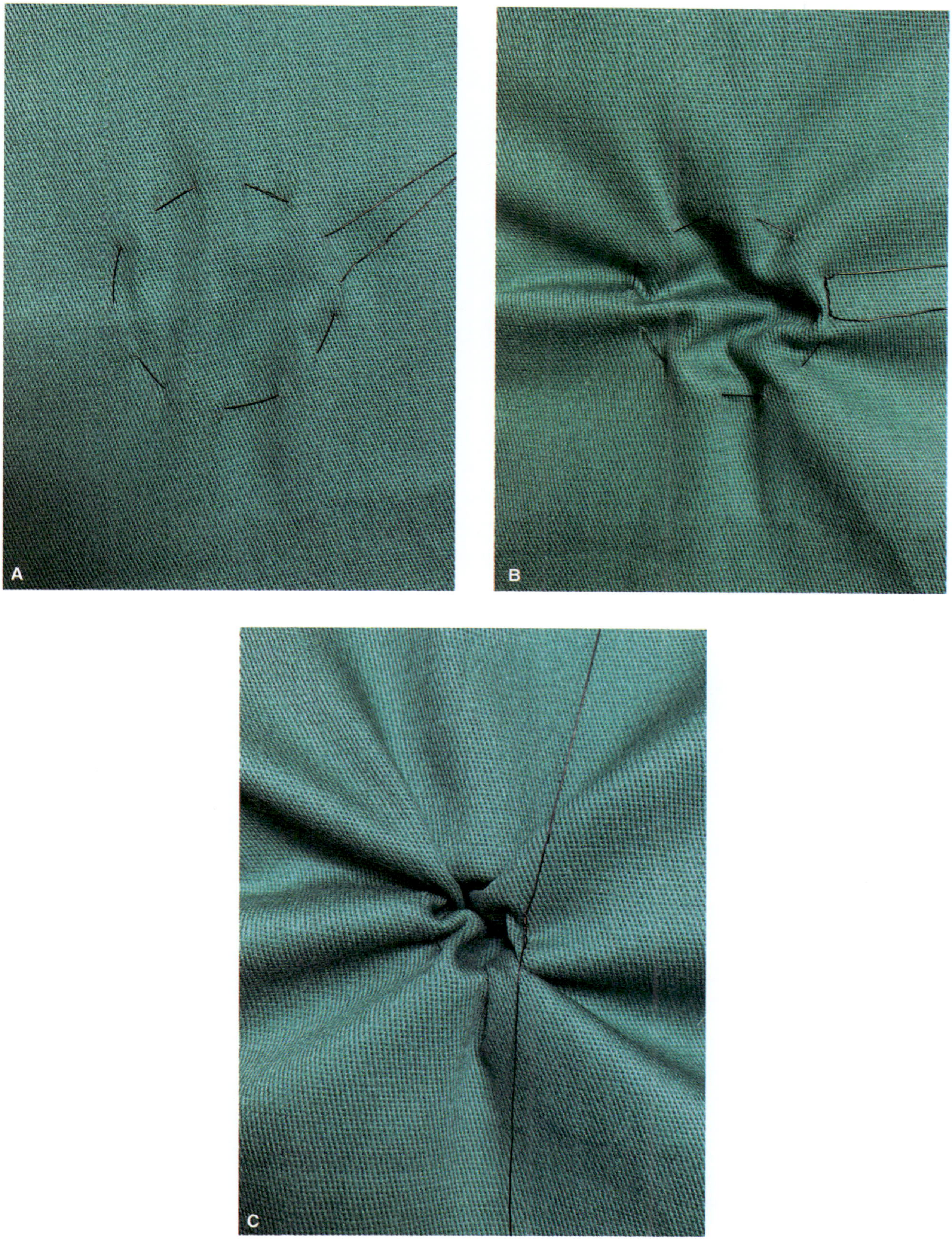

FIGURA 14 Sutura de bolsa de tabaco.

Sutura de zigue-zague intradérmica

A agulha penetra na derme e o fio percorre as bordas, sempre paralelas em ambos os lados da incisão. A sutura não fica visível, pois está abaixo da epiderme. É indicada para cirurgias que precisam de um efeito estético excelente, como as cirurgias plásticas, pois não deixam cicatrizes (Figura 15).

Sutura zigue-zague subcutânea

Esse padrão de sutura é comumente utilizado no subcutâneo para diminuir o espaço morto existente. Seu diferencial é a ancoragem mais profunda.

TÉCNICA PARA A CONFECÇÃO DE NÓS

O nó é o ponto mais fraco da sutura. Consiste em pelo menos dois laços, um sobre o outro e apertados. Os nós podem estar paralelos, em um nó quadrado ou nó transversal. A correta confecção do nó é de suma importância, pois garante a segurança da sutura; se o nó não estiver correto, pode levar a deiscência. Os fatores que podem influenciar na confecção do nó são: tipo de material; comprimento do fio após o corte; número de laçadas; a configuração estrutural do nó; experiência do cirurgião.

Para segurança, o nó deve ser feito com 3 pontos, 1 duplo e 2 simples, com 3 mm entre uma sutura e outra. Suturas com pontos extras devem ser utilizadas em materiais mais macios, para aumentar a segurança sem desgastar ou cortar.

A confecção dos nós pode ser feita de três maneiras: a primeira é a manual, sem o instrumental cirúrgico, utilizando apenas as mãos; a segunda é com a utilização do material cirúrgico; a terceira é a mista, com a utilização do instrumental cirúrgico e das mãos. Livingston desenvolveu a chamada lei dos nós, que descreve duas regras principais: 1. movimentos iguais de mãos opostas executam um nó perfeito; 2. a ponta do fio que muda de lado após a execução do primeiro seminó deve voltar ao lado inicial para executar o segundo seminó.

A técnica de Pauchet, conhecida como nó de cirurgião, pode ser realizada com os dedos médio ou indicador, em nó simples ou duplo (Figura 16).

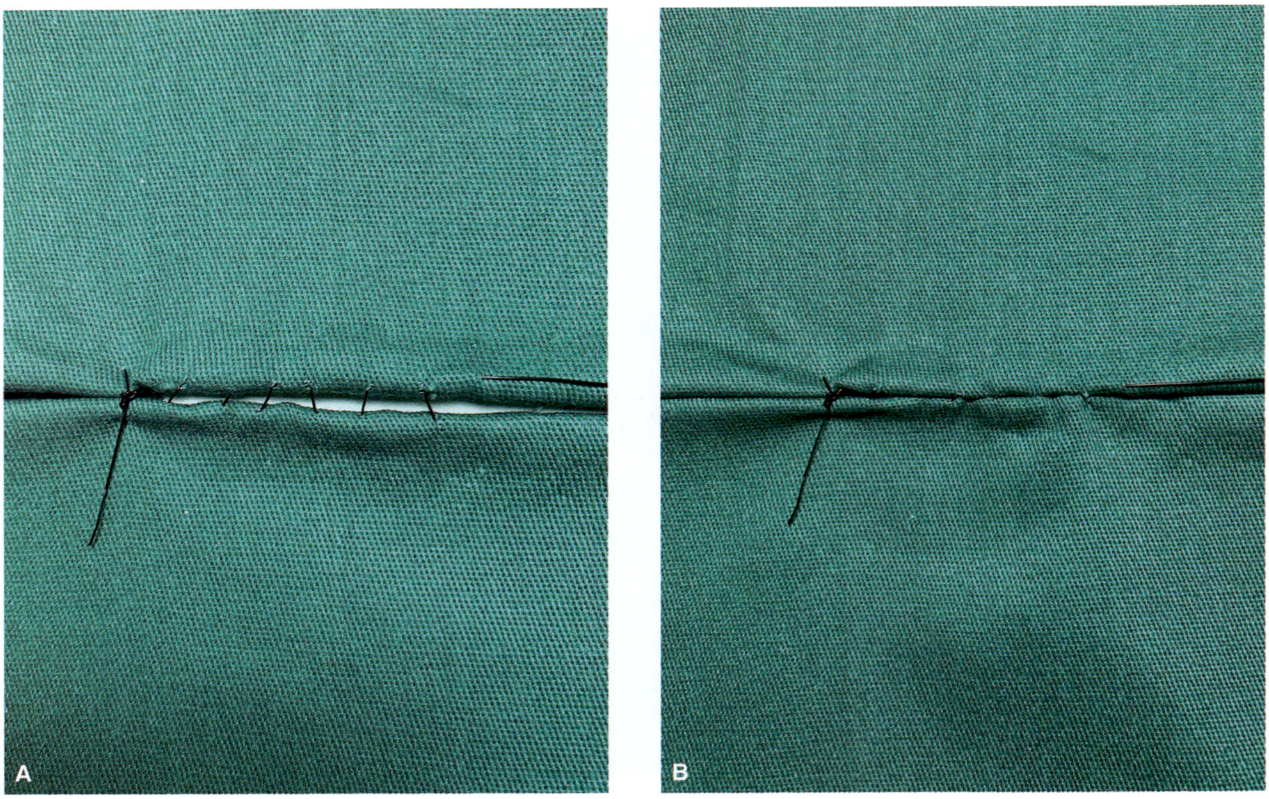

FIGURA 15 Sutura de zigue-zague intradérmica.

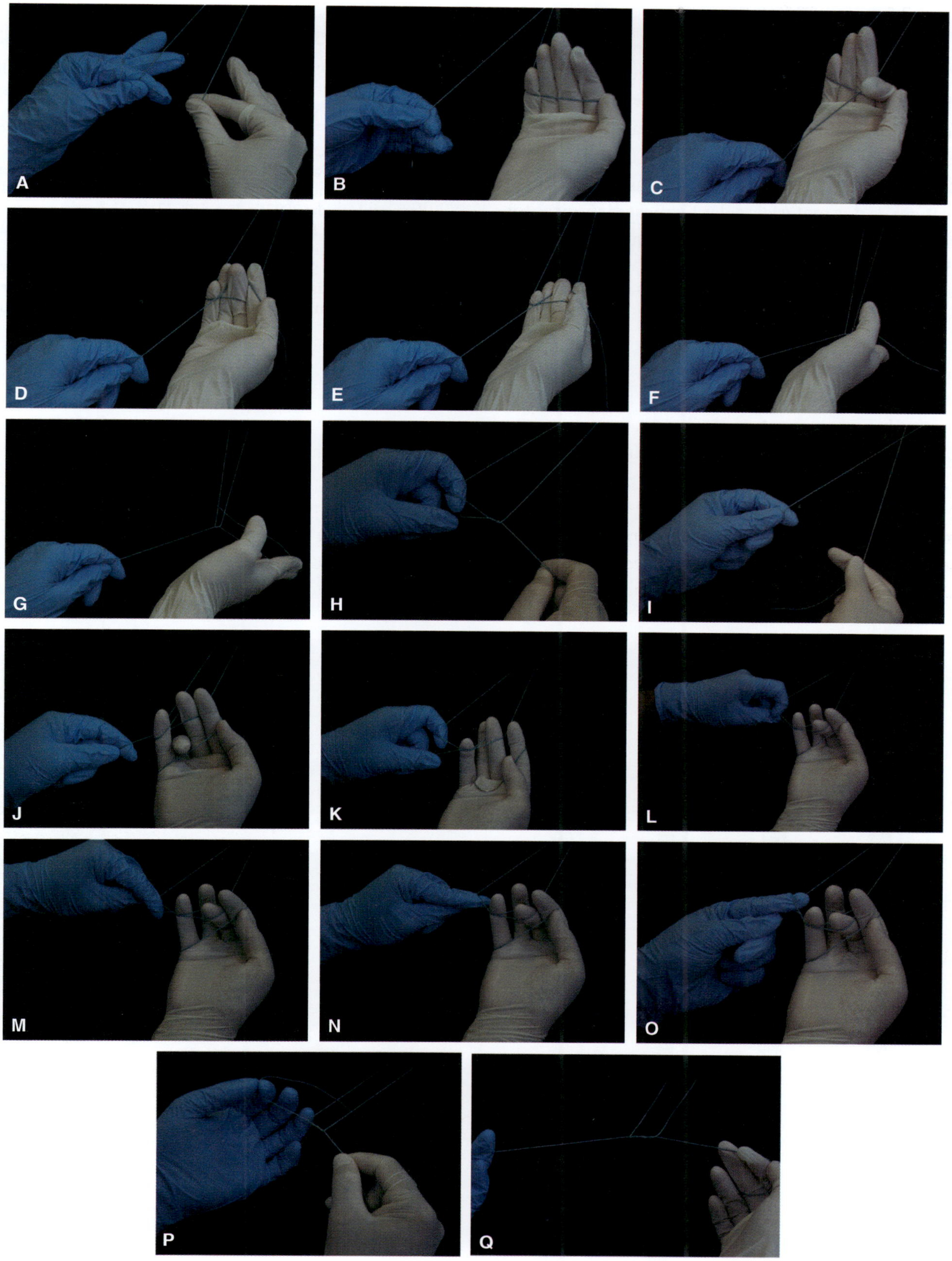

FIGURA 16 Realização passo a passo do nó de cirurgião, simples (A a H); duplo (I a Q).

CONCLUSÃO

A escolha e a utilização dos materiais de sutura devem ser baseadas em diversos fatores, como características dos fios, indicação cirúrgica, tipo de agulha e padrão de sutura. A *expertise* do cirurgião sobre cada afecção e o conhecimento dessas características principais dos materiais e das técnicas cirúrgicas tornam as escolhas mais assertivas e conduzem ao êxito do procedimento.

REFERÊNCIAS BIBLIOGRÁFICAS

1. Dart AJ, Dart CM. Suture material: conventional and stimuli responsive. In: Comprehensive biomaterials II. St. Louis: Elsevier; 2017. v. 7, p. 747-68.
2. Fossum TW. Cirurgia de pequenos animais. 5. ed. Rio de Janeiro: Elsevier; 2018.
3. James TP, Clarke KM. Técnicas operatórias básicas. In: Slatter D, editor. Manual de cirurgia de pequenos animais. 3. ed. Barueri: Manole; 2007. v. 1, p. 198-221.
4. Oliveira ALA. Técnicas cirúrgicas em pequenos animais. 2. ed. Rio de Janeiro: Elsevier; 2018. 512 p.
5. Schmiedt CW. Surgical material, tissue staplers, ligation and closure methods. In: Tobias KM, Johnston SP. Veterinary surgery: small animal. 2. ed. St. Louis: Elsevier; 2011. p. 187-200.

8

Profilaxia da infecção

André Lacerda de Abreu Oliveira ▪ Aline Alves de Carvalho

> **Objetivos**
>
> Após a leitura do capítulo, você será capaz de:
>
> - Reconhecer as principais causas da infecção.
> - Compreender os métodos de prevenção da infecção.
> - Classificar as feridas cirúrgicas.
> - Conhecer os principais antimicrobianos utilizados na medicina veterinária.

INTRODUÇÃO

A infecção representa uma das principais complicações cirúrgicas, por isso se torna importante a sua prevenção. A profilaxia da infecção ocorre através de medidas a serem realizadas individualmente a cada profissional e paciente, como uso de gorros, luvas, máscaras, lavagem das mãos, materiais estéreis, preparo do paciente, produtos antissépticos, antibióticos, entre outras, com o objetivo da redução ou eliminação da carga bacteriana em todo o processo cirúrgico. A infecção pode colocar em risco todo o trabalho realizado pela equipe veterinária, comprometendo a recuperação e a vida do paciente.

DESENVOLVIMENTO

Profilaxia das infecções cirúrgicas

Considerações gerais

Em meados do século XIX, as mulheres tinham medo de irem a um hospital no momento do parto, pois era muito comum falecerem devido a febre após o parto. Ignaz P. Semmelweis, médico obstetra, notou a diferença no número de óbitos entre diferentes fatores e atribuiu às mortes a falta de higiene no momento do parto. Isso fez com que ele tornasse obrigatória a prática de lavagem das mãos para médicos e enfermeiros que estavam na enfermaria, antes dos partos e antes de tocar nos pacientes, o que levou a uma redução na taxa de mortalidade dos pacientes em um hospital da Hungria.

Em 1867, Joseph Lister descreveu o *Princípio Antisséptico da Prática Cirúrgica*, para a realização de cirurgias com menor carga de infecção. Anos depois, iniciou-se a utilização de luvas durante os procedimentos cirúrgicos. Todas essas medidas novamente acarretaram uma queda de mortalidade no ambiente hospitalar. Em 1877, Pasteur fez uso de produtos microbianos como terapêutica e, em 1928, Alexander Fleming mudou a história com a descoberta da penicilina. A partir daí, estudiosos seguiram evoluindo estudos e técnicas com o intuito de diminuir as infecções.

Na medicina veterinária, foi incorporada a utilização de práticas antissépticas e/ou assépticas, como lavagem das mãos com produtos antissépticos, limpeza dos pacientes, vestimentas limpas e adequadas e utilização de gorro, máscaras, vestimentas e luvas estéreis nos procedimentos cirúrgicos, o que promoveu uma evolução significativa quanto ao número de casos de óbitos por infecção. Hoje em dia, a higienização do centro cirúrgico, a utilização de vestimentas adequadas, vestimentas e luvas estéreis, gorro e máscaras, a antissepsia dos braços e das mãos dos integrantes da equipe cirúrgica, além de antissepsia ampla da região a ser incisada no paciente e de materiais estéreis, constituem regras básicas para uma cirurgia de qualidade.

Fatores que interferem na ocorrência da infecção

A cirurgia asséptica busca prevenir a infecção no sítio cirúrgico, porém diversos aspectos interferem, como fatores individuais do paciente (idade, hidratação, imunidade, estado nutricional, alterações metabólicas, peso, condição física, temperatura etc.), equipe cirúrgica (higienização, materiais, indumentários), fatores estruturais (higienização e estado do centro cirúrgico), preparo do paciente (tricotomia, antissepsia), tempo cirúrgico (duração do procedimento, normalmente dividido em horas) e estado da ferida cirúrgica (limpa, limpa-contaminada, contaminada ou suja).

A mínima manipulação dos tecidos e a utilização de instrumentais estéreis favorecem a profilaxia da infecção. Um órgão ou tecido traumatizado predispõem ao crescimento de bactérias anaeróbicas, pois estão com a concentração de oxigênio diminuída. Por esse e outros motivos, indica-se a menor manipulação possível da região.

Classificação da ferida cirúrgica

As feridas cirúrgicas são classificadas em limpa, limpa-contaminada, contaminada ou suja. Essa classificação depende do grau de contaminação de cada cirurgia, de acordo com o tipo de procedimento e a descrição da ferida cirúrgica, e está descrita no Quadro 1.

Vestimentas no ambiente cirúrgico

O setor cirúrgico é considerado o mais limpo do ambiente hospitalar. Há a obrigatoriedade, ao adentrar em um centro cirúrgico, de estar vestindo pijamas cirúrgicos utilizados somente naquele ambiente, sem ter transitado com o mesmo pijama em outro setor e/ou ambiente hospitalar. O pijama deve ser constituído por um conjunto de camiseta de mangas curtas e calça comprida e confeccionado de material confortável e que não solte fiapos – normalmente de tecido 100% algodão ou 50% algodão e 50% poliéster, ou material descartável. Além disso, é obrigatória a utilização de gorro (cobrindo completamente os cabelos), máscara (cobrindo completamente boca, nariz e barba, se houver) e calçados fechados com protetores (propés). Todos devem ser de tecidos como os dos pijamas cirúrgicos ou materiais descartáveis e ser trocados sempre que se sai e entra no setor cirúrgico, com a finalidade de não se transportarem sujidades, secreções e contaminantes de um setor ao outro. A utilização de máscara e gorro serve tanto para não contaminar o sítio cirúrgico com respiração, gotículas de saliva, pelo de barba e cabelo, como para proteger a todos da equipe contra fluidos fisiológicos etc.

No Capítulo 4, foi verificado a vestimenta ideal para adentrar no setor cirúrgico. Fazem parte da vestimenta:

QUADRO 1 Classificação das feridas cirúrgicas

CLASSIFICAÇÃO	DESCRIÇÃO	EXEMPLOS DE TIPOS DE PROCEDIMENTOS
Limpa	Feridas não traumáticas e não inflamadas, nas quais os tratos respiratório, gastrintestinal, geniturinário e orofaríngeo não são penetrados	Laparotomia exploratória Castração eletiva Artroplastia total de quadril PDA
Limpa-contaminada	Feridas cirúrgicas nas quais os tratos respiratório, gastrintestinal ou geniturinário são penetrados sob condições controladas sem contaminação incomum; uma ferida limpa na qual é colocado um dreno	Broncoscopia Colecistectomia Ressecção do intestino delgado Enterotomia
Contaminada	Feridas abertas, frescas e acidentais; procedimentos nos quais o conteúdo gastrintestinal ou urina infectada escapa ou ocorre grande falha na técnica asséptica	Escape de bile durante colecistectomia ou procedimentos de desvio biliar Massagem cardíaca aberta Cistotomia com escape de urina infectada Lacerações
Suja	Feridas traumáticas antigas com secreção purulenta, tecido desvitalizado ou corpos estranhos; procedimentos nos quais um visco é perfurado ou ocorre contaminação fecal	Excisão ou drenagem de um abscesso Peritonite Perfuração do trato intestinal Ruptura da vesícula biliar causada por colecistite necrotizante Osteotomia de bolha para otite média

PDA: patência do ducto arterioso.

Fonte: National Research Council, Division of Medical Sciences.

vestuários estéreis, como capote ou avental cirúrgico (o qual deverá ser de material descartável ou tecido), pijamas cirúrgicos (o ideal é serem de materiais impermeáveis, para evitar a penetração de microrganismos e fluidos entre campo operatório e equipe cirúrgica), com manga comprida que ultrapasse os dedos e cubra desde o pescoço até os joelhos. As luvas cirúrgicas, são diferenciadas por tamanho, de materiais de látex de borracha natural, calçando desde as extremidades dos dedos a além dos punhos. Estes deverão ser vestidos após a lavagem das mãos e dos antebraços, sem haver contaminação e permanecendo estéreis.

Preparo do paciente

Antes de o animal ser encaminhado para o centro cirúrgico, é feita a retirada dos pelos com margem ampla na região a sofrer a incisão. Realiza-se antissepsia prévia com produtos antissépticos (o gluconato de clorexidina degermante 2% e a clorexidina alcoólica 0,5% são os mais usados na rotina cirúrgica). Após o preparo do paciente, este é encaminhado para o centro cirúrgico, onde sofrerá nova antissepsia prévia pelo auxiliar, seguida da antissepsia definitiva, feita pelo cirurgião ou auxiliar já paramentados.

Paramentação

A sala de paramentação deve ser composta por área suja (entrada e troca de roupas, retirada de acessórios, como brincos, colares, pulseiras, relógios, anéis, alianças e outros, colocação de máscara, gorro e protetores para os pés) e área limpa (na qual ocorre a degermação, que consiste na lavagem e escovação das unhas, dedos, mãos e antebraços, colocação do avental/capote esterilizado e luva esterilizada, utilizados com a finalidade de formar uma barreira entre microrganismos que podem estar presentes no indivíduo, nos instrumentais, nos materiais e no sítio cirúrgico). Para a degermação, é utilizada uma escova de paramentação estéril descartável com antisséptico específico – gluconato de clorexidina degermante, iodopovidona degermante e hexaclorofeno são os mais empregados atualmente. Os antissépticos precisam ser eficientes na redução bacteriana sem causar feridas, irritação ou qualquer outro dano à pele das pessoas e dos pacientes. Lembrando que a escovação deve ser feita de forma firme, delicada e detalhada (ver procedimentos no Capítulo 4).

Denominação dos antibióticos

Os antibióticos podem agir sobre os microrganismos de duas maneiras: inibindo o crescimento bacteriano ou matando as bactérias. Os que inibem o crescimento bacteriano são denominados bacteriostáticos (para que o organismo hospedeiro controle a infecção), e os que matam as bactérias são denominados bactericidas. Os antibióticos precisam atuar sobre as bactérias sem causar dano ao hospedeiro.

Classificação dos antibióticos

Os antibióticos são classificados de acordo com seu mecanismo de ação e são divididos em dois grupos: 1) os que inibem, destroem ou alteram a parede celular das bactérias; 2) os que inibem a síntese de proteína ou do ácido desoxirribonucleico (DNA).

Mecanismo de ação: inibição da síntese, destruição e alteração da parede celular

Os antibióticos que agem inibindo, alterando ou destruindo a parede celular das bactérias são os que possuem anéis beta-lactâmicos (por exemplo, penicilinas, cefalosporinas, monobacilares e carbapenêmicos), vancomicina, bacitracina, polimixina e os medicamentos antifúngicos: nistatina, anfotericina B e os imizóis. Os beta-lactâmicos tendem a ser bactericidas, pois atuam se ligando à parede celular e causando inibição da síntese, destruição ou alteração da parede celular. Por agirem na parede celular, estrutura ausente na célula de mamífero, tornam-se de baixíssima toxicidade.

Alguns antibióticos utilizados com mecanismo de ação de inibição da síntese, destruição e alteração da parede celular

Aminopenicilina: são eficientes contra microrganismos anaeróbios Gram-positivos e Gram-negativos e microrganismos aeróbios Gram-positivos. Sendo as mais utilizadas na medicina veterinária: amoxicilina e ampicilina.

Cefalosporinas: são divididas em cefalosporinas de primeira, segunda, terceira e quarta gerações.

Cefalosporinas de primeira geração: são medicamentos de amplo espectro e eficientes contra microrganismos Gram-positivos e menos eficientes contra microrganismos Gram-negativos. São as mais utilizadas na medicina veterinária: cefalexina, cefalotina, cefazolina e cefadroxila.

Cefalosporinas de segunda e terceira gerações: são medicamentos cuja eficiência contra os microrganismos varia. O cefovecina é eficiente contra bactérias Gram-positivas, *Staphylococcus*, *Streptococcus* e *Pasteurella*. O ceftiofur é eficiente contra organismos Gram-positivos, utilizado principalmente em infecções do trato urinário e infecções sistêmicas (não é eficiente contra enterococos). A ceftriaxona é eficiente contra infecções no sistema nervoso central e borreliose. A cefoperazona é eficiente contra enterobactérias. A cefotaxima é eficiente contra organismos Gram-negativos e Gram-positivos e atinge o líquido espinhal. Cefoxitina e cefotetano são eficientes contra anaeróbios e bacilos Gram-negativos.

Cefalosporina de quarta geração: a cefepima é eficiente contra cocos Gram-positivos, bacilos entéricos Gram-negativos e *Pseudomonas aeruginosa*.

Imipeném e aztreonam: são eficientes contra os organismos Gram-negativos e aminoglicosídeos, além de beta-lactâmicos e não nefrotóxicos. O imipeném, eficiente contra microrganismos aeróbios e anaeróbios Gram-positivos e Gram-negativos, é considerado um medicamento de última instância e deve ser restrito a pacientes graves que não respondem a outros antibióticos. O aztreonam é eficiente contra muitos microrganismos aeróbios Gram-negativos e geralmente está associado a outros fármacos.

Mecanismo de ação: inibição da síntese de proteína ou do DNA

Os antibióticos que agem inibindo a síntese de proteína se ligam aos ribossomos, causando essa inibição reversível. Alguns exemplos: cloranfenicol, tetraciclinas, eritromicinas e clindamicinas. Faz-se importante a ingestão de água após o consumo de tetraciclinas, para evitar que o comprimido permaneça no esôfago. Os aminoglicosídeos (amicacina, gentamicina, canamicina, neomicina, netilmicina, tobramicina etc.) ligam-se aos ribossomos de forma irreversível e são bactericidas. São eficientes contra bactérias Gram-positivas e Gram-negativas.

Alguns antibióticos utilizados com mecanismo de ação de inibição da síntese de proteína ou do DNA

Cloranfenicol: é eficiente contra os estreptococos, estafilococos, *Salmonella* spp., *Brucella* spp., *Pasteurella* spp., *Ehrlichia* spp., *Rickettsia* spp. e anaeróbios. Possui capacidade de penetrar facilmente na maioria dos tecidos e é considerado um fármaco bacteriostático, porém pode ser bactericida também se estiver em adequadas concentrações.

Tetraciclinas: são eficientes contra bactérias Gram-negativas e Gram-positivas, incluindo *Chlamydia* spp., *Rickettsia* spp., espiroquetas, *Mycoplasma* spp. e alguns protozoários. Classificadas como bacteriostáticos, são capazes de se distribuir bem em todos os tecidos, mas não afetam o sistema nervoso central. As mais utilizadas são tetraciclina, oxitetraciclina, doxiciclina e minociclina. A doxiciclina é muito utilizada, pois tem maior facilidade de penetração nas células e menos efeitos colaterais. A minociclina é eficiente no tratamento contra *Brucella*.

Clindamicina: é eficiente contra microrganismos Gram-positivos, incluindo estafilococos, estreptococos e *Clostridium*, muito utilizada contra infecções resistentes a eritromicina e penicilina.

Eritromicina: tem como derivação a azitromicina, diritromicina e claritromicina, sendo a azitromicina mais usual. Esta é eficiente contra bactérias aeróbicas e anaeróbicas.

Fluoroquinolonas: são quinolonas de segunda geração. Inibem a síntese do DNA, são bactericidas e são eficientes contra infecções nos tecidos moles, pneumonia, osteomielite, infecções no trato urinário, principalmente estafilococos, *Rickettsia* spp. e Gram-negativos. Enrofloxacino, ofloxacino, norfloxacino e ciprofloxacino são os mais utilizados. Com o tempo, surgiram problemas de resistência bacteriana e já há quinolonas de terceira e quarta gerações (gemifloxacino). São comumente associadas a aminoglicosídeos, metronidazol e cefalosporinas.

Metronidazol: é eficiente contra a maioria das bactérias anaeróbicas, além de ter capacidade de penetrar facilmente nos tecidos e poder estar associado a outros antibióticos. Por esses motivos, é muito utilizado na rotina veterinária. Seu mecanismo de ação ainda não é totalmente comprovado.

Falhas do antibiótico

A falha do antibiótico pode ser atribuída a diferentes fatores, como: dose, frequência, via de administração, duração, escolha inadequada ou, ainda, permanência da causa da infecção (por exemplo: implante), baixa imunidade do hospedeiro, entre outros. Além disso, as bactérias podem ser resistentes ao antibiótico. Todos os pontos descritos podem levar a ineficácia do antibiótico utilizado para o tratamento da infecção.

Resistência do antibiótico

A resistência antibiótica se dá quando a bactéria consegue permanecer viva após a ação do antibiótico, o que ocorre por diferentes motivos. Algumas bactérias conseguem inibir os antibióticos por meio de alterações causadas por elas. Outro motivo muito notado atualmente é o uso descontrolado de antibióticos, o que faz com que as bactérias desenvolvam alterações capazes de se tornarem resistentes a esses fármacos.

Uso racional do antibiótico

O uso racional de antibióticos deve ser realizado devido à capacidade de resistência bacteriana. No passado, a venda de antibióticos era liberada sem prescrição médica, porém fez-se necessário um controle maior. O ideal, além de detectar a infecção no tecido-alvo, com a finalidade de utilizar o antibiótico que mais age sob o tecido e sobre a maior probabilidade de microrganismos presentes na região, é a realização de exames laboratoriais (antibiograma) antes da antibioticoterapia, para verificar a sensibilidade da bactéria em relação aos antibióticos.

Uso de antibióticos de maneira profilática

Alguns procedimentos cirúrgicos requerem o uso de antibióticos de maneira profilática e são feitos no momento da contaminação para prevenir a infecção, como o tempo cirúrgico superior a 90 minutos, pacientes com implantes preexistentes ou feridas, procedimentos ortopédicos, nos tratos respiratório, gastrintestinal e urogenital. Convém ressaltar que a utilização de antibióticos de maneira profilática não exime a necessidade das demais medidas profiláticas de infecção, como as descritas neste capítulo.

É necessário conhecer os prováveis patógenos, de acordo com a localização do procedimento cirúrgico para a utilização de antibióticos de maneira profilática. Nas cirurgias torácicas, os patógenos mais prováveis são *Staphylococcus* spp., bacilos Gram-negativos; nas ortopédicas, *Staphylococcus* spp. são os mais prováveis; em cirurgias gástrica e do intestino superior, os cocos Gram-positivos, bacilos Gram-negativos entéricos e anaeróbios são aqueles com maior probabilidade; nas cirurgias do trato biliar, são os bacilos Gram-negativos entéricos, anaeróbios (principalmente *Streptococcus* spp., *Clostridium* spp.); nas cirurgias colorretais, são encontrados com maior probabilidade os Bacilos Gram-negativos entéricos, anaeróbios (*Streptococcus* spp., *Bacteroides* spp.); no sistema urogenital, são *Escherichia coli*, *Streptococcus* spp., anaeróbios; nas feridas, os anaeróbios e as bactérias facultativas; em procedimentos odontológicos, *Staphylococcus* spp., *Streptococcus* spp., bactérias facultativas e anaeróbias.

O antibiótico deve ser selecionado de acordo com o patógeno mais provável no sistema envolvido. Antibióticos profiláticos endovenosos devem ser administrados entre 30 minutos e 1 hora antes da cirurgia e repetidos a cada 1 hora e 30 minutos ou 2 horas. Estudos relatam a suspensão do antibiótico ao final do procedimento cirúrgico ou em 24 horas após o término deste. O uso profilático de antibióticos também é indicado a pacientes com predisposição a infecção em sítios diferentes do que será operado.

Uso de antibióticos de maneira terapêutica

Para escolher o antibiótico a ser utilizado de maneira terapêutica, é necessário o conhecimento dos prováveis patógenos que acometem cada sistema, como discutido anteriormente. Além disso, o antibiótico precisa ser eficiente no combate à infecção sem interferir negativamente no sistema imunológico do paciente. Não são todos os que são submetidos a procedimentos cirúrgicos que necessitam de terapia antibiótica no pós-operatório; esse tipo de terapia é indicado a pacientes com infecção no sítio cirúrgico, pacientes com septicemia, infecção na cavidade orgânica ou quando se trata de um procedimento contaminado ou sujo.

A duração da administração do antibiótico depende do grau de infecção, da localização e do estado geral do paciente. É indicado mantê-la por 3 dias após o término aparente da infecção; caso não apresente melhora, o ideal é realizar exames para testar a sensibilidade do patógeno ao antibiótico. Além disso, pode ser necessário intervir na causa da infecção, como a ferida, uma área necrótica, um implante ou um corpo estranho. Com relação a implantes ou corpos estranhos, o indicado é realizar análise para detectar a sensibilidade do patógeno existente.

CONCLUSÃO

A profilaxia de infecções depende de diferentes atos de antissepsia e assepsia e é de extrema importância no ambiente cirúrgico, pois pode ser a responsável pelo sucesso ou fracasso de um tratamento. Além disso, podemos fazer uso de antibióticos de maneira preventiva e terapêutica para auxiliar no sucesso do tratamento.

REFERÊNCIAS BIBLIOGRÁFICAS

1. Fossum TW. Cirurgia de pequenos animais. 5. ed. Rio de Janeiro: GEN; 2014; p. 84-94.
2. McCurnin DM, Jones RL. Princípios da assepsia cirúrgica. In: Slatter D. Manual de cirurgia de pequenos animais. 2. ed. São Paulo: Manole; 1998. p. 143-55.
3. Oliveira ALA. Técnicas cirúrgicas em pequenos animais. 2. ed. Rio de Janeiro: Elsevier; 2015. p. 86-105.

Fases fundamentais da técnica operatória: diérese, hemostasia e síntese

André Lacerda de Abreu Oliveira ▪ Scarlath Ohana Penna dos Santos

Objetivos

Após a leitura do capítulo, você será capaz de:

- Compreender os conceitos fundamentais da técnica operatória.
- Conhecer as fases essenciais da técnica cirúrgica na cirurgia veterinária.

INTRODUÇÃO

As fases essenciais para a execução de qualquer ato operatório são a diérese, a hemostasia e a síntese, que constituem as fases fundamentais da técnica operatória, a qual tem início a partir da diérese, para a criação de vias de acesso através dos tecidos por meio, sobretudo, de bisturis e tesouras. Após a confecção dessas vias, faz-se necessária a hemostasia, que visa conter ou prevenir os sangramentos durante o ato operatório. Na sequência aos tempos de diérese e hemostasia, o campo operatório encontra-se ideal para a realização dos procedimentos específicos da cirurgia, e, após o término destes, realiza-se a síntese, que visa unir os tecidos seccionados ou ressecados durante o ato operatório, utilizando-se habitualmente de porta-agulhas e fios cirúrgicos.

A cirurgia deve seguir a boa prática cirúrgica, e os princípios de Halsted devem ser observados. Fazem parte desses princípios a utilização da técnica asséptica, manipulação delicada dos tecidos, hemostasia meticulosa, preservação do suprimento sanguíneo, redução do espaço morto, aposição adequada dos planos teciduais e suturas sem tensão.

DESENVOLVIMENTO

Diérese

A diérese é o ato de praticar a solução de continuidade nos tecidos mediante o emprego de lâmina de bisturi. O empunhamento do bisturi pode ser feito em arco de violino, caneta de escrever ou como faca comum. A incisão cutânea deve ter tamanho adequado, de modo a permitir o bom acesso aos órgãos a serem abordados. A incisão deve ter bordas regulares, obedecer às linhas de força da pele da região em que se opera e ser praticada com cuidado no trajeto de vasos ou nervos. A diérese pode ser auxiliada por técnicas de dissecção, mediante o emprego de pinças dissectoras, gaze montada em pinças e manobras digitais, com o objetivo de poupar estruturas nobres como nervos e vasos.

A incisão na pele é um dos estímulos aferentes originários do sítio cirúrgico que, por via medular, atinge o córtex, e, através do eixo hipotalâmico-hipofisário, determina a liberação de uma série de hormônios indutores do catabolismo; é a resposta endócrino-metabólica ao trauma. A diérese praticada de maneira clássica foi substituída pelo acesso de invasão mínima com o objetivo de reduzir o dano tecidual, minimizar a resposta endócrino-metabólica ao trauma, acelerar a recuperação do paciente e garantir resultados melhores.

A diérese compreende o primeiro tempo operatório, realizada com a finalidade de criar vias de acesso através dos tecidos utilizando instrumentais cortantes e precisos (Figura 1), como bisturis, tesouras, eletrocautérios (bisturi elétrico) e até mesmo ruginas. A diérese é classificada em diérese cruenta ou incruenta,

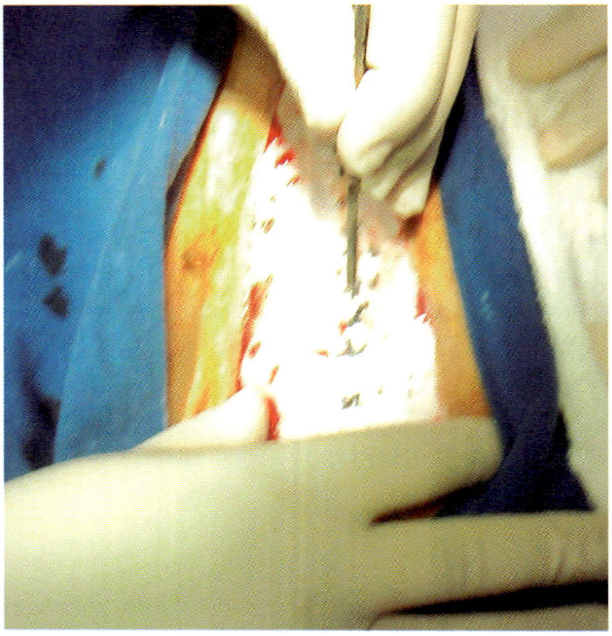

FIGURA 1 Acesso cirúrgico utilizando instrumentais para a diérese.

ou seja, quando há perda significativa de sangue ou não. A diérese cruenta (com sangramento) pode ser subdividida conforme sua manobra de execução, podendo ser uma diérese cruenta por:

- **Arrancamento:** no qual há o rompimento por esgarçamento dos tecidos e vasos.
- **Curetagem:** realizada utilizando uma cureta para promover a raspagem de tecidos orgânicos.
- **Desbridamento:** remoção de tecido desvitalizado ou "bridas" por intermédio de tesouras e bisturis.
- **Descolamento:** separação de estruturas e tecidos por meio de manobras manuais ou utilizando tesouras.
- **Divulsão:** separação das fibras do tecido.
- **Escarificação:** raspagem superficial tecidual utilizando bisturi ou cureta.
- **Exérese ou ressecção:** remoção de terminada estrutura anatômica, massas tumorais ou saco herniário.
- **Fistulação:** exteriorização de determinada porção de um órgão oco seguida de sua abertura, desde a pele até a região do órgão a ser exteriorizada.
- **Incisão:** segmentação dos tecidos utilizando o bisturi como instrumento cortante.
- **Tecido ósseo:** secção óssea realizada por meio de serras, cisalhas, osteótomo, goivas etc.
- **Liberação de aderências:** semelhante ao descolamento, é aplicada em locais com aderência tecidual.
- **Punção:** introdução de agulha ou cateter em tecidos e órgãos para fins de drenagem.
- **Punção-incisão:** utilização do bisturi como instrumento perfurante em locais de coleção líquida para potencializar a drenagem ou adentrar órgãos ocos.

A diérese incruenta consiste na divisão dos tecidos sem perda significativa de sangue. Pode ser realizada por meio de bisturi elétrico, criobisturi e, atualmente, raio *laser*.

Na eletrocirurgia, o corte ocorre pela vaporização do tecido resultante da absorção de corrente elétrica de alta frequência. A energia é focalmente transmitida ao tecido, dependendo de seu conteúdo hídrico. O resultado é a vaporização das células ao longo da linha de incisão, um grau variável de necrose térmica das bordas da ferida e a chamada incisão sem sangue.

O *laser* difere da luz comum (solar, lâmpada elétrica etc.), pois é formado por ondas de vários comprimentos (luz policromática), divergentes (o foco central é a fonte luminosa), em diferentes fases ondulatórias, ora somando, ora subtraindo energia. Em virtude dessas propriedades, o *laser* carrega quase o máximo de energia para uma radiação luminosa. A alta quantidade de energia proporciona ao *laser* grande poder de destruição ao interagir com qualquer material. Esse poder destrutivo depende do tipo de *laser*, da distância entre a fonte e o material, do meio de transmissão (densidade, cor etc.), do ângulo de incidência, do tempo de exposição, da constituição e da cor do material sobre o qual incide.

Hemostasia

A hemostasia é um fenômeno complexo, que tem o objetivo de coibir a perda sanguínea decorrente das lesões vasculares. A falta de êxito nessa etapa do ato operatório pode prejudicar a cicatrização, induzir a infecção e comprometer a vida. O processo hemostático depende de recursos fisiológicos, como as proteínas do plasma, as plaquetas e os componentes das células endoteliais, assim como recursos externos inerentes à técnica cirúrgica.

O mecanismo fisiológico que se segue à lesão vascular tem quatro etapas sequenciais e interdependentes: a constrição vascular, a formação do agregado plaquetário, a organização da rede de fibrina e a fibrinólise.

A constrição vascular depende da contração da musculatura lisa dos vasos e capilares. Esse fenômeno depende da estimulação nervosa e da liberação de tromboxana A, serotonina e bradicinina no local da lesão.

A adesão plaquetária ocorre após a exposição de moléculas presentes no endotélio vascular, como o colágeno e o fator de Von Willebrand. As plaquetas aderidas emitem pseudópodes, iniciando a mobilização de outras plaquetas de circulação. Esses eventos são denominados de hemostasia primária e não são afetados pela heparina. O tampão plaquetário é incapaz de manter uma barreira hemostática estável. Nesse estágio, as plaquetas exteriorizam fosfolipídios aniônicos de membrana que possam atuar como superfície ativadora para a ligação de proteínas plasmáticas. Assim, inicia-se a hemostasia secundária propriamente dita, com várias reações da cascata da coagulação.

A coagulação tem uma via intrínseca, que envolve a ativação de fatores encontrados no plasma mediante contato com o colágeno subendotelial. Na via extrínseca, fatores teciduais, como a tromboplastina, ativam os fatores plasmáticos. As duas vias são dependentes de cálcio e culminam com a conversão da protrombina em trombina que, por sua vez, estimula a transformação do fibrinogênio em fibrina.

Todos os fatores de coagulação, exceto a tromboplastina, são sintetizados no fígado. Os fatores II, VII, IX e X necessitam de vitamina K para a sua síntese.

A fibrinólise é um processo que se inicia junto com a coagulação. Ativadores teciduais liberados pelo endotélio induzem a conversão do plasminogênio em plasmina que, por sua vez, lisa a fibrina, restabelecendo o fluxo sanguíneo no local.

A hemostasia corresponde à fase operatória em que um conjunto de instrumentais e/ou manobras é aplicado com a finalidade de cessar ou prevenir sangramentos e hemorragias durante o ato operatório. Os instrumentais utilizados para esse fim são denominados pinças hemostáticas, apresentando uma variação de tamanhos e características. São representadas pelas pinças Halstead (mosquito), Crile, Kelly, Rochester, Kosher e Mixter. As pinças vasculares, como as pinças DeBakey (pinça de aorta), Satinsky e Bulldog, representam as pinças vasculares atraumáticas e permitem uma boa hemostasia de tecidos delicados, sem haver o esmagamento do vaso, estrutura ou parênquima.

As hemorragias são classificadas conforme o tempo cirúrgico. Consideramos uma hemorragia primária quando ocorre após a lesão de um vaso, geralmente por ruptura traumática deste, levando ao extravasamento do sangue extravascular. A hemorragia secundária ou retardada acontece após o procedimento cirúrgico, seja por má oclusão do vaso, seja por hipotensão durante o ato cirúrgico, levando a hemorragia tardia.

Hemostasia é o termo que utilizamos para controlar o extravasamento de sangue extravascular. Ela pode ser aplicada de várias formas, podendo ser uma hemostasia temporária ou definitiva. A hemostasia temporária é feita para prevenir sangramentos durante uma manobra cirúrgica ou previamente a uma hemostasia definitiva. Geralmente está relacionada ao uso de garrotes ou torniquetes envolvendo membros, cauda e até vasos calibrosos (exemplo, o uso do garrote de Rummel em uma arteriotomia para a remoção de trombos), ou podemos reduzir ou controlar o extravasamento de sangue a partir de compressão digital (exemplo, manobra de Pringle) ou do uso de pinças vasculares atraumáticas. A execução da parada circulatória pela técnica *inflow occlusion* para procedimentos intracardíacos, ou até mesmo a oclusão temporária para a preparação da canulação arterial e venosa para o desvio circulatório utilizando o aparelho de circulação extracorpórea (CEC), também compreendem uma hemostasia temporária.

A hemostasia definitiva serve para interromper o fluxo em um vaso de forma irreversível, feita em vasos seccionados durante a diérese ou previamente em vasos posteriormente seccionados, como nas amputações com a ligadura da artéria e veia femoral. Uma hemostasia definitiva pode ser obtida por meio de ligaduras, eletrocirurgia (Figura 2), aplicação de grampeadores hemostáticos e até mesmo esmagamento ou torção vascular. A técnica e o material a ser utilizado devem ser escolhidos conforme o calibre do vaso e seu potencial hemorrágico.

Em contraste da oclusão temporária de vasos com pinças vasculares atraumáticas, a utilização de pinças

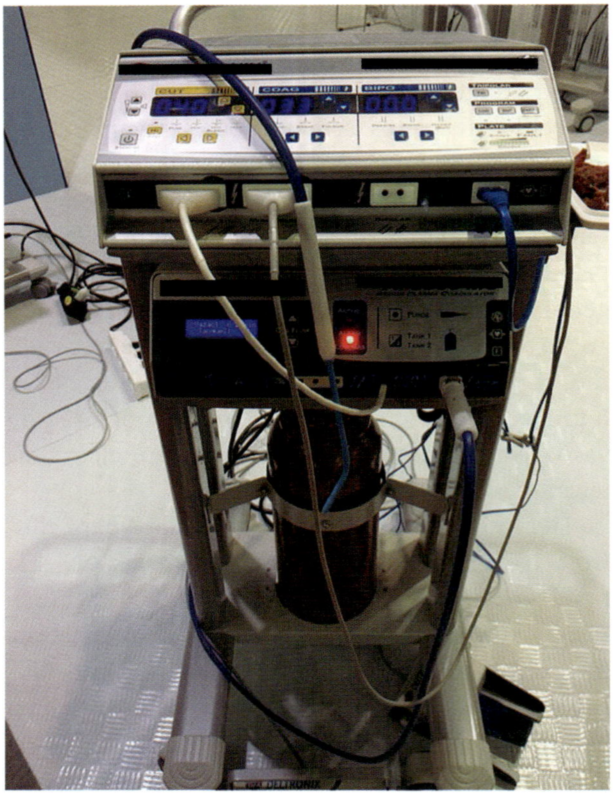

FIGURA 2 Bisturi de argônio.

hemostáticas promove o esmagamento do tecido onde são aplicadas. Pequenos vasos com o intuito de hemostasia definitiva podem ter seu sangramento controlado aplicando-se uma pinça hemostática temporariamente, de forma a promover o esmagamento da periferia do vaso e estimular a ativação do sistema de coagulação após lesão da parede vascular, permitindo a remoção da pinça posteriormente. São métodos de hemostasia:

- **Físico:** realizado através da compressão ao redor dos vasos sangrantes, por meio de torniquetes e de faixa de Esmarch, com a compressão digital e a compressão indireta mediante o uso de algodão ou gaze. Inclui a utilização de pinças hemostáticas, ligadura por laçada ou transfixação, ligadura em massa, quando não é possível a individualização de um vaso, torção, ablação por eletrocoagulação ou termocauterização vascular.
- **Químico:** realizado com produtos químicos tópicos (percloreto férrico) e/ou biológicos (selantes de fibrina e fibrinogênio).

O percloreto férrico é um agente hemostático muito empregado por dermatologistas em biópsias e abrasões diagnósticas, em que a sutura hemostática se torna difícil, pela limitada quantidade de tecido. O mecanismo de ação da droga se faz pela coagulação de proteínas dos vasos e outros tecidos, formando uma crosta sobre a lesão. Desse modo, há a oclusão de pequenos vasos sangrantes.

Selantes de fibrina são derivados de componentes do plasma. A maioria dos produtos disponibilizados comercialmente contém trombina e fibrinogênio humano purificado com diferentes quantidades de fator XIII, agentes antifibrinolíticos e cloreto de cálcio. Quando o fibrinogênio e a trombina são misturados durante a aplicação do selante na superfície da ferida, o fibrinogênio é convertido em monômeros de fibrina. A polimerização dos monômeros de fibrina resulta na formação de um coágulo capaz de interagir com estruturas teciduais, o que é essencial para estimular a aderência dos fibroblastos e seu crescimento normal dentro do coágulo.

Síntese

A síntese compreende a fase operatória da reconstituição dos tecidos. Objetiva-se o retorno à normalidade, e, para isso, a reaproximação tecidual, a fim de facilitar o processo de cicatrização, retorno da função da estrutura-alvo e a recuperação do paciente, deve ser facilitada. A síntese também deve conferir resistência aos tecidos e evitar deiscências, herniações, eventrações, eviscerações e minimizar infecções pós-operatórias.

A síntese por sutura é uma valiosa estratégia no ato cirúrgico, capaz de permitir a aproximação e coaptação tecidual, beneficiando e tornando ágil a recuperação dos tecidos incisados. Dessa forma, a escolha do material deve ser criteriosa, já que está ligada tanto à restauração quanto ao resultado pós-operatório. Sendo assim, esses materiais necessitam suportar as tensões e trações impostas na ferida em seu estágio inicial de cicatrização, posteriormente substituídas pela própria cicatriz. Porta-agulhas, pinças de preensão (pinça dente de rato, anatômica) e fios cirúrgicos constituem os instrumentais e materiais utilizados para a reconstituição tecidual em sínteses por sutura, promovendo a coaptação tecidual e restabelecendo a condição anatômica funcional dos tecidos.

A escolha do material a ser implantado no paciente deve apresentar biocompatibilidade, esterilidade, boa maleabilidade e segurança e ser de uso cirúrgico. Fios absorvíveis ou inabsorvíveis são indicados conforme o tipo de técnica, estrutura e tempo de cicatrização tecidual. Algumas situações exigem a utilização de um fio cirúrgico capaz de manter sua força tênsil por um tempo superior; outras, como na sutura intradérmica ou na aproximação do tecido subcutâneo, a utilização de fio absorvível de curta duração é bem tolerada. Em contrapartida, suturas de tecidos cutâneos são comumente removidas após poucos dias de pós-operatório, sendo comumente utilizados fios inabsorvíveis. O uso desses fios também é recomendado para a síntese de estruturas, com cicatrização lenta e submetidos a tensão excessiva.

Os fios cirúrgicos são acoplados em agulhas cirúrgicas que servem como guias, permitindo a passagem do fio pelos tecidos. As agulhas cirúrgicas podem apresentar tamanho, curvatura e ponta variável, podendo ainda ser cortantes (traumáticas) ou arredondadas (atraumáticas). As suturas são aplicadas com o auxílio de um instrumental especial denominado porta-agulha, apresentando modelos (Mayo Hegar, Mathieu, Olsen Hegar, por exemplo) e tamanhos diferentes, conforme a necessidade técnica e preferência do cirurgião.

Outro método de realizar uma síntese por sutura é optar pela utilização da sutura mecânica fazendo o uso de grampeadores e grampos cirúrgicos. A sutura mecânica acaba sendo mais prática e rápida que a manual, além de ser interessante nas operações em que se deseja menor tempo cirúrgico, apesar de apresentarem um custo superior às suturas manuais habituais. Os grampeadores ainda podem ser utilizados não só para suturas cutâneas, mas também para ressecções de órgãos e estruturas, além de apresentar vantagem na sua aplicação para confecção de anastomoses, facilitando o acesso a regiões desfavoráveis e segurança em sua aplicação. Alguns modelos apresentam ainda função de corte associado.

Uma alternativa para promover a coaptação tecidual são os métodos de síntese sem sutura, no qual uma cola ou adesivo cirúrgico é aplicado entre as bordas da ferida cirúrgica, permitindo uma técnica com menor contaminação devido ao menor tempo de exposição, quando comparado ao tempo de execução de suturas, e ainda de ser de fácil aplicação. A busca pelo tipo de adesivo ideal deve respeitar alguns critérios para que a técnica seja realmente vantajosa; portanto, esse material não deve causar queimaduras por aquecimento excessivo, deve apresentar boa adesão com rapidez, apresentar estabilidade e preservar suas características em contato com umidade e a temperatura corporal do paciente, além de não ser carcinogênico e permitir processos de esterilização. Os adesivos não suportam força tênsil e são indicados em tecidos com menor estresse tensional. Esses adesivos podem ser de origem biológica (por exemplo, cola de fibrina, derivados de colágeno etc.) e não biológica (por exemplo, cianoacrilato).

Na presença de grandes defeitos, em que a aproximação tecidual direta não é possível, ou quando se deseja reforçar determinada região ou estrutura em que há fragilidade tecidual, pode ser necessária uma variação da síntese incorporando uma prótese nessa fase cirúrgica. A síntese com prótese pode ser de origem biológica (placa de pericárdio bovino, *fascia lata*, cartilagem auricular etc.) ou sintética (tela de polipropileno, PTFE, dácron, teflon) e é indicada não só para conferir resistência à região fragilizada, como também para a incorporação da prótese aos tecidos. É importante apresentarem biocompatibilidade, facilidade de manuseio e fixação, resistência a tensões mecânicas, infecção e ação enzimática, além de ser radiotransparente, não ser carcinogênica e não produzir resíduos tóxicos.

Independentemente do tipo de sutura escolhida, algumas regras são primordiais para a execução da técnica e evitar complicações indesejáveis, como a deiscência das suturas. Portanto, para obtermos melhores resultados pós-operatórios, alguns cuidados devem ser aplicados durante o ato cirúrgico, sendo imprescindível adotar técnicas assépticas, com bom controle hemostático, menor trauma tecidual e das bordas cirúrgicas, assim como a preservação do seu suprimento sanguíneo, sem apresentar tensão tecidual, além do uso de materiais e técnicas compatíveis e adequadas.

CONCLUSÃO

O desempenho correto das fases fundamentais da cirurgia é essencial para o seu bom desempenho.

REFERÊNCIAS BIBLIOGRÁFICAS

1. Bojrab MJ. Técnicas atuais em cirurgia de pequenos animais. São Paulo: Roca; 2005.
2. Fossum T. Cirurgia de pequenos animais. St. Louis: Mosby; 2015.
3. Mann FA, Constantinescu GM, Yoon H. Fundamentals of small animal surgery. Oxford: Wiley-Blackwell; 2011.
4. Oliveira ALA. Técnicas cirúrgicas em pequenos animais. São Paulo: Elsevier; 2018.
5. Santos JS, Kemp R. Fundamentos em clínica cirúrgica. 2011.
6. Tudury EA, Potier GMA. Tratado de técnica cirúrgica veterinária. São Paulo: Medvet; 2009.

Cicatrização e tratamento de feridas

Jussara Peters Scheffer

Objetivos

Após a leitura do capítulo, você será capaz de:

- Reconhecer a classificação de feridas.
- Auxiliar na identificação do tipo de lesão cutânea e a fase da cicatrização.
- Fazer a escolha do melhor tratamento.

INTRODUÇÃO

A principal função da pele é servir de barreira mecânica contra um microrganismo. A perda da integridade cutânea resulta em uma lesão, que denominamos "ferida". A severidade e a extensão dessa ferida podem causar perda da função motora e predispor o paciente a infecções e, até mesmo, óbito. O tratamento das feridas cutâneas é dinâmico e depende, a cada momento, da evolução das fases de cicatrização. Atualmente são inúmeras as opções de produtos e curativos existentes no mercado.

A sistematização do atendimento do paciente com feridas cutâneas, a realização da correta avaliação inicial e reavaliação, a classificação da ferida, a identificação das fases do processo cicatricial e o bom relacionamento entre o clínico e o tutor contribuem para um tratamento de qualidade, favorecendo a recuperação do paciente. Após a avaliação inicial deste e a sua devida estabilização, o tratamento definitivo das feridas e fraturas expostas deve ser prontamente instituído.

DESENVOLVIMENTO

Funções da pele

Considerada o maior órgão do corpo, tem como principais funções proteção contra infecções, lesões ou traumas, raios solares, bem como importante atuação no controle da temperatura (percepção e termorregulação). Além de absorver e excretar líquidos, detecta estímulos sensoriais, e, por último, podemos considerar o papel estético.

A pele é composta de três camadas, epiderme (mais externa), derme (camada intermediária) e hipoderme (também conhecida como tecido subcutâneo). Sua espessura pode variar entre as espécies (sendo a pele do felino mais delgada), entre raças, pode variar de acordo com a idade, localização (a pele do dorso é mais grossa que a pele da porção ventral do paciente) e ser mais fina ou mais grossa quando há alguma afecção, como doenças hormonais. A espessura da pele dos cães pode variar entre 0,5 e 5 mm e, nos felinos, 0,4 e 2 mm. No filhote, representa 24% do seu peso corpóreo, já no adulto, 12%.

Classificação das feridas

Consideramos uma ferida quando ocorre a interrupção da continuidade de um tecido corpóreo, em maior ou menor extensão, em decorrência de trauma mecânico, físico ou térmico ou que se desenvolva a partir de uma condição patológica ou fisiológica.

As feridas podem ser classificadas quanto a origem ou tipo de agente causal, evolução, grau de contaminação e grau de comprometimento tecidual (Figura 1). Com relação ao grau de contaminação, consideramos a presença ou ausência de infecção (Quadro 1).

Quanto ao comprometimento tecidual, classificamos em estágios:

- **Estágio I:** comprometimento apenas da epiderme, eritrema em pele íntegra e sem perda tecidual.
- **Estágio II:** abrasão ou úlcera, com comprometimento da epiderme e derme.
- **Estágio III:** lesão profunda com comprometimento de todas as camadas, epiderme, derme e hipoderme, sem comprometimento de fáscia muscular.
- **Estágio IV:** extensa destruição tecidual, incluindo lesão muscular e óssea.

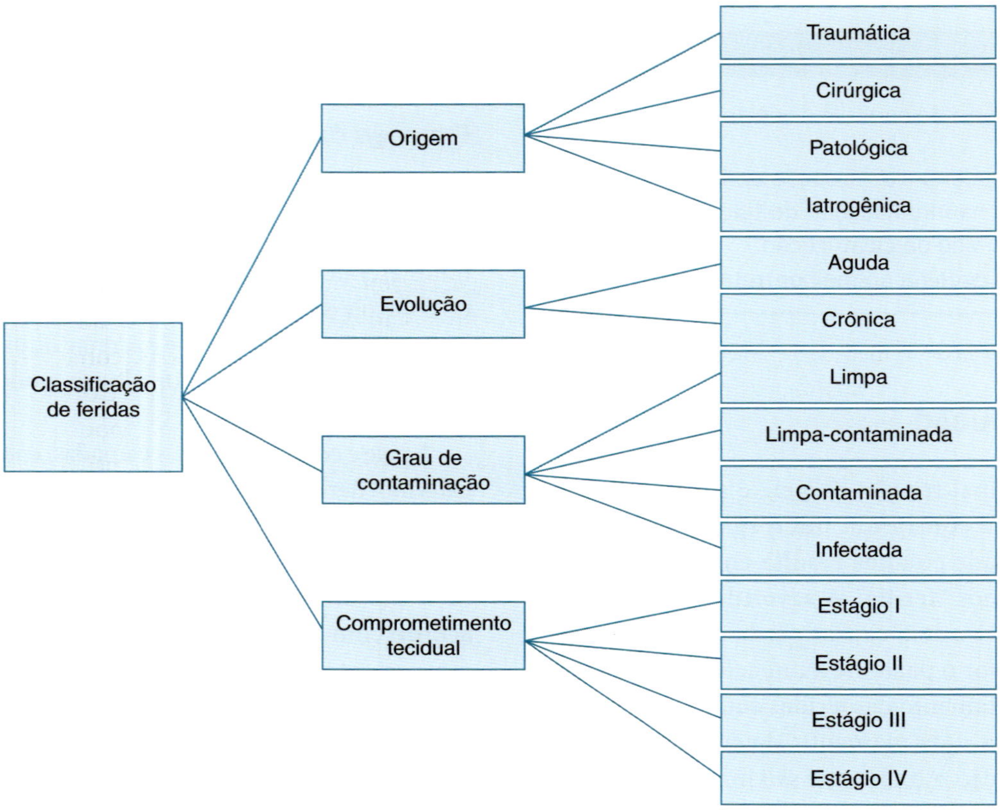

FIGURA 1 Organograma citando de forma resumida a classificação de feridas.
Fonte: própria autora.

QUADRO 1 Classificação das feridas de acordo com o grau de contamicação

TIPO	CARACTERÍSTICA	INFECÇÃO	INFLAMAÇÃO
Limpa	Feridas cirúrgicas, sem acesso aos sistemas respiratório, digestório e urinário	Baixa, em torno de 1-5%	Ausente
Limpa-contaminada	Lesões com tempo inferior a 6 horas entre o trauma e o atendimento inicial	Moderada, de 3-11%	Leve
Contaminada	Feridas cujo tempo de atendimento foi superior a 6 horas após o trauma; presença de sujidades	Alta probabilidade de infecção, de 10-17%	Processo inflamatório acentuado
Infectada	Presença de sinais nítidos de infecção; odor fétido	Presença em 100% dos casos	Processo inflamatório acentuado

Fonte: própria autora.

Avaliação e reavaliação da ferida

A avaliação da ferida é de suma importância, pois irá auxiliar na classificação dela, sendo as informações, obtidas e arquivadas, utilizadas no momento da reavaliação, objetivando o acompanhamento da evolução do processo cicatricial. Em uma primeira avaliação, alguns questionamentos e informações são importantes, como localização, tempo de existência da lesão, tamanho, produtos já utilizados, fase da cicatrização, entre outras informações.

Essas informações são importantes porque ajudam a direcionar o tratamento junto com a avaliação e a classificação da ferida. Feridas localizadas em extremidades são de difícil cicatrização quando comparadas a lesões em dorso, por exemplo. A mensuração será importante para avaliarmos a evolução e a redução da ferida. Com base na fase de cicatrização em que se encontra, podemos escolher o melhor produto a ser usado.

Como forma de mensuração, podemos usar réguas, fotografias (sempre com algum parâmetro perto, como régua), decalque (fazer de papel crepom, colocar sobre a ferida antes da limpeza, secar e arquivar; em uma próxima troca de curativos, repetir o processo e comparar os decalques, avaliando a evolução), instilação (muito usada em lesões cavitárias; com o auxílio de seringa, irriga-se a lesão, verificando o volume necessário para o preenchimento total. Em uma reavaliação, repete-se o processo e avalia-se o volume, comparando com o volume anterior; a redução do volume mostra evolução positiva da lesão, ou seja, redução da cavidade).

A presença de "espaço morte" é indicativa da necessidade de utilização de drenos, que podem ser ativos (drenos de sucção) ou passivos (drenos de penrose). Todos os drenos necessitam de orifício próprio, ou seja, não podem ser introduzidos no leito da ferida ou na sutura de uma ferida cirúrgica. O orifício de saída do dreno passivo deve ser sempre na região ventral, por gravidade, e só poderá ser mantido na ferida por até 5 dias. Já os drenos ativos, de sucção contínua, podem ter seu orifício de saída na região dorsal, com sistema de drenagem fechado, que pode ser por sifão e bomba, podendo ser mantidos no local por até 15 dias.

Por último, verifica-se se foi utilizada alguma terapia tópica, pois, em caso positivo, podemos evitá-la, devido ao possível insucesso no tratamento. Outras etapas da avaliação podem incluir estudos laboratoriais, exames radiográficos, tomografia computadorizada, ressonância magnética e/ou exame ultrassonográfico.

Processo cicatricial

A cicatrização tecidual é um processo sistêmico complexo que exige do organismo a ativação, produção e inibição de diversos componentes moleculares e celulares que, em sequência ordenada, patrocinam todo o processo de restauração tissular.

A cicatrização é uma combinação de eventos físicos, químicos e celulares que restauram o tecido ferido (processo de regeneração) ou o substituem por colágeno (processo de reparação). Sempre que possível, devemos tratar uma lesão a fim de conseguir regeneração tecidual, pois a reparação resulta na formação de um tecido fibroso, de cicatriz fibrosa, a qual, em determinadas regiões, como membros, pode gerar restrição de movimentos e dor.

O processo de cicatrização pode ser dividido em três fases: inflamatória, proliferativa e reparadora.

Fase inflamatória

A fase inflamatória caracteriza-se pelos sinais clássicos de inflamação: dor, calor, rubor, edema. Nessa fase teremos eventos celulares e vasculares. Inicia-se imediatamente quando ocorre a lesão e se estende ao longo de 3 a 5 dias. Em um primeiro momento, temos a vasoconstrição, que se perpetua por pouco tempo após o trauma tecidual, em média 5 a 10 minutos. Em seguida, temos a vasodilatação e o aumento da permeabilidade capilar; com isso, ocorrem agregação plaquetária e formação do coágulo, o que garante a hemostasia e fornece uma estrutura para a migração celular, ativando todo o processo da cascata de coagulação. Além disso, o coágulo fornece uma barreira imediata à infecção e perda de fluidos.

As plaquetas são responsáveis pela liberação de mediadores químicos (histamina, serotonina, cininas, citosinas etc.); liberação de fatores de crescimento; quimiotaxia e ativação de diversos tipos celulares, como leucócitos, macrófagos, linfócitos etc. Fatores quimiotáxicos liberados atraem células do sistema imunológico para o local de lesão, processo que ocorre em cerca de 6 a 12 horas após o trauma, período conhecido como fase de desbridamento, concomitante à fase inflamatória. Nesse momento, inicia-se a fase proliferativa.

Fase proliferativa

A fase proliferativa caracteriza-se pela mitose celular. É quando ocorre o desenvolvimento do tecido de granulação, composto por capilares, deposição de colágeno e componentes proteicos. A formação neocapilar é estimulada por fatores angiogênicos secretados pelos macrófagos que estimulam a migração e proliferação das células endoteliais dos vasos sanguíneos. De duração média de 2 a 4 semanas, essa é a fase em que teremos a formação do tecido de granulação (Figura 2).

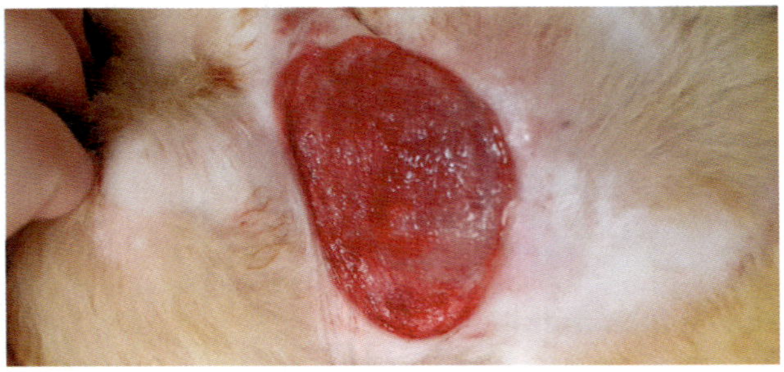

FIGURA 2 Tecido de granulação em formação, em felino, em região cervical ventral.
Fonte: própria autora.

Fase reparadora

Inicia-se após a formação do tecido de granulação. É também conhecida como fase regenerativa.

Fatores que interferem na cicatrização

Alguns fatores interferem direta ou indiretamente na cicatrização tecidual e consolidação óssea. Eles devem ser identificados e, sempre que possível, corrigidos ou evitados.

- **Idade:** quanto mais idoso, mais lenta a resposta imunológica, o que torna mais difícil o controle das infecções; menor taxa de produção de colágeno, resultando em retardo da cicatrização tecidual e consolidação óssea.
- **Localização e tipo de ferida**: feridas em áreas mais vascularizadas e áreas de menor mobilidade e tensão cicatrizam mais rapidamente.
- **Nutrição:** pacientes subnutridos podem ter dificuldade de cicatrização tecidual e consolidação óssea, pois reduz a resposta imunológica e diminuem a qualidade e a síntese tecidual. As deficiências de proteínas e de vitamina C são as mais importantes, pois afetam diretamente a síntese de colágeno.
- **Medicamentos:** anti-inflamatórios esteroides e quimioterápicos são considerados imunossupressores, reduzindo a resposta imunológica e a taxa de cicatrização. Porém, outros medicamentos podem causar retardo da cicatrização, como ciclosporina e itraconazol.
- **Afecções prévias ou crônicas:** doenças preexistentes (diabetes, hemoparasitoses, alterações no sistema circulatório e nos fatores de coagulação) interferem no processo cicatricial, pois podem reduzir a oxigenação tecidual e a taxa de produção de colágeno, como nos casos de deficiência de colágeno.
- **Hematoma, edema, alteração linfática:** dificultam a cicatrização, por reduzir o fluxo sanguíneo local.
- **Infecção:** prolonga a fase inflamatória, retarda a síntese de colágeno, impede a epitelização e aumenta a produção de citocinas pró-inflamatórias.
- **Uremia:** reduz a velocidade de formação do tecido de granulação e divisão epitelial e interfere na síntese de colágeno.
- **Hiperatividade/estresse:** a movimentação excessiva dificulta a aproximação das bordas e a aderência da pele com a fáscia muscular necessária para a redução de espaço morto. O estresse pode tornar a cicatrização mais lenta, pois reduz a resposta imunológica.

Tipos de cicatrização

Os tipos de cicatrização são três:

- Na primeira intenção, ocorre a aposição das bordas ou aproximação das bordas, com mínima perda de tecido, e ausência de infecção. São as feridas cirúrgicas, sem visualização de tecido de granulação.

- A cicatrização por segunda intenção ocorre quando há perda tecidual, o que impossibilita a aproximação das bordas. São as feridas "abertas", com cicatrização por contração e epitelização.
- Por último há a cicatrização por terceira intenção, em que é possível a aproximação cirúrgica das bordas, após tratamento inicial. Ou seja, inicia-se como tratamento para feridas com cicatrização por segunda intenção, e, depois de formar o tecido de granulação com ausência de contaminação/infecção, torna-se possível o emprego de técnicas de reconstrução cirúrgica.

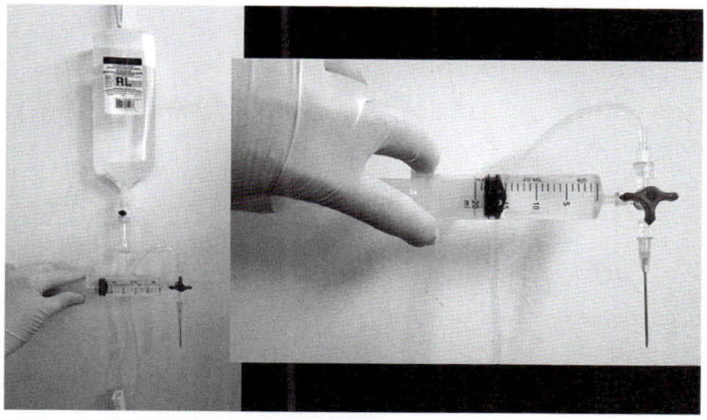

FIGURA 3 Sistema de lavagem sob pressão, constituído por frasco de solução estéril, equipo macrogotas, torneira de três vias, seringa de 20 mL e agulha hipodérmica 40x12.
Fonte: própria autora.

Etapas do tratamento

Após a avaliação inicial do paciente e a sua devida estabilização, o tratamento definitivo das feridas e fraturas expostas deve ser prontamente instituído. Considerando o nível de dor presente, analgésicos e/ou anestésicos podem ser necessários no momento da limpeza inicial.

Lavagem

O primeiro passo no tratamento definitivo é a realização de uma ampla tricotomia, removendo os pelos adjacentes, seguindo com a lavagem inicial.

Lavagem inicial

A lavagem da ferida deve ser realizada em duas etapas: a primeira, lavagem geral (inicial), utilizando soluções degermantes, como clorexidina, aplicável com gaze ou escova de antissepsia cirúrgica. Essa primeira lavagem tem como objetivo a limpeza geral da região, ou seja, além do foco da lesão, a lavagem dos tecidos adjacentes, removendo sujidades e contaminantes.

Lavagem com solução estéril (empregada na troca de curativo)

Após essa primeira lavagem, seguimos com uma limpeza utilizando solução estéril aquecida à temperatura corpórea, que pode ser solução de ringer com lactato ou solução de cloreto de sódio a 0,9%. A limpeza deve ser feita em jato, ou sob pressão, com o intuito de facilitar a remoção de tecidos necróticos. Como opção, podemos criar um sistema de irrigação com pressão, utilizando um equipo de soro macrogotas conectado ao frasco de solução; uma torneira de três vias conectada ao equipo; uma agulha hipodérmica 18G e uma seringa de 20 mL conectadas a torneira de três vias; a seringa é preenchida de solução, e, em seguida, irrigamos a ferida com pressão (Figura 3).

Nessa primeira limpeza podemos associar à solução estéril um antisséptico tópico, como clorexidina a 0,05% na diluição 1:40. Caso o antisséptico de escolha seja o poli-hexametileno de biguanida (PHMB) 0,2%, deve ser aplicado após a limpeza e o desbridamento, cobrindo-o com uma gaze embebida no produto por toda a lesão; deixa-se agir por 5 a 10 minutos e retira-se a gaze, seguindo com a próxima etapa do tratamento.

Em casos de fraturas, pequenos fragmentos ósseos podem ser removidos, mas fragmentos maiores devem ser preservados, principalmente quando estão aderidos ao tecido muscular. Após essa limpeza inicial, é importante o reposicionamento dos fragmentos ósseos no interior da ferida, favorecendo a formação do calo ósseo e a manutenção da viabilidade do osso (Figura 4).

Em lesões com presença de espaço morto, ou seja, descolamento do tecido subcutâneo da fáscia muscular, pode ser necessário o uso de drenos, facilitando a cicatrização tecidual que deve ocorrer de dentro para fora, ou seja, do interior da lesão até a parte externa. Podem ser utilizados drenos ativos (de sucção) ou drenos passivos (de látex).

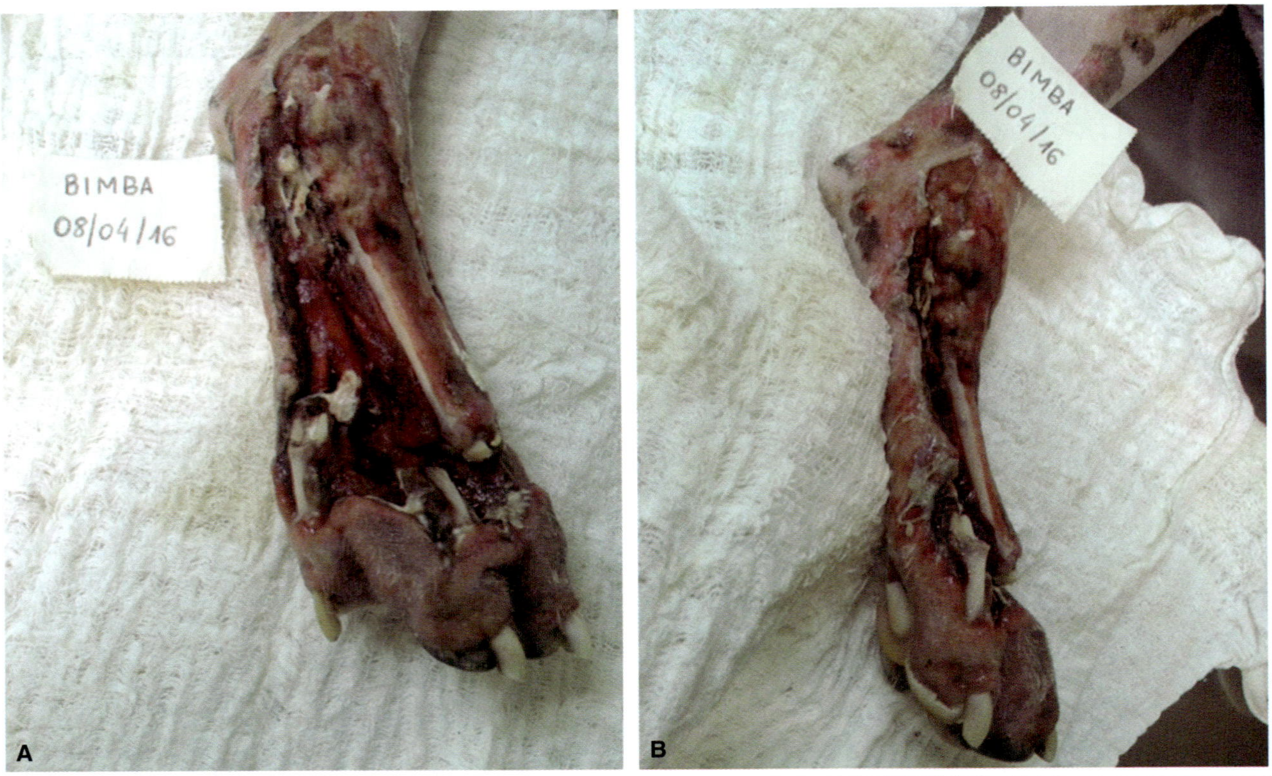

FIGURA 4 Ferida traumática, estágio IV, contaminada, crônica, em região distal de membro posterior de cão, após lavagem inicial e tricotomia.

Fonte: própria autora.

Curativo

Após a limpeza, o produto desejado deve ser aplicado na lesão. Em casos de cremes, géis e pomadas, o ideal é fazê-lo em uma gaze estéril e aplicar a gaze sobre a ferida. Em seguida, adicionamos uma fina camada de gaze estéril seca e, em seguida, fazemos o curativo. O objetivo desse curativo é manter o contato do produto com a ferida e proteger a lesão, evitando o contato com meio externo, com manutenção da temperatura ideal – a temperatura em torno de 30 °C favorece o processo cicatricial. O curativo pode ser apenas de proteção ou compressão (como as bandagens Robert Jones).

Curativos apenas de proteção podem ser confeccionados apenas com ataduras, filmes transparentes, fitas de silicone e bandagens não compressivas como a *tie over*. Em casos de lesões em membros associadas a fraturas, após a limpeza fazemos a aplicação de uma bandagem (Robert Jones, muleta de Thomas, tala de Spoon) para conferir a imobilização da fratura, reduzindo o grau de dor e evitando danos teciduais causados pelos fragmentos ósseos.

Troca do curativo

A troca do curativo deve ser realizada respeitando-se o período de ação do produto tópico utilizado e o grau de drenagem da ferida. Por exemplo, a sulfadiazina de prata tem um período de ação de 12 horas, sendo necessária a troca do curativo a cada 12 horas. Já a gaze impregnada com PHMB (Kerlix®) possui efeito residual de 96 horas, permitindo a troca a cada 4 dias – esse período pode variar com a drenagem da ferida. Lesões com muito exsudato necessitam de trocas mais frequentes, sendo necessária a troca a cada 48 horas.

Inicia-se com a remoção das camadas mais externas. Quando o material utilizado apresenta aderência ao leito da ferida, devemos irrigar o local com solução de cloreto de sódio a 0,9% ou solução de ringer com lactato estéril aquecida (temperatura corpórea), a fim de remover o curativo sem trauma tecidual.

Após a remoção do curativo ou bandagem, realiza-se a lavagem da ferida com o sistema de irrigação com pressão (como já descrito); utilizando gaze estéril e movimentos delicados, tecidos desvitalizados ainda presentes, crostas e secreções são removidos do leito da ferida. Em lesões com presença de espaço morto, a limpeza deve ser feita com o auxílio de uma sonda uretral ou seringa, irrigando o interior da lesão. A lavagem pode ser feita com clorexidina a 0,05% na diluição 1:40 ou PHMB 0,2%. Iodopovidona é contraindicada em feridas abertas, pois é citolítico e retarda o processo de cicatrização. Depois da lavagem, gaze embebida com o antimicrobiano de escolha é aplicada na ferida e confecciona-se nova bandagem/curativo.

Quando toda a lesão estiver preenchida por tecido de granulação, e casos de fraturas, tendões, ligamentos e fragmentos ósseos não estiverem mais expostos, podemos descontinuar o uso de antimicrobianos, passando a utilizar produtos que favoreçam a reepitelização (fase de reparação). Nessa fase da cicatrização, podemos suspender o uso de antibióticos sistêmicos, mas acompanhamento com leucograma deve ser mantido. Pode-se retornar o uso em caso de suspeita de infecção.

Como exemplos de produtos a serem utilizados na última fase da cicatrização, temos o alginato de cálcio, com fibras derivadas de algas marinhas com íons de cálcio e sódio, as quais favorecem a epitelização e têm efeito residual de 72 horas, o que permite a troca de bandagem a cada 3 dias. Cremes de colagenase ou colágeno favorecem o crescimento interno dos tecidos e dos vasos sanguíneos e permitem a troca do curativo entre 2 e 4 dias, de acordo com o exsudato.

Produtos para tratamento

Na medicina veterinária, os produtos mais usados são sulfadiazina de prata, neomicina, nitrofurazona, associações de antimicrobianos e anti-inflamatórios etc. Como substitutos desses produtos usualmente utilizados, temos a gaze impregnada com PHMB ou poli-hexanida, que pode ser utilizada seca nos casos de feridas com exsudato abundante, ou embebida com hidrogel ou óleo mineral, nos casos de feridas secas que necessitam de hidratação. Opções incluem placas de hidrocoloides, sulfadiazina de prata associada a nitrato de cério (prolonga o efeito residual da sulfadiazina de prata para 24 horas), colagenase com cloranfenicol, entre diversas outras opções de associações.

O PHMB tem sido utilizado na medicina para tratamento de diversos tipos de feridas, tanto traumáticas quanto cirúrgicas, sendo considerado um agente bactericida, bacteriostático, de efeito residual. Estudos mostram a eficiência do produto em diversos tipos de infecção, incluindo *Staphylococcus aureus*, *Pseudomonas aeruginosa*, *Escherichia coli* e *Klebsiella pneumoniae*, considerados os principais microrganismos presentes nas fraturas expostas. Tem como características ação bactericida local rápida, em torno de 5 minutos, e efeito residual de 96 horas em feridas com presença de pouco exsudato. Considerado atóxico, é bem tolerado por pacientes atópicos. Além da apresentação líquida, temos no mercado a Kerlix® (Figura 5), cobertura em gaze 100% algodão impregnada em PHMB a 0,2%; entre outras formulações, há gel e creme.

Tratamento sistêmico

Anti-inflamatórios não esteroides COX-2 seletivos devem ser utilizados com o objetivo de controle da dor e da resposta inflamatória exacerbada. A dor gera quadro de estresse, que por sua vez reduz a resposta imunológica do organismo, retardando o processo cicatricial. Em feridas com alto grau de dor, esses anti-inflamatórios devem ser associados a outros fármacos, como derivados de morfina. Mas devemos nos atentar a possíveis lesões renais preexistentes, o que impossibilita o uso de anti-inflamatórios não esteroides.

A analgesia é de extrema importância, pois a dor deve ser prevenida ou tratada por razões que vão muito além das questões éticas, e seu controle contribui para a melhora do estado geral do paciente. Sabe-se que o paciente que não é beneficiado com um tratamento antiálgico adequado frente a um quadro de dor, tendo sua recuperação prejudicada e retardada de forma significativa, além de ser alvo de estresse, sofrimento, ansiedade e redução da cicatrização tecidual e consolidação óssea.

Outro ponto importante é o uso de antibiótico sistêmico, que deve ser iniciado assim que possível e pode ser feito por via endovenosa em pacientes hospitalizados ou POR via oral. Os microrganismos mais comumente isolados de osteomielites em cães e gatos incluem *Streptococcus* sp., *Staphylococcus* sp. (com

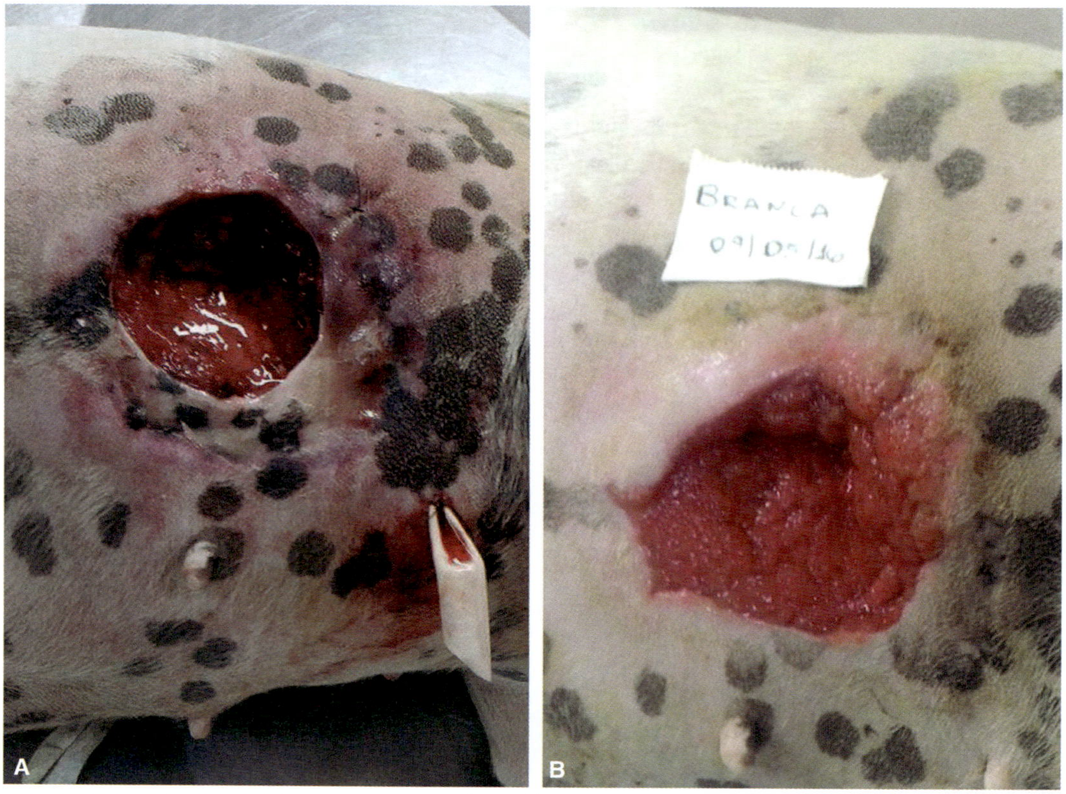

FIGURA 5 Ferida traumática (acidente aracnídico), em região de tórax, em um cão. Lesão cavitária, em que foi utilizado o dreno de penrose. A imagem mostra evolução do tratamento – primeiro dia de atendimento (A). Ferida tratada com lavagem com PHMB, uso de Kerlix® com hidrogel e trocas a cada 48 horas. Evolução após 9 dias de tratamento (B).
Fonte: própria autora.

destaque para aqueles produtores de betalactamase) e espécies entéricas Gram-negativas. Antibióticos de amplo espectro, com destaque para as cefalosporinas de terceira geração (cefalotina, cefalexina, cefazolina) e lincosamidas (clindamicina), são indicados, considerando o perfil das infecções; no entanto, em casos de infecções graves, devem ser associados aos derivados do imidazol (com destaque para o metronidazol) e aminoglicosídeos (amicacina, neomicina, gentamicina, estreptomicina), ou ainda os beta-lactâmicos de amplo espectro, como meropeném e imipeném. Antibióticos são descontinuados após a estabilização da fratura exposta, quando há presença de tecido de granulação sadio por toda a extensão da lesão, sendo mantido quando ainda existem sinais clínicos clássicos de infecção local ou sistêmica, com destaque para leucocitose, hipertermia, anorexia, edema, exsudação, dor ou sinais radiográficos de osteomielite.

CONCLUSÃO

A sistematização no atendimento do paciente com lesão cutânea possibilita a correta avaliação e reavaliação da ferida, favorecendo o tratamento, tornando-o mais eficaz, o que contribui para uma cicatrização adequada e rápida da lesão.

REFERÊNCIAS BIBLIOGRÁFICAS

1. Anderson, D. Wound management in small animal practice. Companion Animal Practice. 2015.
2. Bohling MW, Henderson RA, Swaim SF, Kincaid SA, Wright JC. Comparison of the Role of the Subcutaneous Tissues in Cutaneous Wound Healing in the Dog and Cat. Vet Surg. 2006;35(1):3-14.
3. Carvalho RLR, Campos CC, Franco LMC, Rocha AM, Ercole FF. Incidências e fatores de risco para infecção de sítio cirúrgico em cirurgias gerais. Revista Latino-Americana de Enfermagem. 2017;25:1-8.

4. Fossum TW. Cirurgia de pequenos animais. 4. ed. Elsevier; 2015.
5. Fry DN. Topical antimicrobials and the open surgical wound. Surg Infect (Larchmt). 2016;17(5):520-4.
6. Kožár M, Hamilton H, Koščová J. Types of wounds and the prevalence of bacterial contamination of wounds in the clinical practice of small animals. Folia Veterinaria. 2018;62(4):39-47.
7. Moore K, Gray D. Uso del agente antimicrobiano PHMB para prevenir la infección de heridas. Gerokomos. 2016;19: 145-52.
8. Niazi AM, Tawfeeq MM, Aziz A, Zabuli J, Rahmati S, Irshad AR. Comparative evaluation of different treatment for purulent wounds in dogs. Open J. Vet. Med. 2016;6:119-26.
9. Park H, Copeland C, Henry S, Barbul A. Complex wounds and their management. Surg Clin North Am. 2010;90(6): 1181-94.
10. Walls G, Noonan L, Wilson E, Holland D, Briggs S. Successful use of locally applied polyhexamethylene biguanide as an adjunct to the treatment of fungal osteomyelitis. Can J Infect Dis Med Microbiol. Summer 2013;24(2):109-12.

11

Fundamentos da videocirurgia

Paul Coronel Reyes

Objetivos

Após a leitura do capítulo, você será capaz de:

- Compreender os fundamentos da videocirurgia.
- Identificar os equipamentos e instrumentais da videocirurgia.
- Reconhecer os acessos abdominais na videocirurgia.

INTRODUÇÃO

A videocirurgia é uma técnica cirúrgica que se realiza com a ajuda de uma câmara de vídeo que projeta e aumenta a imagem em um monitor de televisão. A primeira experiência médica teve lugar em 1955, com a cooperação da Télévision Nationale de Paris, França, cujo propósito era transmitir as imagens endoscópicas que se podiam obter com um aparelho chamado *Fourestier, Gladu, Vulmière*. Usando um novo tipo de broncoscópio com fonte de luz proximal, um telescópio e um cabo para transmitir a luz ao polo distal do instrumento, obteve-se iluminação suficiente para adaptar uma câmara de televisão *image orthicon*, similar às de estúdios de televisão, diretamente ao endoscópio. A imagem foi transmitida por monitores na sala de endoscopia e em vários serviços do hospital através de um circuito fechado.

Atualmente, "videocirurgia" é uma terminologia utilizada especificamente no Brasil e em Portugal para designar as técnicas cirúrgicas de visualização direta das vísceras abdominais, realizadas pelo preenchimento da cavidade peritoneal (habitualmente virtual) com gás (pneumoperitônio) para criar um espaço em que se introduz percutaneamente uma câmara conectada a um monitor de televisão. Nesse sentido, é sinônimo de cirurgia endoscópica, cirurgia minimamente invasiva, cirurgia de acesso mínimo, cirurgia videoendoscópica e cirurgia telescópica, tendo sua principal representação na abordagem abdominal (laparoscopia) e no tórax (toracoscopia).

DESENVOLVIMENTO

Vantagens da videocirurgia

Devido ao pequeno tamanho das incisões feitas para abordar os diferentes órgãos no abdômen e no tórax (geralmente entre 5 e 10 mm), a videocirurgia apresenta várias vantagens com relação à cirurgia aberta convencional: menos dor pós-operatória, retorno mais rápido às atividades normais, bem como menor taxa de infecção pós-operatória em feridas limpas e contaminadas; mesmo assim, não é isenta de riscos em termos de manuseio de equipamentos e complicações técnicas específicas.

Uso da videocirurgia

Atualmente, a videocirurgia em pequenos animais tem dois usos básicos, a saber: diagnóstico e operatório. Na parte diagnóstica, destacam-se a avaliação dos órgãos abdominais e a realização de biópsias de diferentes órgãos: fígado, estômago, intestinos, baço, pâncreas, rins, peritônio e aparelho reprodutor. Essa possibilidade é favorecida por representar uma técnica de baixa complexidade que permite a exposição e revisão de toda a cavidade peritoneal, bem como a realização de diversas biópsias baseadas em achados macroscópicos, com pouca manipulação das alças intestinais. Na cavidade torácica, permite avaliar derrames pleurais e pericárdicos e fazer biópsias de pulmão, pleural, mediastino e timo.

No que se refere à videocirurgia operatória, podemos afirmar que houve um grande avanço, pelo fato de já terem sido realizadas intervenções muito avançadas, tanto clínicas como experimentais, como no aparelho reprodutor: ooforectomias, ovários, salpingo-histerectomias, retirada de ovários remanescentes, piometrias, orquiectomias, prostatectomias, remoção de cistos paraprostáticos e vasectomias. No aparelho urinário, tem sido possível fazer nefrectomias totais e parciais, pieloplastias, ureterotomias, neoureterostomias, cistoscopias, cistotomias, cistectomias parciais e totais e reimplantes ureterais. Gastroduodenostomias, gastrojejunostomias, piloromiotomias, pancreatoduodenectomias, gastropexias, enterotomias, ressecções intestinais e anastomoses, colpossuspensões, colecistectomias, sigmoidectomias, colecistectomias, hepatectomias parciais e resolução de *shunts* parciais do trato foram desenvolvidas. Esplenectomias, linfadenectomias, pancreatectomias e adrenalectomias têm sido realizadas nos sistemas linfático e endócrino.

Na cavidade torácica, foi possível realizar a ligadura do ducto torácico, ligadura do ducto arterioso patente, correção do arco aórtico direito persistente, pericardiectomias, lobectomias pulmonares e correção das hérnias diafragmáticas.

Necessidades básicas

Sistemas de produção de imagens

Uma torre básica de videocirurgia é composta dos seguintes elementos (Figura 1):

Insuflador (Figura 1A): é o equipamento que fornece dióxido de carbono (CO_2) à cavidade abdominal, com pressão, volume e velocidade controláveis e predefinidos pelo cirurgião. Deve ter qualidades mínimas: vazão de 0 a 10 L/min, indicadores de todas as funções, alarmes visuais e sonoros, sistema de medição de volume, sistema de autorregulação, pressão definida e monitoramento da pressão intra-abdominal.

Fonte de luz (Figura 1B): pode ser de luz Xenon ou LED e deve transmitir luz sem gerar calor, além de possuir cabo com conjunto de vidro ou plástico (fibra ótica), fidelidade à cor natural, intensidade constante, brilho regular e um sistema de regulação automática de luz.

Filmadora (Figura 1C): captura imagens dentro do abdômen ou tórax. Pode ser de *chip* único (mínimo), alta resolução (450 linhas/polegada) e com um cabo de no mínimo 3 metros de comprimento. É importante que tenha controles para equilíbrio de cor e branco, equilíbrio automático de luz, sistema de *zoom* e/ou foco automático.

Monitor (Figura 1D): a recomendação é um monitor ou TV LCD ou LED de alta resolução de no mínimo 19 polegadas, compatível com a resolução da câmera de vídeo.

Endoscópio rígido (Figura 2): constitui a parte óptica de qualquer procedimento laparoscópico ou toracoscópico, e é onde são montadas a fonte de luz e a câmera de vídeo. Possui lentes cilíndricas internas colocadas em fileira, que permitem que a imagem seja capturada de uma ponta a outra de um tubo com

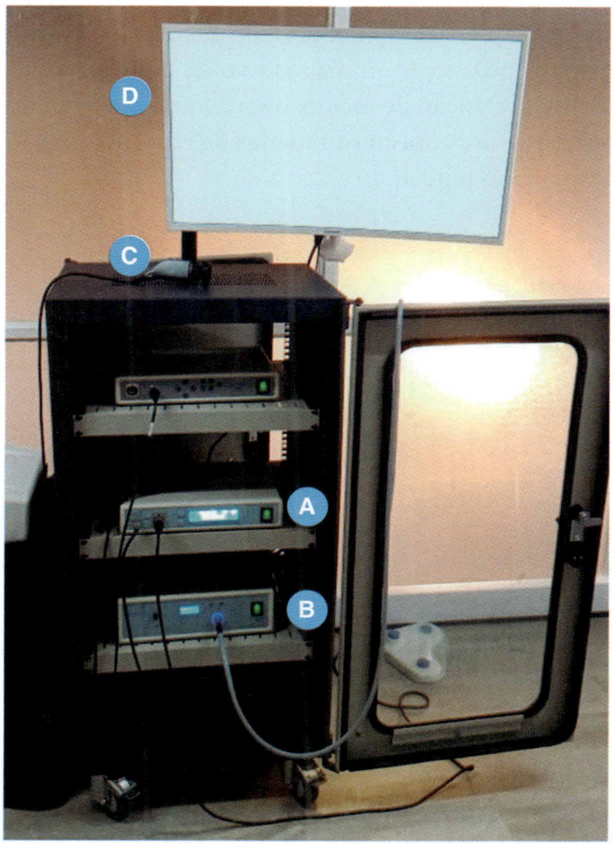

FIGURA 1 Sistemas de produção de imagens: (A) insuflador, (B) fonte de luz, (C) videocâmara e (D) monitor.

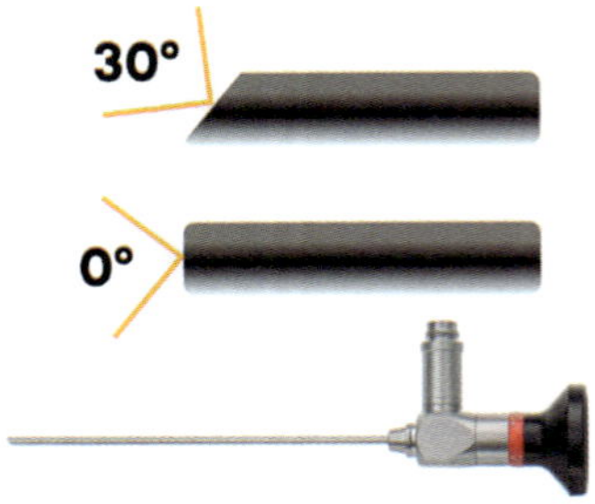

FIGURA 2 Endoscópio rígido com visão de 0° e de 30°.

pouca perda de luminosidade. Possui diâmetro externo de 10,5 e 2,7 mm. A ponta pode ser totalmente frontal, no caso de ótica de 0°, ou biselada, sendo a de 30° a mais utilizada.

Instrumental

São adaptações utilizadas na cirurgia aberta convencional, com sistema de classificação semelhante: preensão, coagulação, corte, sutura e pinça especial (Figura 3A). Eles têm um comprimento entre 25 e 45 cm, com diâmetro externo de 10,5 e 2,3 mm. Podem ser reutilizáveis ou descartáveis, com cabos de metal ou plástico e possibilidade de rotação de 360°. Alguns possuem um dispositivo de zíper para garantir a retenção do tecido, bem como um elemento externo para conectar unidades de coagulação monopolar ou bipolar.

Sistemas de acesso à cavidade abdominal

Agulha de Veress

É um dispositivo usado para incorporar CO_2 na cavidade abdominal e criar o pneumoperitônio. Possui um trocarte interno que se retrai ao encontrar resistência e progride ao entrar na cavidade peritoneal. Tem entre 12 e 15 cm de comprimento e diâmetro externo de 2 mm, permitindo um volume máximo de difusão de CO_2 de 2,5 a 3 L/min.

Trocartes

São os elementos físicos que permitem a passagem do CO_2 e dos instrumentos cirúrgicos em direção ao abdômen e/ou tórax. Podem ser reutilizáveis ou descartáveis, com sistema de pistão e torneira lateral para insuflação ou irrigação. Possuem sistema de válvula de entrada-saída e sistema de válvula interna automática para evitar o vazamento de gás. São obtidos com diâmetros externos de 5, 7, 9, 10, 11, 12 a 18 mm (Figuras 3B e 3C).

Acesso à cavidade abdominal

Para acesso à cavidade abdominal, existem duas técnicas de abordagem para introdução de CO_2 e instrumental cirúrgico: a técnica fechada, com a agulha de Veress, e a técnica aberta, com os trocartes.

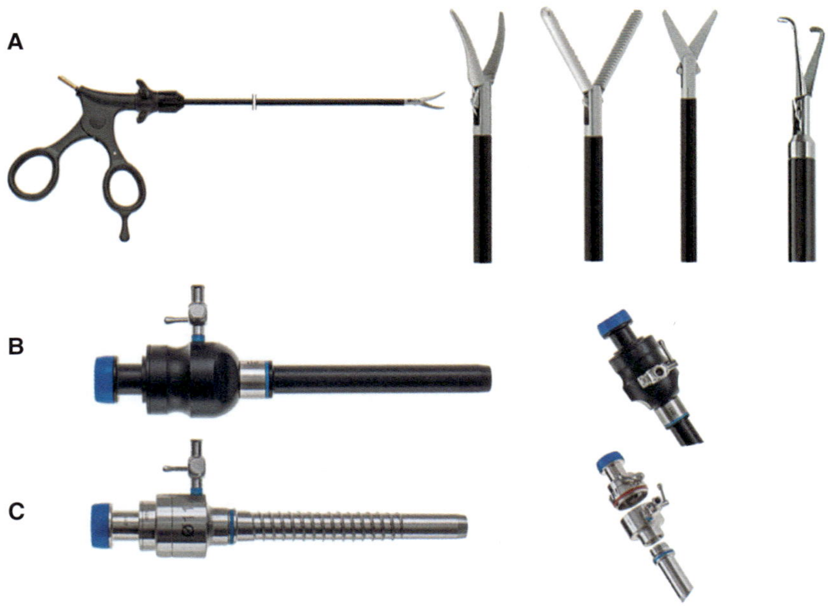

FIGURA 3 (A) Instrumental de laparoscopia; (B) troca múltipla com partes de silicone; (C) troca de multipartes.

Técnica fechada

Vários exemplos estão disponíveis para a introdução da agulha de Veress, com o paciente em posição supina (Figura 4):

- Existem seis localizações possíveis: no 8º, 9º e 10º espaço intercostal do lado direito ou esquerdo (Figura 1A). Os pontos de inserção estão localizados de 2 a 3 cm lateralmente a cada borda medial do arco costal. A agulha é inserida na direção mediocaudal a aproximadamente 45° do eixo ventrodorsal e do eixo craniocaudal da superfície corporal (Figura 4A).
- Deve-se traçar uma linha imaginária ao longo da borda medial do arco costal direito, desde a cartilagem xifoide até o reflexo costal da última costela e identificar dois locais de inserção: 1/3 (ponto verde) e 1/2 (ponto azul) da distância (linha vermelha) entre esses dois limites (Figura 1B). A cartilagem costal, da costela que marca o local de inserção, é fixada por pinça Backhaus e levemente elevada. Uma incisão de 1 mm é feita com uma lâmina de bisturi número 11 no espaço intercostal escolhido, e a agulha é inserida no sentido caudomedial em um ângulo de aproximadamente 45° ventrodorsal e lateromedial (Figura 4B).
- Os pontos de inserção são da seguinte forma (Figura 4C): no 9º espaço intercostal: 2 a 3 cm lateralmente à borda medial do arco costal direito ou esquerdo; pré-umbilical: 1,5 cm cranialmente à cicatriz umbilical e 2 a 3 cm lateralmente à direita ou esquerda da linha média abdominal; paraumbilical: 2 a 3 cm à esquerda ou direita da cicatriz umbilical; subumbilical: 1,5 cm caudalmente à cicatriz umbilical e 2 a 3 cm lateralmente à direita ou à esquerda da linha média abdominal.

Técnica aberta

Abordagem convencional

Independentemente da técnica de abordagem inicial, aberta ou fechada, a colocação dos trocartes ou portais deve manter uma configuração espacial que permita trabalhar de forma confortável, sem repercussões físicas para o cirurgião e mantendo o conceito de ergonomia. Cada cirurgia deve ser planejada meticulosamente para estabelecer uma área de trabalho eficiente. A região periumbilical é geralmente tomada como ponto de partida, pois é uma referência anatômica para a colocação da óptica como portal inicial (Figura 5). A localização das demais portas irá

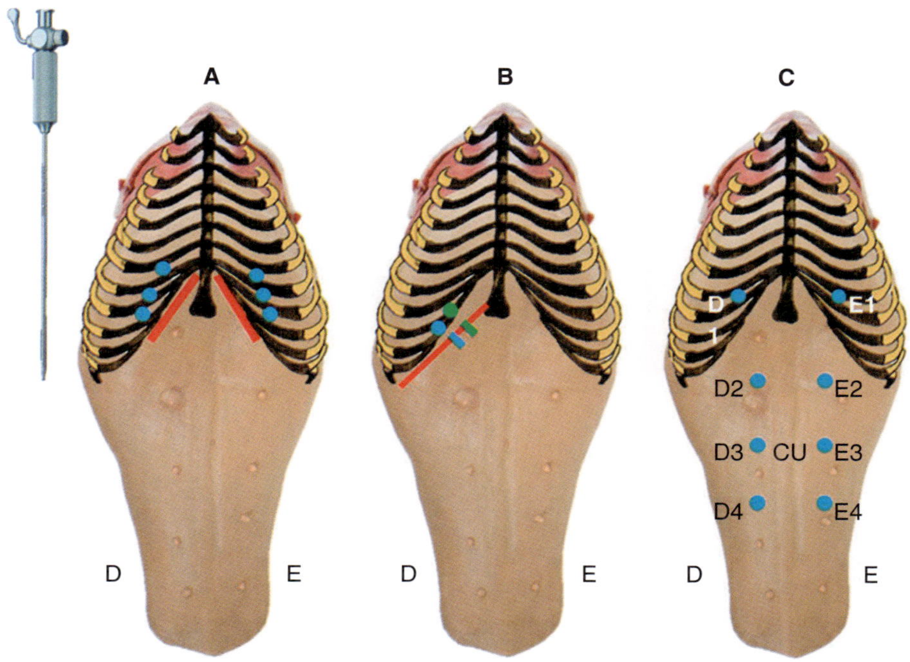

FIGURA 4 Abordagens com a agulha de Veress: (A) Doener J *et al.*; (B) Fiorbianco V *et al.*; (C) Leschnik K *et al.*

CU: cicatriz umbilical; D: direita; E: esquerda.

variar se o procedimento ou objetivo a operar for no abdômen caudal (Figura 5A) ou cranial (Figura 5B), sempre tentando formar uma triangulação entre as ópticas e os instrumentos, a um ângulo aproximado de 90°. Dessa forma, é possível se adaptar às dificuldades técnicas da transição de uma cirurgia aberta tridimensional (3D) convencional para uma cirurgia aberta bidimensional (2D), visualizada em um monitor ou tela de TV. Recomenda-se a mobilização intraoperatória do paciente na posição de Trendelenburg e/ou Fowler, para aproveitar os efeitos da gravidade na localização dos órgãos abdominais.

Existe a possibilidade de que essa configuração espacial básica possa até mudar, dentro da mesma cirurgia. Há eventos particulares ou técnicas cirúrgicas em que o planejamento original deve ser modificado, e cabe ao cirurgião estar preparado e treinado para se adaptar a essa nova situação.

Abordagem com três portais: linha média ventral

Na busca pela aplicabilidade das técnicas laparoscópicas originais propostas para o paciente humano, surgiram novas modificações que se adaptam à cirurgia veterinária sob uma nova visão de triangulação anatômica, especificamente na área de pequenos animais e em algumas espécies exóticas.

Essas modificações envolvem a mobilização intraoperatória do paciente, a fim de aproveitar os efeitos da gravidade sobre a localização dos órgãos abdominais. Os pacientes a serem intervencionados são colocados em decúbito dorsal, e é introduzido o primeiro portal correspondente à óptica, tendo como referência a cicatriz umbilical (Figura 6A). Posteriormente e sob visão direta através do monitor, um trocarte é colocado no nível anteroumbilical e o outro posteroumbilical, seguindo a linha média ventral. Deve-se levar em consideração que qualquer trocarte colocado em posição anteroumbilical terá sempre a desvantagem da presença do ligamento falciforme, portanto, a escolha dessa abordagem deve ser feita sob observação direta pelo monitor, evitando a sua obstrução. Uma vez inseridos todos os portais, as mudanças posturais são feitas de acordo com o lado a ser intervindo, utilizando-se para isso módulos de posicionamento especiais fixados na mesa cirúrgica ou manualmente (Figura 6D).

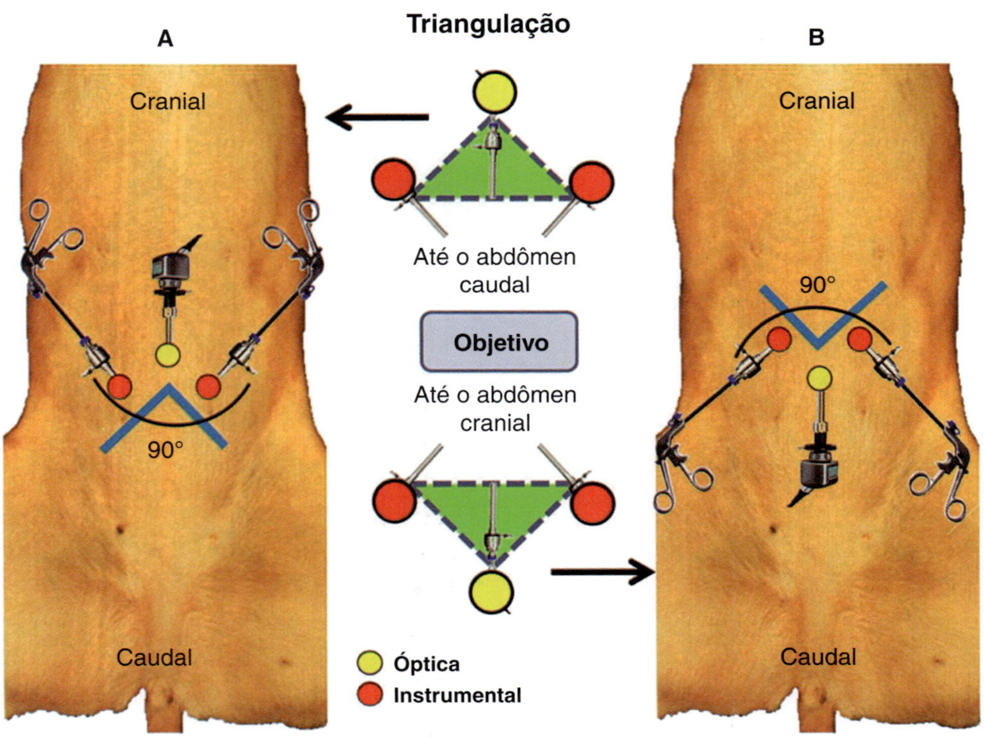

FIGURA 5 Triangulação para abordagem convencional: (A) até o abdômen caudal e (B) até o abdômen cranial.

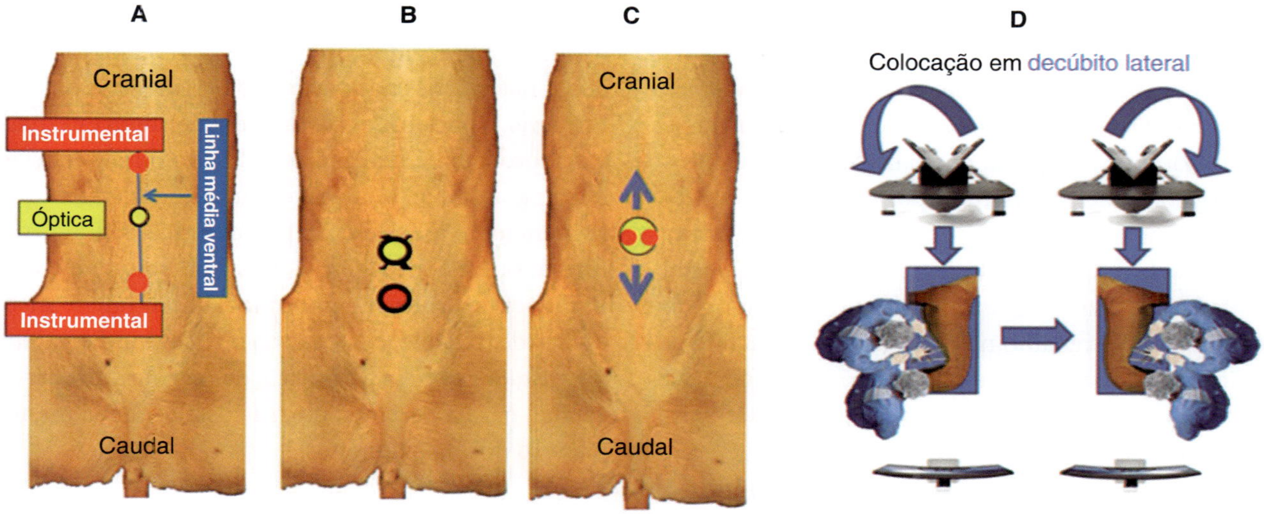

FIGURA 6 Abordagem pela linha média ventral: (A) com três portais, (B) com dois portais, (C) monoportal e (D) colocação posterior em decúbito lateral.

Abordagem com dois portais: linha média ventral

Com o advento da abordagem de dois portais da linha média ventral, foi introduzida a possibilidade de reduzir ainda mais a reação do sistema imunológico ao trauma cirúrgico. Tomando a cicatriz umbilical como referência inicial para a colocação da ótica, a via de trabalho pode ser posicionada de acordo com a preferência do cirurgião (Figura 6B). Como na técnica anterior, a presença do ligamento falciforme deve ser levada em consideração para a correta localização do portal anteroumbilical. A fixação extracorpórea por meio de "portais virtuais" facilita a tração e a retenção dos elementos anatômicos a serem intervindos. Podem ser utilizados os módulos especiais para posicionamento lateral, indicados na técnica de abordagem com três portas.

Abordagem de portal único

Essa abordagem se caracteriza pela utilização de um dispositivo especial, em geral colocado na região da cicatriz umbilical, e tem a particularidade de permitir a entrada do endoscópio rígido e dos instrumentais ao mesmo tempo, por meio de uma única incisão (Figura 6C). O portal único como método de abordagem permite trabalhar no mesmo plano ou na direção do endoscópio rígido, mas tem a desvantagem de reduzir os graus de liberdade ao trabalhar com instrumentos retos em paralelo, causando tropeço contínuo entre eles e a ótica. Essa eventualidade é reduzida com o uso de instrumentos angulares. Várias cirurgias têm sido realizadas sob essa técnica, permitindo a incorporação de diferentes dispositivos de abordagem. Nessa configuração, é possível trabalhar tanto o abdômen cranial quanto o abdômen caudal, posicionando o paciente em Trendelenburg ou Fowler, bem como na região do flanco, auxiliado pelos módulos especiais de posicionamento mencionados nas técnicas anteriores.

Abordagem transvaginal híbrida e transvaginal pura

O termo NOTES (Natural Orifice Transluminal Endoscopic Surgery) define a cirurgia realizada inteiramente pelos orifícios naturais, utilizando a técnica endoscópica como método de abordagem. Os estudos experimentais atuais estão focados na implementação de novas abordagens cirúrgicas como transoral, transretal e transvaginal, equivalentes aos procedimentos laparoscópicos, mas com o benefício de um acesso ainda menos invasivo. O termo NOTES híbrido consiste em uma abordagem transumbilical e transluminal combinada e foi proposto como transição entre a laparoscopia padrão e o NOTES puro. Na medicina veterinária, essas técnicas tiveram impacto moderado, limitando-se a casos específicos de esterilização cirúrgica em cadelas.

Na abordagem híbrida transvaginal, a combinação de laparoscopia realizada através do abdômen e da vagina é usada simultaneamente. A paciente é posicionada em decúbito dorsal, o portal óptico localiza-se na região periumbilical, enquanto os instrumentos cirúrgicos penetram por um portal instalado na vagina. A vagina é incisada com um trocarte de ponta afiada, sob visão direta da óptica colocada no portal abdominal. É viável o uso de um endoscópio rígido com canal de trabalho no abdômen, para facilitar a manipulação das vísceras, bem como a incorporação da fixação extracorpórea através dos "portais virtuais" já mencionados.

No caso da técnica NOTES pura, tanto o instrumental cirúrgico quanto a ótica abordarão a cavidade abdominal exclusivamente pela via vaginal. Em primeiro lugar, os pacientes devem ser escolhidos com rigor, uma vez que essa abordagem é indicada apenas em cães de grande porte. Para acesso transvaginal, a mucosa do fórnice vaginal é apreendida com pinças hemostáticas e tracionada caudalmente. Uma incisão é feita na mucosa, e a camada submucosa é dissecada com uma tesoura curva de Metzenbaum. O trocarte ou dispositivo escolhido é inserido na cavidade abdominal através da incisão da mucosa vaginal. Um endoscópio rígido com canal de trabalho ou dispositivo de portal único é desejável, se o tamanho do paciente permitir. Da mesma forma, a fixação extracorpórea com portais virtuais é recomendada.

Abordagem retroperitoneal

A abordagem laparoscópica é tradicionalmente realizada transperitonealmente, pois permite uma abordagem ampla e bilateral da cavidade. A abordagem laparoscópica retroperitoneal baseia-se no acesso direto aos órgãos retroperitoneais sem retração dos órgãos intra-abdominais, o que evita a transgressão do peritônio, previne o íleo pós-operatório, a formação de aderências e complicações secundárias à síndrome de aderência. Essa abordagem é de aparecimento recente na medicina veterinária, e, embora seu primeiro uso tenha sido experimental para tratar doenças humanas, poderia ser adaptada e modificada para a espécie canina e tem sido usada para facilitar a abordagem das glândulas adrenais. Até o momento, ocorreram modificações na técnica original, de forma que seu uso ainda está sob o escrutínio de aspectos técnicos, como limitações espaciais e marcos anatômicos desconhecidos, os quais exigem a aquisição de novas habilidades por parte do cirurgião veterinário. Em geral, o paciente é colocado em decúbito esternal, e a abordagem é realizada tendo como referência a fossa paralombar, seja pelas técnicas de triangulação já mencionadas, seja com portal único. Da mesma forma, outra abordagem é descrita, em que ele usa um trocarte especial com um balão para dissecar o espaço de trabalho, colocado ao nível da borda cranial da crista ilíaca para a óptica, e depois outro trocarte caudal, para a borda da última costela, para a manipulação dos instrumentos.

CONCLUSÃO

A cirurgia laparoscópica avançou de forma muito significativa no campo da medicina veterinária. Seu progresso acompanhou os avanços na instrumentação, tecnologia e crescente familiaridade dos cirurgiões com os procedimentos. Existem muitos artigos e livros de revisão na literatura veterinária que fornecem descrições detalhadas de equipamentos e informações de procedimentos relacionados a essas técnicas.

REFERÊNCIAS BIBLIOGRÁFICAS

1. Berci G. Medicine and television. Med J Aust. 1961;48(2):1005-10.
2. Culp WTN, Mayhew PD, Brown DC. A comparison of post-surgical activity in small dogs undergoing laparoscopic versus open ovariectomy. Proceedings of the American College of Veterinary Surgeons Annual Symposium, San Diego, CA, 2008.
3. Devitt CM, Cox RE, Hailey JJ. Duration, complications, stress, and pain of open ovariohysterectomy versus a simple method of laparoscopic-assisted ovariohysterectomy in dogs. J Am Vet Med Assoc. 2005;227(6):921-7.
4. Diccionario Espasa de Medicina. Instituto Científico y Tecnológico de la Universidad de Navarra, España. Planeta-Actimedia S.A.; 2000.
5. Doerner J, Fiorbianco V, Dupré G. Intercostal insertion of Veress needle for canine laparoscopic procedures: a cadaver study. Vet Surg. 2012;41(3):362-6.
6. Fiorbianco V, Skalicky M, Doerner J, Findik M, Dupré G. Right intercostal insertion of a Veress needle for laparoscopy in dogs. Vet Surg. 2012;41(3):367-73.
7. Jeong J, Ko J, Lim H, Kweon OK, Kim WH. Retroperitoneal Laparoscopy in Dogs: Access Technique, Working Space, and Surgical Anatomy. Vet Surg. 2016;45(S1):O102-O110.
8. Ko J, Jeong J, Lee S, Son H, Kweon OK, Kim WH. Feasibility of single-port retroperitoneoscopic adrenalectomy in dogs. Vet Surg. 2018;47(S1):O75-O83.

9. Lau WY, Leow CK, Li AK. History of endoscopic and laparoscopic surgery. World J Surg. 1997;21(4):444-53.
10. Leschnik K, Bockstahler B, Katic N, Schramel JP, Dupré G. Influence of 2 Veress needles and 4 insertion sites on Veress needle penetration depth: A comparative study in cadaveric dogs. Vet Surg. 2018;47(8):1094-100.
11. Mayhew PD, Brown DC. Prospective evaluation of two intracorporeally sutured prophylactic laparoscopic gastropexy techniques compared with laparoscopic-assisted gastropexy in dogs. Vet Surg. 2009;38(6):738-46.
12. Mayhew PD, Freeman LJ, Kwan T, Brown DC. Prospective comparison of post-operative wound infection rates after minimally invasive versus open surgery. Proceedings of the Veterinary Endoscopy Society Annual Meeting, Vancouver, British Columbia, 2009.
13. Naan EC, Kirpensteijn J, Dupré GP, Galac S, Radlinsky MG. Innovative approach to laparoscopic adrenalectomy for treatment of unilateral adrenal gland tumors in dogs. Vet Surg. 2013;42(6):710-5.
14. Soulas A, Dubois de Montreynaud JM, Edwards RJ, Gladu AJ. Bronchoscopy and television. Dis Chest. 1957;31(5):580-4.
15. Walsh PJ, Remedios AM, Ferguson JF, Walker DD, Cantwell S, Duke T. Thoracoscopic versus open partial pericardiectomy in dogs: comparison of post-operative pain and morbidity. Vet Surg. 1999;28(6):472-9.

12

Fundamentos de microcirurgia

Jussara Peters Scheffer ■ Gonzalo Pablo Aljaro Lapolla

Objetivos

Após a leitura do capítulo, você será capaz de:

- Compreender a importância da microcirurgia na medicina veterinária.
- Reconhecer os fundamentos básicos da microcirurgia.
- Elucidar a importância do treinamento.
- Mencionar as posibilidades de utilização da microcirurgia na medicina veterinaria.

INTRODUÇÃO

A evolução das técnicas cirúrgicas tradicionais em medicina veterinária exige cada vez mais o desenvolvimento de novos procedimentos a serem aplicados aos nossos pacientes, sendo essencial o aprendizado de técnicas cirúrgicas como a microcirurgia.

Quando falamos em microcirurgia, referimo-nos a uma disciplina que engloba as mais diversas especialidades médicas, não se limitando ao campo da medicina humana, mas englobando a medicina veterinária no seu amplo campo de especialidades cirúrgicas.

Tendo como principal característica a utilização de instrumentos de ampliação que permitem intervir de forma extremamente precisa, estruturas anatômicas que, sem esse meio, seriam impossíveis devido ao reduzido campo operatório e às estruturas que requerem intervenção, podemos definir a microcirurgia como "o conjunto de técnicas cirúrgicas que dispõem de instrumento de ampliação ótica, luz coaxial, microinstrumentos e uma técnica diferenciada", diferenciando-se também das demais modalidades cirúrgicas, devido ao tamanho de estruturas com as quais trabalha, os instrumentos e a técnica e as manobras cirúrgicas adotadas.

Existe uma grande variedade de instrumentos de ampliação ótica, que vão desde lentes de aumento, diferentes tipos de microscópio cirúrgico até o microscópio de cabeça, todos os quais conseguem ampliar e iluminar o campo cirúrgico, mantendo a visão nas três dimensões do espaço (natural visão binocular).

Pelo fato de os procedimentos microcirúrgicos apresentarem alta complexidade técnica, o que condiciona longas curvas de aprendizado e de difícil realização em ambiente clínico, no início o treinamento microcirúrgico só pode ser realizado em laboratórios de microcirurgia, para que o aprendizado não se baseie em erros cometidos em nossos pacientes. Assim, o treinamento se basearia em modelos experimentais, ministrados em ambiente controlado, estruturado e progressivo, inicialmente por meio do aprendizado de conceitos teóricos de instrumentos, equipamentos e ergonomia, posteriormente na fase prática e lançando mão de modelos inicialmente sintéticos e depois biológicos. Com tudo isso, se desenvolveria um conjunto de exercícios com os quais seria possível adquirir as competências técnicas que permitem atingir o nível necessário para a gestão das técnicas, básicas ou avançadas da microcirurgia.

CURVA DE APRENDIZADO

O treinamento em microcirurgia é um processo longo e cansativo, que requer grande habilidade manual, paciência, dedicação exclusiva e treinamento contínuo. A primeira sessão de treinamento pode ser frustrante, porém o progresso é perceptível a cada sessão. Essa melhora gradativa no desempenho é o que chamamos de curva de aprendizado – quanto mais praticamos, mais experiência adquirimos. Essa curva apresenta várias fases, executadas em níveis crescentes de dificuldade. O ideal é praticarmos durante 3 horas sem interrupções, pelo menos duas vezes por semana. Devemos fazer intervalos de 5 minutos a cada hora de treinamento, retomando nossa concentração inicial. Intervalos também devem ser feitos após uma situação frustrante, evitando estresses que podem gerar tremores das mãos.

O tremor das mãos é um dos maiores desafios para quem decide trabalhar com microcirurgia. De acordo com microcirurgiões experientes, alguns itens devem ser levados em consideração por minimizarem esses tremores, como uma boa noite de sono antes do treinamento, que aumenta a capacidade de concentração e aprendizagem; não realizar esforço físico excessivo, principalmente dos membros superiores, nas 24 horas que antecedem o procedimento – sendo essa uma alteração individual; embora a nicotina possa causar aumento do tremor durante aproximadamente 30 minutos, usuários não devem se privar do uso, pois a abstinência pode causar um aumento acentuado do tremor e o mesmo ocorre em relação à cafeína; estresse, irritação e estado psicológico alterado também representam fatores que predispõem a essa condição.

O treinamento inicia-se com o manuseio dos instrumentais cirúrgicos e o controle do microscópico (Figura 1), reconhecendo cada ponto de ajuste, aprendendo a calibrá-lo no melhor foco. Os instrumentais são bem específicos para esses procedimentos, são delicados e devem ser manuseados com cuidado e atenção. A focalização do microscópio é um ponto crucial para um perfeito desempenho no treinamento, pois quanto melhor o foco mais fácil se torna a execução do procedimento.

A posição na qual o cirurgião se senta à frente do aparelho é muito importante. Manter uma boa postura, os pés firmes ao chão e braços apoiados na mesa faz com que tenhamos mais destreza e firmeza nos movimentos das mãos, o que por sua vez facilita a realização do procedimento.

Inicialmente, o treino de suturas microcirúrgicas é realizado em materiais inertes como o látex, objetivando sedimentar os conhecimentos e as habilidades adquiridos nas etapas anteriores, a fim de tornar-se capaz de realizar suturas com o uso de agulhas de menos de 5 mm de comprimento e fios de náilon 10-0 ou 11-0. Após essa etapa, o treinamento passa a ser realizado em animais como ratos da raça Wistar, camundongos, coelhos, sendo essencial para o desenvolvimento de habilidades cirúrgicas (o laboratório onde o treinamento é realizado requer autorização do Comitê de Ética no Uso de Animais – CEUA) e a observância da lei que regulamenta esse uso.

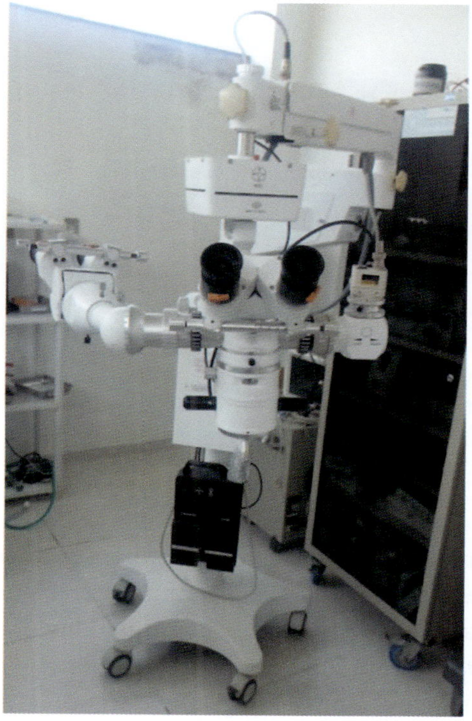

FIGURA 1 Microscópio cirúrgico, modelo DF Vasconcellos.
Fonte: Jussara Peters Scheffer, 2019.

A primeira técnica a ser treinada é a chamada de anastomose *end-to-end*, ou seja, anastomose terminoterminal para reparo arterial (Figura 2). A artéria mais utilizada em ratos é a femoral, por ser de fácil acesso e visualização, porém podemos utilizar as artérias carótida e aorta, as quais são de difícil acesso e mais profundas. Essa etapa do treinamento inicia-se pela anastomose de artérias, pois estas são elásticas e possuem parede mais espessa, o que torna a realização da sutura microvascular mais fácil do que nas veias. Porém, a mesma técnica é realizada em anastomose de veias em uma etapa seguinte, aumentando o grau de dificuldade do treinamento.

Em um passo seguinte, podemos realizar a técnica de retalho venoso microvascular, na qual um retalho de veia femoral é introduzido na artéria femoral com o

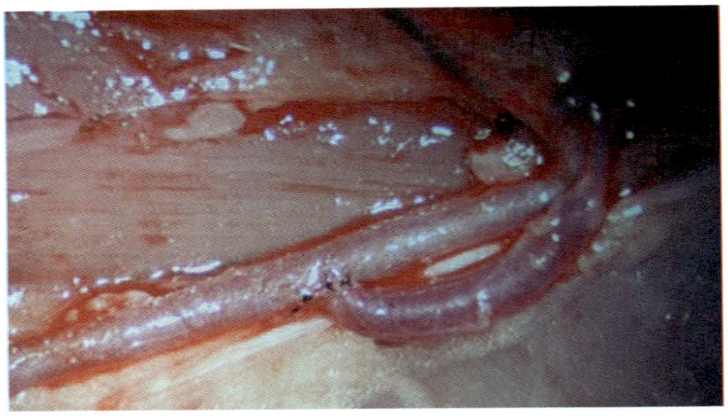

FIGURA 2 Anastomose terminolateral, da artéria femoral com a veia femoral em ratos da raça Wistar.
Fonte: Jussara Peters Scheffer, 2018.

auxílio de duas suturas de anastomose *end-to-end*, seguindo com a técnica de anastomoses microvasculares *end-to-side*, ou seja, terminolateral, por meio da anastomose da artéria femoral lateralmente à veia femoral (Figura 3).

Cirurgiões em um estágio mais avançado do treinamento podem realizar técnicas de sutura de nervo periférico, confecção e transferência de retalhos de pele microvascular e transplante de órgãos, como transplante renal.

Como dito anteriormente, todo o treinamento constitui uma curva de aprendizagem – quanto mais treino houver, mais perfeita será a aplicação da técnica, mais delicados e precisos serão os micromovimentos, menor será a reação no local da microsutura, menor a formação de trombos, tornando funcionais a veia, artéria, *flap* ou órgão transplantado.

ASPECTOS BÁSICOS DA MICROCIRURGIA

Para a realização de procedimentos microcirúrgicos, o microscópio é a ferramenta mais importante em microcirurgia, uma vez que nos permite faixas de ampliação maiores do que as proporcionadas pelas lentes de aumento, o que em qualquer caso nos permitirá realizar certos procedimentos, nos quais as estruturas a intervir permitem o uso de ampliações menores.

Microscópio cirúrgico

O microscópio cirúrgico é um instrumento mecânico, elétrico ou de ambos os tipos. Consiste basicamente em uma combinação de lentes por meio

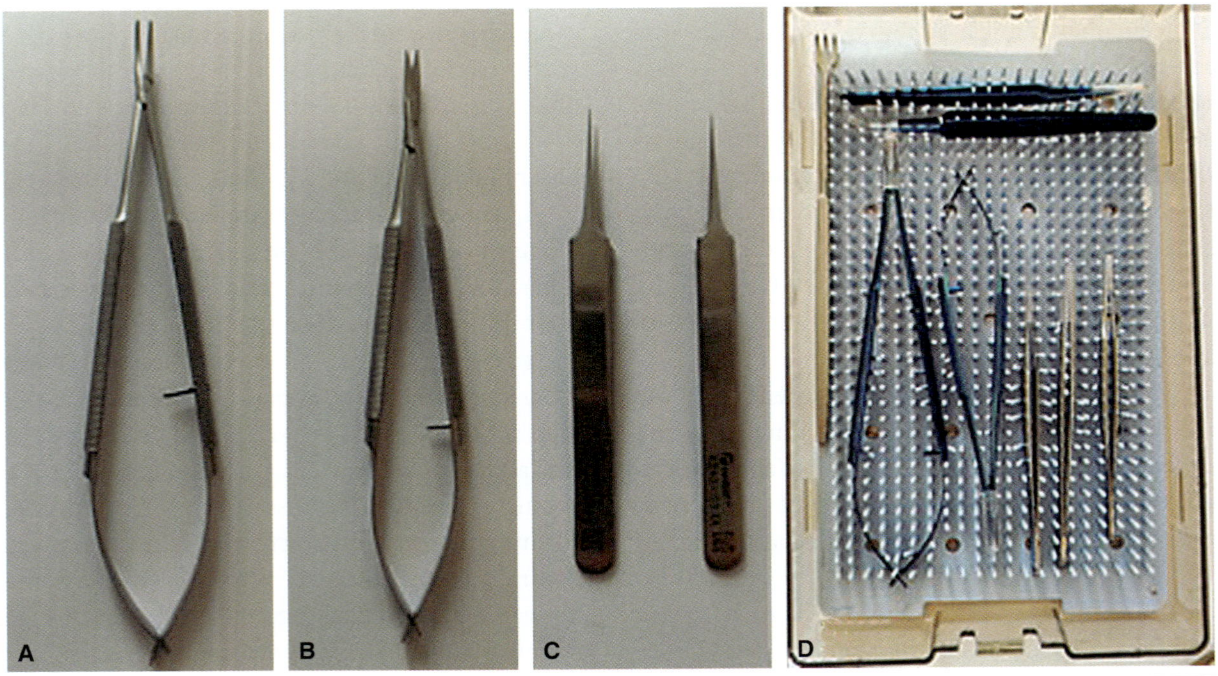

FIGURA 3 Instrumentais microcirúrgicos: (A) porta-agulha de Barraquer; (B) microtesoura; (C) pinças de dissecção; (D) caixa de instrumentais microcirúrgicos.
Fonte: Gonzalo Pablo Aljaro Lapolla, 2021.

das quais o cirurgião pode obter uma imagem de alta qualidade, estereoscópica e ampliada de uma área cirúrgica cujas estruturas são escassas. É a ferramenta fundamental da microcirurgia, que permite iluminar a área operatória e ampliar as estruturas, mantendo a visão binocular natural em três dimensões, ou seja, largura, comprimento e profundidade.

O microscópio cirúrgico, além dos citados, deve permitir ao cirurgião conforto, e não gerar fadiga visual, liberando-se as mãos, de forma que a concentração seja focada apenas no próprio procedimento cirúrgico. O microscópio cirúrgico é formado basicamente por: 1) binóculos, 2) sistema de variação de ampliação, 3) lentes de f-200 e f-300, 4) guidão, 5) sistema de iluminação, 6) corpo e 7) braço articulado.

Foco e distância focal

Se nos referirmos à óptica geométrica, o foco será o ponto do objeto para onde convergem os feixes de luz. Se levarmos isso a termos mais práticos, o foco seria a área do campo cirúrgico para onde a luz converge. Portanto, podemos concluir que focalizar é arranjar o microscópio de tal forma que as estruturas anatômicas a serem visualizadas sejam vistas claramente.

O foco dependerá da distância focal, que corresponde à distância entre o microscópio e o foco. Dependendo do tipo de cirurgia, a distância focal será diferente, por exemplo na oftalmologia, a distância focal é menor que na neurocirurgia, pois na primeira o trabalho é feito em campos cirúrgicos superficiais, enquanto, na segunda, o campo cirúrgico será mais profundo.

Distância de trabalho

Define a distância da lente objetiva do microscópio ao ponto de foco da ótica, mantendo um valor fixo que depende inteiramente da distância focal escolhida. Uma lente objetiva de 250 mm criará uma área de trabalho de 250 mm sob o microscópio.

Distância objeto-olho

É a distância do olho do cirurgião ao ponto de foco do microscópio. Se a distância for muito longa, será menos provável que o cirurgião opere com conforto.

Amplitude e iluminação

A ampliação de uma imagem é um valor relativo e tem a ver diretamente com o tamanho da imagem projetada na retina; portanto, a ampliação é aumentada diminuindo a distância entre o olho e o objeto a ser visualizado, ou seja, durante o trabalho, em uma ampliação maior, a superfície observada é restrita.

A luz na área cirúrgica é gerada através do iluminador do microscópio. Essa luz pode ser modificada alterando-se a voltagem da lâmpada através de um dispositivo localizado nas fontes de alimentação ao pé do microscópio, variando a intensidade da luz. Qualquer aumento na ampliação do microscópio acarretará diminuição no brilho da imagem; por outro lado, uma diminuição na ampliação do microscópio irá gerar um aumento no brilho da imagem.

Iluminação coaxial

Existem dois tipos de iluminação em microscópios cirúrgicos: independente e coaxial. Essa última é o padrão dos microscópios atuais e consiste em que a luz do bulbo iluminador é redirecionada para um ponto bem próximo ao eixo de visão do microscópio, sendo projetada para baixo através da mesma lente objetiva utilizada para o *display*.

Magnificação

A ampliação é dada pelo tamanho das estruturas a serem visualizadas e pode ser modificada de acordo com a necessidade do procedimento cirúrgico. Dependendo do modelo do microscópio e de seu uso, a ampliação pode variar de 4 a 40 vezes, ou seja, de 4 a 40 vezes o tamanho real da estrutura a ser visualizada.

Profundidade de campo

A profundidade de campo corresponde à distância medida da superfície até a profundidade do campo cirúrgico em que as estruturas a serem visualizadas estão em foco de maneira aceitável. Está íntima e inversamente associada ao grau de ampliação, ou seja, quanto maior a ampliação, menor a profundidade de campo. E, quanto menor for a ampliação, mais será possível manter em foco todos os elementos profundos e superficiais.

Parafocalidade

Quando focamos em uma estrutura em ampliação máxima, ela permanece focada em todas as ampliações – isso é conhecido como parafocalidade e está relacionado ao estado da configuração óptica que permite que alterações de ampliação sejam feitas sem afetar o ponto de foco do microscópio.

Partes do microscópio

a) Tubos binoculares.
b) Sistema de modificação de aumento.
c) Lentes.
d) Manoplas.
e) Sistema de iluminação.

Ajuste do microscópio

Antes de iniciar qualquer procedimento, devemos ajustar o microscópio às nossas necessidades e às do procedimento, para o qual devemos seguir os seguintes passos:

1. Ignição e verificação do correto funcionamento, verificando todas as suas peças.
2. Ajuste dos tubos oculares e corpo do microscópio de acordo com a necessidade do cirurgião.
3. Equilíbrio do braço mecânico do microscópio.
4. Cobertura das partes do microscópio a serem usadas com material estéril.
5. Ajuste da distância interpupilar e primeiro foco na ampliação máxima com a qual irá trabalhar.
6. Focalização das oculares.
7. Assim que a imagem estiver em foco, ajuste para a ampliação mais baixa que lhe permita trabalhar com conforto e segurança.

INSTRUMENTAIS CIRÚRGICOS

São as peças (instrumentos) com as quais o cirurgião pode fazer o ato cirúrgico. Na microcirurgia, há uma grande variedade de instrumentais, dependendo da especialidade cirúrgica em que a técnica será aplicada. Apesar disso, é dever do microcirurgião estar bem familiarizado com cada um deles, selecionar o número de instrumentais estritamente necessários à cirurgia e conhecê-los em profundidade, ser capaz de reconhecer o seu estado e como realiza a sua manutenção para que a sua vida útil seja a maior possível – lembrando sempre que se trata de extensões das nossas mãos e que qualquer defeito pode afetar os resultados do procedimento.

A maioria é feita de aço inoxidável, por esse material ser mais resistente que o titânio, porém este último, embora seja mais delicado, pode ser mais confortável no manuseio por ser menos pesado que o aço. Como o material microcirúrgico é facilmente danificado, grandes estruturas não devem ser manuseadas com ele.

Além da preferência individual do cirurgião, ao selecionar o tipo de instrumental microcirúrgico, considera-se a profundidade do campo cirúrgico como fator importante. Campos profundos irão requerer o uso de instrumentos mais longos do que aqueles adotados em campos superficiais. O desenho da alça do instrumento também é importante, o que deve permitir uma pegada segura, já que todos são manuseados como um lápis (dedo indicador e polegar, sendo o dedo médio usado para apoiar e basear a borda ulnar da mão, dedo mínimo e/ou antebraço).

Clamp vascular

Utilizados em microcirurgia vascular (Figura 2), com a finalidade de gerar a interrupção reversível do fluxo sanguíneo, existem os únicos e os duplos, com uma barra que permite a aproximação ou separação das anastomóticas bocas, por artérias e veias. Devem ser de boa qualidade e permitir a interrupção do fluxo sem agredir a parede vascular (íntima) devido ao excesso de pressão, o que levaria inevitavelmente à formação de trombos e, portanto, à falha da anastomose.

Os tamanhos das pinças vasculares são projetados para serem utilizados em função da espessura do vaso, sempre respeitando que a pressão exercida seja inversamente proporcional ao tamanho do vaso e que seja dada pelo quociente entre a força de fechamento, expressa em gramas, e a área de obliteração vascular. Nas pinças arteriais, aceita-se uma pressão de

35 g/mm², embora seja preferível trabalhar com pressões mais baixas, utilizando, por exemplo, para um vaso de 1 mm, uma pressão de 5 g/mm² chegando a 15 g/mm² em vasos de 2 a 3 mm.

Pinça aplicadora de clamp

É semelhante a uma pinça anatômica, com a diferença de que ambas as extremidades possuem bandas horizontais que combinam com as fendas da pinça vascular para poder manipulá-la e colocá-la no vaso a ser ocluído.

Microtesouras

Existem com uma ponta reta e uma ponta curva; as primeiras são usadas para a adventicectomia e o corte dos fios de sutura, enquanto as de ponta curva são utilizadas para dissecção.

Porta-agulha de Barraquer

Na microcirurgia neurovascular é preferível o uso sem zíper ou fecho, pois, ao liberar a âncora, costuma ocorrer um movimento brusco que pode romper as paredes dos vasos ou nervos. Seu comprimento dependerá da profundidade do campo cirúrgico.

Pinça dilatador de vaso

É o mais fino, com pontas com diâmetro de 0,1 a 0,2 mm. É utilizada na mão dominante e dilata ambas as extremidades do vaso a ser anastomosado menor que 1 mm.

Pinça de dissecção

Usada para dissecar tecidos delicados, é curva ou reta e também podem ser usada como porta-agulhas.

Material para contrastar campo

Utilizado para contrastar a estrutura anatômica onde será trabalhado, bem como o material de sutura, que pode ser azul ou verde.

Microssuturas

As agulhas de sutura microcirúrgicas são de ponta atraumática, para evitar lesão tecidual. O corpo da agulha deve ser curvo. Numa sutura microvascular, a agulha deve passar facilmente pelo tecido sem rasgá-lo, e, uma vez passado, o orifício deve ser fechado pela força elástica do próprio tecido. Os fios usados são monofilamentos de náilon ou Prolene. As medidas variam de 6/0 a 10/0, podendo chegar a 12/0, lembrando que uma sutura 10/0 equivale, por exemplo, a 25 mícrons.

MICROCIRURGIA NA PRÁTICA CIRÚRGICA

A microcirurgia ainda é pouco utilizada na medicina veterinária. Como o treinamento das técnicas é realizado em laboratórios e biotérios, há a necessidade de parcerias entre médicos humanos e médicos veterinários. Como resultado dessas parcerias, vislumbra-se um avanço da microcirurgia no meio veterinário. Essas técnicas podem ser utilizadas para a reconstrução de nervos e tendões, reimplante de retalhos de pele microvascular e, mais recentemente, nas pesquisas voltadas para a área de transplante renal, treinamento realizado em ratos para posterior utilização em animais de pequeno porte, como gatos. Alguns centros de pesquisa já estão em fase de testes da técnica de transplante renal em gatos, e poucos são os resultados já publicados.

Há alguns anos, a microcirurgia era considerada procedimento de exceção, somente utilizada em casos extremos; porém, com os avanços das pesquisas na área, tornou-se em muitos casos a primeira opção cirúrgica. Inicialmente era adotada para procedimentos oftalmológicos, o que, com todo o desenvolvimento dessa área, possibilitou o tratamento de lesões que antes pareciam sem solução, como remoção de cálculos ureterais em gatos, afecção com grande índice de mortalidade devido à impossibilidade de remoção com técnicas cirúrgicas convencionais, considerando como ponto crucial o pequeno calibre do ureter felino.

Sistema urinário

Transplante renal

O transplante renal tem sido realizado em felinos tanto experimentalmente quanto na prática (por poucos cirurgiões veterinários). São diversos os desafios para a obtenção de sucesso na realização da técnica. Em ambos os procedimentos, coleta e implantação do órgão, é aconselhável a utilização de microscópio cirúrgico, que possibilita melhor visualização das estruturas, resultando em anastomoses microvasculares precisas e diminuindo ou evitando complicações trans e pós-operatórias.

Ureterotomia microcirúrgica

Nos casos de ureterolítiase, principalmente em felinos, a utilização de técnicas microcirúrgicas representa uma grande evolução da cirurgia veterinária, sendo opção terapêutica satisfatótria para animais com ureterolitíase obstrutiva. A pequena dimensão do ureter felino é fator predominante na escolha do procedimento microcirúrgico, tornando a ureterotomia mais precisa, evitando complicações, como estenose no local da sutura. O principal objetivo dessa técnica é evitar complicações operatórias, sendo adotada do início ao fim do procedimento cirúrgico. A magnificação das estruturas com microscópio cirúrgico permite uma precisa incisão no ureter, remoção do cálculo (que na maioria dos casos mede menos que 1 mm) e aplicação de sutura extramucosa, de forma a restabelecer o fluxo de urina, sem ocasionar estenose pós-operatória, além de proporcionar melhora do quadro de hidronefrose e hidroureter e possibilitar a manutenção do rim e qualidade de vida (Figura 4).

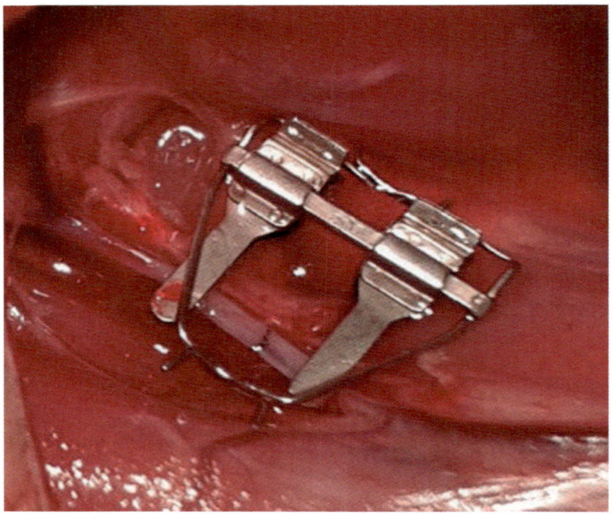

FIGURA 4 Anastomose microvascular terminoterminal em artéria femoral de rato Wistar, utilizando *clamp* microvascular.
Fonte: Jussara Peters Scheffer, 2019.

Neurologia

O ramo da neurologia veterinária também recebeu impacto significativo com o avanço das técnicas microcirúrgicas. Em cirurgias reparadoras de nervos (Figura 5), visando à reabilitação funcional de pacientes cujos nervos foram lesados por acidente, o emprego das suturas epineurais e perineurais é a técnica mais utilizada para direcionamento das fibras nervosas, entretanto deve ser realizada de maneira meticulosa e requer microscopia cirúrgica.

Microcirurgia vascular

Em geral, a microcirurgia vascular tem sido usada sobretudo na cirurgia reconstrutiva, seja por traumas sofridos em nossos pacientes, seja após cirurgias oncológicas onde áreas com lesões extensas devem ser cobertas com o objetivo principal de recuperar a funcionalidade e, em segundo lugar, a estética do paciente. Esse tipo de enxerto permite a transferência de um tecido do leito doador para o receptor, por meio da manutenção de uma artéria e veia, para que se possa realizar uma anastomose microvascular, além de manter a irrigação do enxerto. Na medicina veterinária, a cirurgia reconstrutiva baseia seus princípios no uso de diferentes tipos de retalhos e enxertos e, com relação à transferência de tecido microvascular livre, a experiência é limitada. Foram descritos pelo menos dez tipos de retalhos microvasculares livres, demonstrando sua utilidade no manejo de feridas extensas e complicadas, fossem traumáticas ou neoplásicas.

Dependendo do tipo de tecido usado no retalho microvascular livre, podem ser classificados em:

- Retalhos de pele.
- Retalhos musculares.
- Retalhos omentais.
- Retalhos intestinais.
- Enxertos ósseos vascularizados.
- Retalhos miocutâneos.
- Retalhos mioósseos.
- Retalhos osteomusculocutâneos.

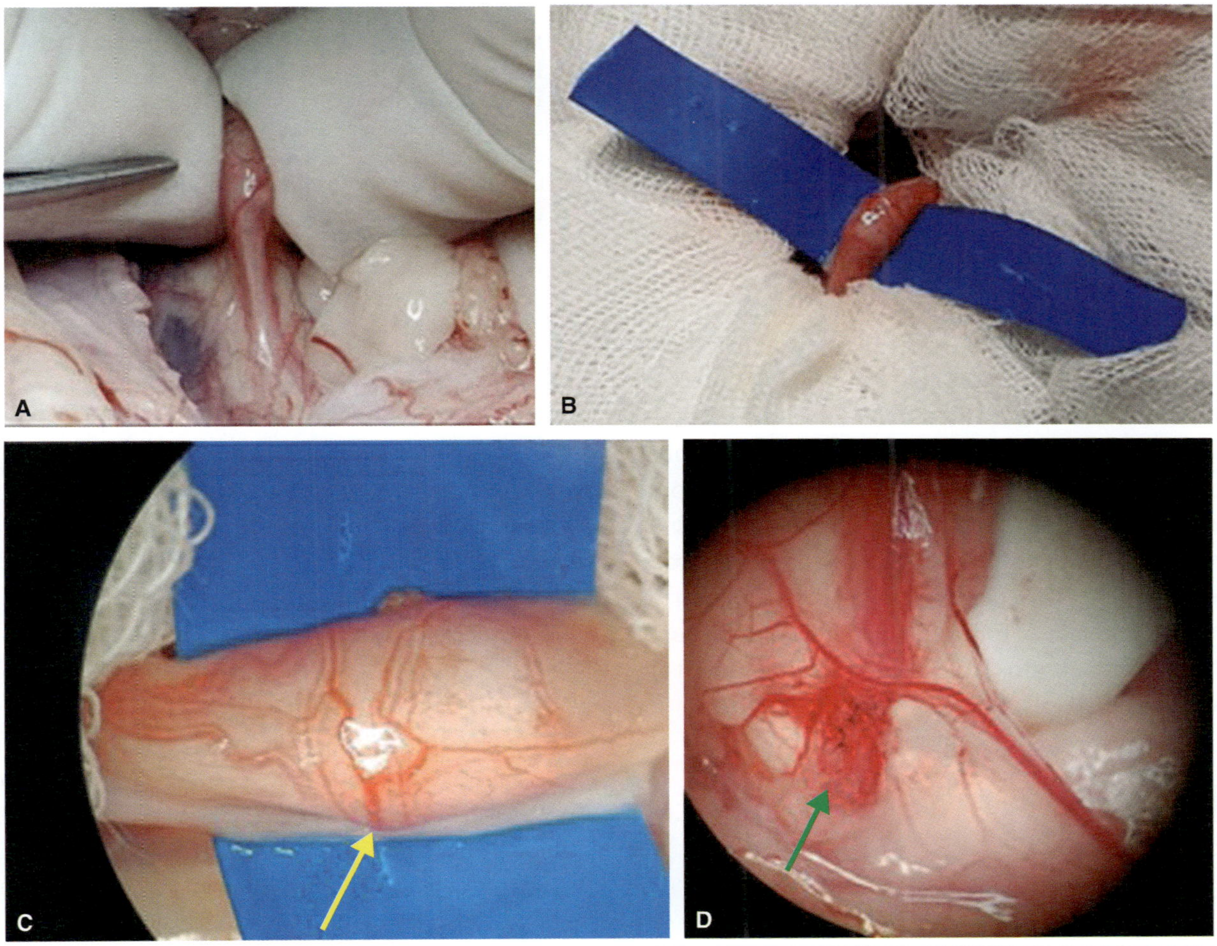

FIGURA 5 Ureterotomia microcirúrgica: (A) divulsão e localização do ureterólito; (B) exposição do ureter; (C) imagem capturada pelo microscópio cirúrgico – a seta amarela indica local de dilatação do ureter, ou seja, presença do ureterólito; (D) imagem capturada pelo microscópio – a seta verde indica local da microssutura.

Fonte: Gonzalo Pablo Aljaro Lapolla, 2021.

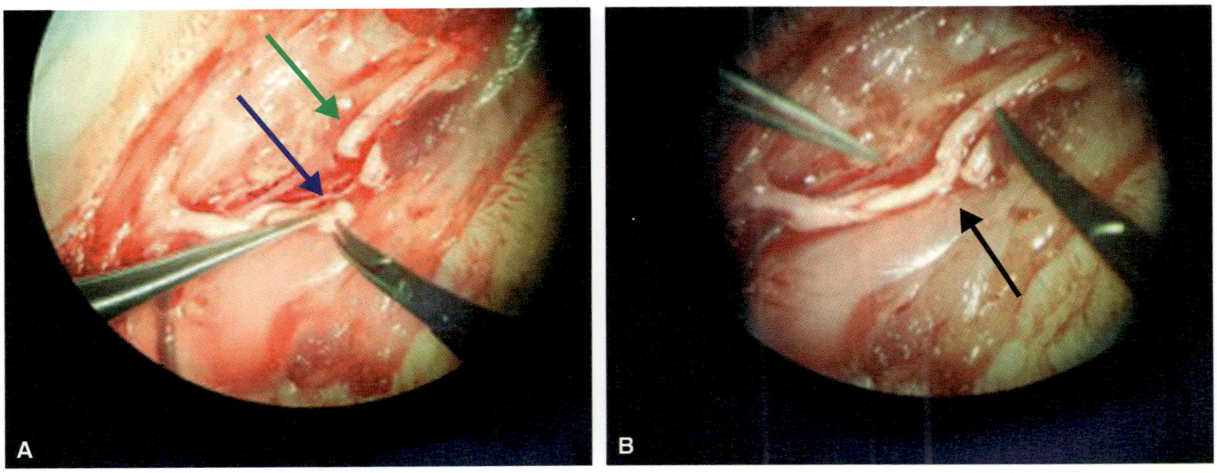

FIGURA 6 Neurorrafia microcirúrgica: (A) preparo das extremidades dos nervos radial (seta verde) e ulnar (seta azul), com auxílio do microscópio cirúrgico; (B) neurorrafia utilizando fio de sutura náilon nº 10.0 (seta preta).

Fonte: Jussara Peters Scheffer, 2019.

CONCLUSÃO

Seguindo uma rotina básica de treino, o cirurgião dominará a técnica de microanastomoses (técnica básica da microcirurgia) e proporcionará aos pacientes melhor qualidade de vida, pois será capaz de realizar procedimentos antes tidos como inexecutáveis, entre diversas outras técnicas.

Como já dito, todo o treinamento constitui uma curva de aprendizagem, na qual quanto mais treino houver mais perfeita será aplicação, mais delicados e precisos serão os movimentos, menor será a reação tecidual, o que diminui a possibilidade de estenose no local da sutura e promove a menor formação de trombos, tornando funcionais a veia, artéria, *flap* ou órgão transplantado. Também será possível, com tudo isso, realizar essas técnicas na rotina da clínica cirúrgica de cães e gatos, tornando realidade o transplante renal e o tratamento cirúrgico do cálculo ureteral em gatos, por exemplo.

REFERÊNCIAS BIBLIOGRÁFICAS

1. Cooley BC. A laboratory manual for microvascular and microtubal surgery. 2018.
2. Christoforou D, Alaia M, Craig-Scott S. Microsurgical Management of Acute Traumatic Injuries of the Hand and Fingers. Bull Hosp Jt Dis. 2013;71(1):6-16.
3. Dias IS, Pessoa GP, Benevide AN, Macêdo JE. Treinamento inicial em microcirurgia. Rev Bras Cir Plast. 2010;25(4):595-9.
4. García FJC, León JR, Galvis MR, Barré MC, Cogua LC. Guía de Microcirugía en Técnicas de Entrenamiento en Cirugía de Mínima Invasión. Revista Colombiana de Ortopedia y Traumatología. 2019;33:18-33.
5. Iwai S, Endo K, Kobayashi E. Training protocol for feline renal transplantation, using rat vascular anastomosis. Microsurgery. 2006;26(1):8-12.
6. Leiva Rodriguez F, Sánchez FC. Manual de Microcirugía Vásculo-Nerviosa. Tebar Flores; 2018.
7. Lima DA, Galvão MSL, Cardoso MM, Leal PRA. Rotina de treinamento laboratorial em microcirurgia do Instituto Nacional do Câncer. Rev Bras Cir Plast. 2012;27(1):141-9.
8. Machado ML. Fundamentos Anatómicos de la Reconstrucción con Colgajos en Microcirugía. 39 p. Monografia (Graduação em Medicina) – Departamento de Anatomía e Histología Humanas, Universidad Zaragoza, 2014.
9. Patkin M. Ergonomics and Microsurgery. In: CRC Handbook of Microsurgery. Londres: CRC Press; 1984.
10. Phillips H, Matheus KG, Aronson LR, Schmiedt CW, Selmic LE, Gregory CR. Validation of a model of feline ureteral obstruction as a tool for teaching microsurgery to veterinary surgeons. Vet Surg. 2018;47(3):357-66.
11. Schumacher M, Van Vliet BN, Ferrari P. Kidney transplantation in rats: an appraisal of surgical techniques and outcome. Microsurgery. 2003;23(4):387-94.
12. Usón J, Usón M, Ezquerra J. Microcirugía. Clínicas Urológicas de la Complutense. 1995;3:424-52.

Fundamentos da eletrocirurgia

Matheus Collantes Bahia

Objetivos

Após a leitura do capítulo, você será capaz de:

- Entender o conceito de eletrocirurgia e as diferentes tecnologias utilizadas.
- Reconhecer os principais equipamentos e seu funcionamento.
- Compreender as principais possibilidades de uso de cada equipamento e suas indicações, assim como seus efeitos positivos e negativos.
- Orientar com mais segurança os aspectos relacionados ao uso das tecnologias de eletrocirurgia e reconhecer as suas possíveis falhas oriundas.

INTRODUÇÃO

A eletrocirurgia, ou diatermia, é o termo que descreve procedimentos nos quais ocorre a passagem de corrente elétrica pelos tecidos, com finalidade curativa. Também é conhecida como cirurgia por radiofrequência. Sua origem se deu no início do século XX, quando o primeiro dispositivo foi desenvolvido. Na cirurgia moderna, diferentes equipamentos são encontrados nos centros cirúrgicos em todo o mundo. O uso da diatermia tem como objetivo minimizar o sangramento e o uso de suturas, garantir maiores velocidade e segurança e permitir que cirurgiões desenvolvam mais habilidades operatórias.

É válido ressaltar que eletrocautério e eletrocirurgia são termos distintos. O primeiro se refere ao aquecimento do filamento na extremidade do cautério, o calor é transmitido direto para o tecido e volta pela mesma via, e não há passagem elétrica pelo corpo do paciente. No caso da eletrocirurgia, a energia sai da geradora, atinge o paciente através de um eletrodo ativo e é transformada em calor ao encontrar resistência tecidual. O efeito de corte ou coagulação acontece, e a energia retorna através do eletrodo neutro. Em medicina veterinária, o acesso a tecnologias mais avançadas de eletrocirurgia ainda é restrito e, muitas vezes, pouco explorado pelos cirurgiões. Custos mais elevados, falta de conhecimento com relação ao funcionamento dos dispositivos e suas possíveis complicações são fatores que dificultam o seu amplo uso. Os dispositivos convencionais de eletrocirurgia mono e bipolar são utilizados no dia a dia da cirurgia veterinária.

Bisturis monopolar e bipolar são dispositivos utilizados para corte e coagulação de diferentes tecidos. Seladora vascular e bisturi ultrassônico são equipamentos de tecnologia mais avançada, que promovem coagulação e corte de vasos sanguíneos de maior diâmetro. Bisturi de plasma de argônio pode ser utilizado para a cauterização de diferentes tecidos, principalmente em órgãos parenquimatosos. *Laser* diodo é utilizado em incisões cirúrgicas objetivando menores sangramento e inflamações.

Neste capítulo, o leitor encontrará informações dos principais tipos de equipamentos de eletrocirurgia, seu funcionamento e aplicabilidade cirúrgica.

DESENVOLVIMENTO

Funcionamento básico de equipamentos de eletrocirurgia

Considerações gerais

É de suma importância conhecer e entender como a energia pode ser gerada e como se relaciona com o corpo do paciente. O cirurgião veterinário deve estar apto a decidir que tipo de eletrocirurgia será mais bem aplicado no procedimento.

A energia é obtida por meio de uma geradora que, conectada por um cabo até a pinça ou caneta, transmite o impulso para o corpo do animal. O dispositivo eletrocirúrgico pode trabalhar com energia monopolar ou bipolar, em diferentes ondas de frequência, tempo e voltagem, e a potência será aferida em *watts*. É importante ressaltar que a energia precisa de uma corrente para que os efeitos desejados sejam alcançados. Logo, o circuito, seja mono ou bipolar, é o que garantirá os resultados de corte ou coagulação. Correntes elétricas enviadas de forma contínua realizam o corte, enquanto correntes enviadas de forma intermitente realizam coagulação. O *blend* é a combinação de corrente contínua e intermitente; esse modo tem como característica a realização de corte associada a certo grau de coagulação (Figura 1).

Corte

A função corte puro tem como característica a corrente elétrica de forma contínua. A geradora é programada em potência entre 50 e 80 *watts* e é acionada. A extremidade do eletrodo deve ser posicionada imediatamente antes de fazer contato total com o tecido. A temperatura tecidual chega levemente acima dos 100 °C, causando vaporização do fluido intracelular e, com isso, a ruptura da célula. Apesar de o corte puro ser o resultado, também há hemostasia em leve grau. Ao comparar com o modo de coagulação, há menor dano tecidual em utilizar esse método. Um estudo recente comparou o uso da função corte com o bisturi frio e não houve diferenças entre grau de infecção, formação de seroma, edema e hematoma, porém a eletrocirurgia promoveu maior agilidade cirúrgica quando comparada ao bisturi frio.

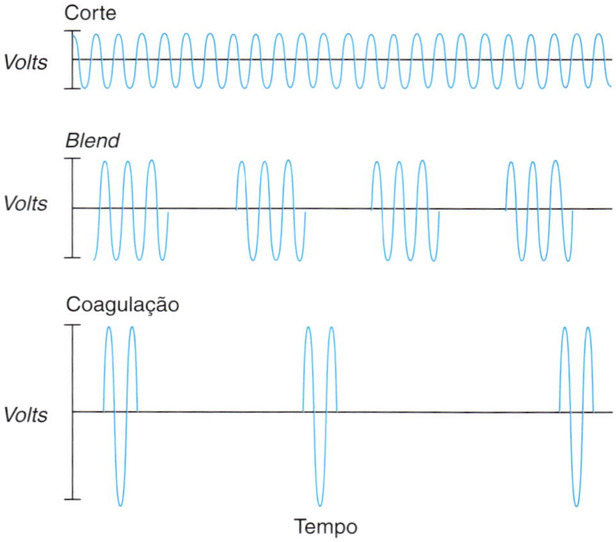

FIGURA 1 Gráficos da relação *volts* x tempo nas funções de corte, *blend* e coagulação.
Fonte: adaptada de Smith TL, Smith JM, 2001.

Coagulação

A função coagulação tem como característica a corrente elétrica de forma intermitente. A geradora é programada em potência entre 30 e 50 *watts* e então é acionada. A temperatura tecidual pode alcançar os 250 °C, o que gera carbonização. Há três modos para realizar a coagulação: dessecação, fulguração e coaptiva.

A dessecação acontece através do contato direto do eletrodo com o tecido, o que causa desidratação, desnaturação proteica e formação do coágulo. A fulguração acontece a uma distância entre o eletrodo e o tecido, alcançando segmento maior de efetividade. Por sua vez, a coagulação coaptiva é realizada com a oclusão do vaso utilizando uma pinça hemostática e, posteriormente, o contato do eletrodo com o instrumento metálico, o que conduz a energia, causando a oclusão vascular.

Blend

A função *blend* tem como característica a junção dos padrões de corrente elétrica contínuo e intermitente. A geradora é programada entre 30 e 80 *watts* e é acionada. O modo *blend* realiza corte com coagulação em diferentes níveis: mínimo, médio ou máximo. Quanto mais alto o nível, maior a coagulação associada ao corte.

Tipos de equipamentos para eletrocirurgia

Bisturi monopolar

A energia monopolar é a forma mais comum de eletrocirurgia em medicina veterinária. Nessa modalidade, a geradora cria a corrente elétrica para a extremidade da pinça ou caneta (eletrodo ativo) e atinge o corpo do paciente. É de extrema importância que uma placa de dispersão de energia (eletrodo neutro) esteja em contato direto com o corpo do animal. Dessa forma, a energia será dispersada, evitando queimaduras. Alguns dispositivos não liberam a emissão de energia caso a placa não esteja conectada à geradora, medida que garante maior segurança ao procedimento. Com o uso da energia monopolar, é possível obter hemostasia em vasos sanguíneos de até 2 mm de diâmetro. A dispersão de energia em regiões contendo líquido é maior, o que dificulta o uso de dispositivos monopolares.

Bisturi bipolar

A energia bipolar tem como característica a corrente elétrica percorrendo um circuito somente entre as duas extremidades da pinça ou da caneta. A energia não se dispersa pelo corpo do paciente. Esse fenômeno é possível porque os eletrodos ativos e neutro se localizam na extremidade da pinça e o uso da placa de dispersão não é necessário. Quando comparamos a dispersão de energia, a modalidade bipolar gera menos dano ao tecido adjacente do que a monopolar. Seu funcionamento em ambientes úmidos é factível, uma vez que grande quantidade de corrente é gerada num espaço pequeno. Geradoras bipolares trouxeram grande avanço para as cirurgias laparoscópicas por promoverem menos lesão no tecido periférico e trazerem uma alternativa ao uso das suturas para hemostasia. Dispositivos com função monopolar e bipolar estão disponíveis no mercado (Figura 2).

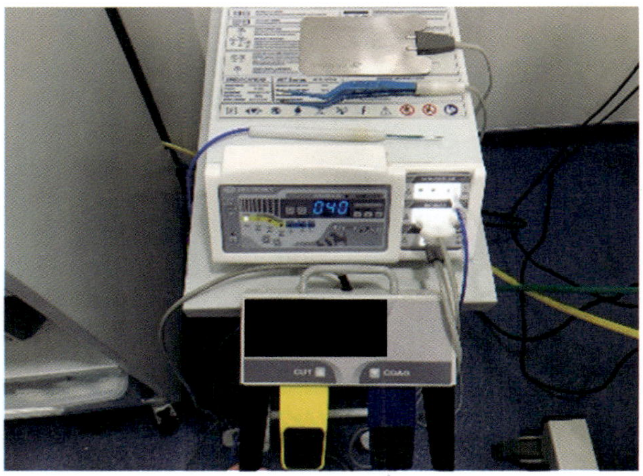

FIGURA 2 Dispositivo para geração de energia mono e bipolar, com os componentes: placa de dispersão, pinça bipolar, pinça monopolar e pedal para acionamento.

Seladora de vasos

A seladora vascular é um dispositivo de energia bipolar avançado (Figura 3). Além da emissão de energia, a coagulação do tecido acontece através da pressão exercida pela extremidade do instrumento de mão, ocorrendo a selagem. A pinça é específica para a geradora e conta com uma lâmina de corte, acionada de forma manual após a selagem ser alcançada. O LigaSure (ValleyLab Covidien) é um modelo comumente encontrado em medicina. Em medicina veterinária, essa tecnologia ainda não está tão acessível, devido aos custos do equipamento e ao fato de as pinças serem descartáveis. A reutilização de pinças de LigaSure (ValleyLab Covidien) é descrita como possível na literatura desde que passe pelo processo de desinfecção e esterilização por óxido de etileno, porque não é possível colocá-la em autoclave. O uso de seladora promove agilidade, rapidez e segurança aos procedimentos cirúrgicos, e a capacidade de coagulação é observada em vasos de até 7 mm e pode acontecer entre 2 e 6 segundos.

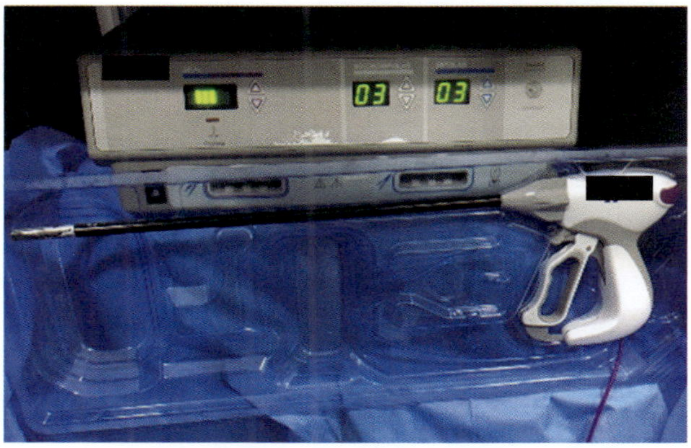

FIGURA 3 Dispositivo para geração de energia bipolar avançada e pinça específica para uso no equipamento.

Bisturi ultrassônico

A tecnologia ultrassônica tem uma forma diferente de funcionamento. Ondas ultrassônicas são emitidas e geram vibração da pinça a 55 mil vezes por segundo; assim, atinge-se a coagulação por coaptação. A vantagem dessa modalidade é que a temperatura atingida é menor do que a energia bipolar avançada, o que resulta em menos dano tecidual adjacente. Outra característica importante é que o corte e a coagulação ocorrem de maneira simultânea, facilitando a divulsão tecidual em regiões delicadas. Os equipamentos de energia ultrassônica possuem a capacidade de coagulação em vasos sanguíneos de até 5 mm. Um estudo recente comparou o uso de seladora vascular e bisturi ultrassônico em ovariectomias laparoscópicas eletivas de cadelas. O resultado não evidenciou diferenças significativas entre os dois métodos no que tange a tempo cirúrgico, lesão peritecidual e hemorragia, sendo ambas opções viáveis para a rotina cirúrgica.

Bisturi de plasma de argônio

O plasma de argônio possui a característica de fazer coagulação térmica sem a necessidade de contato direto com o tecido em questão (Figura 4). A geradora de energia deve trabalhar em conjunto com um cilindro de argônio. Esse mecanismo se mostra eficiente em órgãos parenquimatosos, como baço e fígado. Também há relatos de uso em procedimentos endoscópicos, como polipectomia gástrica ou retal.

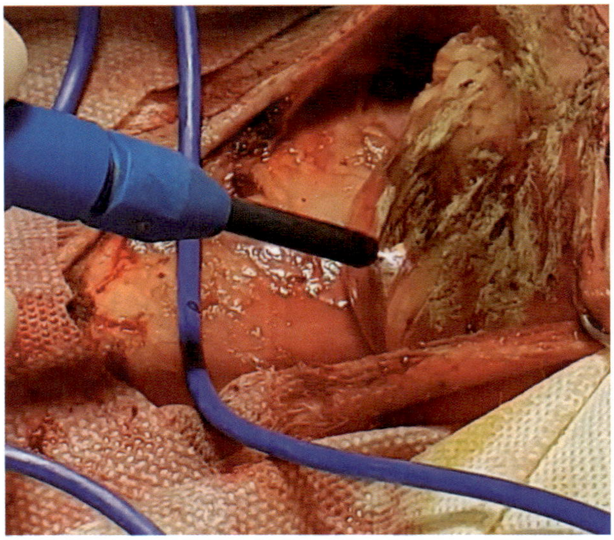

FIGURA 4 Bisturi de plasma de argônio em funcionamento: ponteira da pinça sem contato direto com o parênquima hepático realizando a coagulação.
Fonte: Andrei Ferreira Nicolau da Costa.

Laser diodo

Diferentes tipos de *laser* têm sido aplicados na medicina veterinária. Essa energia consiste em uma radiação eletromagnética monocromática. O *laser* diodo possui características hemostáticas e indicação de uso para ablação de massas em cavidade oral, nasal, assim como realização de rinoplastia, estafilectomia e turbinectomia. A geradora (Figura 5) emite o *laser* para a ponteira, que em contato com o tecido em questão gera o efeito de corte com hemostasia. Por se tratar de radiação, o seu operador deve usar óculos de proteção específicos. A resposta inflamatória no pós-operatório é observada em menor grau nas incisões promovidas pelo *laser* diodo quando comparada à energia monopolar.

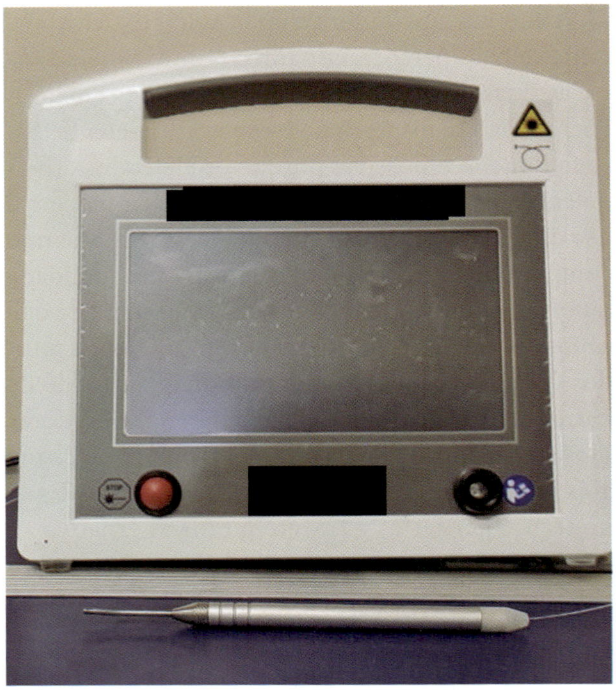

FIGURA 5 Geradora de laser diodo e ponteira.
Fonte: Renato Leite Leonardo.

CONCLUSÃO

O conhecimento e a aplicação da eletrocirurgia trazem grandes possibilidades para o cirurgião, como: redução do tempo operatório, hemostasia mais precisa e maior efetividade nas manobras cirúrgicas, o que melhora substancialmente a abordagem, principalmente, em pacientes críticos. O acesso a tecnologias mais recentes ainda é restrito para a maioria dos veterinários, porém a busca e o desenvolvimento dos equipamentos têm se mostrado cada vez mais acessíveis na rotina.

REFERÊNCIAS BIBLIOGRÁFICAS

1. Ataide MW, Brun MV, Barcellos LJG, Bortoluzzi M, Feranti JPS, dos Santos FR, et al. Ovariosalpingohisterectomia vídeo-assistida ou convencional em cadelas com o uso de Ligasure atlas®. Cienc Rural. 2010;40(9):1974-9.
2. Bisinotto FMB, Dezena RA, Martins LB, Galvão MC, Sobrinho JM, Calçado, MS. Queimaduras relacionadas à eletrocirurgia – Relato de dois casos. Rev Bras Anestesiol. 2016;67(5):527-34.
3. Blake JS, Trumpatori BJ, Mathews KG, Griffith EH. Carotid artery bursting pressure and seal time after multiple uses of a vessel sealing device. Vet Sur. 2017;46(4):501-6.
4. Crossley B. Exploring differences between bipolar and monopolar modes on electrosurgical units. Biomed Instrum Technol. 2019;53(2):152-3.
5. Devriendt N, Van Goethem B, Van Brantegem L, De Ridder M, Kitshoff A, Or M, et al. Comparison of a 5-mm and 10-mm vessel sealing device in an open ovariectomy model in dogs. Vet Rec. 2017;180(17):425.
6. Hajibandeh S, Hajibandeh S, Maw A. Diathermy versus scalpel for skin incision in patients undergoing open inguinal hernia repair: A systematic review and meta-analysis. Int J Surg. 2020;75:35-43.
7. McCarus SD, Parnell LKS. The Origin and Evolution of the HARMONIC® Scalpel. Surg Technol Int. 2019;10(35):201-13.
8. Peycke LE. Facilitation of Soft Tissue Surgery Surgical Staplers and Vessel Sealing Devices. Vet Clin North Am Small Anim Pract. 2015;45(3):451-61.
9. Spillebeen AL, Janssens SSDS, Thomas R, Kirpensteijn J, Nimwegen SAV. Cordless ultrasonic dissector versus advanced bipolar vessel sealing device for laparoscopic ovariectomy in dogs. Vet Surg. 2017;46(4):467-77.
10. Schuenemann R, Pohl S, Oechtering GU. A novel approach to brachycephalic syndrome. 3. Isolated laser-assisted turbinectomy of caudal aberrant turbinates (CAT LATE). Vet Surg. 2017;46(1):32-8.
11. Smith TL, Smith JM. Electrosurgery in otolaryngology—Head and neck surgery: Principles, advances, and complications. Laryngoscope. 2001;111(5):769-80.
12. Tsukamoto A, Ohno K, Irie M, Ohmi A, Maeda S, Nakashima K, et al. A Case of Canine Multiple Inflammatory Colorectal Polyps Treated by Endoscopic Polypectomy and Argon Plasma Coagulation. J Vet Med Sci. 2012;74(4):503-6.

14

Terapia celular

Nance Beyer Nardi ■ Melissa Camassola ■ Melissa Medeiros Markoski

Objetivos

Após a leitura do capítulo, você será capaz de:

- Compreender os princípios básicos da terapia celular.
- Reconhecer as aplicações da terapia celular.

INTRODUÇÃO

Nos últimos 20 anos, grande atenção tem sido dada à pesquisa sobre a biologia das células-tronco. Como consequência, houve grande aumento na compreensão de suas características e, paralelamente, de seu potencial terapêutico. Enquanto em seres humanos a aplicação dessas células ainda é considerada experimental (exceto pelos transplantes de medula óssea, para o tratamento de doenças hematológicas), na medicina veterinária o grande número de pacientes já tratados permitiu a comprovação da eficiência da terapia celular para vários tipos de patologias. Outra forma de aplicação terapêutica das células-tronco, a engenharia de tecidos, encontra-se ainda em fase de desenvolvimento.

Neste capítulo, descreveremos as características básicas das células-tronco, da terapia celular e da engenharia de tecidos. As aplicações terapêuticas dessas células na medicina veterinária serão discutidas com a descrição dos métodos empregados e das patologias mais acessíveis a esse tratamento.

DESENVOLVIMENTO

As células-tronco

Células-tronco são convencionalmente definidas como células com capacidade de autorrenovação ilimitada ou prolongada, capazes de produzir pelo menos um tipo de célula diferenciada. As células-tronco embrionárias são isoladas a partir do botão interno do embrião durante o período de blastocisto. Uma vez colocadas nas condições adequadas, podem ser mantidas em cultura indefinidamente. Sua principal característica é a pluripotência, ou a capacidade de originar qualquer um dos tipos de células encontradas no indivíduo adulto. A pluripotência pode ser obtida também pela transferência, para células somáticas de um indivíduo adulto, de genes responsáveis por essa condição no embrião, levando a um estado de pluripotência induzida (iPS, *induced pluripotent stem cells*). Atualmente, células pluripotentes são pouco empregadas em terapia celular, principalmente devido a questões de segurança.

As células-tronco adultas existem em todos os tecidos e órgãos, tendo como função primária a reposição de células mortas em processos fisiológicos de renovação celular. Além disso, podem repor células mortas devido a situações patológicas, como isquemia, processos inflamatórios ou traumas. Constituem assim reservatórios de células para o reparo de tecidos lesados, prontas a mobilizarem-se em resposta a sinais de lesão ou condições patológicas.

A célula-tronco hematopoética, presente na medula óssea e no sangue de cordão umbilical, é conhecida há mais tempo e utilizada no tratamento de doenças hematológicas, por meio do transplante de medula óssea. Muitas outras células-tronco adultas já são bem conhecidas, como epitelial, muscular ou neuronal. Entre elas, a célula-tronco mesenquimal (CTM) é considerada de maior potencial terapêutico.

Células-tronco mesenquimais

A capacidade de isolar CTM de tecidos adultos foi primeiramente demonstrada em estudos no final da década de 1960, quando células estromais osteogênicas foram identificadas na medula óssea. Estudos subsequentes demonstraram que essas células aderentes têm capacidade de autorrenovação e são capazes de formar células mesenquimais, como adipócitos, osteoblastos, condroblastos e miócitos. As CTM derivadas da medula óssea se tornaram referência no estudo de células-tronco adultas. Sabe-se, entretanto, que as CTM estão presentes em todo o organismo.

O principal método de isolamento das CTM explora a sua capacidade de adesão a diferentes substratos, possibilitando a remoção de células não aderentes contaminantes. Nenhum marcador de superfície se mostrou exclusivo para CTM, embora alguns deles sejam usados para obter uma fração enriquecida dessas células. Atualmente, elas são definidas pela aderência à superfície de cultivo, capacidade de diferenciação em adipócitos, osteoblastos e condrócitos, e pela expressão de um conjunto de proteínas em sua superfície.

A CTM é considerada a que melhor proporciona atividades regenerativas. Essa vantagem deve-se à sua capacidade de secreção e percepção de fatores parácrinos, os mensageiros químicos responsáveis pela comunicação celular, o que torna seu uso uma estratégia terapêutica com alto potencial de reparo tecidual. Por intermédio desse envio e da recepção de sinais moleculares, as CTM são capazes de proliferar, diferenciar ou induzir esses processos nas células progenitoras no local de uma lesão. O uso de CTM na medicina veterinária tem mostrado que essas células são seguras e sua administração não exerce efeitos adversos.

Outra característica bastante importante das CTM é a sua capacidade de imunomodulação, ou seja, a influência que esse tipo celular exerce sobre o sistema imune. Mais comumente, as CTM diminuem a atividade imunológica, podendo ser utilizadas como imunossupressoras. A maneira como a célula-tronco interage com as moléculas sinalizadoras do sistema imune (interleucinas, quimiocinas) e fatores de crescimento para diferenciar-se e secretar mediadores que interagem com esse complexo sistema forma a base da sua função reparadora.

Células-tronco do tecido adiposo

Apesar de mais convencionalmente isoladas a partir da medula óssea, as CTM são mais abundantes no tecido adiposo. Identificadas na fração vascular estromal (FVE) desse tecido, as células-tronco do tecido adiposo (CTTA) podem ser cultivadas originando populações purificadas, com alto potencial de diferenciação e secreção de moléculas bioativas. A combinação dessas propriedades tem impulsionado uma explosão na pesquisa de CTTA na última década, com interesse particular na terapia celular e engenharia de tecidos. Recentemente, os critérios para definição desse tipo celular foram estabelecidos pela International Society for Cell & Gene Therapy, sendo similares aos utilizados para CTM.

Terapia celular

A terapia celular consiste na coleta de células-tronco e sua administração ao paciente, diretamente no local da lesão ou por via endovenosa. O procedimento visa à reparação de tecidos ou órgãos danificados, com substituição das células não funcionais por células normais. Como uma das funções naturais das células-tronco é justamente repor células mortas por processos naturais, essa função é estendida a células mortas por processos patológicos. Quando as lesões são mais extensas, entretanto, as células-tronco não são capazes de corrigi-las, e a doença se estabelece. Nesses casos, a terapia celular amplifica o mecanismo natural de reparo, concentrando as células-tronco no local da lesão para poderem agir mais eficientemente.

As características apresentadas pelas células-tronco conferem um potencial muito grande no tratamento de várias doenças. CTTA e CTM têm uma ampla gama de aplicações clínicas sob investigação, como a osteoartrite, diabetes *mellitus*, doença de Parkinson, isquemia, doença cardíaca e vários tipos de lesões. A capacidade dessas células de migrarem para sítios de lesão, contribuírem para a regeneração de tecidos lesados e serem isoladas de diferentes órgãos (sem a necessidade de cirurgias invasivas) tem despertado grande interesse, e diversos estudos de terapia celular estão sendo feitos com essas células, tanto em animais quanto em humanos.

Engenharia de tecidos

A engenharia de tecidos é uma nova tecnologia dentro da biomedicina, que tem o objetivo de auxiliar e acelerar a regeneração tecidual, procurando aumentar, substituir ou reconstruir os tecidos danificados. Enquanto na terapia celular as células-tronco são administradas diretamente ao paciente, a engenharia de tecidos envolve a combinação dessas células a biomateriais e fatores sinalizadores, para construir *in vitro* tecidos ou órgãos que serão implantados no paciente.

Um dos grandes avanços nessa área foi o uso de biomateriais como suporte à integração, manutenção e diferenciação celular. As células que constituem órgãos e tecidos estão localizadas em uma complexa rede conhecida como matriz extracelular. Suas moléculas são responsáveis por promover os meios e as vias de sinalização que guiarão o crescimento e a diferenciação celular. Além disso, a matriz extracelular oferece a arquitetura adequada para o desenvolvimento celular, tendo uma importante propriedade estrutural. Dessa forma, os biomateriais, sob a forma de moléculas naturais ou polímeros sintéticos, atuam como substitutos artificiais da matriz extracelular.

Já que por si só não possuem um componente celular viável, que seria responsável pelo remodelamento adequado do tecido, os biomateriais agem em associação a fatores de crescimento, meios de cultura específicos e células para a formação de tecidos funcionais e biologicamente ativos. Assim, o princípio da engenharia de tecidos é estabelecer, tríades compostas por células, biomateriais e moléculas bioativas com a intenção de restabelecer o processo natural do sistema fisiológico.

Uma variedade de biomateriais tem sido estudada, com propriedades morfológicas adequadas quanto a arquitetura dos poros, tamanho e interconectividade. As aplicações de biomateriais na biologia celular têm demonstrado que os aspectos estruturais podem influenciar a função da célula, seu destino e a formação do tecido. Esses tipos de características motivaram o desenvolvimento de processos de fabricação que podem gerar biomateriais de micro e nanoestruturas tridimensionais (3D). Nesses biomateriais, a estrutura porosa, o volume da área superficial, a textura e a topografia de superfície são manipuladas para controlar a forma, o alinhamento e a organização celular.

Na engenharia de tecidos, a tríade se completa com o uso de biomoléculas, que irão dirigir o desenvolvimento, a migração e a diferenciação das células associadas aos biomateriais. Essas moléculas podem ser fatores de transcrição, fatores de crescimento, quimiocinas e citocinas.

Enquanto a terapia celular está sendo amplamente aplicada na medicina veterinária, a engenharia de tecidos encontra-se em estágio experimental, com promessa de aplicação clínica em breve.

O uso de células-tronco na medicina veterinária

Em humanos, a terapia com células-tronco hematopoéticas é utilizada há cerca de 50 anos nos transplantes de medula óssea. Nos últimos 20 anos, essa abordagem tem sido estendida para doenças não hematológicas, nas quais se tem visto que a célula-tronco mais eficiente é a CTM. As questões de segurança e ética envolvidas nesse novo procedimento terapêutico têm feito com que os avanços sejam lentos, de modo que, no Brasil e na maioria dos demais países, atualmente não há terapia com células-tronco aprovada para uso clínico de rotina, exceto os transplantes de medula óssea.

Na medicina veterinária, desde o início dos anos 2000, a terapia celular é uma realidade clínica. Várias empresas no mundo oferecem o serviço de isolamento das CTM ou CTTA para o tratamento principalmente de pequenos animais e equinos. Apesar de haver ainda necessidade de estudos clínicos randomizados e controlados, vários animais tratados no mundo permitiram uma avaliação da eficiência da terapia celular.

CTM e CTTA têm sido empregadas na medicina veterinária, principalmente, para o tratamento de lesões ligamentares e tendinosas e doenças articulares em cavalos e outras espécies, com mínima manipulação das células. Estudos e experimentos clínicos demonstram que as CTTA autólogas são terapias com benefícios clínicos em cavalos e em cães em condições ortopédicas.

Coleta e preparação de células-tronco para terapia celular na medicina veterinária

Enquanto em humanos a maior parte dos estudos clínicos continua isolando as CTM da medula óssea, na medicina veterinária o tecido adiposo é preferido. As CTTA são até 300 vezes mais abundantes por grama de tecido que as da medula óssea, são mais fáceis de expandir em cultura e parecem ter maior capacidade de diferenciação. Em ambas as fontes, as células-tronco estão presentes em uma fração do tecido, que é isolada de diferentes modos (Figura 1).

Células-tronco mesenquimais da medula óssea

A medula óssea é coletada por punção biópsia aspirativa em fêmur de cães e gatos e do esterno de cavalos. As amostras coletadas são encaminhadas ao laboratório, e inicialmente o conteúdo é diluído em solução salina. Essa suspensão é adicionada lentamente a uma solução de Ficoll-Hypaque, cuja densidade é precisamente estabelecida. A mistura é centrifugada, resultando na separação de frações com componentes diferentes: as células mais pesadas (hemácias e granulócitos) ficam abaixo do Ficoll-Hypaque, enquanto a fração mononuclear (FMN), que contém monócitos, linfócitos, vários tipos de blastos e as células-tronco, permanece como uma "nuvem" logo acima dele, de onde pode ser coletada. A FMN pode ser preparada em seringas para aplicação direta no paciente ou colocada em cultura para obtenção de CTM purificadas.

As CTM, com morfologia fibroblastoide, representam uma proporção muito pequena da população celular encontrada na FMN, aproximadamente 0,001 a 0,01%. Esse é um fator complicador para o estabelecimento das culturas, devido ao tempo maior para expansão *in vitro*, sendo necessárias até 6 semanas para a obtenção do número necessário de células para o tratamento. Para aplicação no paciente, as células são coletadas do frasco de cultivo e colocadas em seringas com solução salina, em número previamente estabelecido.

Células-tronco do tecido adiposo

O tecido adiposo é coletado assepticamente da região inguinal em cães e gatos e da superfície dorsal do músculo glúteo nos cavalos, sendo encaminhado ao laboratório. Nesse tecido, as células-tronco estão

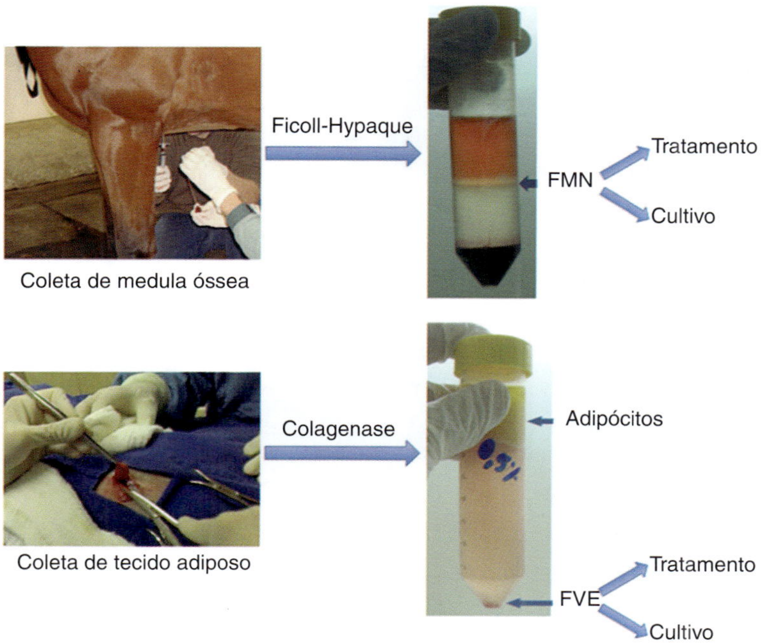

FIGURA 1 As células-tronco mesenquimais presentes na fração mononuclear (FMN) da medula óssea são isoladas por centrifugação em Ficoll-Hypaque. A fração vascular estromal (FVE) do tecido adiposo, onde estão presentes as células-tronco, é isolada por digestão com colagenase. A FMN e a FVE podem ser utilizadas diretamente para o tratamento do paciente ou colocadas em cultura, originando populações purificadas de CTM e CTTA, respectivamente, as quais podem também ser usadas na terapia.

embebidas na matriz extracelular da fração vascular estromal (FVE). O isolamento de células-tronco derivadas de tecido adiposo é um processo baseado inicialmente em fragmentação mecânica e posteriormente química (Figura 2). A fragmentação mecânica é efetuada usando material cirúrgico estéril como pinças, lâminas de bisturi e tesouras. A etapa seguinte, fragmentação química, é feita usando-se enzimas como a colagenase, que digerem o tecido liberando as células. A mistura, tecido adiposo e solução enzimática, é incubada em temperatura ideal para a atividade da enzima, e, passado o período de incubação, o tecido já fragmentando é centrifugado.

O produto da centrifugação é a FVE, precipitada no fundo do tubo. A FVE pode ser preparada em seringas e injetada nos pacientes ou colocada em cultura para proliferação *in vitro*. A opção de expandir em cultura faz com que se tenha, em período de 1 a 2 semanas, uma população mais homogênea de CTTA. Do mesmo modo que para CTM, para aplicação no paciente as CTTA são coletadas e colocadas em seringas com solução salina, prontas para uso. Pela maior facilidade de coleta, abundância de células-tronco e maior facilidade de expansão, o tecido adiposo tem sido utilizado com muito maior frequência como fonte de células para a terapia.

Tanto para células-tronco da medula óssea como do tecido adiposo, a decisão de utilizar as frações diretamente após isolamento (FMN ou FVE) ou após expansão em cultura (CTM ou CTTA, respectivamente) depende de uma série de considerações, as quais incluem o tipo de patologia, idade e condição clínica do paciente e urgência do tratamento. Uma característica importante das células cultivadas é seu potencial imunomodulador, que também resulta em tolerância pelo sistema imune do receptor, permitindo o uso de células de doador geneticamente diferente (alogenéticas).

A fração recém-coletada contém, além das CTM, vários tipos de células, além de moléculas sinalizadoras como citocinas e fatores de crescimento. Todo esse conjunto de componentes celulares e biomoléculas tem o papel de acelerar o processo de regeneração, de modo que o tratamento é indicado para lesões que necessitem de aceleração no processo de regeneração.

Entretanto, muitas vezes as condições clínicas do animal não permitem que a medula óssea ou tecido

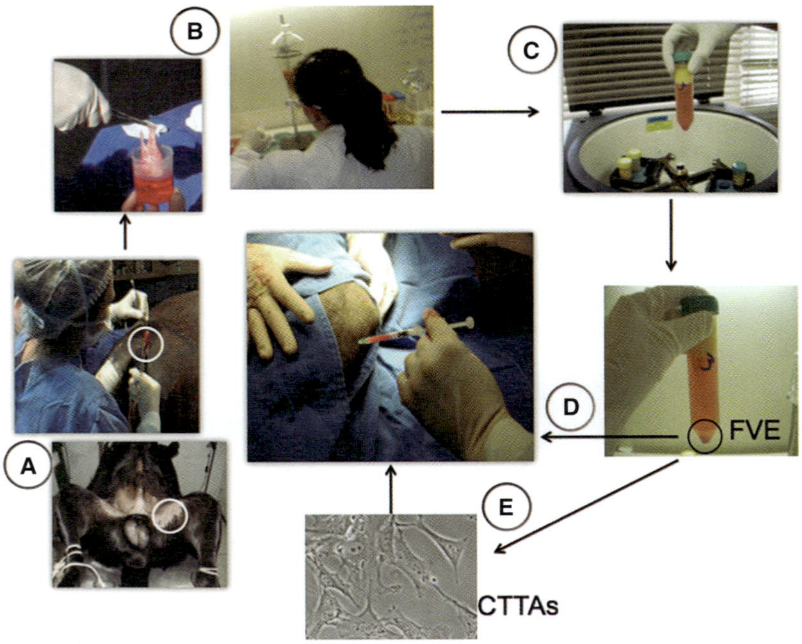

FIGURA 2 Coleta e preparação de células-tronco. (A) O tecido adiposo é coletado da região inguinal em cães e gatos e da superfície dorsal do músculo glúteo em cavalos. (B) O tecido passa por fragmentação mecânica. (C) Após fragmentação química por incubação com colagenase e centrifugação, é isolada a FVE, que fica precipitada no fundo do tubo. (D) A FVE pode ser utilizada diretamente para terapia ou (E) colocada em cultura, originando populações purificadas de CTTA que podem também ser empregadas no tratamento.

adiposo seja coletado. A idade avançada é também um fator limitante, já que as CTM apresentam as suas funções diminuídas com o avanço da idade. Nesses casos, o emprego de células alogenéticas (CTM ou CTTA) pode ser muito vantajoso, além de propiciar um tratamento mais rápido com produtos já prontos para utilização.

Do laboratório à clínica veterinária

A terapia celular em cães, gatos e cavalos depende do contato do médico veterinário com o laboratório que isola, cultiva e prepara as células para aplicação. Nesse contato, os profissionais responsáveis, como o médico veterinário do laboratório, biólogo e/ou biomédico, decidem qual a melhor forma de tratamento: fração diretamente coletada do paciente (FMN ou FVE) ou células cultivadas (CTM ou CTTA, respectivamente). Neste último caso, ainda deve ser decidido se as células serão cultivadas a partir de tecido do próprio paciente (autólogas) ou obtidas a partir de outro animal da mesma espécie (alogenéticas).

Decidido o tipo celular, os profissionais combinam a coleta e o envio das células. Se a opção for usar a FMN ou FVE, o veterinário do paciente recebe um *kit* de coleta do laboratório, faz a coleta asséptica da medula óssea ou tecido adiposo e a encaminha aos responsáveis. O laboratório recebe o material, separa uma pequena amostra do tecido para análise microbiológica, cujo resultado é fornecido em 24 horas, e, comprovada a esterilidade da amostra, a próxima etapa é o isolamento das células, conforme ilustrado na Figura 1. Quando o paciente reside em local próximo ao laboratório, as células são devolvidas em poucas horas após preparadas. Em situações nas quais o paciente fica em locais mais afastados, que dependem de transporte rodoviário ou aéreo, as células chegam no dia seguinte ao preparo. Sendo assim, a FVE ou FMN são entregues para tratamento no máximo até 48 horas após a coleta do tecido doador.

Por outro lado, se a opção é usar células cultivadas a partir de tecido do próprio paciente, é necessário um período de cerca de 2 semanas para obter as CTTA ou de até 6 semanas para CTM da medula óssea. Se o tratamento for usar CTTA ou CTM alogenéticas, o tratamento pode ser aplicado mais rapidamente. Posteriormente ao contato do médico veterinário com o laboratório fornecedor de células, as células serão preparadas e encaminhadas até 24 horas. Todas as frações encaminhadas para tratamento devem passar por rigoroso controle microbiológico.

Aplicações da terapia celular na medicina veterinária

Nos últimos anos, tem havido grande interesse no uso de células-tronco como terapia para uma variedade de doenças em animais domésticos, principalmente os de companhia. Ainda que a literatura científica destaque uma disparidade marcada entre os supostos benefícios de terapias com células-tronco e suas capacidades comprovadas, principalmente em seres humanos, conforme definido por estudos científicos rigorosamente controlados, células-tronco implantadas terapeuticamente oferecem perspectivas inovadoras ao tratamento de doenças consideradas até então insanáveis na área veterinária.

Como vimos, a CTM pode ser isolada e expandida em laboratório. Não obstante, é necessária uma extensa caracterização desse tipo celular, de seu comportamento *in vitro* e, após infusão, *in vivo* e de sua capacidade efetora. Recentemente, a morfologia e a fisiologia de CTM isoladas de medula óssea foram avaliadas em diferentes raças caninas (Border Collie, Pastor Alemão, Labrador, Golden Retriever e Hovawart). Análises baseadas em capacidades proliferativas, senescência, diferenciação em linhagens celulares *in vitro* e caracterização fenotípica mostraram que o comportamento das CTM foi bastante similar em todas as raças analisadas, ainda que com algumas particularidades (ex.: Border Collie é a raça que possui células com maior capacidade de divisão celular e diferenciação osteogênica; Pastor, Labrador e Golden tiveram maior porcentagem de células senescentes etc.). Assim, independentemente de algumas variações, as CTM isoladas e estabelecidas a partir da medula óssea das raças analisadas puderam ser expandidas *in vitro*, com potencial proliferativo e de diferenciação, mostrando-se elegíveis para terapias celulares.

O potencial uso clínico das CTTA despertou o interesse comercial de várias empresas: as células purificadas já foram, inclusive, testadas em protocolos de pesquisa para tratamento de artrite óssea canina. Mas é no tratamento ortopédico de cães e equinos que as CTTA têm sido mais visadas como método terapêutico. Isso ocorre porque essas células têm alta afinidade pelo tecido lesionado e, considerando sua potencialidade em reparar lesões, são capazes de regenerar estruturas danificadas das articulações, como ligamentos cruzados, meniscos e lesões das cartilagens.

Lesões de tecidos moles do sistema musculoesquelético são comuns em seres humanos e animais, especialmente os atletas, e levam a morbidade considerável em ambas as populações. A recuperação dos ligamentos e tendões danificados ocorre com a formação de tecido fibroso, de propriedade biomecânica inferior, levando a diminuição do desempenho, bem como aumento do risco de nova injúria. Cavalos e cães estão entre os animais mais acometidos clinicamente, ocorrendo naturalmente tendinopatias com semelhanças histopatológicas às observadas em tendinopatias humanas quando analisadas por ressonância e ultrassonografia. As lesões por esforço repetitivo do tendão flexor digital são comuns em cavalos de corrida e de outros esportes. Dada a elevada taxa de recidiva da lesão, juntamente com a evidência de que as CTM podem melhorar a resposta regenerativa em modelos animais, 45 terapias baseadas em células têm sido investigadas em modelos experimentais para lesões tendíneas que ocorrem no cavalo, para desenvolver terapias melhoradas.

Quanto aos métodos de aplicação, estudos de reparo de menisco apontam para a infusão direta das células ou com o auxílio de carreadores ou *scaffolds*. É importante destacar que a CTM depositada em matrizes de fibrina pode ser especialmente útil aos processos de cicatrização. Entretanto, análises experimentais sobre o uso de CTM para o tratamento de osteoartrite em cabras e estudos multicêntricos para o reparo de articulações apontam que mais pesquisas precisam ser realizadas. Observou-se, em alguns casos, que as células podem falhar em reparar os tecidos moles e permitir aumento da liberação local de alguns marcadores inflamatórios, como o fator de necrose tumoral alfa (TNF-α). Em contrapartida, o acompanhamento de um protocolo para desordens tendíneas em cavalos de corrida apontou que animais que receberam CTM derivadas da medula óssea, em relação a um grupo controle, que recebeu tratamento convencional, após 9-12 meses, foram capazes de retornar às corridas e gerar bons ou ótimos resultados. Esses resultados apontam para a boa eficiência das células-tronco em tratar as injúrias de tecidos moles em cavalos.

Ainda que com bons resultados, questões sobre o melhor tecido para retirada das células, os sistemas de entrega, a adição ou não de fatores de crescimento específicos e o tempo de implantação e a participação das células inicialmente infusionadas na regeneração, na ativação de mensageiros moleculares e imunomoduladores e quanto à secreção de fatores como colágeno e proteínas da matriz extracelular, ainda precisam ser revistas. As mesmas avaliações estão sendo feitas sobre os variados tipos de *scaffolds*, incluindo substratos que podem afetar a expressão gênica das células-tronco implantadas e que podem fornecer sinais mais instrutivos para os processos de diferenciação e remodelamento tecidual. Alguns resultados gerados após a implantação de diferentes *scaffolds* contendo células-tronco derivadas de diversas fontes para o tratamento de tendão de cavalo apontam que as CTM, derivadas da medula óssea, são a melhor fonte para a diferenciação osteogênica, e que substratos de colágeno eletroquimicamente agregado garantem maior viabilidade celular.

Finalmente, a promessa de restaurar os tecidos e órgãos para a manutenção de um estado funcional e dinâmico tem ganhado apoio dos pesquisadores e médicos veterinários nesse emergente campo da clínica terapêutica. Estudos focados, baseados em evidências, estão permitindo a construção de abordagens e uma realidade mais positiva para a medicina regenerativa animal.

CONCLUSÃO

A terapia celular apresenta perspectivas futuras de grande aplicabilidade na medicina veterinária, vários estudos seguem em andamento e, certamente, seu uso na resolução de diversas afecções fará parte da rotina do médico veterinário.

REFERÊNCIAS BIBLIOGRÁFICAS

1. Bertolo A, Steffen F, Malonzo-Marty C, Stoyanov J. Canine mesenchymal stem cell potential and the importance of dog breed – implication for cell-based therapies. Cell Transplant. 2015;24(10):1969-80.

2. Bourin P, Bunnell BA, Casteilla L, Dominici M, Katz AJ, March KL, et al. Stromal cells from the adipose tissue-derived stromal vascular fraction and culture expanded adipose tissue-derived stromal/stem cells: a joint statement of the International Federation for Adipose Therapeutics and Science (IFATS) and the International Society for Cellular Therapy (ISCT). Cytotherapy. 2013;15(6):641-8.
3. Camassola M, de Macedo Braga LM, Chagastelles PC, Nardi NB. Methodology, biology and clinical applications of human mesenchymal stem cells. Methods Mol Biol. 2012; 879:491-504.
4. Carrade DD, Borjesson DL. Immunomodulation by mesenchymal stem cells in veterinary species. Comp Med. 2013; 63(3):207-17.
5. da Silva Meirelles L, Chagastelles PC, Nardi NB. Mesenchymal stem cells reside in virtually all post-natal organs and tissues. J Cell Sci. 2006;119(Pt 11):2204-13.
6. Dominici M, Le Blanc K, Mueller I, Slaper-Cortenbach I, Marini F, Krause D, et al. Minimal criteria for defining multipotent mesenchymal stromal cells. The International Society for Cellular Therapy position statement. Cytotherapy. 2006;8(4):315-7.
7. Frisbie DD, Smith RKW. Clinical update on the use of mesenchymal stem cells in equine orthopaedics. Equine Vet J. 2010;42(1):86-9.
8. Lomas AJ, Ryan CN, Sorushanova A, Shologu N, Sideri AI, Tsioli V, et al. The past, present and future in scaffold-based tendon treatments. Adv Drug Deliv Rev. 2015;84:257-77.
9. Marx C, Silveira MD, Selbach I, da Silva AS, Braga LM, Camassola M, et al. Acupoint injection of autologous stromal vascular fraction and allogeneic adipose-derived stem cells to treat hip dysplasia in dogs. Stem Cells Int. 2014;2014:391274.
10. Nardi NB. All the adult stem cells, where do they all come from? An external source for organ-specific stem cell pools. Med Hypotheses. 2005;64(4):811-7.
11. Nino-Fong R, McDuffee LA, Esparza Gonzalez BP, Kumar MR, Merschrod S EF, Poduska KM. Scaffold effects on osteogenic differentiation of equine mesenchymal stem cells: an in vitro comparative study. Macromol Biosci. 2013;13(3):348-55.
12. Reed SA, Leahy ER. Growth and development symposium: stem cell therapy in equine tendon injury. J Anim Sci. 2013;91(1):59-65.
13. Volk SW, Theoret C. Translating stem cell therapies: the role of companion animals in regenerative medicine. Wound Repair Regen. 2013;21(3):382-94.

15

Cirurgia de cabeça e pescoço

Tainara Micaele Bezerra Peixoto ▪ André Lacerda de Abreu Oliveira

Objetivos

Após a leitura do capítulo, você será capaz de:

- Identificar e tratar as principais afecções cirúrgicas de ouvido, trato respiratório superior e glândulas salivares.
- Reconhecer as técnicas cirúrgicas utilizadas nas regiões anatômicas citadas anteriormente.
- Orientar quanto aos aspectos preventivos, de prognósticos e complicações pós-operatórias das afecções listadas.

INTRODUÇÃO

As cirurgias realizadas em cabeça e pescoço abrangem, principalmente, procedimentos no trato respiratório superior, nos ouvidos e na cavidade oral. Esses procedimentos representam um desafio para médicos veterinários, tanto pela diversidade de técnicas descritas como pela proximidade a estruturas nobres (nervos e vasos sanguíneos), exigindo uma abordagem mais precisa por parte do cirurgião e um profundo conhecimento das particularidades anatômicas regionais. Dessa forma, um diagnóstico preciso da afecção presente é essencial para o planejamento cirúrgico e a escolha da técnica mais adequada. Em cirurgias de ouvido, por exemplo, é imprescindível diferenciar a localização e a gravidade da otite para a escolha da técnica mais eficaz e menos invasiva para o paciente. Já nas afecções que acometem o trato respiratório superior, a dispneia, leve ou moderada, representa um sinal comum a lesões obstrutivas, traumáticas ou infecciosas. Assim, são cruciais uma boa observação do histórico e um exame físico minucioso para a diferenciação da causa e o tratamento adequado desse sinal. As afecções de cavidade oral e orofaringe são comuns e apresentam uma combinação de sinais de vias aéreas superiores e da cavidade oral. Nesses tecidos, a cicatrização ocorre de forma mais rápida que na pele, devido à precocidade da atividade fagocítica e epitelização da mucosa. Algumas condutas gerais são comumente adotadas nesses diferentes procedimentos, entre elas: a preferência na utilização de fios monofilamentares, absorvíveis ou não, para as suturas, em decorrência da baixa reatividade e capilaridade; e a utilização do colar elizabetano durante todo o pós-operatório, com o intuito de prevenir o dano ao sítio operatório e a deiscência das suturas.

Neste capítulo, o leitor terá acesso às principais afecções cirúrgicas de ouvido, trato respiratório superior e glândulas salivares, bem como as indicações operatórias, prognóstico e complicações.

DESENVOLVIMENTO

Oto-hematomas

Considerações gerais

O hematoma auricular é uma lesão comum do aparelho auditivo, caracterizado por uma coleção de líquido serossanguinolento na face interna do pavilhão auricular, acometendo-o de forma parcial ou total. A lesão instala-se devido ao rompimento de vasos sanguíneos em decorrência de traumatismos frequentes, provenientes do impacto da orelha com a cabeça do próprio animal, prurido intenso ou irritação por otite externa, parasitas ou alergias.

Além disso, coagulopatias, inflamação e aumento da fragilidade capilar por distúrbios endócrinos podem se associar à causa-base para o desenvolvimento de oto-hematoma.

Diagnóstico

Pode ser realizado por meio do exame clínico, no qual cães e gatos com otite externa crônica ou com histórico de fortes agitações de cabeça são mais predispostos. No exame físico, é possível visualizar um aumento de volume considerável na região côncava do pavilhão auricular, em que, de forma aguda, apresentam consistência macia e, ocasionalmente, tornam-se firmes e espessados em decorrência da formação de fibrose, atribuindo um aspecto de "couve-flor" à orelha (Figura 1). Alterações laboratoriais são inespecíficas, e o diagnóstico por imagem realizado por tomografia computadorizada ou radiografia são indicados quando a otite externa ou média está associada.

Tratamento clínico

Pode-se realizar aspiração com agulha em oto-hematomas de consistência macia e conteúdo fluido. Durante esse procedimento, pode-se optar pela injeção concomitante de corticosteroides e pela realização de bandagens compressivas. Contudo, essas condutas estão correlacionadas a alta probabilidade de recorrência do hematoma.

Tratamento cirúrgico

Pré-operatório

Deve-se lavar e higienizar o conduto auditivo de forma criteriosa, bem como realizar culturas apropriadas para o conhecimento da microbiota presente no sítio cirúrgico. Quando houver otite externa concomitante, deverá ser simultaneamente tratada.

Cirurgia

O paciente poderá ser posicionado em decúbito lateral para a correção de oto-hematomas, e deve-se realizar uma incisão em formato de S, na face côncava do pavilhão auricular, sobre o tecido que recobre o hematoma, expondo o conteúdo presente. Os coágulos devem ser removidos, e o local, lavado de forma copiosa. Em seguida, deve haver a disposição de inúmeras suturas simples verticais, através da pele e da cartilagem auricular, podendo ser de espessura parcial ou atravessando a pele da superfície convexa. As suturas devem ser dispostas às margens da incisão, quantas forem necessárias para que nenhum espaço morto fique disponível para o acúmulo de líquido. Também poderão ser utilizados *captons*, juntamente à sutura, pois esses dispositivos contribuem para a aposição entre a pele e a cartilagem. A incisão inicial deverá ser mantida com o intuito de manter a drenagem contínua.

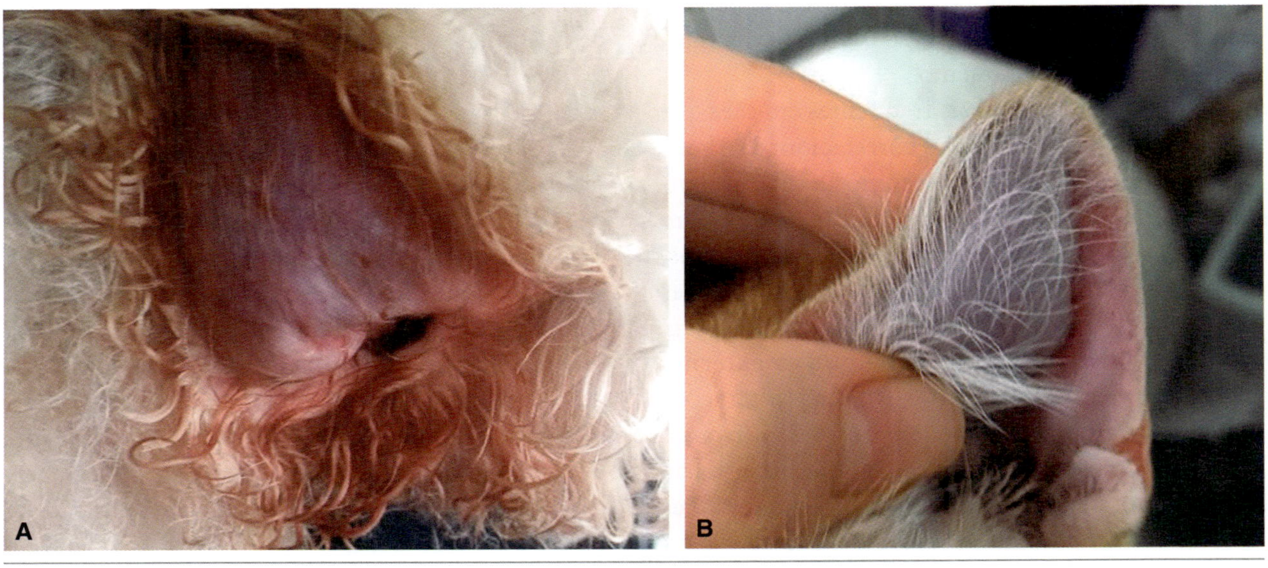

FIGURA 1 Oto-hematoma: (A) em cão; (B) em felino.

Cuidados pós-operatórios

Os pacientes deverão ser mantidos com curativo protetor, colocando-se a orelha apoiada sobre a cabeça do animal. Este deverá ser mantido durante 10 a 15 dias, até a retirada de pontos. Nesse período o animal deverá utilizar colar elizabetano para evitar autotraumatismos e deiscência de sutura. O uso de antibióticos deve ser indicado.

Prognóstico

O prognóstico é bom, e quando a técnica é realizada de forma adequada, os hematomas raramente recidivam.

Complicações

As principais complicações estão relacionadas à deiscência de suturas, infecção no sítio cirúrgico e recidiva do hematoma.

Otites

Considerações gerais

As otites são definidas como uma inflamação do ouvido de forma geral. Podem ser diferenciadas de acordo com a localização específica no conduto auditivo: as otites externas acometem o epitélio dos canais auditivos verticais e horizontais, meato auditivo externo e pavilhão auricular; as otites médias acometem a bula timpânica, tuba auditiva e cavidade timpânica; as otites internas cometem o labirinto ósseo e membranoso. A localização precisa da otite é de extrema importância na escolha da técnica cirúrgica mais adequada ao tratamento.

Otites externas são mais frequentes em cães que em gatos e comumente estão correlacionadas a outras doenças dermatológicas, como alergia alimentar, atopia e dermatites de contato. Também podem estar associadas à presença de parasitas, fungos, infecção bacteriana e endocrinopatias. Condições predisponentes à otite externa incluem estreitamento ou obstrução do canal auditivo externo, além do aumento da umidade. Algumas alterações secundárias podem ocorrer no canal auditivo em casos mais crônicos da doença, como hiperplasia epitelial e ossificação do tecido. Essas alterações dificultam o tratamento médico devido ao estreitamento do canal.

Nas otites médias, a causa mais comum é a infecção bacteriana, seguida por traumas, pólipos nasofaríngeos (principalmente em gatos), cistos epidermoides (principalmente em cães) e neoplasias. Grande parte dos animais que apresentam otite externa crônica, com alteração morfológica do conduto auditivo, apresenta otite média associada, e esta pode ocasionar também a inflamação do ouvido interno (otite interna).

Os sinais clínicos de otites externa, média e interna incluem o balanço da cabeça, sensibilidade ao toque e prurido nas orelhas ou ao redor, principalmente quando a causa está associada a infecção bacteriana ou parasitária. As otites externas crônicas cursam com estreitamento do canal auditivo e produção secretória purulenta ou enegrecida e de mau cheiro. Nesses casos, o animal pode apresentar pouco reflexo palpebral e lábio e orelha caídos, como resultado de comprometimento do nervo facial, haja vista a sua proximidade ao canal auditivo horizontal. A inclinação de cabeça e intensa dor à palpação profunda do ouvido são sinais comuns às otites médias e internas, contudo o andar em círculos, nistagmo e desequilíbrio (síndrome vestibular) confirmam o acometimento do ouvido interno. Gatos com doença severa de ouvido médio podem apresentar síndrome de Horner (protrusão de terceira pálpebra, enoftalmia, miose e ptose).

Raças de cães com orelhas longas e pendulares, ou que possuem grande quantidade de pelos no canal auditivo, apresentam maior predisposição ao desenvolvimento dessas afecções. Os Spaniel são comumente afetados devido à maior atividade secretiva das glândulas sebáceas.

Diagnóstico

A observação do histórico, aliada a um bom exame físico, em que é possível observar principalmente o odor, presença de secreção e sensibilidade ao toque, é essencial para o diagnóstico. A otoscopia permite a inspeção do grau de acometimento dos canais vertical e horizontal, bem como a integridade da membrana timpânica. O exsudato deve ser examinado através da utilização de *swabs* estéreis no interior do canal auditivo, a fim de determinar causas bacterianas, fúngicas ou parasitárias. Culturas do exsudato devem ser realizadas quando necessário, e biópsias também são indicadas quando a principal suspeita é neoplasia. Radiografia e tomografia computadorizada são indicadas quando há suspeita de acometimento do ouvido médio e interno. Os achados incluem estreitamento e/ou mineralização do canal auditivo nas otites externas, opacificação da cavidade timpânica e espessamento da bula em otites médias, além de lise óssea nos casos de neoplasia. Os exames laboratoriais são inespecíficos para ambas as afecções. O diagnóstico diferencial deve ser feito para infecções bacterianas, fúngicas, parasitárias, neoplasias, pólipos, traumas e doença vestibular idiopática.

Tratamento medicamentoso

Nas otites externas, o tratamento deve ser direcionado para a resolução da causa subjacente da doença, bem como o uso de soluções de limpeza e tratamento tópicos. Os ouvidos devem ser criteriosamente limpos antes da instilação das medicações, visto que a presença de grande quantidade de cerúmen prejudica o transporte da medicação até o sítio infeccioso. A persistência dos sinais clínicos após o tratamento medicamentoso pode indicar otite média simultânea. Nesses casos, a remoção dos tecidos infectados e do exsudato, bem como de neoplasias e pólipos, caso estejam presentes, é de extrema necessidade. Antibioticoterapias local e sistêmica podem ser indicadas.

Tratamento cirúrgico

Várias técnicas cirúrgicas já foram descritas para o tratamento das doenças de ouvido, e o tratamento cirúrgico é recomendado perante a falha do tratamento clínico. Nas otites externas, sem o acometimento do ouvido médio, são recomendadas a ressecção lateral, ablação vertical ou total do ouvido. Nas otites médias são empregadas as técnicas citadas anteriormente, em adição das osteotomias de bula ventral e lateral.

Pré-operatório

Recomenda-se a antibioticoterapia pré-operatória direcionada por culturas previamente realizadas. É essencial a tricotomia de ambos os lados do pavilhão auricular e da lateral da face e a limpeza criteriosa do conduto auditivo antes da cirurgia.

Cirurgias

Ressecção do canal auditivo lateral

Essa técnica é indicada quando há o acometimento da parede lateral do canal vertical. Deve-se adotar o decúbito lateral, antes da incisão, é realizada a mensuração do comprimento do canal vertical, com a inserção de uma pinça hemostática curva até o limite ventral. Em seguida, deve-se avançar metade desse comprimento na direção ventral para realizar uma marcação perpendicular à base do ouvido. Efetuam-se duas incisões perpendiculares, estendendo-se ventralmente até a marcação realizada, unindo-as. Rebate-se o retalho de pele dorsalmente, expondo a cartilagem lateral do canal vertical. A dissecção deve ser cuidadosa, para evitar danos ao nervo facial. Com o auxílio de uma tesoura, incisar o canal vertical nos aspectos cranial e caudal, estendendo até o nível do canal horizontal, liberando a parede lateral e rebatendo-a no sentido ventral. Ressecar a borda distal excedente da cartilagem e iniciar as suturas a partir da abertura do canal horizontal, seguida da aba cartilaginosa e, posteriormente, as bordas da porção medial do canal auditivo vertical. As suturas devem ser dispostas da pele para a cartilagem, e os fios monofilamentares (absorvíveis ou não) são recomendados.

Ablação do canal vertical

Deve-se realizar uma incisão em formato de T, onde a parte horizontal deve ser feita imediatamente abaixo da base do ouvido. A parte vertical deve ocorrer no ponto médio da incisão anterior e estender-se ventralmente até o nível do canal horizontal, expondo todo o canal lateral (Figura 2). Dá-se seguimento à incisão horizontal ao redor do meato acústico externo e disseca-se todo o tecido ao redor do canal vertical, liberando-o completamente. Resseca-se o canal vertical a uma pequena distância do canal horizontal e, em seguida, incisiona-se nos aspectos cranial e medial a porção restante, criando duas abas, dorsal e ventral. Inicia-se a sutura pela aba ventral à pele, seguida da aba dorsal à pele, e fecha-se o subcutâneo e a pele em formato de T. Utilizar suturas monofilamentares (absorvíveis ou não) (Figura 2).

Ablação total do ouvido

Esta técnica segue os padrões de incisão e dissecção da técnica anterior, contudo a dissecção deve ser maior, estendendo-se pelo canal horizontal até o nível do meato auditivo externo, certificando-se de

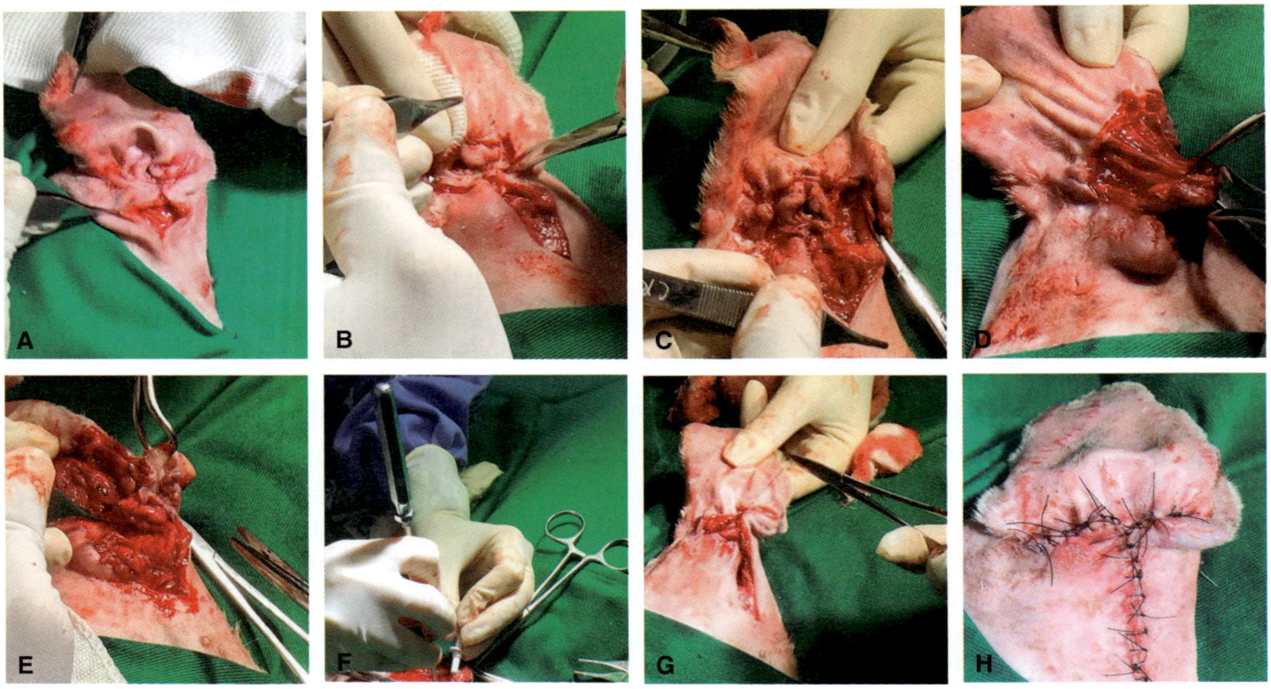

FIGURA 2 Ablação total de ouvido e osteotomia da bula timpânica. (A) Porção vertical da incisão em formato de T; (B) realização da porção horizontal da incisão em T; (C) dissecção ao redor do meato acústico externo; (D) dissecção peritecidual do canal vertical; (E) dissecção ao redor do canal horizontal com posterior ressecção; (F) curetagem do tecido secretor adjacente ao meato acústico externo com posterior osteotomia da bula timpânica; (G) aproximação dos tecidos subcutâneos seguindo o padrão em T da incisão; (H) sutura de pele em formato de T.

isolar o nervo facial do canal horizontal. Em seguida, deve-se excisar o canal horizontal no limite do meato acústico externo e curetar o tecido secretor adjacente a ele. Realiza-se uma osteotomia de bula lateral (ver adiante) e prossegue-se com a aspersão de solução fisiológica estéril. Utilizam-se drenos tubulares ou de Penrose, quando houver necessidade. O tecido subcutâneo deve ser suturado com fios absorvíveis, e a pele, suturada em formato de T, utilizando-se fios monofilamentares (Figura 2).

Osteotomia da bula lateral

Com um elevador de periósteo, deve-se dissecar lateralmente o tecido ao redor da bula timpânica. Seccionar os aspectos lateral e ventral da bula, até a exposição da região caudal do canal do ouvido médio. O conteúdo da cavidade timpânica deve ser totalmente visualizado para a realização da curetagem do tecido contaminado, evitando-se a curetagem dorsal, com intuito de proteger as estruturas do ouvido interno. Por fim, deve-se aspergir solução fisiológica estéril para eliminar os resíduos teciduais (Figura 2).

Cuidados pós-operatórios

Os animais devem utilizar colar elizabetano durante todo o pós-operatório, a fim de evitar deiscência de suturas e traumas no sítio cirúrgico. Analgésicos devem ser utilizados, especialmente nos casos em que é necessária a osteotomia da bula timpânica. Em casos cuja associação com drenos for necessária, o curativo deverá ser trocado diariamente.

Prognóstico

O prognóstico é reservado, principalmente nos casos de otite externa crônica em que há falha no tratamento continuado por parte do proprietário ou em casos de dermatopatias concomitantes. As técnicas de ablação do canal vertical podem se mostrar ineficazes quando há otite média mal diagnosticada. Os sinais neurológicos podem persistir mesmo após a cirurgia nos casos de otite interna.

Complicações

Drenagem insuficiente e otite externa recorrente estão entre as principais complicações. Os animais submetidos apenas a ablação do conduto vertical e que apresentam otite média concomitante sem o tratamento adequado continuarão demonstrando sinais de otite externa. Nas ablações totais de conduto podem ocorrer paralisia do nervo facial, infecção, deiscência de sutura, fistulação e formação de abscessos. Nos casos em que houver paralisia facial devem ser prescritos colírios lubrificantes, para prevenir úlceras de córnea.

Mucocele salivar

Considerações gerais

A mucocele é uma afecção comum em cães, principalmente em machos, e é definida como uma coleção de fluido proveniente das glândulas ou ductos salivares excretores em decorrência de traumas ou obstrução. Os animais possuem diversas glândulas salivares distribuídas pela cavidade oral, e a classificação da mucocele, bem como a técnica cirúrgica utilizada para tratamento, difere em função da localização da glândula acometida. As mucoceles cervicais referem-se a coleções de fluido na região cervical superior (Figura 3); as mucoceles sublinguais (rânulas) localizam-se abaixo da língua e ao lado do frênulo; as mucoceles faríngea e zigomática referem-se a coleções próximas à faringe e ao globo ocular, respectivamente.

Diagnóstico

Pode ser realizado através da avaliação clínica, associada ao histórico e exame citológico. Os animais normalmente se apresentam assintomáticos, com um aumento de volume macio e indolor. Podem expressar disfagia e sangramentos orais nos casos de rânulas ou nas mucoceles faríngeas. A palpação das glândulas ajuda na localização exata da lesão, contudo, quando o inchaço estiver presente na linha média ventral do pescoço, o exame em decúbito dorsal poderá reposicionar a mucocele e indicar o lado afetado. Radiografias são pouco úteis no diagnóstico, exceto nos casos de sialólitos, e o exame citológico apresentando conteúdo viscoso de baixa celularidade é compatível com saliva. O exame histopatológico é essencial para diferenciar a mucocele de outros cistos ou de neoplasias.

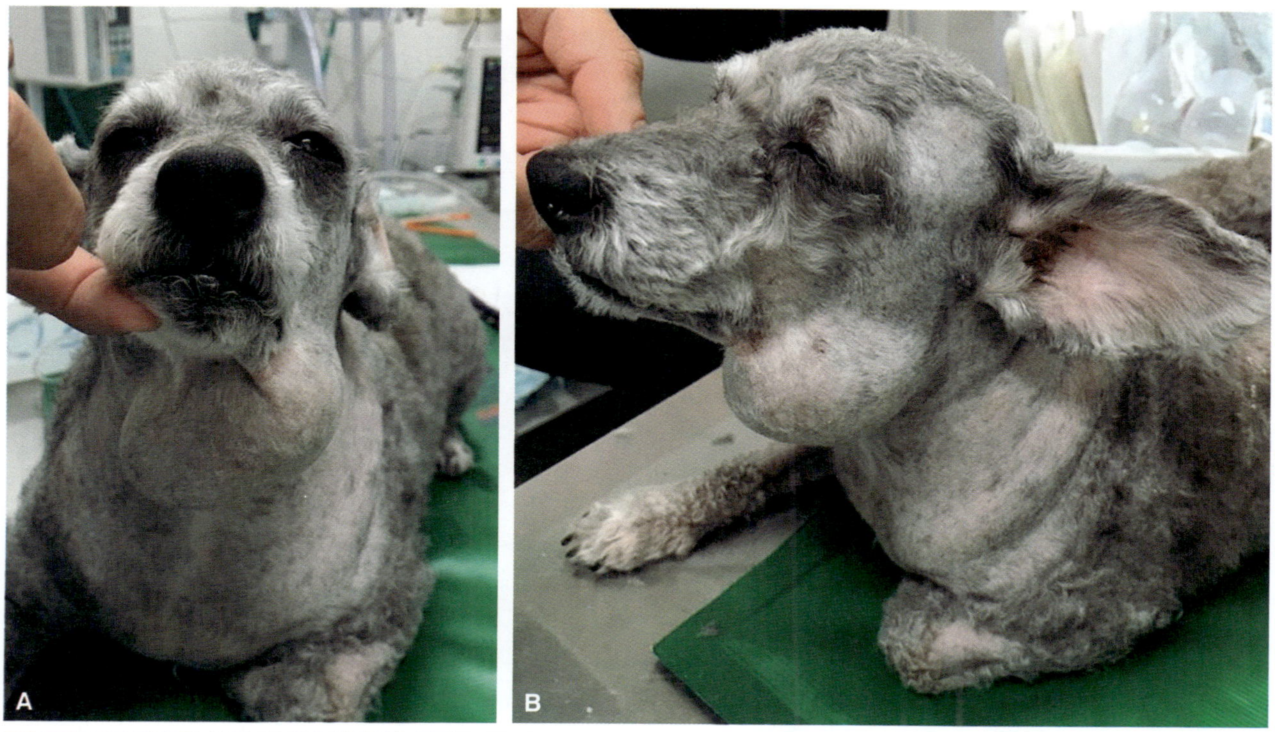

FIGURA 3 Mucocele cervical esquerda: (A) visualização rostral; (B) visualização lateral.

Tratamento cirúrgico

Pré-operatório

O uso de antibióticos na indução anestésica não é obrigatório. Caso o animal apresente alguma dificuldade respiratória em decorrência da localização da mucocele, este deve ser estabilizado antes do procedimento.

Cirurgias

Ressecção de glândulas salivares e mandibulares e sublinguais

O animal deve ser posicionado em decúbito lateral, e podem ser utilizados apoios sob o pescoço para melhorar a estabilidade do campo cirúrgico. A incisão deve ser realizada caudal ao ângulo da mandíbula em direção à veia jugular, abrangendo pele, tecido subcutâneo e músculo platisma, a fim de localizar a cápsula fibrosa da glândula mandibular. A dissecção deve ocorrer desde a glândula mandibular, passando pelas sublinguais e seguindo o ducto mandibular cranialmente em direção à boca. É necessária uma incisão na fáscia entre os músculos digástricos e masseter para expor todo o complexo de glândulas mandibulares e sublinguais através da tração caudal da glândula mandibular. Deve ser realizada uma dissecção cuidadosa, evitando-se o ramo do segundo nervo cervical (caudalmente), ramo lingual do nervo trigêmeo e hipoglosso (rostralmente). Deve-se ligar e excisar todo o complexo de glândulas e ducto rostralmente. Realizar a lavagem do sítio cirúrgico com solução fisiológica estéril e utilizar drenos tubulares ou de Penrose quando forem necessários. Suturar os músculos, tecido subcutâneo e pele como de rotina (Figura 4).

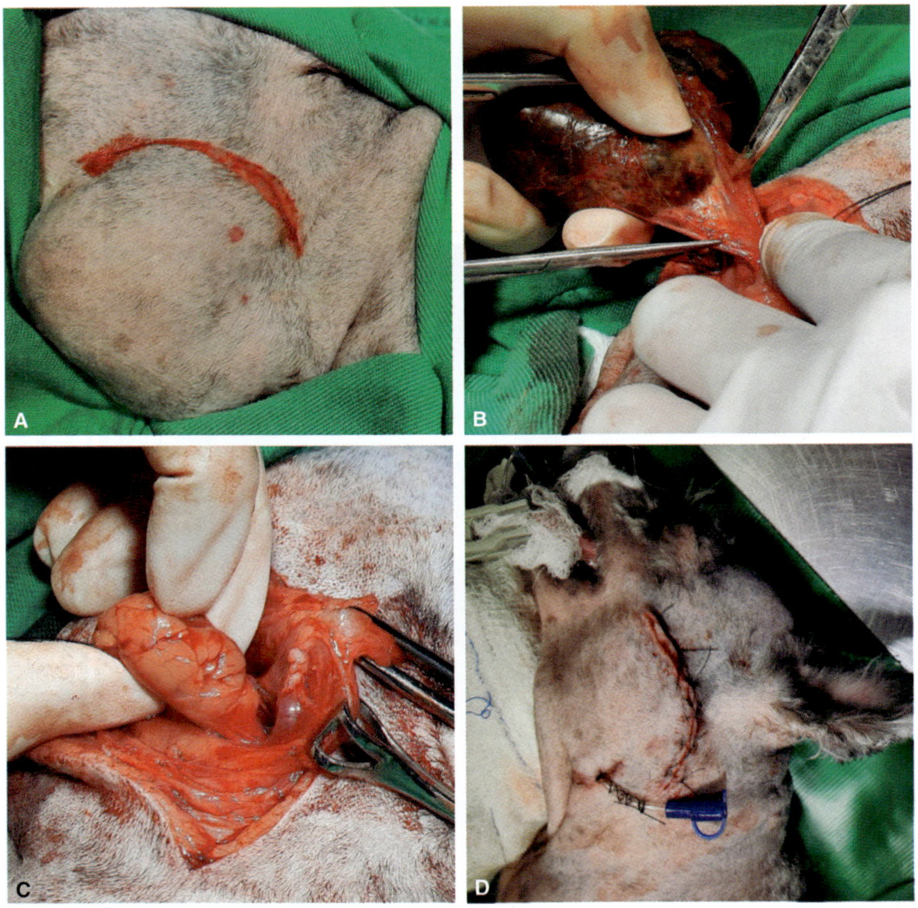

FIGURA 4 Sialoadenectomia cervical: (A) incisão estendendo-se do ângulo da mandíbula em direção à bifurcação da veia jugular; (B) remoção do granuloma formador da mucocele; (C) remoção das glândulas mandibulares e sublinguais, com posterior ligadura do ducto mandibular; (D) pós-operatório imediato.

Marsupialização

Nas rânulas, realiza-se uma incisão elíptica ao redor de toda a parede da mucocele, retirando a porção de tecido e permitindo a drenagem do fluido. Em seguida, efetua-se uma sutura entre o tecido de revestimento da mucocele e a borda da mucosa, permitindo a drenagem e a cicatrização por segunda intenção. Essa mesma técnica também pode ser aplicada às mucoceles faríngeas.

Ressecção da glândula parótida

Para a excisão dessa glândula, localizada na base da cartilagem auricular, deve-se adotar o decúbito lateral. Realiza-se uma incisão em sentido ventral, do meato acústico externo até a bifurcação da veia jugular, dissecando cuidadosamente o tecido subcutâneo e incisionando os músculos platisma e parótido-auricular, para expor a glândula parótida. Efetua-se a ligadura da veia auricular caudal e inicia-se a dissecção dorsocaudal da glândula. Liga-se a veia temporal superficial e continua-se a dissecção, de forma cuidadosa para evitar lesão ao nervo facial, e secciona-se o ducto parotídeo imediatamente após a saída da glândula. Deve-se lavar a área com solução fisiológica estéril e utilizar drenos tubulares ou de Penrose, quando necessários. Realiza-se a aposição dos músculos, tecido subcutâneo e pele como de rotina.

Ressecção da glândula zigomática

Deve ser realizada nos casos de mucocele zigomática, e o animal poderá ser posicionado em decúbito ventral. Efetua-se uma incisão sobre a fenda dorsal do arco zigomático, fáscia palpebral e musculatura, rebatendo-a dorsalmente, e depois uma osteotomia para visibilização da glândula zigomática. Também se deve realizar dissecção manual e cuidadosa da glândula para removê-la. Quando possível, reposiciona-se o arco zigomático, através da colocação de suturas em perfurações previamente realizadas. Lava-se o sítio cirúrgico com solução fisiológica estéril e une-se a fáscia palpebral ao periósteo zigomático. Suturar o tecido subcutâneo e a pele de forma rotineira.

Cuidados pós-operatórios

Nas cirurgias cuja associação a drenos tubulares ou de Penrose é necessária, a troca de curativo deve ser diária. Nas intervenções em rânulas ou mucoceles faríngeas, deve-se ofertar alimento pastoso nos primeiros 5 dias de pós-operatório. Utilizar colar elizabetano para proteção dos sítios cirúrgicos até a retirada de pontos.

Prognóstico

O prognóstico é excelente nos casos em que as glândulas são completamente excisadas.

Complicações

As complicações incluem deiscência de sutura, infecção, formação de seroma e recidiva da mucocele em casos mal diagnosticados.

Desobstrução das vias aéreas superiores

Considerações gerais

As obstruções em vias aéreas superiores podem ocorrer por traumas, corpos estranhos, estenoses, neoplasias ou presença de pólipos. O principal objetivo das técnicas descritas a seguir são manter a permeabilidade da via aérea, seja acessando o lúmen traqueal para remoção de corpos estranhos; ou criando um orifício para a passagem do ar distalmente às regiões de boca, nariz, laringe e nasofaringe em casos obstrutivos ou reconstruindo secção traqueal para tratamento de traumas, avulsão, tumores ou estenose.

Diagnóstico

Baseia-se principalmente na associação do histórico, sinais clínicos, exame físico, oximetria, exames laboratoriais, radiografias, citologias, endoscopia, entre outros exames. Os animais acometidos podem apresentar variados graus de dispneia e sons respiratórios, como tosse, estridores e sibilos. Pode haver epistaxe profusa nos casos de neoplasia ou presença de corpos estranhos. Regurgitação e disfagia são comuns em alterações de traqueia, nasofaríngeas e supraglóticas. Enfisema subcutâneo pode estar presente nas lesões laringotraqueais penetrantes. Exames de imagem são essenciais para a descoberta da etiologia da obstrução e escolha da técnica cirúrgica mais adequada.

Tratamento cirúrgico

Pré-operatório

Deve-se fazer uma contenção mínima nos pacientes gravemente dispneicos. Oxigenoterapia suplementar pode ser adotada.

Cirurgias

Traqueotomia

O principal objetivo é o acesso à luz traqueal para remoção de corpos estranhos, colheita de amostras teciduais e passagem do fluxo aéreo. Os animais devem ser posicionados em decúbito dorsal, com uma toalha sob o pescoço para a elevação de toda a região cervical, e a incisão deve ser realizada sobre a linha média ventral da região cervical, desde a laringe até o manúbrio. Em seguida, incisar os músculos esterno-hióideo e esternocefálico medialmente para a exposição da traqueia. Dissecam-se cuidadosamente os tecidos ao redor da traqueia, na região planejada para a traqueotomia. Imobiliza-se a traqueia entre os dedos e incisa-se a parede traqueal vertical ou horizontalmente. Colocam-se suturas de reparo sobre as cartilagens para auxiliar na exposição do lúmen traqueal. Remover corpos estranhos, coágulos ou aspirar secreções até a completa liberação da luz traqueal. As suturas devem ser realizadas em padrão simples descontínuo, utilizando fios de polipropileno, passando ao redor das cartilagens ou apenas por meio dos ligamentos anulares. Lava-se o local com solução fisiológica estéril. Suturam-se as camadas musculares com fios monofilamentares absorvíveis em padrão simples contínuo e suturam-se tecido subcutâneo e pele como de rotina.

Traqueostomia temporária

É a abertura de um orifício para a colocação de um tubo por um curto período, possibilitando o fluxo de ar. Normalmente realizada como procedimento de emergência ou como via alternativa para a manutenção do fluxo aéreo em pacientes durante a cirurgia. Realiza-se uma incisão ventral desde a cartilagem cricoide, estendendo-se de 2 a 3 cm caudalmente. Em seguida, incisar os músculos esterno-hióideo e esternocefálico, medialmente, para a exposição da traqueia e realização de uma incisão horizontal entre as cartilagens do terceiro ao quinto anel traqueal. Colocar suturas de reparo sobre as cartilagens para tensionar as bordas da incisão, auxiliando a inserção do tubo de traqueostomia, e sobrepor os músculos, tecido subcutâneo e pele, caudal e cranialmente ao tubo. Por fim, fixa-se o tubo à pele (Figuras 5A e 5B).

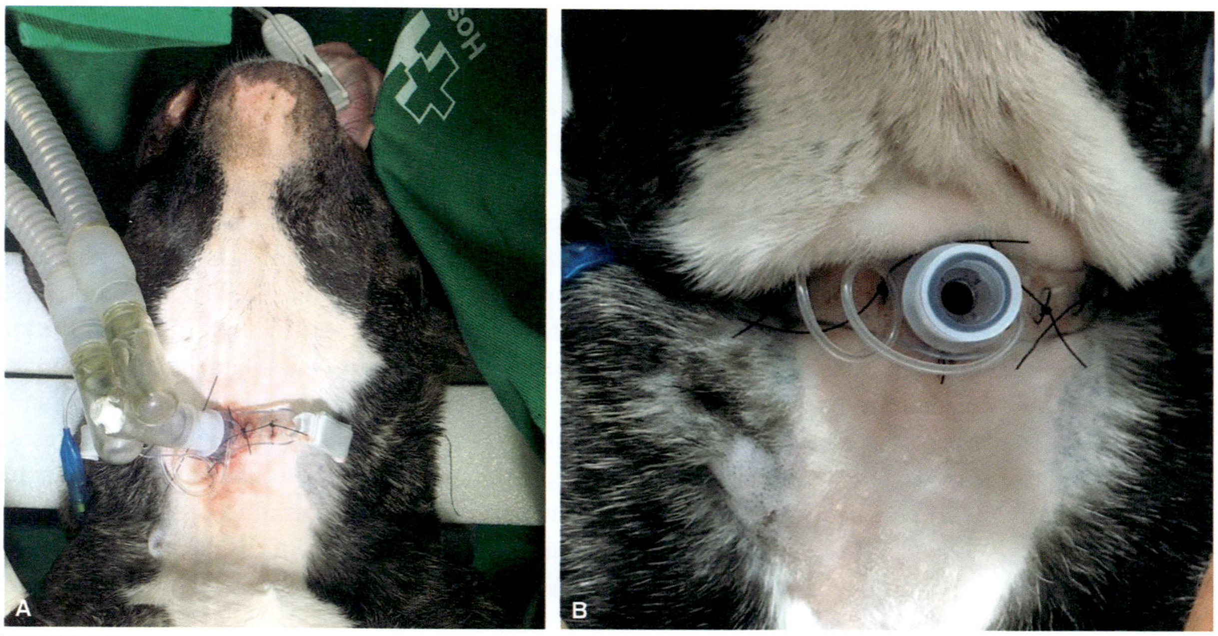

FIGURA 5 Traqueostomia temporária em cão: (A) traqueostomia temporária em um cão, conectado ao ventilador e (B) detalhe da traqueostomia temporária.

Traqueostomia permanente

Nesse procedimento, não há necessidade de tubos traqueais para manutenção em longo prazo do orifício. O traqueostoma deve ser constantemente higienizado, e os animais não poderão nadar após o procedimento, sob risco de afogamento. A incisão é equivalente à das técnicas anteriores. Dissecam-se os tecidos peritraqueais desde o terceiro ao sexto anel traqueal, criando um túnel dorsal e possibilitando a sutura em U horizontal do músculo esterno-hióideo por baixo da traqueia, criando um suporte para elevação traqueal e redução de tensão da sutura da mucosa com a pele. Realiza-se uma incisão retangular na parede traqueal, com a extensão de três a oito anéis traqueais caudalmente e um terço da circunferência traqueal lateralmente. Dissecam-se todos os tecidos até a exposição do lúmen. Retira-se um segmento de pele equivalente ao da traqueia. A sutura do traqueostoma deve ser realizada em duas camadas: a primeira é confeccionada entre a pele e os tecidos peritraqueais com pontos intradérmicos descontínuos, utilizando fios monofilamentares absorvíveis ou inabsorvíveis. A segunda é realizada com a sobreposição da mucosa traqueal à pele, primeiramente com pontos simples descontínuos, finalizando com pontos simples contínuos.

Ressecção e anastomose traqueal

Dependendo da extensão da lesão, podem-se resseccionar de 8 a 10 anéis traqueais sem prejudicar ou tensionar demais a anastomose. Para ressecções maiores, malhas de politetrafluoretileno ou enxertos podem ser empregadas durante a anastomose. O acesso dependerá da porção traqueal acometida, podendo ser realizado por incisão em linha média cervical ventral, por esternotomia mediana ou toracotomia lateral. Colocar suturas de reparo nas cartilagens cranial e caudal à ressecção, delimitando a área a ser excisada. Seccionar a traqueia incisando os ligamentos anulares ao redor das cartilagens intactas ou dividindo uma cartilagem íntegra. Seccionar dorsalmente a membrana traqueal e iniciar a sutura dorsalmente, com pontos simples descontínuos com fios monofilamentares absorvíveis ou inabsorvíveis na membrana traqueal, bem como continuar a anastomose com pontos simples descontínuos ao redor de toda a circunferência traqueal. Lavar o sítio cirúrgico com solução salina estéril e apor os músculos com sutura simples contínua. Fechar o tecido subcutâneo e a pele como de rotina.

Cuidados pós-operatórios

O posicionamento em decúbito esternal no pós-operatório pode facilitar a respiração. Oxigenoterapia suplementar deve ser adotada e fazer o uso de analgésicos. Utilizar coleira peitoral para evitar traumas recorrentes à traqueia e colar elizabetano para a proteção do sítio cirúrgico.

Nas traqueostomias temporárias, o tubo deve ser higienizado constantemente, e as secreções, removidas através de sucção por cânulas. O tubo deverá ser retirado logo após o restabelecimento da ventilação espontânea, e o orifício cicatrizará por segunda intenção. Nas traqueostomias permanentes, o orifício também será submetido a sucção ou limpeza superficial com esponja, de forma mais intensa nos primeiros 14 dias, reduzindo progressivamente, de acordo com a diminuição da produção de muco.

Prognóstico

No geral, nas ressecções e anastomoses traqueais, o prognóstico é bom quando os limites de excisão dos anéis são respeitados, sem criar tensão excessiva nas suturas. Nas traqueostomias, o prognóstico é reservado, haja vista a alta taxa de mortalidade associada a esses procedimentos, principalmente no que se refere à obstrução súbita do orifício pela presença de muco.

Complicações

As complicações incluem infecção, deiscência de sutura, pneumonia por aspiração e paralisia de laringe por lesão iatrogênica do nervo laríngeo recorrente. Nas traqueostomias temporárias, a presença do tubo pode causar ânsia de vômito. Nas traqueostomias permanentes, a principal complicação é a obstrução do orifício, pela presença exacerbada de muco.

Colapso de traqueia

Considerações gerais

O colapso de traqueia é um distúrbio caracterizado pela degeneração dos anéis cartilaginosos traqueais, enfraquecendo-os e ocasionando colabamento da luz traqueal com redução do fluxo de ar para os pulmões.

A etiologia é desconhecida, mas acredita-se que fatores genéticos associados a falha da condrogênese, bem como fatores nutricionais, degeneração de matriz cartilaginosa, traumatismos, infecções crônicas das vias aéreas e neuropatias, influenciem. O colapso normalmente ocorre na direção dorsoventral e no momento da inspiração nas regiões de traqueia cervical e entrada do tórax. Já nos colapsos intratorácicos, o achatamento ocorre na expiração. O processo inflamatório na mucosa traqueal ocasiona tosse, que contribui para a cronicidade da inflamação.

Diagnóstico

O colapso de traqueia acomete principalmente cães de raças pequenas, de meia-idade ou idosos, onde os animais, habitualmente, apresentam histórico de tosse, intolerância ao exercício, ruído respiratório anormal, dispneia e cianose, tendendo a piorar progressivamente. A obesidade piora os sinais clínicos. No exame físico, é possível localizar os ruídos respiratórios por meio da ausculta, e na palpação traqueal é possível observar flacidez e bordas laterais salientes. Radiografias laterais cervicotorácicas, realizadas na inspiração e na expiração, permitem o diagnóstico de mais da metade dos casos de colapso traqueal grave, com achatamento superior a 50% do lúmen (Figura 6).

Técnicas de compressão traqueal no momento da radiografia foram desenvolvidas para aumentar a acurácia do diagnóstico. Contudo, apesar do baixo custo e da fácil acessibilidade do exame, as radiografias possuem pouca sensibilidade no que se refere à identificação e avaliação do grau de acometimento do lúmen traqueal. A traqueoscopia permite a avaliação precisa da localização e do grau de gravidade do colapso traqueal, classificando-os em: grau 1, em que a conformação da cartilagem traqueal é normal, mas o diâmetro luminal diminui em 25%; grau 2, com leve achatamento das cartilagens e redução do diâmetro em 50%; grau 3, havendo achatamento grave das cartilagens e redução luminal de 75%; grau 4, em que o lúmen traqueal está completamente colapsado. Não são relatadas alterações específicas nos exames laboratoriais.

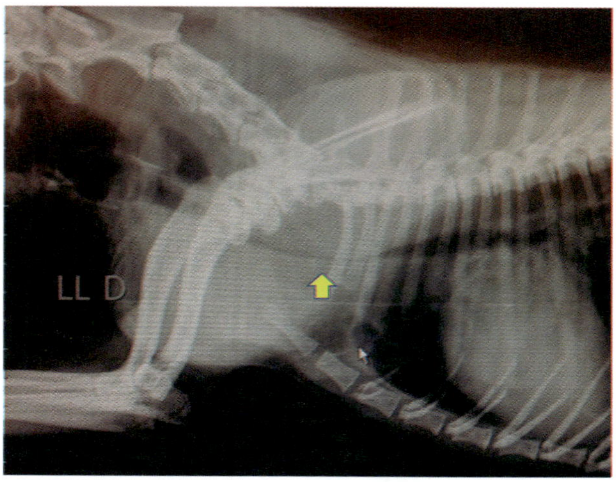

FIGURA 6 Radiografia lateral evidenciando colapso traqueal grau 4, localizado na transição cervicotorácica de um cão.

O diagnóstico diferencial deve ser realizado entre outras afecções que causam desconforto respiratório e tosse crônica, como bronquite, traqueobronquites, alergias, paralisia de laringe, estenose traqueal ou presença de neoplasias.

Tratamento médico

É indicado nos casos leves da doença, em que há menos de 50% do lúmen colapsado. Algumas modificações no estilo de vida, como a criação de um ambiente tranquilo, utilização de coleira peitoral para evitar o trauma traqueal recorrente durante os passeios e a redução do peso, são recomendadas. Antitussígenos, antibióticos, corticosteroides e broncodilatadores podem ser empregados.

Tratamento cirúrgico

É recomendada para os cães irresponsivos ao tratamento clínico ou que apresentem casos graves, onde mais de 50% do lúmen está reduzido. Tem por objetivo estabilizar as cartilagens traqueais, conservando ao máximo os suprimentos nervosos e sanguíneos.

Pré-operatório

Pacientes em graves quadros de dispneia devem ser previamente estabilizados. Podem ser utilizados corticosteroides no momento da indução, para reduzir o inchaço traqueal no pós-operatório. Antibioticoterapia profilática também deve ser realizada.

Cirurgias

Stents extraluminais

Os animais deverão ser posicionados em decúbito dorsal, com uma toalha sob o pescoço para a elevação da traqueia. A incisão deverá ser realizada sobre a linha média ventral da região cervical. Em seguida, devem-se incisar os músculos esterno-hióideo e esternocefálico medialmente para a exposição dos anéis traqueais. Identifica-se a região de colapso e, cuidadosamente, dissecam-se os tecidos ao redor da traqueia, protegendo os nervos laríngeos recorrentes, para a colocação das próteses. Estas podem ser confeccionadas cortando tubos de seringa, com 5 a 8 mm de largura e abrindo uma fenda ventral que possibilite a colocação ao redor da traqueia. As próteses devem ter em torno de 5 furos em sua extensão para a confecção das suturas e devem ser autoclavadas antes da utilização (Figura 7). A primeira prótese deve ser colocada na distância de dois anéis caudais a laringe, e as demais devem ser distribuídas ao longo da traqueia, 5 a 8 mm de distância entre si. As fendas previamente criadas devem ser posicionadas ventralmente, e suturas são colocadas nas regiões lateral, dorsal e ventral, utilizando fios monofilamentares inabsorvíveis ou absorvíveis para prender cada prótese. As suturas devem permear os anéis traqueais ao invés de atravessá-los (Figura 8). A tração cranial da traqueia permite a colocação de uma ou duas próteses na traqueia torácica. Por fim, deve-se lavar o sítio cirúrgico com solução fisiológica estéril, suturar os planos musculares com pontos contínuos e os tecidos subcutâneo e pele como de rotina.

Prótese em espiral extraluminal de nitinol

As principais vantagens dessa técnica condizem com a utilização de um material cirúrgico biocompatível e o tempo cirúrgico reduzido. O acesso é equivalente ao da técnica anteriormente citada. Duas suturas de reparo podem ser feitas nos anéis traqueais craniais para auxiliar no tracionamento cranial da traqueia e facilitar a colocação da prótese na entrada no tórax. Após a identificação do colapso e dissecção cuidadosa dos tecidos peritraqueais, a prótese em espiral de nitinol é inserida exatamente em torno da traqueia colapsada. Uma ou duas suturas envolvendo a prótese e o anel traqueal podem ser confeccionadas para ajudar na fixação. As camadas musculares, subcutânea e pele são fechadas como de rotina (Figura 9).

Stents intraluminais

Para a colocação de *stents* intraluminais, é necessária a utilização de fluoroscopia. O tamanho da prótese escolhida deve ser preciso, mensurado através da traqueoscopia ou por imagem. O animal deve ser

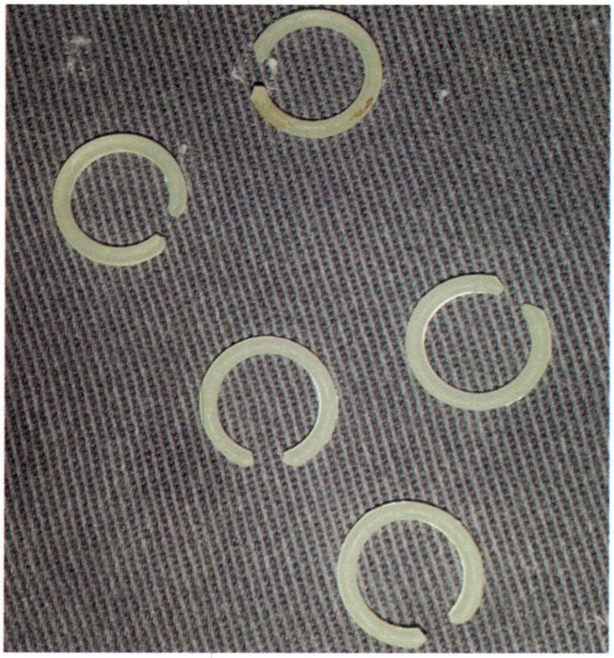

FIGURA 7 Anéis de polipropileno confeccionados para aplicação extraluminal em traqueia.

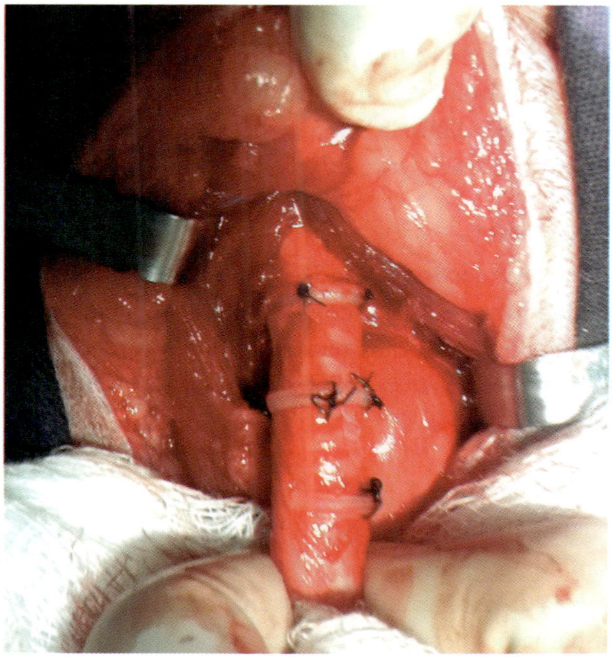

FIGURA 8 Imagem evidenciando a fixação dos anéis de polipropileno na traqueia através de suturas.

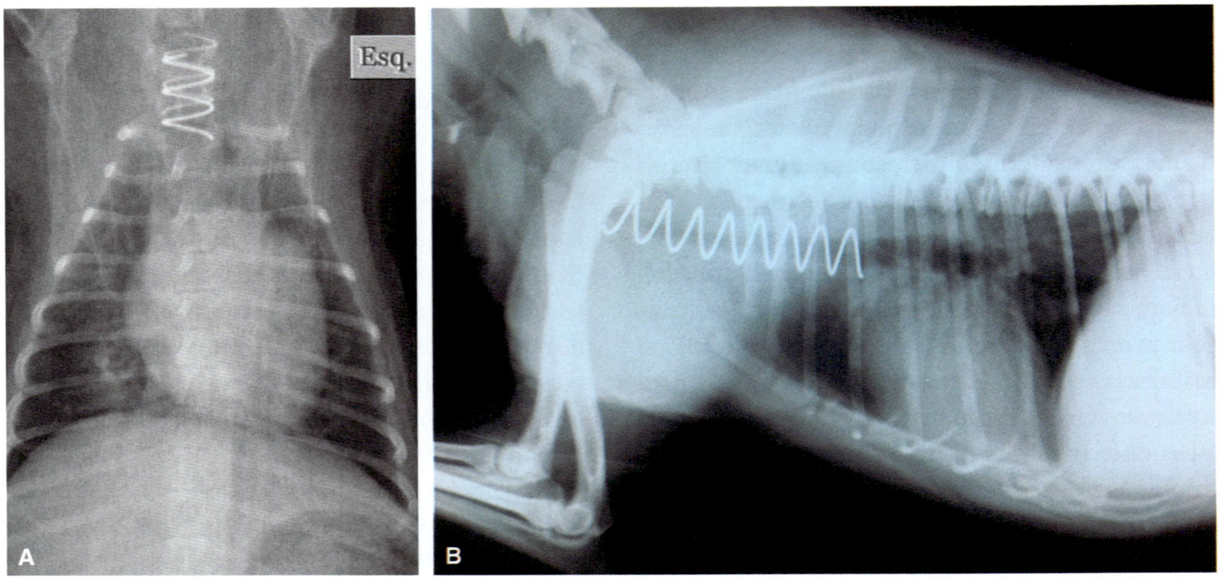

FIGURA 9 Radiografia pós-operatória da aplicação intratorácica da prótese em espiral extraluminal de nitinol: (A) visualização ventrodorsal; (B) visualização lateral.

submetido a anestesia geral, e deve-se implementar a prótese conforme as recomendações do fabricante.

Cuidados pós-operatórios

Monitorar os animais quanto à presença de angústia respiratória em resposta ao edema pós-cirúrgico. A utilização da dose anti-inflamatória de corticosteroide, antitussígenos e mucolíticos deve ser avaliada. Utilizar colar elizabetano até a retirada de pontos para proteção do sítio cirúrgico. A presença da tosse pode persistir por algumas semanas devido a irritação pelos pontos no sítio cirúrgico e traqueíte.

Prognóstico

O prognóstico depende das doenças respiratórias concomitantes. Cães com afecções que acometem laringe ou brônquios não apresentam melhora tão significativa quanto aqueles com apenas colapso de traqueia.

Complicações

Podem ocorrer infecção, deiscência de sutura, lesão no nervo laríngeo recorrente e consequentes paralisia de laringe, tosse persistente em decorrência de inflamação, necrose de anéis traqueais e obstrução da via aérea superior. Nos casos de prótese intraluminal, podem ocorrer fratura, migração, colapso proximal e/ou distal ao implante e necrose por pressão excessiva intraluminal.

Paralisia de laringe

Considerações gerais

A paralisia de laringe é definida como a perda da capacidade de abdução, parcial ou completa, das cartilagens aritenoides durante a inspiração. Essa afecção pode ter origem congênita ou adquirida, como resposta a disfunções neurológicas, visto que os músculos laríngeos intrínsecos, responsáveis pela adução e abdução das cartilagens, são inervados pelo nervo laríngeo recorrente. As causas incluem lesão iatrogênica, traumas, neoplasias cervicais, doenças neuromusculares imunomediadas, endocrinopatias, polimiopatia e polineuropatia idiopática progressivas. A obstrução e o consequente aumento da resistência da passagem do ar criam uma turbulência que origina o estridor inspiratório na laringe. Os animais podem apresentar dispneia leve a grave, dependendo do grau de acometimento das cartilagens, e possuem um alto risco de desenvolver pneumonia por aspiração.

Diagnóstico

A associação do histórico, exame físico e exames de imagem é imprescindível para o diagnóstico de paralisia de laringe, bem como das causas subjacentes da doença. Comumente são relatadas respiração laboriosa, intolerância ao exercício e disfonia. As alterações do exame físico são comuns às de obstrução de vias aéreas superiores, como respiração laboriosa, estridor inspiratório, arquejo e ansiedade. Pacientes com doenças neuromusculares subjacentes podem apresentar outras alterações neurológicas, bem como fraqueza muscular. A inspeção direta da movimentação das cartilagens aritenoides, com o auxílio de um laringoscópio e o animal em indução anestésica leve, é uma forma rápida e precisa para o diagnóstico. Em animais acometidos, as cartilagens encontram-se em posição medial e não abrem na inspiração. Radiografias não são úteis no diagnóstico de paralisia de laringe, contudo ajudam a descartar outras causas de ruídos respiratórios e avaliam a presença de pneumonia por aspiração. A laringoscopia transoral ou transnasal também pode ser realizada para diagnóstico, e, nesses casos, podem ser utilizados endoscópios rígidos ou flexíveis para tal função. Os exames laboratoriais são inespecíficos para essa afecção.

Tratamento medicamentoso

Os animais que apresentem pneumonia aspirativa concomitante devem ser tratados com antibióticos. As doenças subjacentes devem diagnosticadas e tratadas adequadamente. Animais com sobrepeso devem ser submetidos a dieta, visto que a obesidade é fator agravante para a dispneia. Além disso, os animais deverão ser mantidos em lugares tranquilos, com restrição a exercícios, e submetidos a oxigenoterapia, resfriamento e uso de glicocorticoides nos casos de angústia respiratória severa.

Tratamento cirúrgico

Várias técnicas foram descritas para o tratamento de paralisia de laringe, em que o principal objetivo é aumentar o diâmetro da glote, sem causar aspiração de conteúdo. A técnica de lateralização de aritenoide, atualmente, é a que apresenta melhores resultados.

Pré-operatório

Os animais deverão se manter tranquilos no período pré-operatório e ser monitorados em relação à angústia respiratória.

Cirurgia

Lateralização de aritenoide unilateral

O paciente deve ser posicionado em decúbito lateral, com uma toalha abaixo do pescoço para promover elevação. A incisão deve se estender do ângulo da mandíbula, ventralmente à jugular, e deve se estender dorsolateralmente até a face caudal da laringe. Os músculos platisma e parótido-auriculares devem ser incisados e rebatidos. O músculo esternocefálico deve ser rebatido dorsalmente, enquanto o esterno-hióideo será rebatido ventralmente. Deve-se palpar a face dorsal da cartilagem tireoide e incisar o músculo tireofaríngeo (Figura 10A). Em seguida, suturas de reparo deverão ser colocadas na cartilagem tireoide para a tração lateral da laringe e visualização do músculo cricoaritenóideo. Com o auxílio de uma tesoura de Metzenbaum, desarticular a cartilagem cricotireóidea e a cartilagem cricoaritenóidea, ao nível do processo muscular (Figuras 10B e 10C). Realiza-se uma sutura entre o processo muscular da cartilagem aritenoide, ancorando-a na porção caudal da cartilagem cricoide

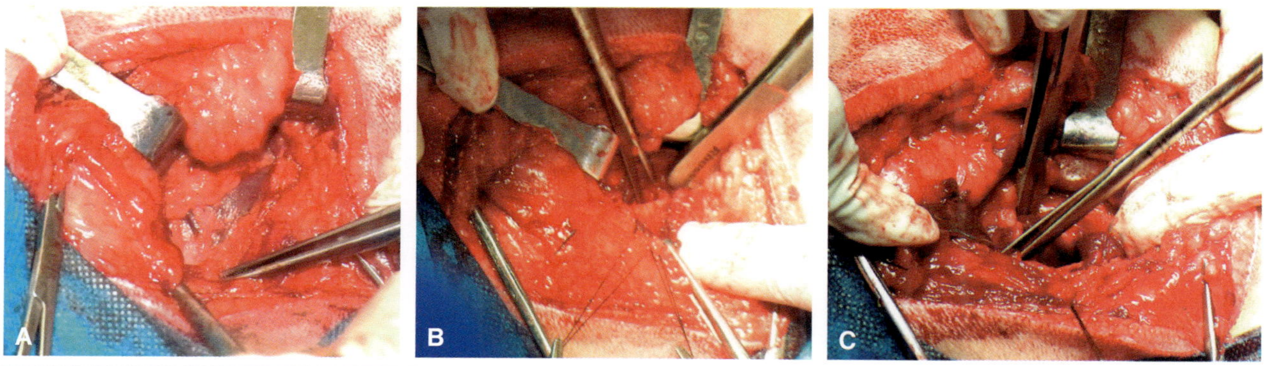

FIGURA 10 Lateralização de aritenoide: (A) imagem evidenciando a cartilagem tireoide após a incisão do músculo tireofaríngeo; (B) desarticulação entre as cartilagens cricoide e tireoide; (C) desarticulação entre as cartilagens aritenoide e cricoide.

ou na porção caudodorsal da cartilagem tireóidea, utilizando fio monofilamentar inabsorvível para tal fim. Inspeciona-se o grau de lateralização da aritenoide por via oral antes do encerramento da cirurgia. Sutura-se inicialmente o músculo tireofaríngeo e, em seguida, fecha-se o tecido subcutâneo e pele como de rotina.

Cuidados pós-operatórios

Os animais devem ser mantidos em local tranquilo e vigiados para qualquer sinal de angústia respiratória ou sinal de aspiração de conteúdo. Deve-se utilizar colar elizabetano para evitar traumas ao sítio cirúrgico. É recomendado o fornecimento de alimentação pastosa e manutenção de fluidoterapia até que o animal volte a se alimentar normalmente.

Prognóstico

Reservado a bom, em que os animais têm melhora da angústia respiratória e tolerância ao exercício.

Complicações

As complicações incluem deiscência de sutura, formação de seroma, disfunção glótica temporária e tosse à ingestão de líquidos ou alimentos. Pode ocorrer fratura da cartilagem mineralizadas presentes em animais mais velhos ou avulsão de processo muscular de aritenoide, indicando a realização de um novo procedimento contralateral.

CONCLUSÃO

A cirurgia de cabeça representa uma área ampla e de grande complexidade, além de envolver várias áreas do conhecimento cirúrgico. Este capitulo mostrou um pouco da diversidade que essa área representa.

REFERÊNCIAS BIBLIOGRÁFICAS

1. Beltran KG, Pascon JPE, Mistieri MLA. Avaliação radiográfica do colapso de traqueia em cães pela técnica compressiva. Arq Bras Med Vet Zootec. 2020;72(3):799-806.
2. Fossum TW. Cirurgia de pequenos animais. 5. ed. GEN; 2014. 1.642 p.
3. Maggiore AD. Tracheal and airway collapse in dogs. Vet Clin North Am Small Anim Pract. 2014;44(1):117-27.
4. Mathews GK, Hardie EM, Murphy EM. Subtotal ear canal ablation in 18 dogs and one cat with minimal distal ear canal pathology. J Am Anim Hosp Assoc. 2006;42(5): 371-80.
5. Oliveira ALA. Técnicas cirúrgicas em pequenos animais. 2. ed. Elsevier; 2018. 512 p.
6. Santos-Junior MB, Silva SJQ, Scheffer JP, Cadena SMR, Ribeiro MS, Cabral PGA, et al. Innovative prosthesis for tracheal collapse resolution. Jornal Brasileiro de Ciência Animal. 2016;9(17):648-55.

PARTE II

Cirurgia veterinária

Cirurgia da cavidade oral

Marcello Rodrigues da Roza ■ Floriano Pinheiro Silva

Objetivos

Após a leitura do capítulo, você será capaz de:

- Conhecer as principais doenças da cavidade oral.
- Reconhecer e utilizar os equipamentos e instrumentos cirúrgicos empregados nas cirurgias da cavidade oral.
- Compreender as principais técnicas cirúrgicas aplicadas à cavidade oral.
- Orientar os tutores sobre as formas de prevenção de doenças da cavidade oral.

INTRODUÇÃO

A cirurgia da cavidade oral é uma disciplina muito pouco explorada na medicina veterinária. Entre os humanos, a grande maioria desses procedimentos não é feita por médicos, mas por cirurgiões-dentistas, que realizam desde as cirurgias menores, como as extrações dentárias, até procedimentos mais complexos, no escopo da cirurgia bucomaxilofacial.

Cirurgias orais são desenvolvidas em um ambiente bastante diferente, uma vez que a boca é constantemente banhada por saliva e apresenta uma série de outras particularidades que serão abordadas neste capítulo. Também a gama de equipamentos e instrumentos necessários à realização de procedimentos na cavidade oral é bastante extensa e engloba vários aspectos que encontram nesse sítio sua única utilização.

Este capítulo ganha ainda maior importância quando se leva em consideração que sequer a disciplina odontologia e cirurgia oral é ministrada em mais de 99% dos cursos de medicina veterinária no Brasil. Dessa forma, o principal objetivo deste capítulo é prover aos médicos veterinários a base necessária para a realização de procedimentos cirúrgicos na cavidade oral.

DESENVOLVIMENTO

Exodontias

Considerações gerais

A exodontia é o procedimento cirúrgico mais realizado nos estabelecimentos veterinários onde se atendem pequenos animais. As indicações são muitas e envolvem persistência de dentes decíduos, lesão de reabsorção dentária, cáries profundas, alterações genéticas com comprometimento funcional, dentes impactados, fraturas dentárias onde não haja outra opção de tratamento e gengivoestomatite felina, entre outras.

Embora muitas vezes não apresentem sinais clínicos muito evidentes, cães e gatos têm dor de dente, e essa informação deve ser compartilhada com os tutores.

O uso de instrumental veterinário é essencial, uma vez que está disponível em formatos e dimensões compatíveis com a grande variação de tamanho dos elementos dentários entre as espécies e mesmo dentro destas, uma vez que há grande variação de tamanho entre as raças, impactando nas dimensões dentárias.

A extração é um procedimento cirúrgico que requer prévia antissepsia da cavidade oral com antisséptico (clorexidina a 0,12%) e profilaxia dentária, mesmo dos dentes candidatos à extração.

Diagnóstico

O exame clínico da cavidade oral é de extrema importância e jamais deve ser negligenciado.

É importante ressaltar que esse exame se divide em três partes (exame extraoral, exame intraoral inicial e exame intraoral definitivo) e é finalizado com o paciente sob anestesia geral, no dia planejado para avaliação final e tratamento, evitando a realização de dois procedimentos anestésicos. Para o exame clínico, é indispensável a utilização de instrumentos odontológicos, como o retrator labial, a sonda periodontal, a sonda clínica e o espelho odontológico (Figura 1).

Todas as alterações devem ser sinalizadas em um odontograma (Figuras 2A e 2B), onde também se registram, ao final, os procedimentos realizados. O diagnóstico de alterações dentárias deve ser sempre complementado por ferramentas diagnósticas de imagem, como a radiografia intraoral e a tomografia computadorizada, preferencialmente de feixe cônico.

O exame é finalizado com o paciente sob anestesia geral e o tratamento realizado em seguida, exames pré-operatórios, definidos após criterioso exame físico do paciente, devem ser feitos, a fim de subsidiar a escolha do protocolo anestésico individualizado, lembrando que sempre se associam os bloqueios anestésicos à anestesia geral.

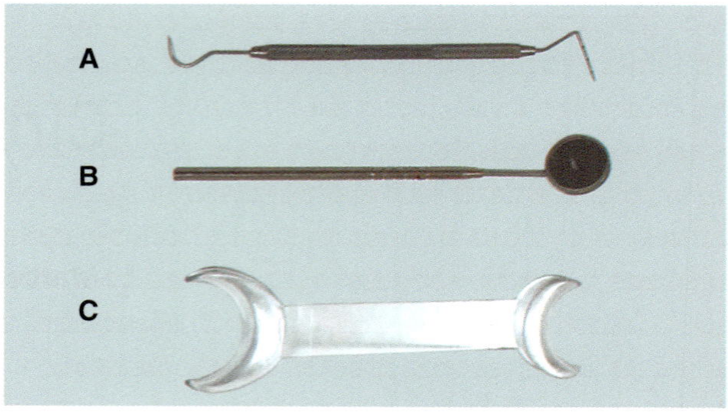

FIGURA 1 Instrumental para exame clínico odontológico. (A) Sonda periodontal/exploradora; (B) espelho odontológico e (C) retrator labial.

Cirurgia

Para as exodontias, salvo recomendação, recomendam-se jejum alimentar de 8 horas e jejum hídrico de 2 horas. Deve-se avaliar a necessidade de antibióticos no pré-operatório, conforme a indicação/gravidade do caso. Radiografias intraorais devem ser obtidas a fim de permitir a avaliação do estado das raízes dentárias e do osso, proporcionando a escolha da técnica (fechada ou aberta) mais adequada a cada dente.

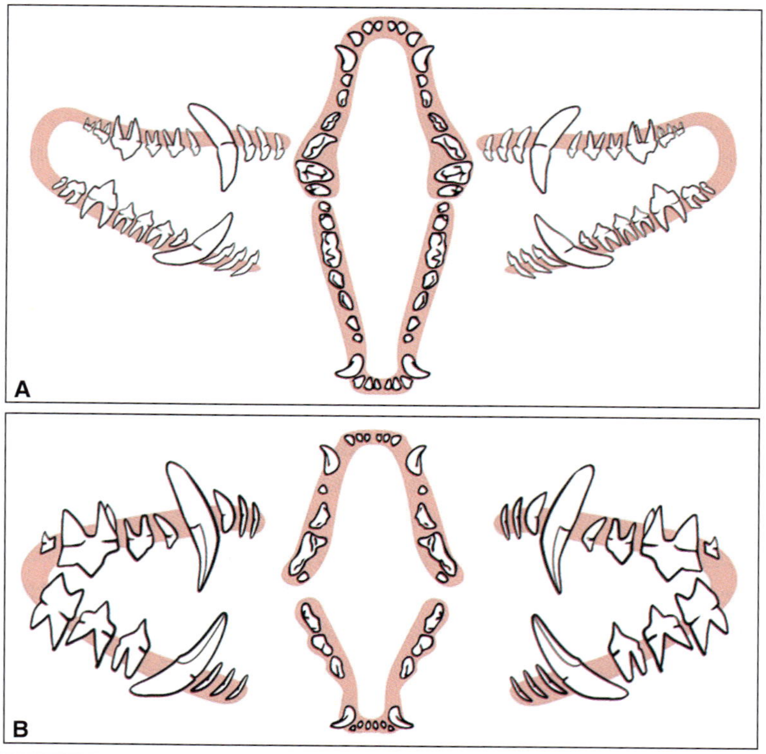

FIGURA 2 Representação da dentição em vistas vestibular/oclusal: (A) cão e (B) gato..

Exodontia de dentes com uma raiz (exceto canino permanente)

Nos cães, os dentes com apenas uma raiz são os incisivos, os primeiros pré-molares e os terceiros molares inferiores; nos felinos, os incisivos, os segundos pré-molares superiores e o molar superior. Algumas vezes, em condições favoráveis, pode-se empregar essa técnica em dentes caninos permanentes.

O primeiro passo é a sindesmotomia, feita com a inserção da lâmina de bisturi no sulco gengival, ao redor de todo o dente. Uma vez que se tenha realizado esse passo, a lâmina do elevador é posicionada no espaço periodontal, com a face côncava voltada para a raiz e paralela ao seu eixo longo. Movimentos de rotação suaves e firmes são realizados, para romper as fibras do ligamento periodontal. A alavanca de Seldin reta, utilizada perpendicularmente ao eixo longo dos dentes, é uma excelente opção para auxiliar o processo de luxação. Ato contínuo, os luxadores são utilizados, paralelos ao eixo longo do dente, com força aplicada no sentido apical, ao redor de todo o dente até a sua luxação. Uma vez luxado, o dente é seguro com fórceps, bem junto ao colo e tracionado com movimentos combinados de tração, pronação e supinação.

Após a extração, deve-se avaliar o rebordo alveolar, a fim de verificar a necessidade de alveoloplastia e/ou curetagem e, em seguida, realizar a sutura com fio monofilamentar absorvível (Monocryl® 3.0/4.0) com agulha atraumática em padrão simples interrompido ou "X".

Exodontia do dente canino permanente

Os dentes caninos apresentam as raízes longas e volumosas, que representam cerca de uma vez e meia o tamanho da coroa. Dessa forma, excetuando-se os casos em que haja mobilidade acentuada, devem ser extraídos pela técnica cirúrgica ou aberta.

O primeiro passo para a extração do dente canino superior (Figura 3A a 3D) é a criação de um retalho mucogengival, a fim de expor a tábua óssea vestibular,

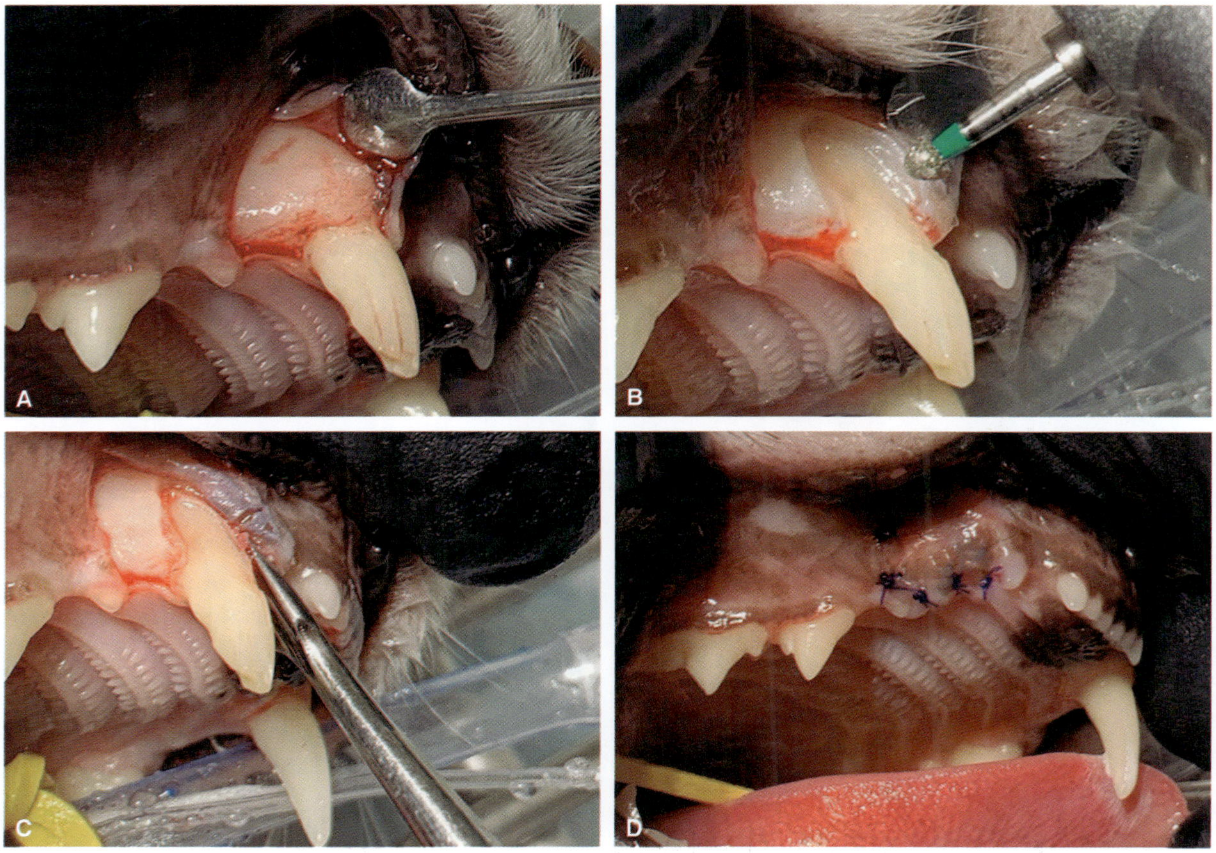

FIGURA 3 Exodontia do dente canino superior em felino: (A) retalho mucogengival; (B) desgaste ósseo; (C) luxação da peça dentária e (D) aspecto final.

que vai ser removida pela utilização de broca esférica em caneta de alta rotação (Figura 4), com irrigação abundante, realizando-se a alveolectomia, marginal à raiz do dente. O passo seguinte é a luxação do dente, com luxadores e elevadores, pelas faces mesial, distal e, principalmente, pela face palatina. Obtida boa luxação, pode-se utilizar o fórceps, bem junto ao colo e tracionado com movimentos combinados de tração, pronação e supinação.

Após a extração, deve-se avaliar o alvéolo, para confirmar se houve a formação de comunicação buco-sinusal, e o rebordo alveolar, a fim de verificar a necessidade de alveoloplastia e/ou curetagem. Em seguida, faz-se a sutura, realizando-se a ancoragem no ângulo do retalho, prosseguindo-se com fio monofilamentar absorvível (Monocryl® 3.0/4.0) com agulha atraumática em padrão simples interrompido (Figura 5).

A exodontia do canino mandibular (Figuras 4A a 4D) é um pouco diferente, uma vez que a presença do frênulo labial altera o desenho do retalho mucogengival. Nesse caso, a incisão é feita na margem gengival dos dentes canino, primeiro e segundo pré-molares e complementada com outra incisão vertical mesial ao frênulo labial, para permitir a liberação do retalho mucogengival, que deve ser elevado a fim de permitir a alveolectomia. Os demais passos são feitos da mesma forma que para o canino superior (Figura 6).

Exodontia de dentes com duas raízes

O primeiro passo para o sucesso da exodontia de elementos multirradiculares é a odontossecção (separação das raízes dentárias) de maneira efetiva. É importante ressaltar que cães e gatos têm dentes com as raízes divergentes e, por isso, são difíceis de

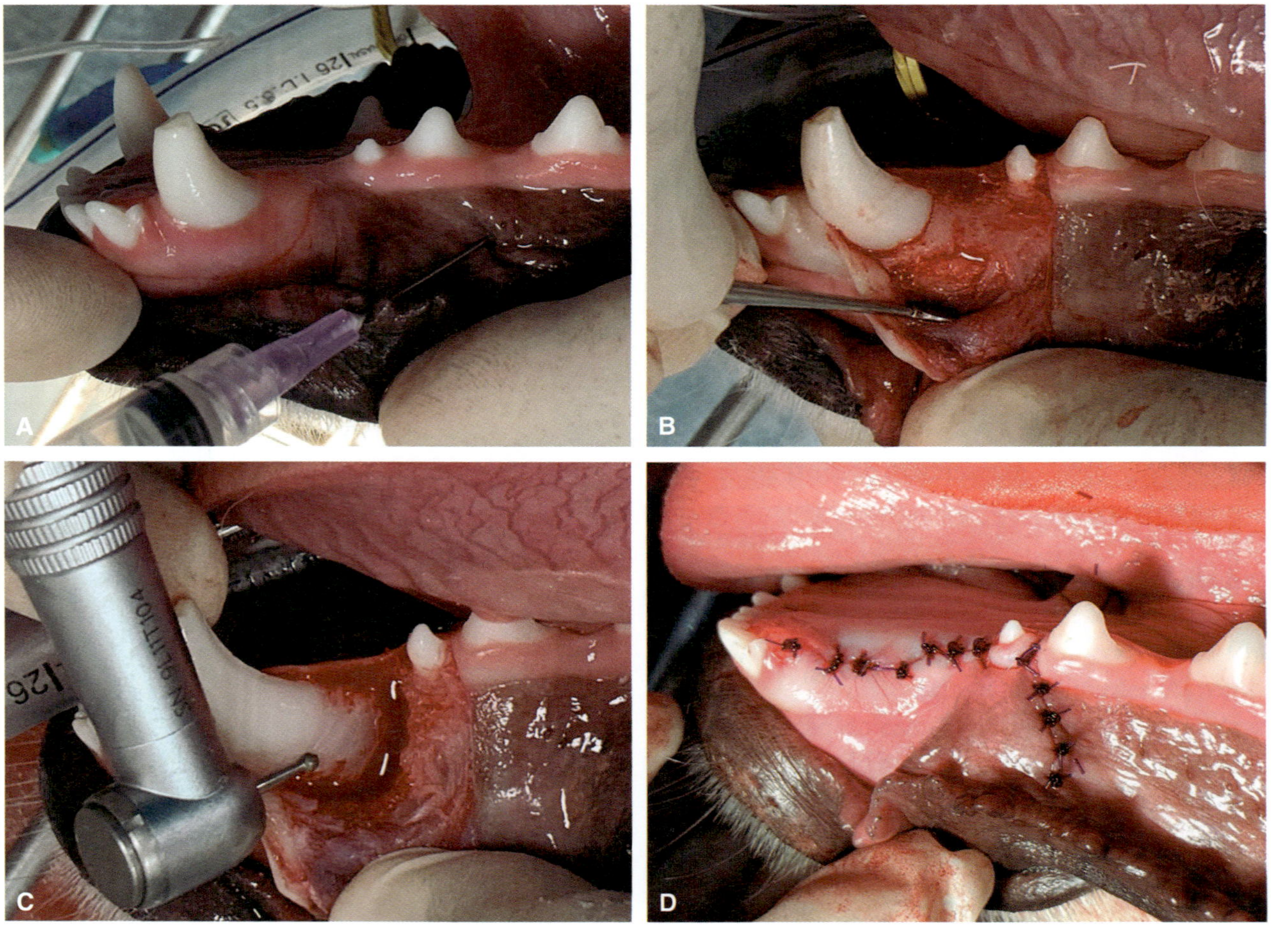

FIGURA 4 Exodontia do dente canino inferior em cão: (A) bloqueio mentoniano; (B) retalho mucogengival; (C) desgaste ósseo e (D) aspecto final.

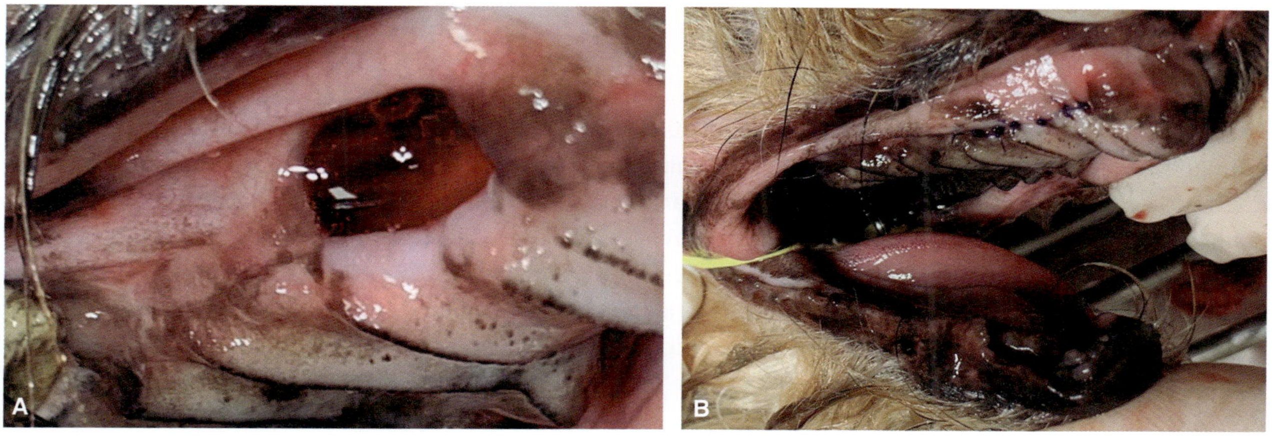

FIGURA 5 Fechamento de comunicação buco-sinusal em área de dente canino superior de cão: (A) aspecto inicial e (B) aspecto final.

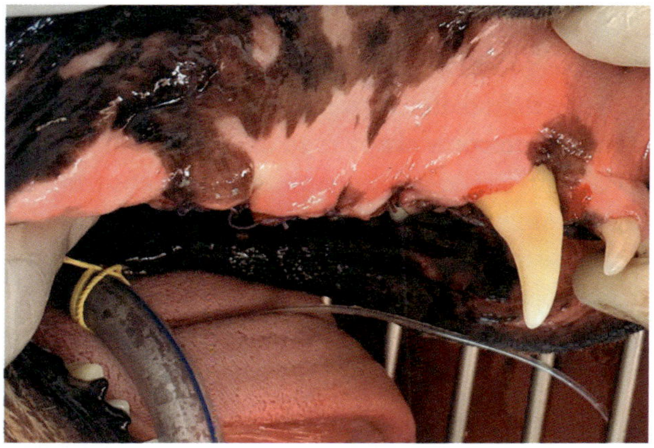

FIGURA 6 Aspecto da sutura após exodontia dos dentes pré-molares superiores em cão.

serem extraídos inteiros quando o osso está íntegro. Essa manobra é realizada com uma broca multilaminada (Zekrya) e pode ser realizada a partir da furca em direção à coroa ou em sentido inverso. Alguns profissionais preferem fazer essa secção paralela ao eixo longo do dente. Cuidado especial deve sempre ser tomado com o primeiro molar mandibular, que apresenta raízes longas e volumosas, muitas vezes chegando à cortical ventral da mandíbula. Uma vez que se tenha feito a odontossecção, os passos seguintes são os mesmos para a exodontia dos dentes unirradiculares.

Exodontia de dentes com três raízes

Os dentes quarto pré-molar e primeiro molar maxilares apresentam grau maior de dificuldade para a extração, em função da presença de uma raiz mais palatinizada. Muitas vezes é necessária, além da odontossecção, a criação de um retalho mucogengival e alveolectomia da tábua vestibular.

Devem-se identificar adequadamente as raízes e proceder à sua separação, acompanhando o eixo longo do dente e tomando-se cuidado para que seja completa. Alguns cirurgiões optam por remover uma das raízes (a distal) antes de seccionarem as demais. Uma vez realizada a odontossecção, os passos seguintes são os mesmos para a exodontia dos dentes unirradiculares. Caso se tenha optado pela abertura do retalho, este deve ser fechado sem haver nenhuma tensão sobre a linha de sutura.

Cuidados pós-operatórios

Deve-se realizar controle da dor e fornecer alimentação macia e fria pelo menos por 48 horas. Esse período pode ser alongado de acordo com a quantidade de extrações e o estado geral da cavidade oral. A reavaliação é feita no décimo dia pós-operatório.

Prognóstico

O prognóstico é bom.

Complicações

A principal complicação é a deiscência da sutura. Pode haver comunicação buco-sinusal (Figura 5), que deve ser fechada no momento do procedimento.

Fendas palatinas

Considerações gerais

Fenda palatina é a comunicação anormal entre as cavidades oral e nasal, geralmente localizada na linha média do palato (Figura 7). Pode ter origem genética/congênita ou adquirida, comumente por traumas. A disjunção palatina traumática ocorre como consequência de traumas e deve ser tratada sempre após a estabilização do paciente e a completa avaliação de todas as comorbidades.

Diagnóstico

O diagnóstico baseia-se na inspeção visual da cavidade oral e em exames de imagem (radiografias e tomografia computadorizada). Quando de origem genética/congênita, pode-se perceber a saída de leite pelas narinas dos neonatos após a amamentação. Sinais como tosse, espirros e pneumonia por aspiração podem estar presentes. Deve-se sempre avaliar a possibilidade de corpos estranhos como causa ou consequência das lesões adquiridas.

Tratamento cirúrgico

Pré-operatório

Se a causa for um trauma, deve-se avaliar o paciente para destacar outras eventuais comorbidades.

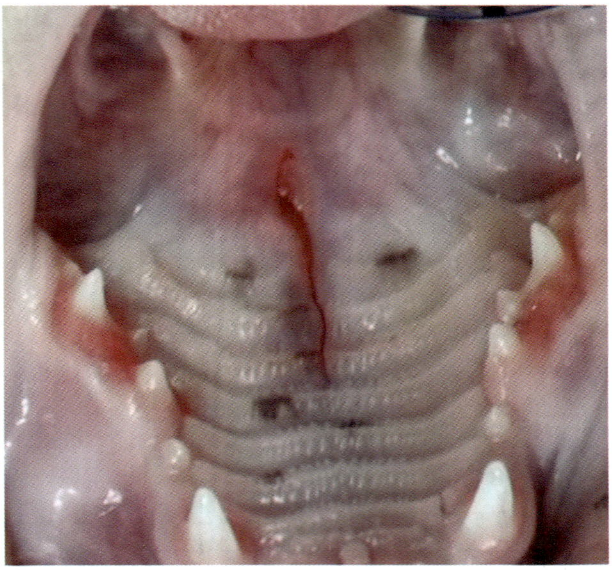

FIGURA 7 Fenda palatina em felino, ocasionada por trauma (queda).

Cirurgia

A cirurgia da fenda palatina tem pontos importantes em sua realização que, se não forem seguidos, acarretarão alto grau de complicações. Dessa forma, deve-se tomar cuidado com a manutenção da vascularização, a ausência de tensão sobre a linha de sutura e a correta coaptação dos tecidos para a sutura.

Sutura central

É uma técnica de fácil execução, desde que se sigam os pontos descritos anteriormente. O primeiro passo é a realização de incisões de relaxamento, que devem ser feitas em paralelo ao arco dental (Figura 8), em ambos os lados do palato, bem juntos à linha dentária. O passo seguinte é descolar todo o tecido mole do osso, permitindo seu deslocamento sem tensão. Remove-se um pequeno filete de tecido em ambos os lados do palato e procede-se à sutura, em pontos simples interrompidos.

Eversão unilateral (retalho sobreposto)

Nesse tipo de técnica, o primeiro passo é fazer uma incisão paralela aos dentes de um dos arcos, que se deve estender do canino ao último molar, tomando-se cuidado para não causar dano à artéria palatina maior. Em seguida, com um elevador de periósteo, o retalho é descolado do osso, no sentido do dente para o defeito, mantendo-se cerca de 0,5 a 1 cm de adesão desse tecido. Dessa forma, o retalho pode ser evertido e suturado por debaixo do tecido mole do palato do lado contralateral, que previamente foi descolado do osso, preparando-se assim uma loja para a sutura, a qual deve ocorrer em pontos em U.

Pós-operatório

É fundamental a realização de esofagostomia para a colocação de sonda para alimentação, que deve ser mantida até o décimo dia pós-operatório. Deve-se, ainda, instituir medicação para controle da dor e orientar o tutor para a colocação de colar elisabetano.

Complicações

As principais complicações estão relacionadas à deiscência de sutura. Nesses casos, não se recomenda nova cirurgia em prazos inferiores a 30 dias.

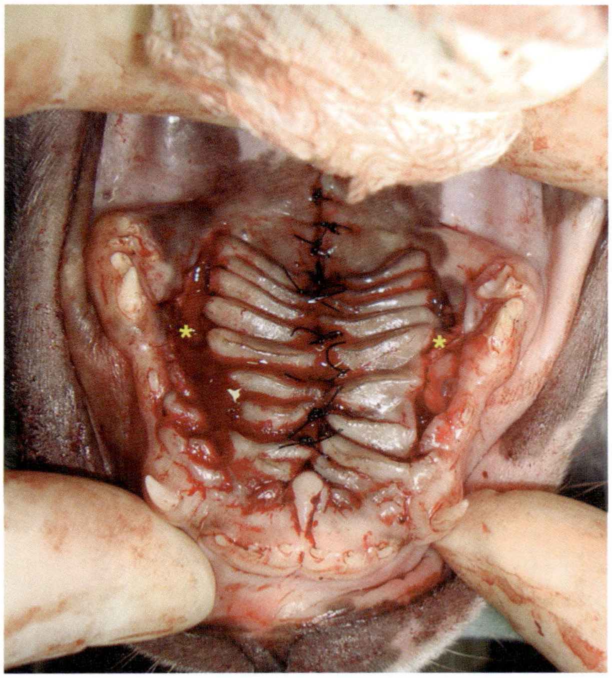

FIGURA 8 Fenda palatina em filhote de cão (aspecto de pós-operatório imediato). Notar as incisões de relaxamento.

Prognóstico

O prognóstico é bom, mas, em função da necessidade de cuidados pós-operatórios e colaboração do paciente e tutor, pode mudar para reservado.

Comunicação buco-sinusal

Considerações gerais

A comunicação buco-sinusal ocorre, em geral, por traumas, sobretudo quando se realizam exodontias do canino maxilar com perda óssea avançada, ou por iatrogenia.

Diagnóstico

O diagnóstico é bastante simples e feito com inspeção visual. Entretanto, recomenda-se avaliação radiográfica para melhor diagnóstico e planejamento cirúrgico.

Tratamento cirúrgico

Pré-operatório

Se a causa for um trauma, deve-se avaliar o paciente para destacar outras eventuais comorbidades.

Retalho por deslizamento (camada única)

É uma opção de fácil execução e elevados índices de sucesso. Deve-se ter o cuidado de remover toda a borda epitelial da ferida com uma lâmina número 15, até que se obtenha sangramento, e, em seguida, descolá-la e fazer duas incisões, uma na parte rostral e outra na face distal da lesão, obtendo-se o formato de um trapézio. Com um instrumento rombo, procede-se à divulsão do tecido, testando-se com uma pinça delicada se este pode ser deslocado até a borda contrária da lesão sem provocar tensão. Uma vez que isso seja alcançado, procede-se à sutura com fio monofilamentar absorvível (Monocryl® 3.0/4.0) com agulha atraumática em padrão simples interrompido.

Retalho duplo

Fístulas recorrentes ou grandes podem exigir o uso de um retalho de camada dupla. O retalho de dupla reposição é iniciado pela excisão de toda a borda mucosa da fístula, exceto a borda palatina. Um grande retalho mucoperiosteal palatino semicircular é criado e elevado usando um elevador periosteal. O retalho palatino é girado em sua inserção basilar na fístula e suturado no local com material de sutura absorvível 3-0. A segunda camada do retalho é semelhante à técnica do retalho de camada única. O retalho mucoperiosteal bucal é avançado para cobrir o retalho invertido e o osso palatino desnudado e suturado com fio monofilamentar absorvível (Monocryl® 3.0/4.0) com agulha atraumática em padrão simples interrompido.

Pós-operatório

É fundamental consumir alimentos macios durante 10 dias. Pode ser necessário o uso de analgésicos nos três primeiros dias.

Complicações

Geralmente não há complicações se o procedimento ocorre sem intercorrências.

Prognóstico

O prognóstico é favorável se seguidas as recomendações do pós-operatório.

Palato mole alongado

Considerações gerais

Palato mole alongado é uma manifestação de grande incidência em cães portadores de síndrome obstrutiva das vias aéreas dos braquicefálicos. O tamanho exagerado do palato mole leva ao bloqueio parcial da entrada da traqueia na parte posterior da garganta.

Diagnóstico

Os pacientes acometidos por essa alteração possuem respiração ruidosa e dificultosa, que piora após o exercício. O exame visual possibilita a verificação do palato alongado.

Tratamento cirúrgico

Pré-operatório

Antes do procedimento, os pacientes devem ser mantidos em locais calmos e resfriados. A pré-oxigenação antes da indução anestésica é obrigatória, assim como a utilização de dexametasona (0,5 mg/kg por via intravenosa). Deve-se ainda avaliar a necessidade de traqueostomia para a intubação.

Cirurgia

Cirurgia a frio

O palato deve ser tracionado por dois pontos de reparo, colocado em suas extremidades laterais. Deve-se realizar a transfixação e, em seguida, fazer a hemostasia com uma pinça hemostática (Satinsky) e a secção de uma parte do palato, procedendo-se, em seguida à sutura, com os pontos bem próximos. Essa manobra deve ser repetida até que toda a porção seja ressectada.

Bisturi elétrico

Após o tracionamento do palato, procede-se à secção-coagulação com bisturi elétrico.

Bisturi harmônico

O bisturi harmônico usa energia ultrassônica para permitir a dissecção hemostática e a coagulação dos vasos sanguíneos nos tecidos moles pela desnaturação das proteínas e colapso dos vasos sanguíneos. O próprio dispositivo coagula e corta sem a formação de edema pós-operatório.

Pós-operatório

É mandatório o controle da dor pós-operatória. Recomenda-se, nos casos de cirurgia a frio ou com o bisturi elétrico, internação por 24 horas para observação/controle de hemorragia e/ou edema. Alimentação macia e fria por 10 dias.

Prognóstico

No geral, o prognóstico é bom.

Complicações

Estão relacionadas com a presença de hemorragias e edema pós-operatórios.

CONCLUSÃO

A cirurgia da cavidade oral, incluindo-se as exodontias, devem fazer parte do rol de treinamento dos médicos veterinários, dada a grande casuística presente no dia a dia da clínica de pequenos animais. Atenção especial deve ser dada aos instrumentais e equipamentos necessários.

REFERÊNCIAS BIBLIOGRÁFICAS

1. Debowes LJ. Simple and surgical exodontia. Vet Clin North Am Small Anim Pract. 2005;35(4):963-84, viii.
2. Griffiths LG, Sullivan M. Bilateral overlapping mucosal single-pedicle flaps for correction of soft palate defects. J Am Anim Hosp Assoc. 2001;37(2):183-6.
3. Meola S. Brachycephalic airway syndrome. Top Companion Anim Med. 2013;28(3):91-6.
4. Niemiec B. Extraction techniques. Top Companion Anim Med. 2008;23(2):97-105.
5. Oechtering G. Brachycephalic syndrome – new information on an old congenital disease. Vet Focus. 2010;20(2):2-9.
6. Reiter AM. Dental surgical procedures. In: Tutt C, Deeprose J, Crossley D, editores. BSAVA manual of canine and feline dentistry and oral surgery. 3. ed. Gloucester: BSAVA; 2007. p. 178-95.
7. Reiter AM, Soltero-Rivera MM. Applied feline oral anatomy and tooth extraction techniques. J Feline Med Surg. 2014;16(11):900-13.
8. Roza MR. Odontologia em pequenos animais. Rio de Janeiro: L.F. Livros de Veterinária; 2004.
9. Roza MR. Princípios de Odontologia Veterinária. Brasília: Editora do Autor; 2012. 182 p.
10. Roza MR, Santana SBS. Exodoncia total en felinos. Revista Clínica Prática de Medicina Felina. 2017;2(8):18-29.
11. Smith MM. Extraction of teeth in the mandibular quadrant of the cat. J Vet Dent. 2008;25:70-4.
12. Smith MM. Oronasal fistula repair. Clin Tech Small Anim Pract. 2000;15(4):243-50.
13. Trappler M, Moore K. Canine brachycephalic airway syndrome: pathophysiology, diagnosis, and nonsurgical management. Compend Contin Educ Vet. 2011;33(5):E1-4; quiz E5.
14. Volker MK, Luskin IR. Surgical extraction of the mandibular canine tooth in the cat. J Vet Dent. Summer 2012;29(2): 134-7.

17

Cirurgia oftálmica

Pedro Rafael Apulcro Corrêa Marchan

Objetivos

Após a leitura do capítulo, você será capaz de:

- Conhecer as principais doenças oftálmicas descritas neste capítulo.
- Reconhecer as principais técnicas cirúrgicas aplicadas na oftalmologia.
- Compreender as possibilidades terapêuticas nas doenças relacionadas neste capítulo.
- Orientar com mais segurança os aspectos relacionados à prevenção, ao tratamento e ao prognóstico das doenças aqui relacionadas.

INTRODUÇÃO

As doenças oftálmicas são de alta prevalência em animais de companhia. Muitas dessas afecções necessitam de tratamento cirúrgico, sendo de suma importância o conhecimento das técnicas operatórias para a resolução dos casos. As cirurgias oftálmicas são divididas em cirurgias dos anexos oculares, realizadas basicamente com os mesmos materiais de cirurgia geral, com algumas exceções, como uso de fios mais finos 6.0, pinças Adson Brown, pinças de calázio, dentre outras, e as microcirurgias, realizadas com material específico, sendo estes pinças, tesouras, porta-agulha, fios, campo, incluindo o uso do microscópio cirúrgico, e de técnicas anestésicas, como bloqueadores neuromusculares para centralização do olho na órbita e facilitação da execução da técnica.

A microcirurgia requer conhecimento e material específicos, como já foi feita alusão anteriormente. Entretanto, as cirurgias dos anexos oculares, além de rotineiras, podem ser realizadas por cirurgiões veterinários sem conhecimento microcirúrgico. Neste capítulo, o leitor encontrará informações das principais afecções oftálmicas, suas indicações operatórias, prognóstico e principais complicações.

DESENVOLVIMENTO

Úlcera de córnea

Considerações gerais

A córnea faz parte da túnica fibrosa ocular, juntamente com a esclera. É transparente e avascular e tem por funções auxiliar na manutenção do formato do bulbo ocular e fazer a refração, além de servir como barreira impermeável entre o meio ambiente e as estruturas intraoculares. Ceratite ulcerativa, ou úlcera corneal, caracteriza-se por um processo erosivo na primeira camada histológica da córnea, o epitélio corneano e sua membrana basal, expondo o estroma. Sua etiologia é multifatorial, e as principais são anormalidades palpebrais como entrópio, coloboma e blefarofimose. Ocorrem anormalidades dos cílios como distiquíase, cílios ectópicos e triquíases, além de disfunção lacrimal, infecções bacteriana, viral e fúngica, queimaduras químicas, uso excessivo de sopradores e secadores e traumas. Os principais sinais clínicos são blefarospasmo secundário a dor, fotofobia, lacrimejamento, hiperemia em conjuntiva e secreção ocular. Úlceras de córnea são classificadas como emergência ocular (Figura 1).

Diagnóstico

A córnea deve ser corada com fluoresceína. O uso de um biomicroscópio em lâmpada de fenda associado

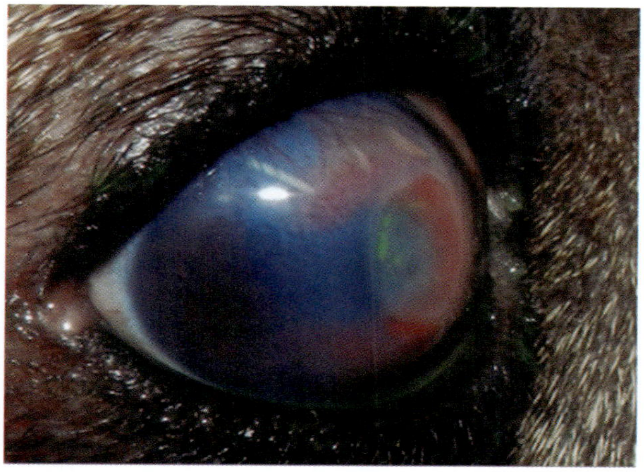

FIGURA 1 Úlcera de córnea profunda, atingido a membrana de Descemet. Notam-se edema e neovascularização em córnea. Paciente da espécie canina, macho, 9 meses de idade.

à luz de cobalto pode ressaltar a lesão. A membrana de Descemet não se cora pela fluoresceína.

Tratamento clínico

Toda úlcera deve ser tratada clinicamente, e as cirurgias podem ajudar na recuperação da lesão. Nas úlceras que atingem até 50% da profundidade corneal, o *flap* ou recobrimento de terceira pálpebra é uma terapia adjutória; em úlceras mais profundas, o tratamento microcirúrgico deve ser associado. Devem ser usados antimicrobianos (ex.: colírio de ofloxacino), 6 a 8 vezes ao dia por aproximadamente 14 dias, associados a lubrificantes oculares; o uso de soro sanguíneo autólogo, alógeno ou heterólogo irá hidratar e ao mesmo tempo inibir a ação das colagenases lacrimais, com posologia idêntica à do antimicrobiano. Caso não seja possível, lubrificantes convencionais devem ser usados. Colírio de atropina a 1% 1 vez ao dia por 3 dias pode auxiliar na analgesia. O colar elisabetano ou viseira podem auxiliar evitando auto traumatismo, e caso haja inflamação em superfície ocular colírio anti-inflamatório não esteroide pode ser usado.

Cirurgia

No pré-operatório, devemos realizar jejum de 8 a 12 horas e corrigir distúrbios hidroeletrolíticos.

Flap (recobrimento) de terceira pálpebra

Em decúbito ventral ou lateral, a conjuntiva bulbar dorsal é dissecada, desde as 10 horas até às 14 horas. Pode-se escarificar sutilmente a face interna da terceira pálpebra "conjuntiva nictitante" e, com um fio inabsorvível, "náilon 4.0", aplicar o ponto isolado. A primeira região a ser ancorada pelo fio é a face interna da pálpebra superior, sem transfixar a pálpebra; a segunda é transfixante, passando na conjuntiva bulbar dorsal previamente dissecada; e o terceiro local de passagem do ponto é a face externa da terceira pálpebra, também sem transfixar, usando o T cartilaginoso para ancoragem e sustentação (Figura 2). Esse descritivo equivale a um ponto completo; devem ser realizados três pontos completos, um ponto um pouco mais para a região nasal "medial", outro na região central, e outro pouco mais para a região temporal "lateral", dividindo a extensão ocular em três partes. Primeiro os pontos são todos aplicados, e depois todos são fechados sutilmente, como de praxe, semelhante a um nó aplicado em ponto isolado simples. Esses pontos devem ser retirados de 7 a 14 dias, em média, de acordo com a extensão e a profundidade da úlcera, podendo permanecer 3 semanas.

Cuidados pós-operatórios

Deve-se manter o paciente hidratado e corrigir alterações eletrolíticas, usar antibiótico sistêmico por 7 a 10 dias e analgésico por 3 a 5 dias e usar colar ou viseira até a retirada dos pontos. Pode-se usar colírio

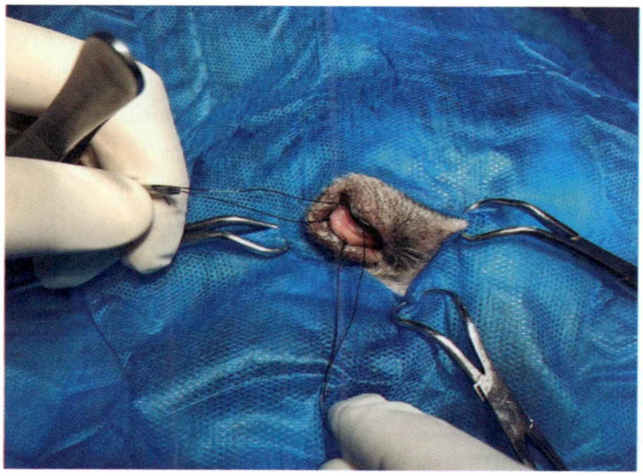

FIGURA 2 Cirurgia realizada em paciente da espécie canina, fêmea, 12 anos de idade. Notam-se dois pontos, um em região temporal (lateral) e outro em região central, ambos presos na face interna da pálpebra superior (sem transfixá-la), transfixando na conjuntiva bulbar dorsal, e por último preso na face externa da conjuntiva nictitante, ancorado no T cartilaginoso.

antibiótico de 4 a 6 vezes ao dia sobre a ferida cirúrgica, para evitar infecção.

Prognóstico

O prognóstico é de reservado a favorável, desde que o paciente seja atendido rapidamente e a literatura seja seguida; lembrando que em casos de úlceras profundas essa técnica não é indicada.

Complicações

A principal complicação é a deiscência da sutura, em geral secundariamente ao não uso do colar ou da viseira. Alguns pacientes conseguem coçar mesmo com colar, prejudicando a cicatrização da lesão corneal e favorecendo a deiscência dos pontos.

Prolapso da glândula da terceira pálpebra

Considerações gerais

É o aparecimento repentino de um tecido esférico com cor que pode variar do róseo para o avermelhado, no canto nasal ocular. Essa formação é a glândula da terceira pálpebra luxada, inflamada e aumentada de volume. Essa afecção normalmente acomete cães e gatos nos primeiros meses de vida. Ocasionalmente, adultos podem desenvolvê-la. A proptose da glândula pode ser unilateral ou bilateral, e, apesar de a sua patogenia não ser conhecida com completa exatidão, sugere-se que a glândula luxe pela fragilidade do tecido conjuntivo (saco glandular) entre a porção ventral da terceira pálpebra e os tecidos periorbitários, em associação ao crescimento hiperplásico ou inflamatório da glândula. A afecção é de curso rápido, pois o tecido aparece repentinamente no canto nasal, logo o animal desenvolve conjuntivite e adenite e, logo, os sinais associados a essas afecções: hiperemia conjuntival, prurido, lacrimejamento, epífora e secreção ocular. A glândula luxada gera incômodo ao animal e sutil desconforto visual. Caso a afecção seja crônica, sinais de olho seco gerados pela disfunção lacrimal podem aparecer.

Diagnóstico

O diagnóstico da afecção é clínico, ou seja, visual. Caso seja necessário, a superfície ocular pode ser anestesiada com colírio anestésico, o que facilita a avaliação.

Tratamento

O tratamento é cirúrgico, entretanto, recomenda-se operar a glândula com mínimo de inflamação e/ou infecção possível. Para isso, colírios antibióticos (ofloxacino) e colírios anti-inflamatórios (nepafenaco) são utilizados anteriormente ao procedimento, 3 a 5 dias.

Cirurgia

No pré-operatório, devemos realizar jejum de 8 a 12 horas e corrigir distúrbios hidroeletrolíticos.

Morgan modificada

Aplicam-se três pontos de reparo usando fio de náilon 4-0 para exteriorizar a terceira pálpebra, ou usam-se pinças Backaus. Com uma lâmina de bisturi ou uma tesoura de íris em toda a base da glândula, a conjuntiva é incisada ou divulsionada em 360°. Esse ato servirá para criar um pseudossaco glandular. Na face externa da terceira pálpebra no lado temporal, aplica-se um ponto simples contínuo e faz-se a passagem da agulha, transfixando-a e emergindo na face interna da terceira pálpebra. O fio recomendado é poliglactina 910 4.0 ou 5.0. Usando a conjuntiva incisada, aplica-se a sutura simples contínua, iniciando-a para o lado contrário à superfície ocular, evitando intercorrência cirúrgica. Ao final da sutura simples contínua da conjuntiva, o fio é transfixado para a face externa da terceira pálpebra e um nó é aplicado; ou uma segunda linha de sutura invaginante é aplicada e, ao final, a agulha é transfixada para a face externa da terceira pálpebra e o ponto final é aplicado (Figuras 3 e 4).

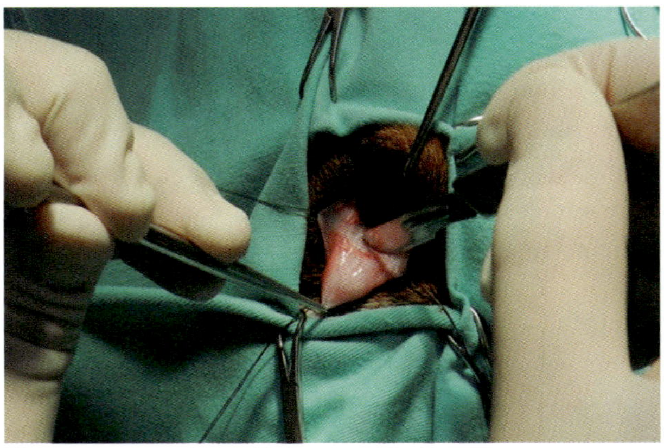

FIGURA 3 Paciente da espécie canina, com prolapso da glândula da terceira pálpebra. Notam-se a terceira pálpebra com os pontos de reparo, a glândula segurada pelo cirurgião, e este fazendo a incisão na conjuntiva na base da glândula.

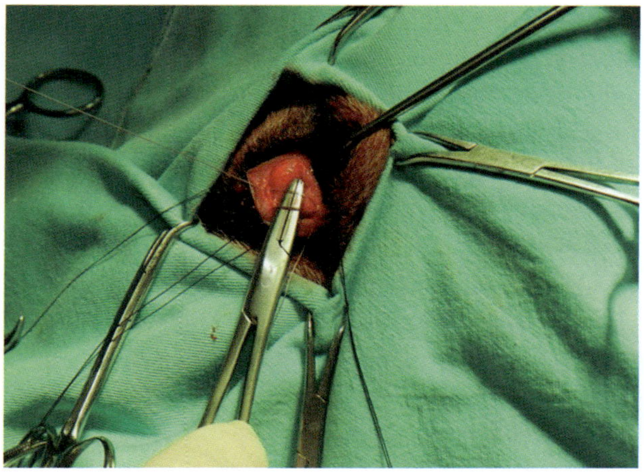

FIGURA 4 Paciente da espécie canina, com prolapso da glândula da terceira pálpebra. Após a incisão na conjuntiva na base da glândula, foi iniciado na face externa da terceira pálpebra o ponto, passado para a face interna da terceira pálpebra, e com ponto simples contínuo a incisão previamente realizada foi suturada. Ao final, volta-se com uma sutura invaginante, o fio retorna para a face externa da terceira pálpebra e o nó é aplicado.

Cuidados pós-operatórios

Deve-se manter o paciente hidratado, corrigir alterações eletrolíticas e usar antibiótico sistêmico por 7 a 10 dias e analgésico por 3 dias. Recomendam-se o uso de colírio antibiótico como ciprofloxacino ou tobramicina 3 a 4 vezes ao dia por três a quatro semanas, e um colírio lubrificante na mesma posologia. Importante lembrar que não é recomendado o uso de corticosteroides tópicos nem sistêmicos.

Prognóstico

O prognóstico é favorável.

Complicações

Algumas vezes há recidiva do prolapso; quando isso ocorrer, recomenda-se avaliação imediata, pois o fio pode lesionar a córnea, gerando ceratite ulcerativa, além da necessidade de nova intervenção cirúrgica.

Exoftalmia traumática (luxação do bulbo ocular ou apoptose ocular)

Considerações gerais

Normalmente consequência de trauma facial, ou traumatismo múltiplo, incluindo acidentes automobilísticos, brigas, quedas e agressões. Também pode ocorrer durante contenções exacerbadas (Figura 5). Os animais de raça braquicefálicas são predispostos, pois anatomicamente possuem órbita ocular pouco profunda, favorecendo que o bulbo do olho se projete rostralmente. Trata-se de uma emergência ocular.

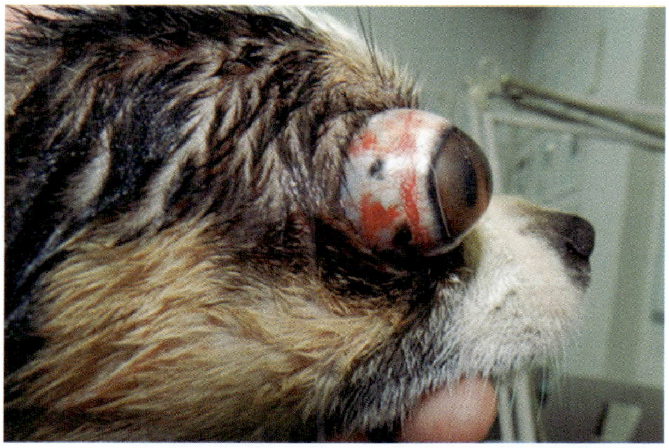

FIGURA 5 Paciente da espécie canina, macho, com exoftalmia traumática. Atendimento 40 minutos após o trauma. Notam-se megaloftalmia, dessecação corneal, vasos episclerais ingurgitados e ausência do movimento de piscar.

Diagnóstico

O diagnóstico é clínico, em que se observa o olho projetado parcial ou totalmente fora da órbita ocular. Concomitantemente, notam-se quemose (edema conjuntival), blefarospasmo (dor), hemorragias subconjuntivais e hifema. Podem existir lesões corneais secundariamente ao trauma, ou a dessecação, pelo não fechamento das pálpebras secundariamente ao blefarospasmo, e megaloftalmia.

Tratamento

O tratamento é cirúrgico e emergencial.

Cirurgia

Como se trata de uma emergência, deve-se levar em conta a condição do paciente para a análise do procedimento anestésico e cirúrgico e quais exames podem e devem ser realizados anteriormente, analisando cada situação, sob a ótica de que, quanto antes operar o paciente, melhor o prognóstico. Muitas vezes não se realiza jejum.

Blefarorrafia temporária com cantotomia

Após a lavagem local com solução salina estéril e lubrificação da superfície ocular com pomada antibiótica, sob anestesia geral e local (colírio anestésico), realiza-se com uma lâmina de bisturi ou tesoura uma cantotomia temporal (lateral), além da aplicação dos pontos da blefarorrafia temporária. Os pontos são aplicados nas pálpebras, usando fio Mononylon, pode-se usar silicone tubular para distribuir a tensão entre os pontos, em caso da realização dos pontos em Wolf "U deitado", ajudando a não romper o tecido palpebral (Figura 6). É possível usar pontos isolados simples, e, após isso, o bulbo ocular é sutilmente pressionado para a órbita, com o dedo ou com algum instrumental que não lesione o olho. Com o bulbo ocular na órbita, os pontos são fechados e assim permanecem 14 dias, em média.

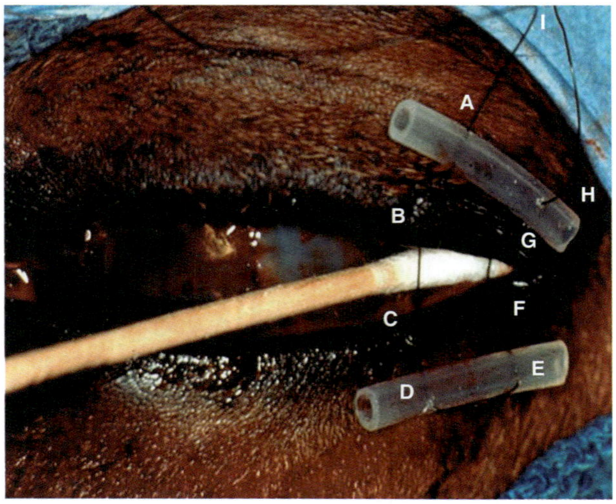

FIGURA 6 Blefarorrafia temporária, cantotomia usando fio Mononylon 4.0. (A) Passagem do fio pela malha tubular de silicone; (B) passagem do fio pela pálpebra superior sem atingir a conjuntiva palpebral; (C) passagem do fio pela pálpebra inferior sem atingir a conjuntiva palpebral; (D e E) passagem do fio pela malha de silicone tubular; (F) passagem do fio pela pálpebra inferior sem atingir a conjuntiva palpebral; (G) passagem do fio pela pálpebra superior sem atingir a conjuntiva palpebral; (H) passagem do fio pela malha tubular de silicone; (I) realização do nó para fechar o ponto. Podem-se realizar de dois a três pontos completos como esse, dependendo da extensão palpebral.

Cuidados pós-operatórios

Devem-se prescrever colírio antibiótico, analgésico, anti-inflamatório não esteroide, antibiótico e protetor gástrico sistêmico. O paciente deve usar colar ou viseira até a retirada dos pontos.

Prognóstico

O prognóstico é variável. Menos de 30% dos cães voltam a enxergar, e esse número é menor em gatos, devido à conformação anatômica da órbita.

Complicações

As complicações mais frequentes são cegueira, estrabismo, sendo o lateral "divergente" o mais comum, úlceras de córnea, ceratites por exposição. Deiscência dos pontos pode ocorrer.

CONCLUSÃO

As cirurgias oftálmicas apresentam uma grande variabilidade de técnicas e indicações e fazem parte da rotina do cirurgião veterinário. A obediência aos seus princípios deve ser adotada para que os resultados sejam favoráveis.

REFERÊNCIAS BIBLIOGRÁFICAS

1. Carter RT. The role of integrins in corneal wound healing. Vet Ophthalmol. 2009;12 Suppl 1:2-9.
2. Chahory S, Crasta M, Trio S, Clerc B. Three cases of prolapse of the nictitans gland in cats. Vet Ophthalmol. 2004;7(6):417-9.
3. Gomez JBR. Reparing nictitans gland prolapse in dogs. Vet Rec. 2012;171(10):244-5.
4. Laus JL. Oftalmologia clínica e cirúrgica em cães e gatos. São Paulo: Roca; 2007.
5. Mandell DC, Holt E. Ophthalmic Emergencies. Vet Clin North Am Small Anim Pract. 2005;35(2):455-80, vii-viii.
6. Saito A, Izumizawa Y, Yamashita K, Kotani T. The effect of third eyelid gland removal on the ocular surface of dogs. Vet Ophthalmol. 2001;4(1):13-8.
7. Slatter D. Slatter's fundamentals of veterinary ophthalmology. 4. ed. Filadélfia: Saunders Elsevier; 2008.
8. Turner SM. Oftalmologia em pequenos animais. Rio de Janeiro: Elsevier; 2010.

Cirurgia do sistema reprodutor

Claudia Paiva Pereira das Neves Carreirão

Objetivos

Após a leitura do capítulo, você será capaz de:

- Compreender as patologias cirúrgicas do sistema reprodutor e cirurgias eletivas de castração.
- Reconhecer as principais técnicas cirúrgicas aplicadas no sistema reprodutor.
- Identificar as possibilidades terapêuticas nas doenças relacionadas neste capítulo.
- Orientar com mais segurança os aspectos relacionados à prevenção, ao tratamento e ao prognóstico das doenças relacionadas.

INTRODUÇÃO

As cirurgias do aparelho reprodutor são muito frequentes na rotina cirúrgica de pequenos animais, principalmente as eletivas, cujo maior objetivo é limitar a reprodução. A ovário-histerectomia (OVH), ou ovariossalpingo-histerectomia (OSH), é a remoção cirúrgica do útero e dos ovários, e a ovariectomia (OVE) é a remoção cirúrgica somente dos ovários. Além do controle populacional, são indicadas em caso de alterações uterinas como a piometra, controle de doenças metabólicas como epilepsia e diabetes *mellitus*, adjuvante ao tratamento dos tumores de mama, e tumores de útero e ovário; em caso de partos distócicos, pode-se realizar a histerotomia (cesárea). O acesso cirúrgico pode ser feito por incisão abdominal em linha média, pelos flancos ou por videolaparoscopia. A orquiectomia é a remoção cirúrgica dos testículos com abordagem pré-escrotal em caninos e, em felinos, normalmente com abordagem escrotal. Atualmente existem questionamentos quanto à idade ideal para a realização de procedimentos cirúrgicos de gonadectomia, com o objetivo de tentar balancear os benefícios da castração com os possíveis prejuízos causados, como incontinência urinária, obesidade, injúrias ortopédicas crônicas e câncer. O médico veterinário deve levar em consideração a raça e o porte do cão, assim como a preocupação em desenvolver câncer de mama ou piometra, avaliando as necessidades de cada paciente. A gravidade da dor é variável nas cirurgias do aparelho reprodutor, que é influenciada pelo grau de trauma cirúrgico. Por esse motivo, a cirurgia deve ser efetuada com manipulação cuidadosa dos tecidos e adesão a bons princípios cirúrgicos. Recomenda-se, fortemente, o recurso a anestesia geral e a técnicas de analgesia preventiva/multimodal. Existem muitas opções disponíveis para o maneio transcirúrgico. O tratamento pós-cirúrgico com analgésicos pode ser necessário durante 3 ou mais dias após a cirurgia. Outras técnicas cirúrgicas do sistema reprodutor incluem a mastectomia, que é a excisão parcial ou radical da glândula e do tecido mamário, a prostatectomia, que é a remoção total da próstata ou parcial, e a vulvoplastia, que é a reconstrução da vulva e serão abordadas neste capítulo.

DESENVOLVIMENTO

Cirurgias do útero e ovário

Considerações gerais

A OVH é a remoção cirúrgica do útero e ovários, normalmente com a finalidade de impedir o estro ou ninhadas indesejadas, mas também para a prevenção de tumores mamários ou anomalias congênitas; prevenção e tratamento de piometra, metrite, neoplasia (ex.: ovariana, uterina ou vaginal), cistos (Figura 1), trauma, torção uterina, prolapso uterino, subinvolução dos anexos placentários, prolapso vaginal e hiperplasia vaginal; e controle de algumas anormalidades endócrinas (ex.: diabetes e epilepsia) e dermatoses (ex.: *Demodex* generalizado). Estudo recente de Simpson M *et al.* (2019) encontrou, em uma população de Golden Retrievers, que a idade ideal para realizar a cirurgia seria após 1 ano de idade, para evitar injúrias ortopédicas, mas que o risco de ficar com sobrepeso ou obesidade poderia acontecer em qualquer idade.

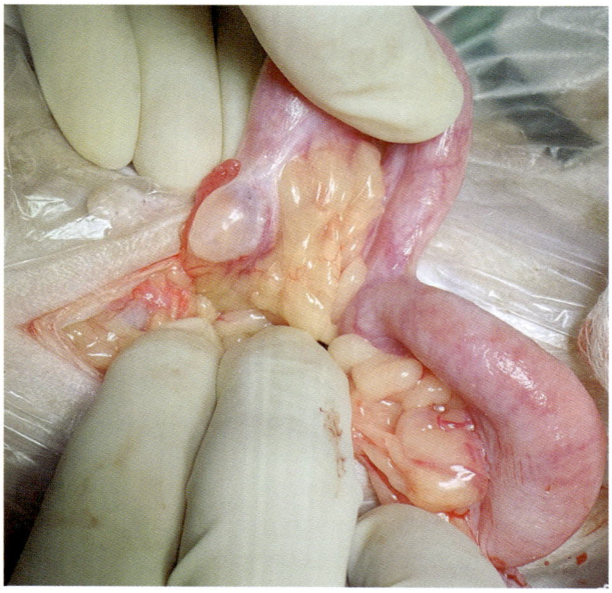

FIGURA 1 Cisto ovariano em cadela.

Pré-operatório

Devem ser feitos hemograma, bioquímico renal e hepático, tempo de protrombina e tempo de tromboplastina parcial ativada se for eletiva e, previamente à cirurgia, jejum de 8 a 12 horas. Em casos de piometra e cesárea, corrigir distúrbios hidroeletrolíticos e acidobásicos.

Técnica cirúrgica

Ovário-histerectomia

A abordagem é feita por meio de incisão mediana retroumbilical e sob anestesia geral. Prepara-se a porção ventral do abdômen, da cartilagem xifoide até o púbis. Identifica-se a cicatriz umbilical e, em cadelas, faz-se a incisão retroumbilical. A incisão pode ser estendida cranial ou caudalmente para permitir a exteriorização do trato sem haver tração excessiva. Em gatas e cadelas pré-púberes, a incisão retroumbilical, iniciando-se em torno de 2 cm caudalmente à cicatriz umbilical, facilita a exteriorização e a ligadura do corpo uterino, respectivamente. Uma incisão na linha alba, de 4 a 8 cm, permite a abordagem da cavidade abdominal, e, em seguida, o omento deve ser deslocado cranialmente.

Quando o paciente é posicionado em decúbito dorsal na calha cirúrgica, os ovários e os cornos uterinos caem nas goteiras lombares direita e esquerda, caudalmente aos seus respectivos rins. O ovário e o corno esquerdos são mais caudais e mais acessíveis que os direitos. Por conveniência, o ovário e o corno uterino esquerdos são removidos da cavidade abdominal em primeiro lugar.

A parede abdominal esquerda é elevada com a utilização de um afastador. Um gancho de OVE deve ser deslizado para o interior do abdômen, encostado e voltado para a parede abdominal, 2 a 3 cm caudalmente ao rim. Ao tocar a parede dorsal, o gancho deve ser girado medialmente e tracionado, permitindo a apreensão e a exposição do corno uterino esquerdo. Essa manobra pode ser realizada também com o dedo indicador do cirurgião, após afastar as vísceras abdominais medialmente e localizar o corno uterino na face dorsal do abdômen. As estruturas comumente liberadas na ferida cirúrgica por essas manobras são os ligamentos largo e redondo do útero, além do corno uterino.

Com uma tração caudal e medial no corno uterino, identifica-se o ligamento suspensório por palpação, como uma banda fibrosa tensa na extremidade proximal do pedículo ovariano. Então, estica-se ou rompe-se próximo ao rim, sem romper os vasos ovarianos para permitir a exteriorização do ovário. Para isso, usa-se o dedo indicador, para aplicar uma tração caudolateral na região do ligamento suspensório, enquanto se mantém uma tração caudomedial no corno uterino.

Faz-se um orifício no mesovário, com o auxílio de uma pinça, caudalmente ao complexo arteriovenoso ovariano. O cirurgião deve manter um contato digital constante com o ovário quando aplicar as pinças, para assegurar que todo o ovário seja removido. Um sistema de três pinças pode ser colocado distalmente ao ovário. A ligadura é realizada abaixo da terceira pinça mais proximal ao abdômen, que é liberada quando o nó é apertado. A pinça proximal serve como canal para o nó, a média mantém o pedículo (como método de conferência da eficácia da ligadura), e a distal previne o refluxo de sangue após a transecção, realizada entre a pinça média e a distal.

Alternativamente, duas pinças hemostáticas podem ser colocadas no pedículo ovariano proximal. A ligadura deve ser realizada proximalmente ao abdômen em relação à pinça mais distal ao ovário. O pedículo é secionado entre a primeira e a segunda pinças. A ligadura do pedículo ovariano deve ser feita com fios absorvíveis (categute cromado, polidioxanona, ácido poliglicólico, polidioxanona, poligliconato ou poliglactina 910), cujo calibre pode variar do número 2 ao 2.0, de acordo com o tamanho do animal.

Em seguida, deve-se remover o outro ovário, e, para isso, acompanha-se, digitalmente, o corno até o corpo uterino, onde se é permitido identificar o outro corno que servirá de guia até o ovário contralateral. Então, com o ovário exposto, colocam-se as pinças e realiza-se o mesmo procedimento descrito para a extração do primeiro ovário. Para separar os ligamentos redondo e largo do corno uterino, faz-se uma janela no ligamento largo com o auxílio de uma pinça hemostática, adjacente ao corpo uterino e à artéria e veia uterinas. O ligamento largo pode ser rasgado com o auxílio das mãos do cirurgião, e o ligamento redondo, rompido. Fazem-se ligaduras ao redor do ligamento largo se a paciente estiver no cio ou gestante, ou na presença de vasos sanguíneos calibrosos ou de tecido adiposo.

Aplica-se tração cranial no útero, expondo o corpo, e identifica-se a cérvice por meio de palpação. Para a realização da ligadura do corpo uterino, pode ser utilizada a técnica das três pinças, ou duas pinças hemostáticas podem ser aplicadas no corpo do útero, craniais à cérvice. Deve ser aplicada uma ligadura circundando os vasos uterinos de cada lado. Promove-se a transecção do corpo uterino e verifica-se se não há hemorragia. Em gatas, o clampeamento, em vez de segurar o útero ingurgitado ou friável, pode cortá-lo, causando a sua transecção antes de realizar a ligadura. Uma alternativa é a ligadura sem a colocação das pinças. A pinça hemostática é utilizada para colocar o coto uterino dentro do abdômen.

Os pedículos ovarianos e o coto uterino devem ser avaliados quanto a sangramentos antes do fechamento abdominal. Nessa ocasião, as ligaduras dos pedículos ovarianos e do coto uterino não devem ser presas com instrumental, pois a tração excessiva pode afrouxá-las.

Métodos alternativos para a ligadura do corpo uterino são: sutura Parker-Kerr na OSH, realizada na presença de piometra ou infecção genital, e transfixação, quando os vasos uterinos são calibrosos. Ainda, quando se realiza a sutura Parker-Kerr, as artérias e veias uterinas devem ser ligadas separadamente. A incisão abdominal pode ser fechada em padrão simples interrompido com fio absorvível (categute cromado, polidioxanona, ácido poliglicólico, polidioxanona, poligliconato ou poliglactina 910) ou em padrão de sutura contínuo simples com fio não absorvível (polipropileno ou náilon monofilamentar). A síntese do tecido subcutâneo e da pele consiste em sutura de aproximação, padrão simples contínuo ou X (Sultan), com fio absorvível, de diâmetro relacionado com o porte do animal e fio inabsorvível, como o náilon, em padrão simples separado, respectivamente.

Ovário-histerectomia pelo flanco

Como uma técnica alternativa à tradicional pela linha média ventral, as principais vantagens de realizar essa abordagem lateral seriam a possibilidade de observar a ferida a distância e menor chance de evisceração se houver deiscência de sutura. É contraindicado realizar essa técnica em qualquer forma de distensão uterina, como piometra e gestação, pacientes obesos e idade inferior a 12 semanas. Em gatas, essa técnica é utilizada com mais frequência, pois suas particularidades anatômicas facilitam a entrada no abdômen e a existência de hemorragias são mínimas quando em comparação com cadelas.

O campo cirúrgico deve ser preparado e tricotomizado cranialmente a partir da última costela até a tuberosidade ilíaca em direção craniocaudal, e das apófises transversas das vértebras lombares à prega do flanco em direção dorsoventral. Pode ser abordado tanto no flanco direito quanto no esquerdo, mas os cirurgiões preferem, geralmente, o lado direito, por oferecer melhor acesso ao ovário direito (situado mais cranial) e porque, pelo lado esquerdo, o omento recobre a víscera, dificultando sua localização. A incisão deve ser feita em sentido ligeiramente obliquodorsoventral, iniciando caudal ao ponto médio entre a última costela e a tuberosidade ilíaca. Em gatas, pode-se situar o ponto da incisão a dois dedos de largura atrás e em paralelo à última costela e a um dedo abaixo das apófises transversas. Em geral, a extensão da incisão será de aproximadamente 3 cm em cães e de 2 cm em gatos. Faz-se a dissecação do subcutâneo com tesoura e bisturi com cautela, para evitar seccionar um pequeno ramo da artéria abdominal caudal e comprometer, pela hemorragia, a visão do campo cirúrgico. A parede abdominal será identificada e abordada usando pinça mosquito tipo Hartmann, para dissecar entre as fibras dos músculos abdominais oblíquos externo e interno. Uma vez tendo acessado a cavidade abdominal, é possível fixar os músculos oblíquos abdominais com um afastador. O ovário e o corno uterino proximal devem aparecer após a incisão, rodeados de tecido adiposo branco. Fixa-se com um garfo Covault para OVH ou com uma pinça de Allis, estes exteriorizados por meio da incisão, similar à abordagem por linha média ventral. Em cadelas idosas ou obesas, o pedículo ovariano pode estar rodeado de tecido adiposo e requer ampliação da incisão ou maior abertura para melhor exposição. O pedículo ovariano, então, será isolado de modo análogo ao que se faz na abordagem ventral e faz-se dupla ligadura como habitual. O ligamento largo (incluindo o ligamento redondo) será separado bruscamente, paralelo à artéria uterina justaposta ao útero, tentando não romper o plexo vascular. Dependendo do grau de vascularização, podem-se ligar os vasos no ligamento largo. Ato contínuo, o corno uterino será elevado para expor a bifurcação e o corno distal. Fixa-se firmemente e realiza-se tração em sentido cranial, até que se possa identificar o ovário contralateral – ovário direito. Rompe-se o ligamento suspensório para exérese do ovário através da incisão de modo análogo ao da abordagem ventral. Ligam-se o pedículo ovariano e o ligamento largo, como se fez no outro lado. A tração se fará em ambos os cornos, expondo o corpo do útero. Ao útero se fará ligadura dupla de forma habitual, evitando os ureteres. A musculatura nas cadelas deverá ser suturada em planos independentes; na primeira o oblíquo interno, e na segunda o externo. Já as gatas podem ser suturadas em um único plano. Em subcutâneo e pele, pode ser usada a técnica de preferência do cirurgião.

Ovário-histerectomia e ovariectomia laparoscópica

A cirurgia realizada por vídeo é uma excelente opção, considerando os seus benefícios, como menor tempo de recuperação, menos dor no pós-operatório, menos risco de inflamação da ferida e melhor visualização. A curva de aprendizado é maior, e o investimento em equipamentos é alto, em contrapartida.

Ovariectomia

A remoção apenas dos ovários é recomendada para castrações eletivas, quando o útero está saudável. Usualmente, no Brasil e nos Estados Unidos, a OVH é realizada na rotina, já em alguns países da Europa a OVE foi adotada como técnica de escolha. Em curto e em longo prazo não existe contraindicação em manter o útero, já que as patologias referentes ao órgão são de origem hormonal, e retirando-se os ovários não há mais produção endógena dos hormônios. Algumas vantagens foram relatadas, como menor tempo de cirurgia e incisão abdominal na OVE técnica aberta. A cirurgia por laparoscopia é muito indicada.

Após realizar o acesso à cavidade abdominal pela linha média, devem-se localizar os ovários com o gancho para OVE ou com o dedo indicador (ver técnica de OVH) e fazer um orifício no ligamento largocaudal ao pedículo ovariano. Posiciona-se uma, duas ou três pinças Mosquito, Crile ou Rochester-Carmalt no pedículo ovariano proximal ao ovário, posiciona-se uma ligadura circundante ou em 8 proximal (abaixo) das pinças do pedículo ovariano e posiciona-se uma ou duas ligaduras circundantes com material de sutura absorvível caudal ao ligamento próprio na ponta do corno uterino. Realiza-se a transecção do mesovário e ligamento próprio e remove-se o ovário. A artéria e a veia uterina são ligadas e seccionadas no nível do ligamento, cranialmente ao corno uterino.

Doenças específicas

Piometra

A piometra é um processo inflamatório/infeccioso caracterizado pelo acúmulo de secreção purulenta no lúmen uterino (Figura 2) que provém de

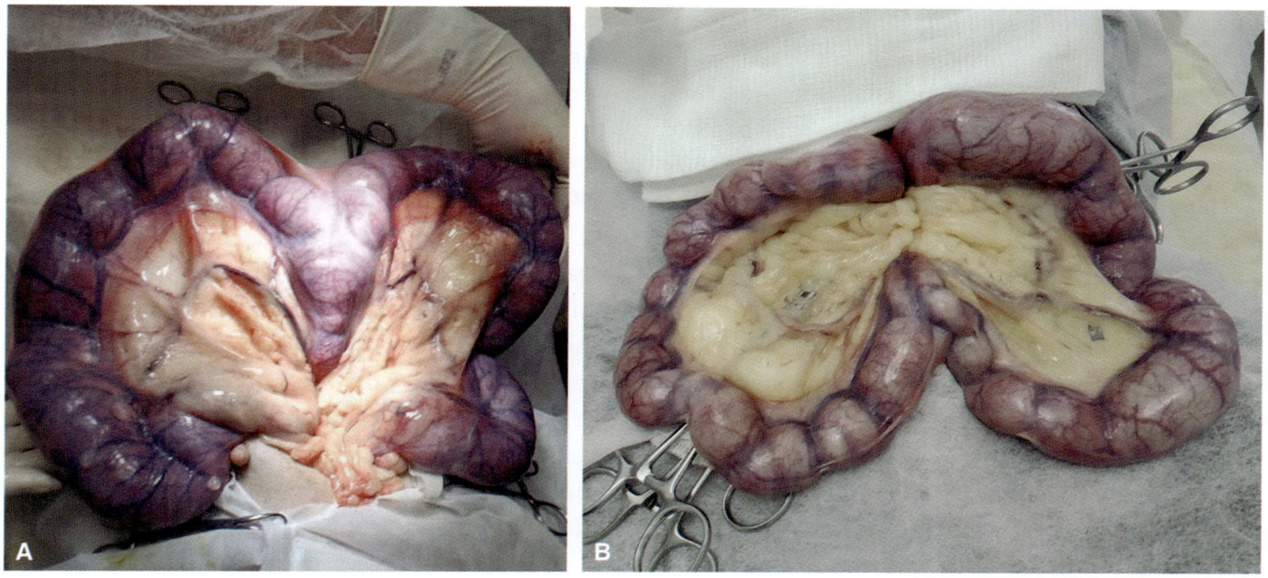

FIGURA 2 Piometra em cadelas de grande porte.

uma hiperplasia endometrial cística associada a uma infecção bacteriana. Pode apresentar-se de duas formas: com a cérvix aberta (piometra aberta) ou com a cérvix fechada (piometra fechada).

Diagnóstico

Os sinais clínicos mais frequentes são poliúria, polidipsia, anorexia, depressão, vômito, diarreia, desidratação e presença de corrimento vulvar. A evolução do quadro pode levar a sepse e choque séptico. Exames laboratoriais e de imagem, como o ultrassom, são de grande valia para fechar o diagnóstico rapidamente.

Prognóstico

O prognóstico é bom quando diagnosticado e tratado precocemente. Nos casos em que o paciente se encontra em sepse, torna-se reservado. Foi evidenciado maior tempo de internação e/ou óbito em piometras com a cérvix fechada.

Tratamento clínico

Não se deve adiar por muitas horas a cirurgia, mas sim monitorar glicose, débito urinário, eletrocardiograma e pressão arterial, corrigir distúrbios acidobásicos, fluidoterapia com solução hidroeletrolítica balanceada como ringer lactato, antibioticoterapia profilática (ex.: cefazolina, enrofloxacino, amoxicilina-clavulanato, ampicilina) e analgesia.

Tratamento cirúrgico

A cirurgia para tratamento da piometra é a OVH aberta. A cirurgia laparoscópica não é recomendada em casos de úteros muito aumentados.

DISTOCIA

A distocia é a incapacidade ou dificuldade em expelir os fetos no canal do parto. As causas são diversas e principalmente de origem materna, como inércia uterina, diminuição do canal pélvico, anormalidades na vulva e rupturas uterinas. As distocias de origem fetal são anomalias como malformações, morte fetal ou fetos exageradamente grandes, estática fetal e fetos mal posicionados. As raças braquicefálicas já são predispostas a terem partos distócicos, sendo recomendada cesariana eletiva.

Diagnóstico

Realiza-se uma boa anamnese e avaliam-se as condições clínicas da mãe, se possui alterações sistêmicas, há quanto tempo o parto se iniciou, se já houve expulsão fetal e há quanto tempo o último filhote foi expulso, e faz-se exame digital vaginal. Pode ser feito raio x abdominal nas posições laterolateral e ventrodorsal para verificar fetos em posição ou tamanho anômalo e informações sobre o número de fetos. O ultrassom é uma excelente ferramenta, capaz de avaliar a viabilidade fetal com os critérios de movimentação espontânea, peristaltismo intestinal e frequência cardíaca. Os batimentos cardíacos fetais em uma gestação estão acima de 220 bpm; entre 180 e 220 já se indica discreto sofrimento fetal, e abaixo disso já se indica sofrimento fetal severo, com intervenção cirúrgica imediata. Outros exames complementares podem ser solicitados, como hemograma, dosagem de glicose e cálcio, quando a paciente apresenta alterações sistêmicas como tetania, fraqueza, hipertermia, ou mesmo convulsões sugestivas de hipocalcemia ou hipoglicemia.

Prognóstico

O prognóstico é bom para fêmea e filhotes, se operada num período inferior a 12 horas do início do segundo estágio do parto. Após esse período, além de morte fetal pode haver comprometimento materno.

Tratamento clínico

O manejo clínico tem sucesso em apenas 30 a 40% dos casos, e somente em casos de inércia uterina primária se poderá usar ocitocina 0,2 UI/5kg subcutâneo ou intramuscular, a cada 30 minutos. Manipulação manual do feto só é indicada em caso de obstrução do canal vaginal. Em 60 a 65% dos casos, a indicação é o tratamento cirúrgico.

Tratamento cirúrgico

A cirurgia para tratamento da distocia é a cesárea, que pode seguramente ser associada à OVH.

Cesárea (histerotomia)

A cirurgia de cesariana é normalmente indicada quando se tem uma verdadeira ou potencial distocia (i.e., fetos de tamanho excessivo, mal posicionados ou mal desenvolvidos; tamanho pequeno do canal pélvico; inércia uterina) ou putrefação fetal. Em raças braquicefálicas, normalmente é realizada de forma eletiva, por ser gravidez de risco, e deve ser agendada entre 63 e 65 dias de gestação. Os fetos têm de ser removidos rapidamente do útero e dar início a manobras de ressuscitação fetal, como remover fluidos da cavidade oral e nasal e esfregar vigorosamente o corpo. Caso continue pouco responsivo, suplementar com oxigênio e, se necessário, intubar com cautela, para não haver perfuração.

Técnica cirúrgica

Faça uma incisão abdominal mediana pré-umbilical até próximo ao púbis. Eleve a bainha do músculo reto externo e faça incisão perfurante através da linha alba. Exteriorize os cornos uterinos gravídicos elevando cuidadosamente em vez de puxá-los para fora do abdômen, já que os vasos uterinos sofrem facilmente avulsão e a parede uterina se rompe prontamente. O útero deve ser isolado com compressas estéreis, e a incisão, feita em área relativamente avascular na face ventral corpo uterino, de extensão suficiente para evitar laceração durante a remoção dos fetos. Estenda a incisão com tesouras Metzenbaum, na direção longitudinal ao longo do aspecto ventral do corpo uterino ou em uma incisão em forma de U de um corno uterino para o outro. A incisão deve ser longa o suficiente para impedir a ruptura durante a extração do feto.

Deve-se mover cada feto ordenhando delicadamente o corno uterino em direção à incisão e puxá-lo com cuidado do útero (Figura 3). Rompe-se o saco amniótico e pinça-se o cordão umbilical. Evite a contaminação do abdômen e do campo cirúrgico com fluidos amnióticos. A placenta é frequentemente expelida com o neonato; entretanto, se a placenta não tiver sido separada, tracione-a gentilmente a partir do endométrio. Não separe forçadamente a placenta da parede uterina, ou pode ocorrer severa hemorragia. Palpe o canal pélvico e remova qualquer feto dessa localização.

Antes da sutura, o útero deve ser palpado desde os ovários até o interior da pelve, certificando-se de que todos os fetos e anexos foram removidos. Uma vez que tenham sido removidos todos os fetos, o útero começa a se contrair rapidamente; essa contração é importante no controle da hemorragia. Se o útero não iniciar a contração no momento do fechamento, pode-se administrar ocitocina (5 a 20 unidades intramusculares [IM] ou intravenosas [IV]) ou maleato de ergonovina (0,02 a 0,1 mg/kg IM).

Feche a incisão uterina com fio absorvível 3-0 a 4-0 utilizando um padrão aposicional de sutura

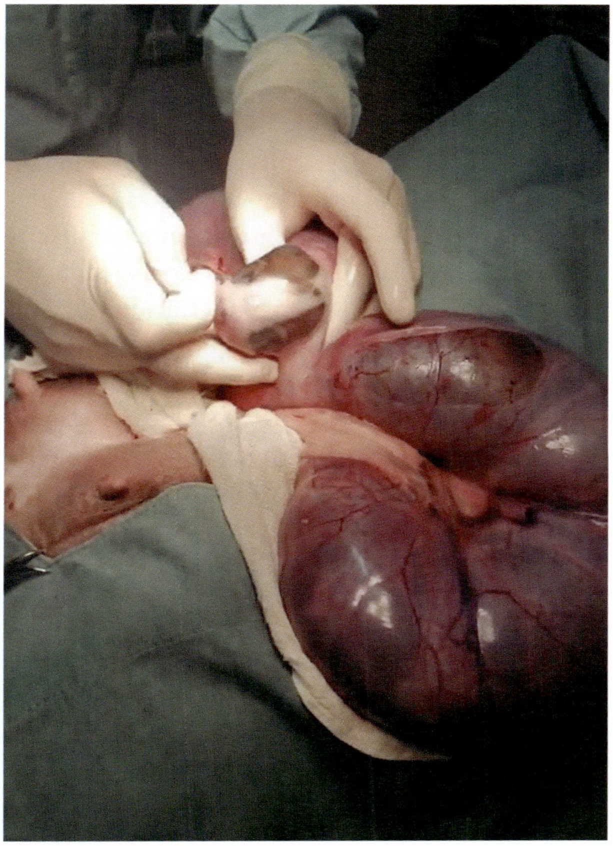

FIGURA 3 Neonato sendo ordenhado para fora do útero em cirurgia de cesariana.

simples contínua em camada única, com fechamento aposicional em camada dupla (mucosa e submucosa seguidas pela muscular e serosa) ou fechamento aposicional seguido por padrão invaginante na segunda camada (Cushing ou Lembert). Lave o local cirúrgico e substitua panos, compressas, instrumentos e luvas contaminadas. Inspecione avulsões de vasos uterinos e controle hemorragias. Lave o abdômen se ocorreu contaminação ou derramamento de conteúdo uterino. Cubra a incisão uterina com o omento. Aposicione a parede abdominal em três camadas (fáscia do reto, tecido subcutâneo e pele). Utilize um fechamento cutâneo intradérmico para eliminar pontas de suturas que possam irritar neonatos.

Cesárea com ovário-histerectomia

Devem-se retirar os neonatos, como descrito na técnica anterior, e em seguida realizar uma OVH normalmente.

Pós-operatório

Não é necessário o uso de antibiótico em cirurgias eletivas. Em caso de piometras, deve ser enviado material para cultura e antibiograma, e até sair o resultado utiliza-se um com boa eficácia para combater *Escherichia coli*, por ser o patógeno mais comum. Devem-se prescrever analgésico e anti-inflamatórios não esteroides (AINE) por 3 a 5 dias. O retorno para retirar os pontos de pele deve ocorrer em aproximadamente 10 dias, e o animal deve se manter com colar elisabetano ou roupa cirúrgica até a alta.

Complicações

Hemorragias agudas no transcirúrgico ocorrem geralmente se houver falha na ligadura dos pedículos ovarianos ou ruptura por tração abrupta. Pode haver sangramentos de menor intensidade, mas importantes, caso a ligadura afrouxe ou fêmeas que estão no cio ou pós-cio apresentem deficiência nos fatores de coagulação. Outras possíveis causas de hemorragia que são menos frequentes decorrem de lacerações de outros órgãos ou vasos durante a cirurgia, em que o baço costuma ser o mais acometido.

A ligadura iatrogênica do ureter ou lesão é uma complicação importante, geralmente quando o cirurgião perde o pedículo e tenta recuperar e parar o sangramento e acaba pinçando ou ligando o ureter junto. Deiscência de sutura, granulomas ou aderências de coto uterino e ovariano e fístulas são complicações observadas no pós-operatório.

Em cesáreas, as complicações incluem hemorragia, que se severa obriga a realização de OVH. No pós-operatório, podem ocorrer eclâmpsia, anorexia, êmese e metrite. A cicatrização uterina pode impedir futuras placentações, e aderências podem interferir na motilidade uterina.

Cirurgias da vagina, vestíbulo e vulva

Considerações gerais

As particularidades da conformação da genitália feminina são influenciadas pela raça e pelo *status* hormonal. Lambedura perivulvar excessiva, secreção vaginal, mudança no comportamento urinário ou massas visíveis protruindo do canal vaginal são sinais clínicos de doenças nessa região.

Doenças específicas

Dermatite perivulvar (vulva juvenil)

O termo "vulva juvenil" refere-se às fêmeas de cães que apresentam excesso de pele ao redor da vulva, aumentando a umidade na região e desenvolvendo dermatites perivulvar e maior incidência de infecções do trato urinário. Acreditava-se que era uma hipoplasia da vulva decorrente de castração precoce antes da maturidade sexual. Estudos mais recentes sugeriram que está mais relacionada à raça e obesidade.

Diagnóstico

Por meio do exame físico da vulva, excesso de pele recobrindo a vulva, mau odor, secreção e infecções recorrentes.

Tratamento clínico

Pode-se optar pelo tratamento tópico, com assepsia local com lenços umedecidos com clorexidina a 2% e pomadas ou cremes antibióticos, antifúngicos e corticoide. Em casos mais graves, é necessária a antibioticoterapia oral, como cefalexina 30 mg/kg 2 ×/dia. Sempre tratar as piodermites antes da cirurgia.

Tratamento cirúrgico

A episioplastia (vulvoplastia) é o tratamento definitivo para as dermatites perivulvares. Reconstroem-se os lábios vulvares retirando o excesso de pele ao redor da vulva.

Prognóstico

O prognóstico é bom após a correção cirúrgica.

Técnica cirúrgica

Pré-operatório

Jejum de 8 a 12 horas; sempre tratar antes se houver piodermite no local.

Episioplastia (vulvoplastia)

Deve-se colocar o paciente em posição perineal, elevando a cauda cranialmente. Realiza-se uma sutura em bolsa de tabaco no orifício anal, para evitar contaminação no transcirúrgico. Avalia-se a quantidade de pele a ser ressecada, sem provocar tensão na hora da sutura; uma boa maneira de fazer isso é beliscando a pele com o dedo indicador e o polegar até o posicionamento da vulva ser melhorado e marcar com uma caneta estéril. Deve-se fazer uma incisão em forma de ferradura ao redor da vulva e, paralelo à primeira, realizar outra incisão, englobando a quantidade de pele a ser removida. Excise o segmento delimitado de pele e tecido subcutâneo em excesso e avalie se as margens estão efetivas, eliminando as dobras ou se é necessário ampliar. Traga as margens cutâneas para aproximá-las, inicialmente pela aposição dos tecidos subcutâneos usando suturas interrompidas com nós sepultados (ex.: fio absorvível monofilamentar 3-0 ou 4-0). Posicione as primeiras suturas nas posições de 12 horas, 3 horas e 9 horas do relógio, para alinhar simetricamente as margens. Aposicione as margens cutâneas com suturas simples interrompidas.

Prolapso vaginal

Trata-se da protrusão do tecido edemaciado através da vulva (hiperplasia/hipertrofia vaginal), que ocorre devido a uma resposta exacerbada ao estímulo hormonal durante o estro ou pro-estro, ocasionalmente próximo ao parto. Pode ocorrer por hiperestrogenismo ou fraqueza do tecido conjuntivo vaginal. Muito raro acontecer em gatas.

Tratamento clínico

Lavar com soro fisiológico frio ou em temperatura ambiente e, manualmente, com lubrificante, tentar reduzir o prolapso para dentro da vagina. Para manter a redução, fazer duas ou três largas suturas-padrão com colchoeiro horizontal (fio náilon ou polipropileno 2-0) entre os lábios da vulva. Deve-se realizar uma OVH, pois possivelmente irá ocorrer recidiva no próximo estro. Caso o tecido prolapsado esteja muito danificado ou necrosado, é necessária a resseção cirúrgica.

Diagnóstico diferencial

Prolapso uterino ou tumores vaginais (os tipos mais comuns de tumores vulvovaginais são fibroleiomioma, lipoma, leiomiossarcoma, carcinoma de células escamosas e tumor venéreo transmissível [TVT]).

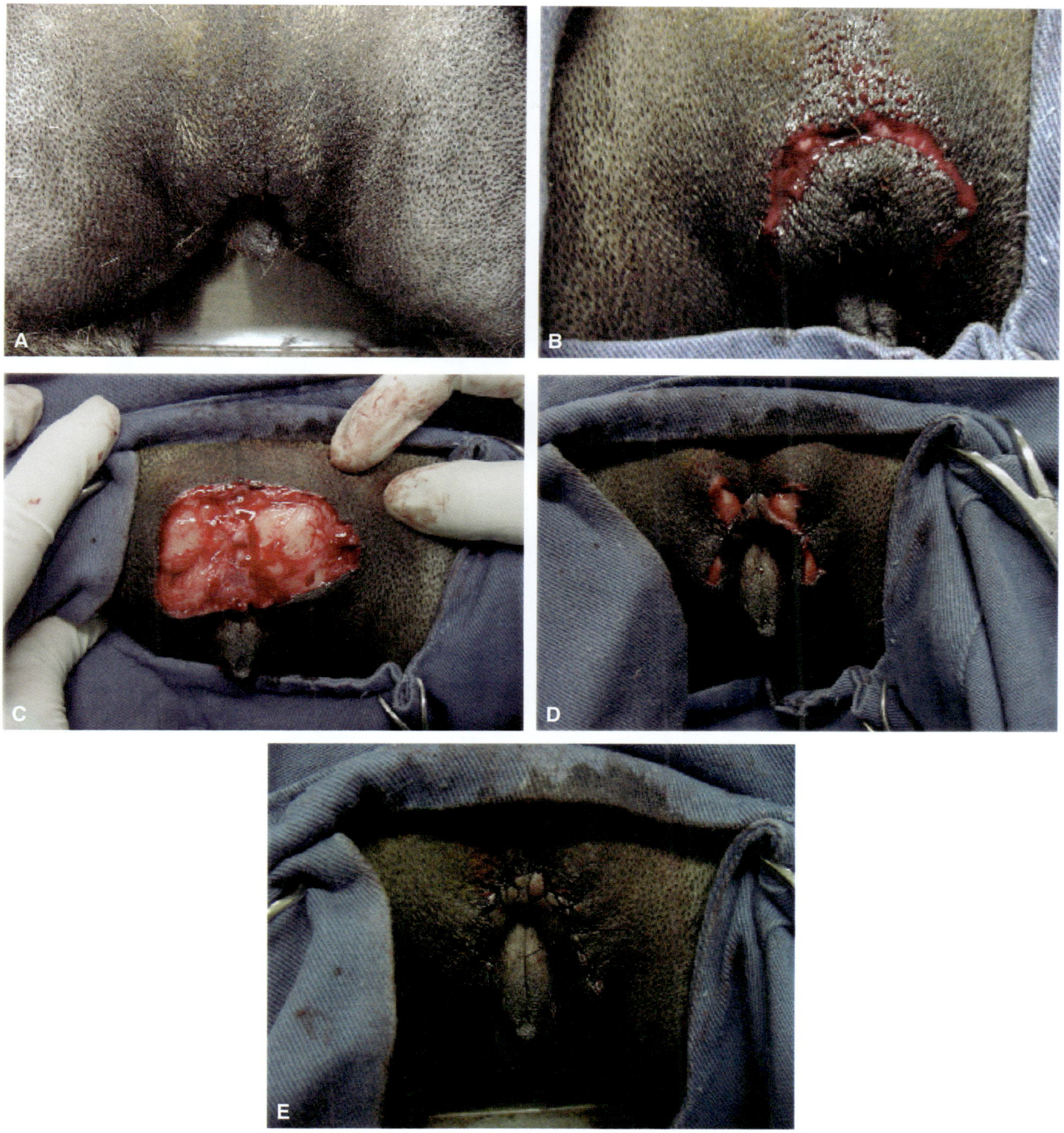

FIGURA 4 Sequência da cirurgia de perineoplastia. (A) Vulva com excesso de pele; (B) incisão ao redor da vulva; (C) excisão do tecido delimitado; (D) aproximação das margens 12 horas, 3 horas e 9 horas; (E) resultado com suturas simples interrompidas.

Tratamento cirúrgico

Coloca-se a paciente em posição perineal e sonda-se a uretra. Se necessário, realiza-se uma episiotomia para facilitar a exposição do tecido edemaciado ou a massa. Realiza-se incisão na base do tecido edematoso. Controla-se a hemorragia com pressão, ligaduras ou eletrocoagulação. Aposicionam-se as bordas das mucosas adjacentes com suturas de aproximação interrompidas ou contínuas (por exemplo, polidioxanona 3-0 ou 4-0 ou poliglecaprona 25).

Pós-operatório

Utilizar anti-inflamatórios não esteroides e analgésicos por 3 a 5 dias. Recomenda-se associar antibioticoterapia como cefalexina 20 a 30 mg/kg durante 10 a 14 dias. Fazem-se compressas frias durante os primeiros dias. Mantém-se sempre com colar elisabetano, para evitar autotraumatismos.

Prognóstico

O prognóstico é bom se for realizada a OVH associada.

Técnica cirúrgica

Pré-operatório

Jejum de 8 a 12 horas e lavar abundantemente com solução salina a mucosa exposta, removendo debris e tecido necrótico. Aplicar pomada com antibiótico e anti-inflamatório esteroide e tentar reposicionar para dentro da vulva.

Episiotomia

É a abertura do orifício vulvar através de uma incisão para ampliar e permitir a exploração da vulva e do vestíbulo. Colocam-se o paciente em posição perineal e uma pinça atraumática em cada lado da linha medial perineal a ser incisada. Realiza-se a incisão na comissura dorsal da vulva, estendendo-se ao longo da rafe perineal em direção ao ânus. Aprofunda-se até que o músculo constritor vestibular e a mucosa tenham sido seccionados. Visualizam-se todas as estruturas desejadas e sonda-se a uretra para evitar traumas. O fechamento da episiotomia é realizado em três camadas: a mucosa, o tecido muscular com fio absorvível rápido, padrão contínuo ou separado, subcutâneo e a pele, como de rotina.

Cirurgias do testículo e bolsa escrotal

Considerações gerais

A orquiectomia, ou cirurgia de castração, consiste na remoção dos testículos, na maioria dos casos de maneira eletiva para controle populacional e evitar comportamentos indesejados influenciados pelos hormônios andrógenos, como a agressividade e a marcação de território. Previne doenças como adenomas perianais e hérnias perineais. Outras indicações incluem anormalidades congênitas, anormalidades testiculares ou epididimárias (Figura 5), neoplasias escrotais, traumas ou abscessos, herniorrafia inguinoescrotal, uretrostomia escrotal, controle de epilepsia e controle de anormalidades endócrinas. A opção da abordagem cirúrgica aberta ou fechada na técnica pré-escrotal fica a critério do cirurgião.

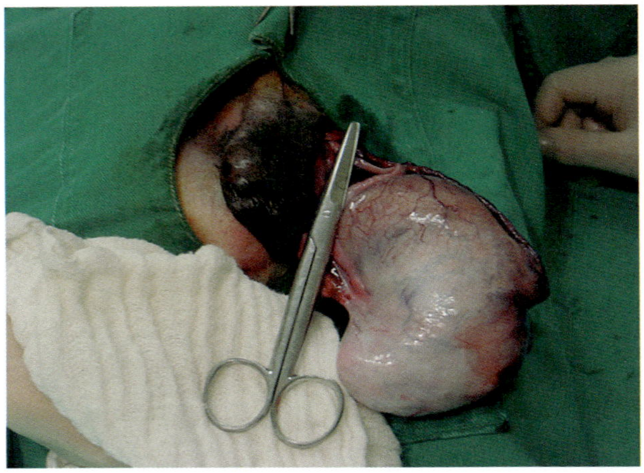

FIGURA 5 Neoplasia de testículo.

Pré-cirúrgico

Deverão ser feitos hemograma e bioquímicos renal e hepático. Se for eletiva e previamente à cirurgia, jejum de 8 a 12 horas.

Técnica cirúrgica

Orquiectomia pré-escrotal aberta

É a técnica de escolha para cães, que evita contaminação e infecção da bolsa escrotal. O animal é colocado em decúbito dorsal (Figura 6). Fazer a tricotomia do abdômen caudal, evitando a bolsa escrotal para prevenir irritações cutâneas. Realizar assepsia e isolar a bolsa escrotal do campo. Os testículos são retirados por uma incisão única medial. Deslocar um dos testículos cranialmente, empurrando-o da bolsa escrotal até o local da incisão, com a mão não dominante, segurar o testículo entre os dedos e incisar a pele e o tecido subcutâneo ao longo da rafe mediana sobre o testículo deslocado. Continuar a incisão na túnica dartos e na fáscia espermática, expondo o testículo envolto pela túnica vaginal parietal. Fazer uma incisão na túnica vaginal parietal, colocar uma pinça hemostática no ligamento da cauda do epidídimo e,

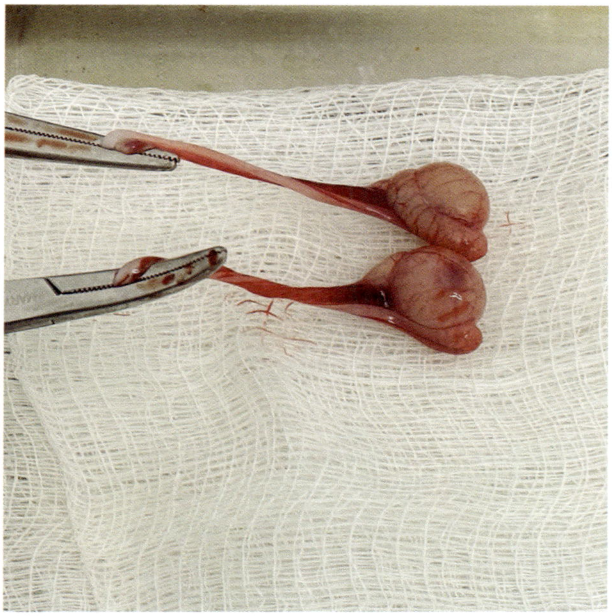

FIGURA 6 Testículos removidos por técnica de orquiectomia pré-escrotal aberta.

com o auxílio de uma gaze, extirpar digitalmente para ter uma máxima exposição testicular. Ao expor o plexo pampiniforme e o ducto deferente, colocar as duas pinças e ligar individualmente o cordão vascular e o ducto deferente, além de posicionar uma ligadura circundante ao redor de ambos abaixo da última pinça. Vários cirurgiões ligam o ducto deferente e o plexo pampiniforme juntos. Utilizar fios absorvíveis de longa duração 2-0 ou 3-0 ou não absorvíveis com náilon e polipropileno para as ligaduras. Realizar a secção das estruturas entre as duas pinças. Inspecionar o cordão por conta de hemorragias e reposicioná-lo dentro da túnica. Circundar o músculo cremáster e túnica com uma ligadura. Realizar as mesmas etapas com o segundo testículo. Aposicionar a fáscia densa incisada; o tecido lateral direito é apreendido seguido pela fáscia da linha média superficial e, então, o tecido lateral esquerdo. A uretra deve ser identificada e evitada, além de realizar suturas interrompidas ou contínuas. Fechar o tecido subcutâneo com um padrão contínuo. Aposicionar a pele com padrão de sutura intradérmico ou simples interrompido externo na pele.

Orquiectomia pré-escrotal fechada

Para a execução da técnica fechada ocorrer da mesma maneira que o procedimento anterior, expor o testículo com a túnica vaginal parietal intacta. Remover a gordura escrotal e a fáscia com o auxílio de uma gaze, para proporcionar a máxima exposição do cordão espermático, facilitando sua ligadura com os mesmos fios da técnica anterior. Utilizar a técnica das duas pinças e seccionar o ducto vascular e cordão espermático entre as duas pinças liberando o testículo. Fazer a ligadura circular abaixo da pinça proximal no cordão vascular e transfixar o cordão espermático, utilizando fios absorvíveis de longa duração ou fio não absorvível como náilon ou polipropileno. Conferir se não há sangramento e liberar o cordão. Repetir o procedimento com o segundo testículo. Para fechar, seguir as etapas da técnica anterior.

Orquiectomia escrotal

Essa técnica só é recomendada para felinos. O posicionamento pode ser feito em decúbito dorsal ou lateral, com os membros posteriores tracionados na direção cranial. Estabilizar o testículo no escroto com os dedos e fazer uma incisão sobre cada testículo na extremidade do escroto, paralelo ao septo mediano, suficiente para espremer o testículo por ela. Gentilmente, tracionar caudalmente o cordão espermático, até ter exposição suficiente. Com uma pinça hemostática curva, colocar por cima do cordão espermático e o enrolar ventralmente em volta da pinça, abrir a pinça hemostática e clampear a extremidade distal do cordão. Seccionar o cordão espermático proximal ao testículo e manipular a extremidade cortada do cordão, empurrando o nó sobre a extremidade da pinça hemostática. Verificar se o nó está firme e não há sangramento, além de reposicionar o cordão dentro da túnica antes de liberá-lo. Deixar a incisão de pele do escroto cicatrizar por segunda intenção.

Pós-operatório

Devem-se prescrever analgésico e anti-inflamatórios não esteroides por 3 a 5 dias. O retorno para retirar os pontos de pele deve ocorrer em cerca de 10 dias, e o animal deverá se manter com colar elisabetano ou roupa cirúrgica até a alta.

Complicações

Hemorragias, hematomas e edema são as complicações que mais acontecem nas orquiectomias.

Próstata

As doenças prostáticas acometem, em sua maior parte, cães idosos. As principais afecções prostáticas dos cães incluem hiperplasia prostática benigna, prostatite aguda ou crônica, abcessos, cistos, cistos paraprostáticos e neoplasias. Algumas técnicas cirúrgicas são indicadas como tratamento dessas patologias, como a prostatectomia total e parcial e a omentalização. A próstata costuma ser abordada via laparotomia caudal, mas também pode ser abordada pelo períneo, geralmente em casos de hérnia perineal.

Hiperplasia prostática benigna

Uma série de alterações histológicas que podem, em última instância, ocasionar uma mistura de hiperplasia glandular, cística e estromal. O aumento de células prostáticas ocorre secundariamente à estimulação por hormônios androgênicos, o principal a diidrotestosterona. Muitos pacientes são assintomáticos, e a manifestação clínica mais comum é disquesia e fezes em formato de fita, pela compressão colorretal. O esforço para defecar, ao longo do tempo, pode levar a ruptura do diafragma pélvico, causando hérnia perineal.

Diagnóstico

A palpação retal da próstata está simetricamente aumentada e indolor. Inclui exames de imagem como ultrassonografia, tomografia computadorizada e ressonância magnética.

Tratamento clínico

O tratamento medicamentoso deve ser considerado apenas para curto prazo, pois sua eficácia é pouco efetiva e em longo prazo os animais se tornam refratários. Deve ser considerado apenas em animais que não podem operar (ex.: finasterida).

Tratamento cirúrgico

A cirurgia de orquiectomia é o tratamento de escolha, pois apresenta rápida involução da próstata. Em animais reprodutores, geneticamente valiosos, pode-se optar pela cirurgia de prostatectomia parcial, a fim de evitar a castração.

Prognóstico

Após a castração, o prognóstico é muito bom.

Abscessos prostáticos

Quando se tem o acúmulo de pus no parênquima prostático, decorrente de uma prostatite (infecção da próstata). Disfunções hormonais podem levar à formação de cistos prostáticos e subsequentemente à formação de abscessos. A ruptura desses abscessos pode levar a peritonite e sepse.

Diagnóstico

A palpação retal é dolorosa; também pode haver dor à palpação abdominal caudal e dor lombar. Febre, anorexia, depressão, desidratação e vomito podem indicar infecção severa. Inclui exames de imagem como ultrassonografia, tomografia computadorizada e ressonância magnética. Leucocitose neutrofílica com desvio à esquerda, neutrófilos tóxicos e monocitose podem ocorrer.

Tratamento clínico

Em casos de infecções severas, estabiliza-se o paciente e corrigem-se distúrbios hidroeletrolíticos e do equilíbrio ácido-básico. Devem-se selecionar antibióticos que penetrem bem no tecido prostático, como enrofloxacino, marbofloxacino, sulfametoxazol-trimetoprima ou cloranfenicol.

Tratamento cirúrgico

Grandes abscessos devem ser drenados, e a castração, realizada quando o paciente estiver estável. A prostatectomia parcial é indicada a pacientes estáveis para abscessos ou cistos recorrentes que não responderam aos procedimentos de drenagem. A omentalização prostática é atualmente o tratamento de escolha para drenagem de abscessos e requer menores cuidados pós-cirúrgicos.

Prognóstico

O prognóstico é reservado; pequenos abscessos podem ter sucesso com terapia de suporte e tratamento medicamentoso. Grandes abscessos que precisam de intervenção cirúrgica podem ter 25% de morte imediata. Se estiver rompido, o risco de morte será de 50%. Os não tratados levam a sepse, choque séptico e consequentemente morte.

Técnica cirúrgica

Prostatectomia

A prostatectomia total é recomendada em casos de neoplasia, porém os índices de complicações são altos e limitam a indicação dessa técnica. A prostatectomia parcial tem menos riscos de complicações e tem indicação em casos de abscessos e cistos prostáticos, HPB, neoplasia localizada ou traumatismos.

Pré-cirúrgico

Usam-se laxantes, em caso de constipação, e sondagem uretral. Jejum de 8-12 horas.

Prostatectomia total

O posicionamento é em decúbito dorsal. Realizam-se ampla tricotomia do abdômen e assepsia. Coloca-se sonda uretral e expõe-se a próstata através de uma celiotomia na linha média ventral, desde a cicatriz umbilical até o púbis. Estende-se a incisão caudalmente e realiza-se uma osteotomia púbica, se necessário, para expor adequadamente a próstata. Colocam-se afastadores Balfour para facilitar a exposição. Explora-se o abdômen e isola-se a bexiga, deslocando-a cranialmente, com compressas de laparotomia para expor a próstata. Posicionam-se suturas de tração através da parede vesical para retração cranial da próstata. Disseca-se a gordura ao redor da próstata e do pedículo prostático. Realiza-se a ligadura dos vasos prostáticos e ducto deferente o mais proximal da próstata. Disseca-se a glândula prostática, isolando-a da bexiga e uretra. Realiza-se a transecção da uretra em ambas as extremidades o mais próximo possível da próstata. Evitam-se o trígono e colo da bexiga. Remove-se a próstata e avança-se a sonda uretral em direção à bexiga. Aproximam-se as extremidades uretrais com suturas simples interrompidas utilizando fios absorvíveis monofilamentares sintéticos 4-0 a 6-0 (i.e., polidioxanona, poligliconato, poliglecaprona 25) em uma agulha atraumática. Posicionam-se as duas primeiras suturas nas posições de 12 a 6 horas do relógio, deixando as extremidades para auxiliar a rotação da uretra durante a sutura. Posiciona-se a sutura dorsal primeiro. A distância entre as suturas deve ser de 2 mm e de 1,5 a 2 mm a partir da margem. Posiciona-se um tubo de cistostomia ou sonda transuretral de Foley para desviar a urina por 5 a 7 dias. Realiza-se omentopexia ao redor da anastomose uretral, fixa-se o segmento púbico com fios de cerclagem e fecha-se a parede abdominal como de costume.

Prostatectomia parcial

Faça o acesso cirúrgico como descrito na técnica anterior. O procedimento será facilitado se fizer uma oclusão temporária do suprimento vascular prostático, com um torniquete aórtico, posicionado distalmente às artérias renais. Incise o septo mediano ventral. Prolongue a incisão através do parênquima em direção à uretra ventral. Utilizando um eletrocautério ou unidade de radiofrequência, resseccione todo o parênquima com exceção de uma camada de 2 a 3 mm ligada à cápsula. Resseccione toda a uretra, com exceção de uma faixa dorsal de 3 a 5 mm. Lave a camada prostática e feche a cápsula sobre uma sonda uretral posicionada na bexiga. Utilize um padrão de aproximação para a primeira camada e um padrão invertido para a segunda camada de fechamento (ex.: polidioxanona, poliglecaprona 25, glicômero 631 ou poligliconato 3-0 ou 4-0). Mantenha a sonda durante 10 dias. Alternativamente, utilize um *laser* ou aspirador cirúrgico ultrassônico para remover o parênquima e preservar a uretra.

Omentalização

Para o tratamento de abscessos prostáticos, o omento pode ser utilizado como dreno fisiológico. Essa é uma técnica de fácil execução, eficaz e com menor índice de complicação. Pode ser utilizada também para ressecção parcial de cistos prostáticos ou paraprostáticos. Efetue incisões bilaterais nos aspectos laterais da próstata e remova o material purulento por sucção. Explore e rompa digitalmente qualquer abscesso loculado dentro do parênquima. Identifique a uretra prostática pela palpação da sonda uretral previamente posicionada. Aumente as incisões por ressecção do tecido capsular lateral. Submeta o tecido excisado para avaliação histopatológica e cultura. Introduza o omento através de uma ferida de capsulotomia com pinças introduzidas através da ferida contralateral. Passe o omento ao redor da uretra prostática, remova-o através da mesma incisão, e ancore-o em si próprio com suturas em colchoeiro com fios absorvíveis. Coloque um dreno de sucção fechada dentro da cavidade abdominal caudal. Para o tratamento de abscessos e cistos submetidos a ressecção parcial, o omento é mobilizado sobre a área e suturado na cavidade remanescente do abscesso ou cisto. Feche o abdômen rotineiramente. O omento pode ser inserido através de ambas as incisões capsulares.

COMPLICAÇÕES

Hemorragia, infecções, deiscências, deslocamento da sonda urinária, extravasamento de urina, disúria, constrição uretral, incontinência urinária e disseminação tumoral.

CONCLUSÃO

As cirurgias do aparelho reprodutor, principalmente as eletivas de castração, são muito frequentes na rotina cirúrgica. O prognóstico em sua grande maioria é bom, desde que bons princípios cirúrgicos sejam preconizados.

REFERÊNCIAS BIBLIOGRÁFICAS

1. Bohling MW. Complications in Spay and Neuter Surgery. In: High-Quality, High-Volume Spay and Neuter and Other Shelter Surgeries. 2019. p. 339-61.
2. De Nardi AB, Pazzini JM, Huppes RR, Castro JLC, Queiroz TNL, Crivellenti SV, et al. Casos de rotina cirúrgica em medicina veterinária de pequenos animais. 1. ed. São Paulo: MedVet; 2019.
3. Fossum TW. Small Animal Surgery. 5. ed. Elsevier; 2019. 720 p.
4. Mathews K, Kronen PW, Lascelles D, Nolan A, Robertson S, Steagall PV, et al. Guidelines for recognition, assessment and treatment of pain. J Small Anim Pract. 2014;55(6):E10-68.
5. Minguez RE, Martinez-Darve JG, Cuesta MM. Ovariohisterictomia de gatas e cadelas pelo flanco. Rev Bras Reprod Anim. 2005;29(3/4):151-8.
6. Oliveira ALA. Técnicas cirúrgicas em pequenos animais. 2. ed. Elsevier; 2018.
7. Simpson M, Albright S, Wolfe B, Searfoss E, Street K, Diehl K, et al. Age at gonadectomy and risk of overweight/obesity and orthopedic injury in a cohort of Golden Retrievers. PLoS ONE. 2019;14(7):e0209131.
8. Tobias KM, Johnston AS. Veterinary Surgery: Small Animal. Elsevier; 2012.

Cirurgias de hérnias

Cauê Pereira Toscano ■ Daniel Herreira Jarrouge

Objetivos

Após a leitura do capítulo, você será capaz de:

- Reconhecer as principais hérnias que acometem cães e gatos e a urgência de cada caso.
- Conduzir clinicamente cada paciente, desde o seu atendimento até o pós-operatório.
- Identificar a melhor conduta cirúrgica intraoperatória em cada caso, respeitando suas individualidades.
- Conhecer a melhor técnica cirúrgica e o uso de próteses, quando se fizer necessário.

INTRODUÇÃO

Hérnias são defeitos de espessura total da parede abdominal, os quais permitem a protrusão ou passagem de estruturas e órgãos para o ambiente adjacente ao original. As hérnias são compostas, essencialmente, do anel e do saco herniário (com ou sem conteúdo), este último não necessariamente presente. O peritônio assume o papel de recobrir o conteúdo protruído nas hérnias congênitas, constituindo o saco herniário, embora nos casos de trauma isso normalmente não seja observado, a não ser em casos crônicos, em que o saco peritoneal pode se formar sobre o conteúdo, processo conhecido como peritonealização. O anel pode constituir a hérnia verdadeira, quando se situa em aberturas naturais do organismo, a hérnia falsa, na qual se formam aberturas não naturais, geralmente decorrentes de traumas, ou hérnia incisional, originária da deiscência de ferida cirúrgica na parede abdominal. As hérnias verdadeiras também podem ser classificadas como espontâneas, ao passo que as hérnias falsas ou incisionais geralmente se formam consequentes a traumatismos rombos ou penetrantes ou por problemas no fechamento cirúrgico e cicatrização da parede abdominal.

Os maiores riscos decorrentes das hérnias ocorrem em situações em que as vísceras ou estruturas cavitárias, ao passarem pelo anel herniário, sofrem estrangulamento e têm seu suprimento sanguíneo comprometido, configurando quadro cirúrgico emergencial por conta da desvitalização tecidual. O processo se inicia, na maioria dos casos, com compressão venosa, progredindo para o aumento de volume da estrutura herniada, o que agrava ainda mais o estrangulamento e leva a compressão arterial no nível capilar. Após a obstrução das vias arteriais, acontece rápida necrose tecidual, caso não haja vascularização colateral suficiente. O procedimento cirúrgico terapêutico deve ser recomendado de forma emergencial, para evitar maiores complicações e morte consequente ao estrangulamento. Durante o procedimento, é fundamental identificar e prosseguir com a ressecção das áreas necrosadas. As principais causas de morbimortalidade em hérnias estranguladas são necrose de órgãos, perda de fluidos ou sangue, translocação bacteriana intestinal, ruptura de órgãos ocos, síndrome de reperfusão, sepse e choque (Figura 1).

O estrangulamento pode ser mais recorrente nas chamadas hérnias encarceradas, em que os tecidos herniados se encontram presos dentro do saco herniário, seja por restrição mecânica do anel, seja por aderências e fibroses decorrentes da inflamação e cicatrização tecidual no local, podendo inclusive levar à obstrução de órgãos ocos, como no caso da herniação de alças intestinais, bexiga ou útero. No

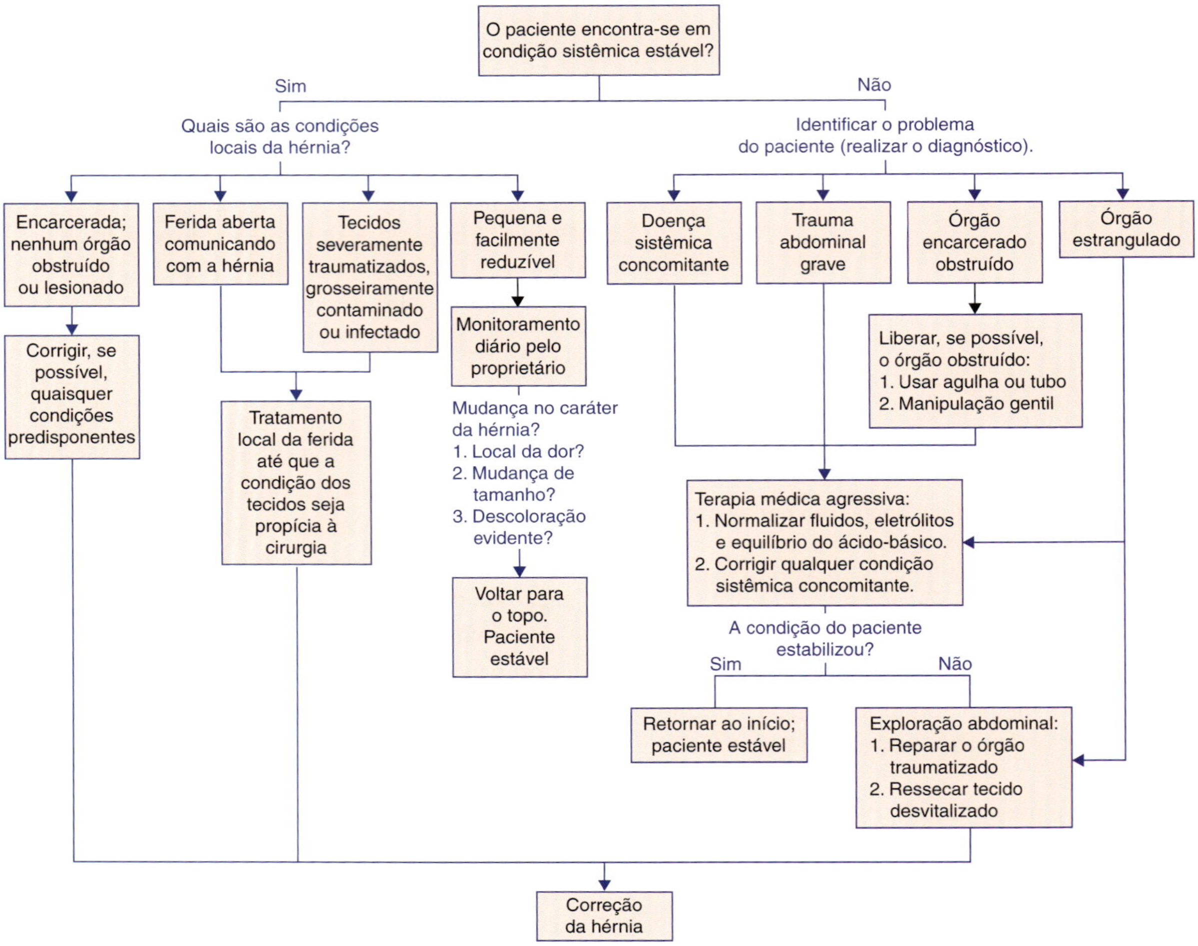

FIGURA 1 Tomada de decisão e tempo para correção cirúrgica de hérnia abdominal traumática.

encarceramento, ao exame físico, é possível perceber que não há a possibilidade de reduzir o conteúdo herniário de volta para o abdômen. As aderências são mais comuns em casos em que não há recobrimento mesotelial das vísceras pelo peritônio e elevam as chances de obstrução orgânica e do fluxo sanguíneo na região. Pelo potencial de se tornarem estranguladas em poucas horas, as hérnias encarceradas devem ser consideradas urgências cirúrgicas.

É importante se atentar que as maiores chances de encarceramento e estrangulamento acontecem nas hérnias pequenas, como as inguinoescrotais ou femorais, já que defeitos maiores raramente são capazes de obstruir o fluxo sanguíneo das estruturas protruídas. Além disso, órgãos ocos são os mais predispostos ao encarceramento e estrangulamento, uma vez que sua pressão intraluminal pode aumentar e gerar compressão vascular. Hérnias traumáticas podem sofrer encarceramento por aderências e, de forma tardia, apresentar estrangulamento por conta da retração cicatricial no anel herniário.

Em casos de hérnias estranguladas ou encarceradas ou em situações decorrentes de trauma, sugere-se que a abordagem cirúrgica abdominal aconteça através de acesso pela linha média, pois isso facilita a inspeção de todos os órgãos, a exploração da cavidade como um todo e o adequado isolamento das vísceras de eventual tecido necrosado ou infectado. Já em hérnias que não estão gerando manifestações clínicas, é possível que o cirurgião considere fazer uma abordagem diretamente sobre o aumento de volume.

As hérnias podem se localizar praticamente em qualquer lugar do abdômen, mas algumas apresentações acabam por se mostrarem como mais frequentes na rotina do médico veterinário. É possível identificar hérnias na porção caudal do abdômen (inguinais, inguinoescrotais, pré-púbicas e femorais), na região lateral, as quais geralmente resultam de trauma (paracostais e dorsais laterais), além das situadas na linha média ventral (umbilical e subesternal). As hérnias mais comumente encontradas na rotina são a umbilical, a inguinal e a perineal (Figura 2).

DESENVOLVIMENTO

Hérnia umbilical

A hérnia umbilical é o defeito de parede abdominal mais comum em cães e gatos. Majoritariamente, tem apresentação congênita e compreende uma falha na parede abdominal ventral que decorre do defeito na fusão dos folhetos laterais, os quais correspondem aos músculos retos abdominais e sua fáscia, durante a vida fetal. Há indícios de que a hérnia umbilical congênita tenha caráter hereditário e possa ocorrer em conjunto com outras alterações, como ectopia testicular e atresia anal, tornando desaconselhada a

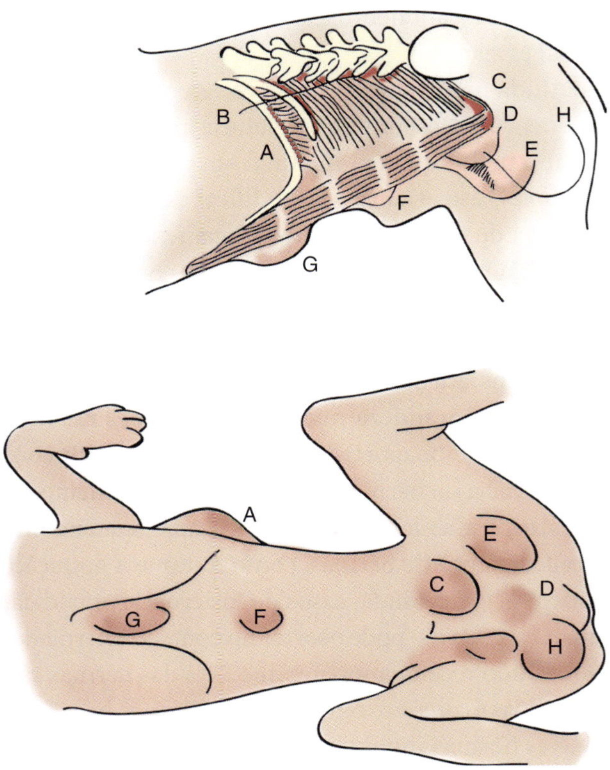

FIGURA 2 Localização mais comum das hérnias abdominais. (A) hérnia paracostal; (B) hérnia dorsolateral; (C) hérnia inguinal; (D) ruptura do ligamento pré-púbico; (E) hérnia femoral; (F) hérnia umbilical; (G) hérnia ventral; (H) hérnia escrotal.

reprodução de animais que a apresentem. Hérnias umbilicais congênitas ocultas podem se tornar evidentes em idade mais avançada em decorrência de aumento na pressão intra-abdominal, sendo improvável a sua ocorrência de forma adquirida.

Diagnóstico

As hérnias umbilicais têm seu diagnóstico estabelecido por meio de inspeção e palpação durante o exame físico (Figura 3); em geral, os responsáveis do animal já relatam o aumento de volume durante a anamnese. Por reduzir a pressão das vísceras, indica-se que o exame físico seja feito com o paciente em decúbito dorsal, o que facilita a redução da hérnia e a palpação de seu anel. O aumento de volume característico na região da cicatriz umbilical é de fácil observação, mas pode ter apresentações diferentes. Por muitas vezes o aumento pode ser intermitente, com o conteúdo herniário facilmente redutível (manualmente ou até de forma espontânea). Contudo, o conteúdo geralmente macio pode se tornar mais firme nos casos de encarceramento ou estrangulamento de estruturas. Dor, alteração da coloração da pele, firmeza excessiva do aumento de volume ou manifestações clínicas sistêmicas (vômitos, anorexia) podem significar obstrução de órgãos ou estrangulamento, exigindo a ação rápida do cirurgião e objetivando restringir a progressão das consequências de tais situações. O diagnóstico em casos de encarceramento ou estrangulamento deve ser complementado com exames de imagem (ultrassonografia, especialmente) e exames laboratoriais para avaliação das condições gerais e preparo cirúrgico. Assim, o exame clínico adequado se mostra importante para detectar situações potencialmente emergenciais, assim como para confirmar o diagnóstico da herniação.

A maior parte das hérnias umbilicais pequenas e redutíveis tem o ligamento falciforme como conteúdo e não possuem relevância clínica. É possível que esse tipo de hérnia sofra fechamento espontâneo conforme o filhote cresce até os 6 meses de idade. O tratamento cirúrgico das hérnias umbilicais é o mais recomendado, em especial no caso de herniações de anel inelástico com cerca de 1 cm, pois são as mais prováveis de gerar encarceramento e estrangulamento de órgãos. Hérnias menores ou muito maiores podem ser acompanhadas clinicamente, mas a recomendação

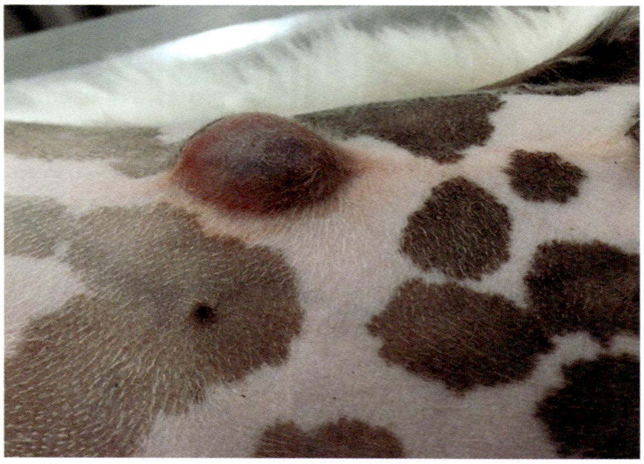

FIGURA 3 Hérnia umbilical estrangulada.

Fonte: próprio autor.

principal é para que sejam corrigidas. Nesses casos, é comum aproveitar a ocorrência de outro evento cirúrgico para a correção da hérnia (como uma ovário-histerectomia, por exemplo).

Tratamento

A abordagem cirúrgica das hérnias umbilicais, tecnicamente, se inicia na redução do conteúdo, caso possível, e é seguida da incisão de pele sobre a hérnia ou a contornando. O saco e o conteúdo herniário podem ser removidos (caso o conteúdo seja irrelevante, como o tecido adiposo do ligamento falciforme) ou dissecados e reintroduzidos para a cavidade abdominal. O objetivo é aproximar os bordos do anel herniário através de sutura aposicional (simples interrompido), sem a necessidade de que sejam debridados ou escarificados. A utilização de fios absorvíveis sintéticos é a mais indicada para o fechamento do anel. Em casos de encarceramento ou estrangulamento, a incisão na linha média deve ser ampliada para exploração do abdômen, avaliação de viabilidade dos órgãos e realização de outros procedimentos que se mostrem necessários. Eventuais aderências de órgãos ao saco ou anel herniário devem ser desfeitas. Por conta da elasticidade da musculatura abdominal, raramente é necessário o uso de malhas para o fechamento de hérnias umbilicais.

Para os cuidados pós-operatórios, recomendam-se repouso e cuidados com a ferida cirúrgica, sendo normalmente simples e de boa evolução, salvo nos casos de estrangulamento ou encarceramento de órgãos, os quais apresentam prognóstico reservado, bastante dependente das condições gerais pré-operatórias do paciente e da extensão do trauma cirúrgico. Até que ocorra a completa cicatrização tecidual, deve-se ficar atento a recidivas locais.

Hérnia inguinal

São hérnias inguinais aquelas em que as vísceras abdominais atravessam o canal inguinal adjacente ao processo vaginal, podendo ser congênitas ou adquiridas. Podemos considerar as hérnias escrotais como inguinais indiretas, pois o conteúdo atravessa o canal inguinal e se aloja na bolsa escrotal. Anatomicamente, o canal inguinal é a abertura na parede abdominal caudoventral, na qual passa o cordão espermático ou o ligamento redondo, respectivamente, em machos e fêmeas. Nos cães e gatos, o canal é formado pelos anéis inguinais externo e interno. O anel interno é formado pelo músculo reto abdominal (medial), borda caudal do músculo oblíquo abdominal interno (cranial) e ligamento inguinal (caudolateral); o externo, pela fenda na aponeurose do músculo oblíquo abdominal externo.

Ainda não está totalmente esclarecida a etiologia da doença, mais comum nas fêmeas por conta do tamanho maior do anel inguinal em comparação aos machos. O estrógeno pode modificar as características e a força do tecido conjuntivo e ligamento, enfraquecendo e ampliando o anel inguinal. As hérnias unilaterais são mais comuns que as bilaterais, que quando ocorrem comumente são congênitas e visualizadas em cães jovens. Além das congênitas, hormônios sexuais (estrógeno), fraqueza muscular, alterações no anel, doenças hormonais e traumas podem contribuir com a ocorrência da herniação. Fatores como aumento da pressão intra-abdominal podem elevar a frequência de acontecimento de hérnias, como durante a gestação. Podem ocorrer, ainda, casos de histerocele gravídica, em que a gestação pode ocorrer no conteúdo herniado. Um estudo recente mostrou que 73% das hérnias são adquiridas e contêm o omento dentro do saco herniário.

Nas hérnias inguinais diretas, o conteúdo herniário pode ficar no espaço subcutâneo, ao passo que nas hérnias indiretas o conteúdo adentra a cavidade do processo vaginal nas fêmeas e a túnica vaginal nos machos, passando do canal inguinal à bolsa escrotal.

Por conta do tamanho do anel, a chance de complicações nas hérnias indiretas é maior. Quanto maior o canal inguinal, menor a chance de encarceramento e possível estrangulamento de vísceras, havendo relato de complicações em menos de 5% dos casos. Essas complicações tendem a aumentar de acordo com o tempo: quanto mais tempo o paciente tem a hérnia, maior é a chance de obstrução mecânica do intestino ou obstruções vasculares.

As hérnias podem ser diagnosticadas pela palpação do volume abdominal caudal, passível ou não de redução, sendo uni ou bilateral. Os exames ultrassonográfico e radiográficos simples e contrastado podem ser utilizados como método diagnóstico a confirmar a suspeita.

Tratamento

O tratamento cirúrgico é indicado em todos os casos de hérnias inguinais. A cirurgia deve ser feita quanto antes possível, e os casos de estrangulamento são conduzidos como emergenciais. O tratamento cirúrgico baseia-se na redução do conteúdo herniário e fechamento da musculatura envolvida. O saco herniário deve ser removido a fim de minimizar espaço morto (Figura 4).

A cirurgia pode ser feita acessando-se diretamente em cima da hérnia, com cuidado para não lesar o saco e conteúdo herniários. Caso a redução do conteúdo seja difícil, existe a possibilidade de ampliar o canal inguinal com o auxílio de uma tesoura Metzenbaum no sentido cranial, a fim de facilitar o reposicionamento.

A incisão na linha média é indicada nos casos de hérnia bilateral. Dessa forma, com uma única incisão e divulsão do subcutâneo, conseguimos acessar os dois anéis inguinais. Alguns cirurgiões, a exemplo dos autores, preferem acessar pela linha média e incisar a linha alba, fazendo a abertura da cavidade abdominal, facilitando a redução e correção da hérnia e, quando necessário, possibilitando castrar o animal pelo mesmo acesso.

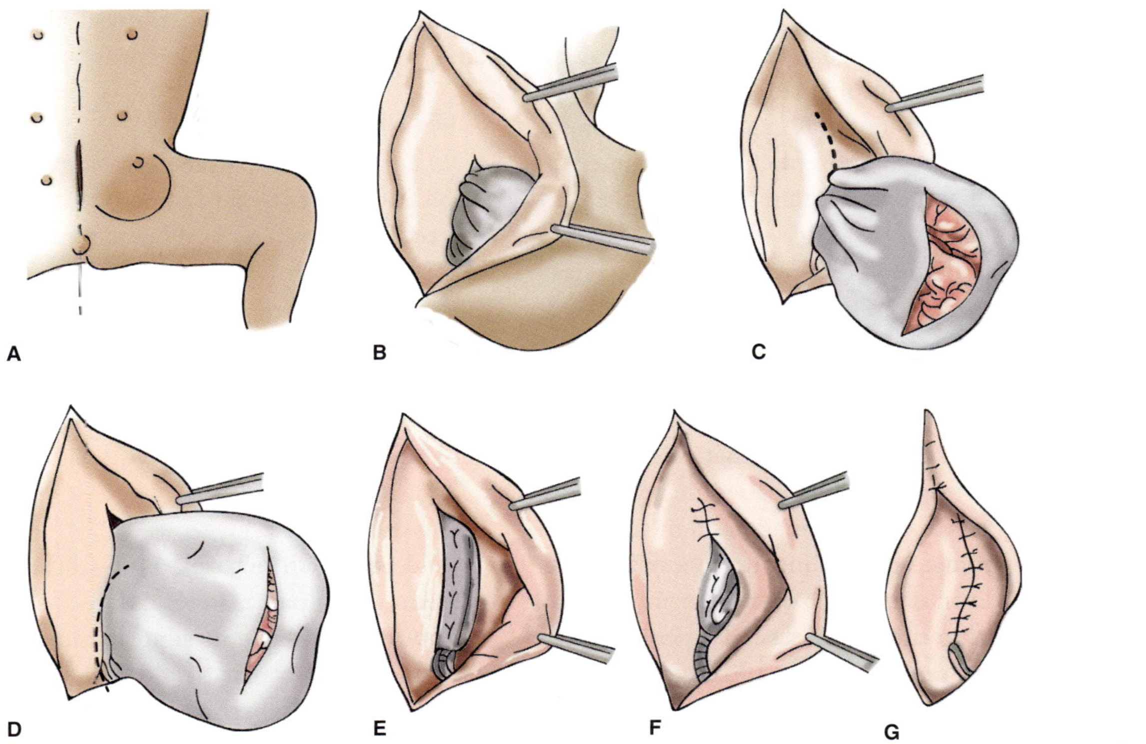

FIGURA 4 Acesso mediano para reparo de hérnia inguinal. (A) incisão de pele; (B) acesso ao saco herniário com dissecção do músculo reto abdominal; (C) o saco herniário é isolado e exposto seu conteúdo. A linha indica a direção da incisão na parede abdominal para ampliar e facilitar a redução e ressecção do conteúdo herniário; (D) redução do conteúdo herniário e resseccão na sua base; (E) realização de sutura no saco herniário; (F) redução do anel herniário com sutura simples interrompida; (G) fechamento da ferida.

A sutura da musculatura deve ser feita com fios absorvíveis multi ou monofilamentares, dando preferência a estes últimos. O fechamento deve ser sempre realizado no sentido craniocaudal. É de extrema importância lembrar de deixar, ao final da sutura, a permanência de abertura suficiente no anel inguinal que permita a passagem da vascularização local. O fechamento deve ser feito o suficiente para que não passem mais vísceras pelo anel.

A correção por videolaparoscopia é uma possibilidade menos traumática de correções de hérnias inguinais e vários estudos têm demonstrado sua eficácia e eficiência, caracterizada por recuperação mais precoce.

Hérnia perineal

A hérnia perineal (HP) traz consigo grandes desafios ao cirurgião, devido à dificuldade da cirurgia e às altas chances de recidiva. Por isso, é de suma importância que o cirurgião consiga acertar na sua técnica cirúrgica. O períneo define-se anatomicamente como a região do corpo que recobre caudalmente a pelve, circundando o canal anal e os canais urogenitais. Esse diafragma pélvico, assim chamado, é constituído pelo músculo elevador do ânus, músculos coccígeos, músculo glúteo superficial, músculo obturador interno, esfíncter anal externo, ligamento sacrotuberal e suas fáscias internas e externas.

A HP pode apresentar-se de quatro formas, classificada de acordo com sua localização anatômica. A HP isquiática ocorre entre o músculo coccígeo e o ligamento sacrotuberoso e é rara e adquirida. A HP dorsal ocorre entre os músculos coccígeo e elevador do ânus e, assim como a isquiática, também é rara. A HP ventral ocorre ventralmente ao músculo isquiouretral e está relacionada às fêmeas. A HP caudal é a mais comum e se forma entre o músculo elevador do ânus, o músculo obturador interno e o esfíncter anal externo. A HP resulta do enfraquecimento e da separação dos músculos e da fáscia do diafragma pélvico, permitindo o deslocamento de órgãos e o desvio lateral ou dilatação do reto dentro do períneo. Pode estar presente clinicamente de forma uni ou bilateral, causando sinais clínicos associados a tenesmo e disúria. Aproximadamente dois terços das HP são unilaterais, a maioria do lado direito, embora não tenha sido encontrada nenhuma razão anatômica para essa tendência.

A HP é observada principalmente em cães machos, idosos e não castrados. Existem algumas raças predispostas, mas pode-se observar a doença em qualquer cão, de qualquer raça ou sem raça definida. As fêmeas e os felinos podem ser acometidos, porém nesses casos em geral há trauma associado. A causa exata da fraqueza muscular não é completamente conhecida, mas alguns fatores têm sido propostos, como atrofia muscular neurogênica ou senil, miopatias, aumento de volume da próstata e constipação crônica. Um estudo de imuno-histoquímica demonstrou que há aumento do número de receptores hormonais e diferença do tamanho das fibras musculares em cães portadores da HP, comprovando a atrofia muscular vista macroscopicamente. Aumentos prostáticos, geralmente decorrentes de hiperplasia prostática benigna, podem gerar disquesia e maior esforço para a defecação, o que pode atuar como fator facilitador da herniação perineal. Algumas estruturas são comumente encontradas nas HP; entre elas, podemos citar saculação retal, tecido adiposo retroperitoneal, alças intestinais, omento, bexiga retrofletida e próstata.

Sinais clínicos

O aumento de volume perineal uni ou bilateral associado aos sinais de disquesia e disúria é comumente visto pelos tutores. Os órgãos contidos no saco herniário podem se tornar obstruídos ou estrangulados, agravando rapidamente o estado geral do paciente, tornando-se emergência. O deslocamento e a distensão que o conteúdo da hérnia provoca sobre a pele da região perineal predispõem à ocorrência de rubor e edema, acompanhada ou não de ulceração.

Diagnóstico

O diagnóstico se baseia no histórico clínico; no exame físico, à palpação retal devem-se constatar o desvio retal, ausência de suporte muscular e/ou divertículo retal. Avaliar a redutibilidade da hérnia é importante para saber se há encarceramento de vísceras. O exame radiográfico é importante no auxílio ao diagnóstico da HP. Nele é possível identificar alguns dos órgãos encontrados no conteúdo herniário. A uretrocistografia retrógrada positiva pode ser feita em casos de suspeita de retroflexão da bexiga. No exame ultrassonográfico da região perineal, é possível confirmar o diagnóstico de HP por meio do reconhecimento dos órgãos inadequadamente ali situados.

Tratamento

A terapia conservativa não apresenta bons resultados no longo prazo, porém alivia manifestações clínicas no período que antecede a cirurgia. Pode ser feita com o uso de emolientes, enemas periódicos, ocasionalmente remoção digital das fezes e a utilização de fibras na dieta que tornem o bolo fecal mais macio. Contudo, deve ficar claro que o tratamento definitivo consiste na reconstrução cirúrgica do diafragma pélvico. A bexiga pode ser descomprimida previamente por cateterização ou cistocentese em caso de emergência por encarceramento ou estrangulamento.

A orquiectomia é recomendada no tratamento da HP. Em estudos recentes, a possibilidade da orquiectomia caudal se mostrou segura, diminuindo a manipulação e o tempo do paciente anestesiado, mas com resultados semelhantes aos da orquiectomia pré-escrotal tradicional.

A intervenção cirúrgica é realizada com o paciente em decúbito esternal, com os membros pélvicos pendulares para baixo, fora da mesa. Esta pode estar angulada, para que as vísceras sejam projetadas cranialmente. Deve ser feita limpeza manual da ampola retal e colocada uma boneca de gaze no reto. Fazer bolsa de fumo no início do procedimento que deve ser retirada no final, assim como a boneca de gaze. A sondagem uretral do paciente é necessária para a bexiga ficar vazia durante o procedimento, o que minimiza a pressão intra-abdominal, e para que a uretra seja facilmente identificada na hora da sutura.

Herniorrafia tradicional

A herniorrafia tradicional é a mais simples das técnicas, mas nem sempre é possível executá-la, visto que os músculos podem estar muito delgados. Esse fato não permite o fechamento adequado dos nós, pois os músculos podem ser rompidos.

Deve-se realizar uma incisão em meia-lua, lateralmente ao ânus do lado acometido, dissecar o tecido subcutâneo até localizar o conteúdo herniário, que deve ser cuidadosamente reposicionado. Pode-se, com o auxílio de boneca de gaze, manter o conteúdo dentro da cavidade, enquanto são localizados os músculos e passadas as suturas. Devem-se utilizar fios inabsorvíveis sintéticos, ou absorvíveis de longa duração, como a polidioxanona 2-0 ou 3-0. Após passar todas as suturas, como na Figura 5, iniciar o fechamento dos fios já passados, tomando cuidado com a retirada da boneca de gaze. Após o fechamento de toda a musculatura, deve-se lavar o tecido subcutâneo, aproximá-lo e prosseguir para o fechamento da pele.

Transposição do músculo obturador interno

Esta técnica é indicada onde não conseguimos fazer a sutura ventral ou em hérnias mais crônicas. Inicia-se a técnica como descrito anteriormente. Após a identificação dos músculos, localiza-se o músculo obturador interno acima do ísquio. Deve-se retirá-lo de sua inserção tendínea e rebatê-lo dorsalmente, aliviando a tensão na sutura ventral. O material de sutura deve ser o mesmo já descrito (Figura 6).

Transposição do músculo glúteo superficial

A transposição do músculo glúteo superficial pode ser utilizada nos casos em que o tratamento tradicional falhou ou como reforço dorsal da hérnia. O procedimento consiste em dissecar a borda cranial do músculo e seccionar sua inserção no trocânter do fêmur. O retalho muscular é retrofletido em ângulo de 90° e suturado ao músculo esfíncter externo do ânus, caudalmente, e ao tecido subjacente dorsal, ventralmente.

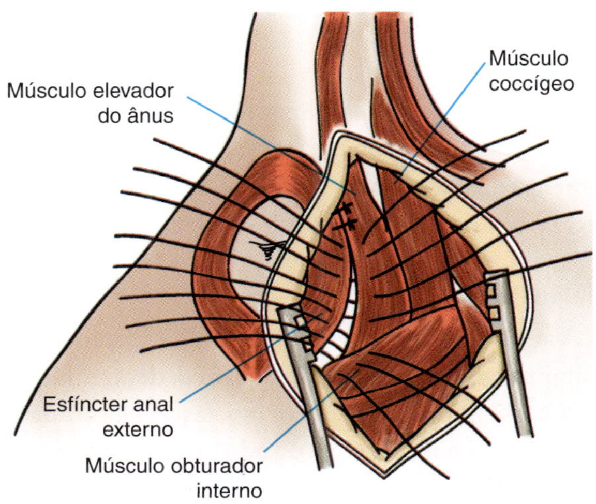

FIGURA 5 Fechamento da hérnia perineal com a técnica anatômica.

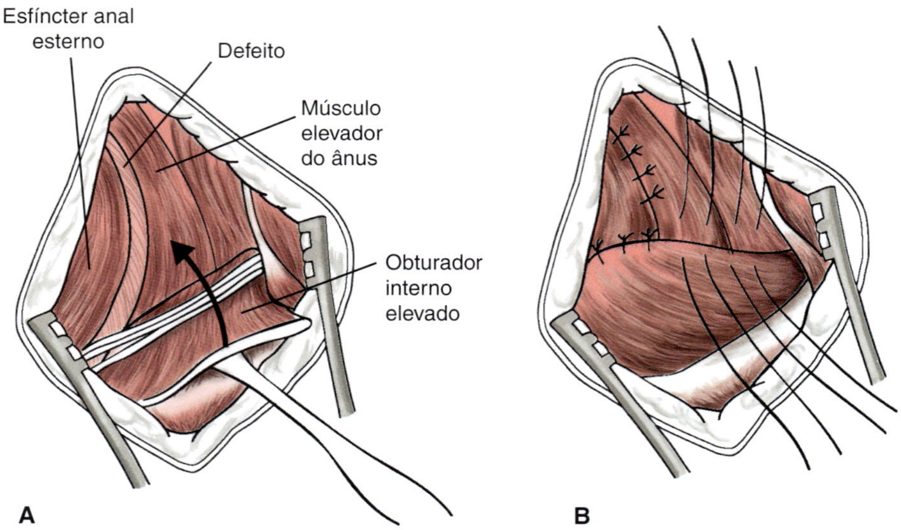

FIGURA 6 Correção de hérnia perineal com a técnica de transposição do músculo obturador interno. (A) O músculo obturador interno deve ser transposto após sua desinserção do ísquio e (B) fixação do músculo obturador interno após sua desinserção.

Transposição do músculo semitendinoso

A técnica de transposição do músculo semitendinoso é utilizada para a herniorrafia unilateral. Após a realização dos procedimentos descritos para a herniorrafia tradicional, deve-se divulsionar o músculo semitendinoso dos tecidos subjacentes, seccioná-lo distalmente o mais próximo possível do joelho e transpô-lo para suturar a região perineal contralateral. Foi observado que o músculo transposto se manteve contrátil por 90 dias, porém sofreu processo atrófico. Essa técnica tem se mostrado útil nos casos em que a porção ventral do períneo está bastante comprometida, como nas hérnias perineais ventrais, bilaterais e recidivantes.

Pexias abdominais

Trabalhos recentes mostram a eficácia da colopexia, deferentopexia e cistopexia no auxílio ao tratamento das hérnias recidivantes, sendo esse um poderoso aliado em pacientes que tiveram recidivas.

Malhas e próteses

Vários tipos de próteses têm sido utilizados para tentar recompor o diafragma pélvico, dentre os quais podemos citar pericárdio bovino, fáscia lata autógena e malhas de polipropileno. Todos podem ser usados caso não se consigam bons resultados somente com a sutura. A contaminação do material com formação de biofilme é sempre uma grande preocupação, por conta da proximidade da cirurgia com o ânus.

Complicações

A recidiva é a complicação cirúrgica mais comum. A recidiva da HP tem sido associada indiretamente à inexperiência do cirurgião e/ou técnica inadequada. As infecções pós-operatórias podem ser detectadas a partir do terceiro dia após a cirurgia e estão associadas a prostração, anorexia, febre e edema na área perineal. Os relatos mostram que a taxa de infecção varia em relação à técnica e pode chegar a 30% em alguns casos.

CONCLUSÃO

Devido ao grande número de pacientes acometidos por hérnias, o reconhecimento precoce delas, assim como a identificação de possíveis encarceramentos e estrangulamentos, é de suma importância dentro da clínica cirúrgica de pequenos animais. O reconhecimento anatômico da alteração regional, o diagnóstico e a escolha da técnica adequada entre as múltiplas possibilidades são de papel do cirurgião. Escolher o melhor momento, técnica e material é imprescindível para o sucesso da cirurgia, minimizando as chances de recidivas.

REFERÊNCIAS BIBLIOGRÁFICAS

1. Borges TB, Quessada AM, Lopes RRFB, Costa Neto JM, Rufino PHQ. Hérnia inguinal direta em cão macho não castrado. Relato de caso. Enciclopédia Biosfera. 2014; 10(19):1146.
2. Brissot HN, Dupre GP, Bouvy BM. Use of laparotomy in a staged approach for resolution of bilateral or complicated perineal hernia in 41 dogs. Vet Surg. 2004;33(4):412-21.
3. Jahromi AR, Nazhvani SD, Ganmani MJ, Mehrshad S. Concurrent bilateral inguinal and umbilical hernias in a bitch. Vet Archiv. 2009;79:517-22.
4. Lima AJS, Lima WC, Lima DASD, Sala PL, Borges TB, Quessada QM. Incisional hernia in a dog. Acta Sci Vet. 2021;49(suppl 1):629.
5. Morello E, Martano M, Zabarino S, Piras LA, Nicoli S, Bussadori R, et al. Modified semitendinosus muscle transposition to repair ventral perineal hernia in 14 dogs. J Small Anim Pract. 2015;56(6):370-6.
6. Przadka P, Liska B, Skrzypczac P, Kubiak-Nowak D, Borawski W, Juzwiak L, et al. Laparoscopic assisted percutaneous herniorrhapy in dog using PIRS technique. PLoS One. 2020; 15(7):e0235899.
7. Shaw SP, Rozanski EA, Rush JE. Traumatic body wall herniation in 36 dogs and cats. J Am Anim Hosp Assoc. 2003; 39(1):35-46.
8. Sneak DD. Abdominal wall reconstruction and hernias. In: Johnston SA, Tobias KM. Veterinary Surgery: Small Animal. Saunders; 2017. p. 4235-305.

20

Princípios da cirurgia oncológica

Ana Lúcia Pascoli ■ Paola Castro Moraes ■ Andrigo Barboza De Nardi

Objetivos

Após a leitura do capítulo, você será capaz de:

- Compreender os conceitos da cirurgia oncológica.
- Conhecer os princípios da cirurgia oncológica na cirurgia veterinária.

INTRODUÇÃO

Segundo a European Society of Veterinary Oncology (2013), um em cada quatro cães e um em cada seis gatos desenvolverá algum tipo de tumor durante a vida, e cerca de 50% dos cães com aproximadamente 10 anos de idade irão morrer por causa de algum problema associado ao câncer. São fatores como esses que nos levam a aprimorar a terapêutica e os métodos de diagnosticar precocemente essa doença.

DESENVOLVIMENTO

Aspectos históricos

As primeiras citações sobre cirurgias oncológicas datam do século XVI a.C., porém o seu desenvolvimento se deu com a introdução da anestesia geral, por William Morton e Crawford Lord, a partir de 1846, a prática da antissepsia, iniciada por Joseph Lister em 1867, e a utilização de técnicas de analgesia, a fim de permitir ressecção segura e tolerável para o paciente.

No fim do século XIX, Halsted desenvolveu os princípios da cirurgia oncológica, que permaneceram até a segunda metade do século seguinte. Halsted defendia que a doença oncológica era uma entidade clínica local, autônoma (até certo ponto) em relação ao hospedeiro e com capacidade de disseminação regional por meio da circulação linfática. Assim, uma cirurgia radical deveria ser realizada com exérese completa dos linfonodos e vasos linfáticos adjacentes, criando assim grandes defeitos cirúrgicos. Contudo, a elevada morbidade associada a essas técnicas e a falta de resultados que comprovassem o aumento da sobrevivência após a cirurgia contribuíram para o surgimento de uma nova tendência.

Na década de 1960, Fisher apresentou outra teoria, baseada em resultados de investigação clínica e laboratorial, na qual defendia que a doença oncológica tinha um caráter sistêmico e apresentava relações complexas com o hospedeiro, atribuindo à circulação sanguínea um papel importante na disseminação das células tumorais. As cirurgias tornaram-se, então, menos radicais, e tratamentos sistêmicos começaram a ser utilizados.

A mais recente teoria, desenvolvida por Hellman nos anos 1990, denominada de *spectral theory*, afirma que cerca de 10% dos tumores, em fase inicial, são originalmente sistêmicos, com disseminação precoce e necessitando de tratamento sistêmico. A maioria das neoplasias (65%) é inicialmente local e adquire a capacidade de disseminação à medida que cresce, havendo, portanto, a necessidade de detecção e remoção cirúrgica precoces. As demais (25%) consistem em lesões locais que não chegam a adquirir capacidade de disseminação, necessitando de remoção cirúrgica, porém não de tratamento sistêmico.

A evolução da cirurgia oncológica tem sido possível devido à modernização e ao desenvolvimento das técnicas de imagiologia (radiografia, ultrassonografia, tomografia axial computorizada, ressonância magnética, angiografia e, mais recentemente, cintilografia, técnicas anatomopatológicas, controle da dor, uso de hemostáticos e terapia intensiva).

Importância

A cirurgia oncológica deve seguir os princípios da cirurgia geral, ou seja, utilização de técnica asséptica, sem traumas em excesso, divulsões cautelosas, evitar possíveis contaminações do campo operatório com células neoplásicas ou patógenos, hemostasia adequada, margens livres de células tumorais e reconstituição dos tecidos conforme os princípios da cirurgia plástica e reconstrutiva.

A cirurgia é o método mais antigo e, ainda hoje, de maior sucesso no tratamento de neoplasias, mesmo com os avanços recentes na quimioterapia e radioterapia. Sempre que a localização do tumor permitir, a excisão cirúrgica completa será o tratamento de escolha; porém, é ético evitar procedimentos desnecessários, como ressecção tumoral em pacientes terminais, pois podem possuir outras enfermidades associadas, aumentando a chance de óbito ou mesmo prejudicando o prognóstico.

A maioria dos pacientes oncológicos acaba sendo submetida a procedimento cirúrgico em alguma etapa do tratamento, podendo ser feita isoladamente ou como parte integrante de tratamentos multidisciplinares, com a finalidade de prevenção, diagnóstico (biópsia), ressecção para cura, método paliativo, *debulking* (citorredução de células tumorais) e uma variedade de procedimentos auxiliares para melhorar e complementar outras formas de tratamento.

A remoção cirúrgica total de uma neoplasia tem mostrado melhores resultados de cura do que qualquer outra forma de tratamento, pois geralmente é aplicada como tratamento único para a doença localizada, em tumores em estágios iniciais ou com baixo potencial para metástase. Possui outras vantagens, como não apresentar efeitos carcinogênicos e imunossupressores, observados com a quimioterapia e radioterapia, não causar resistência biológica, definir o diagnóstico, auxiliar no estadiamento e no controle da dor. Suas desvantagens incluem a morbidade e mortalidade associadas à anestesia e cirurgia, a possibilidade de alteração da anatomia normal e fisiologia local, a não atuação de modo específico em tecidos comprometidos pela malignidade, aderidos a outras estruturas e com ausência de margens seguras, e a ausência de promoção de cura nos casos de doença disseminada (metástases).

Avaliação pré-operatória

A ausência de planejamento pré-operatório concernente à reconstrução e o receio do cirurgião de não ser capaz de fechar o defeito resultante são as principais causas de falha do primeiro e mais importante estágio da cirurgia, a execução da excisão. A localização da ferida, a elasticidade do tecido adjacente, o suprimento sanguíneo regional e características do leito da ferida devem ser considerados no planejamento da cirurgia reconstrutora.

Antes do procedimento, o cirurgião necessita do diagnóstico do tumor que será removido. O primeiro passo envolve a citologia aspirativa por agulha fina (CAAF), a qual, quando inconclusiva, requer o diagnóstico histopatológico (biópsia). A CAAF é a técnica menos invasiva na obtenção de informações sobre a neoplasia antes da cirurgia. Contudo, a acurácia depende de vários fatores, incluindo o tipo de tumor, a localização e a quantidade de tecido inflamado adjacente.

A biópsia pode ser incisional, excisional ou realizada com Tru-Cut, e a decisão entre a técnica de biópsia mais apropriada varia com o tamanho, a localização e o diagnóstico presuntivo da citologia. Na biópsia incisional, amostras são obtidas por meio de incisões realizadas com tesoura, bisturi ou *punch*. É indicada principalmente para lesões na derme ou epiderme. A biópsia excisional é o método que abrange diagnóstico e tratamento, pois remove por completo e com margens de segurança a massa tumoral. As biópsias com agulha grossa (Tru-Cut), guiadas por exame de imagem, facilitam a obtenção de maior quantidade de material, permitindo determinar o grau histológico da neoplasia.

Uma vez conhecidos o diagnóstico histológico, o grau e a extensão da doença, o planejamento cirúrgico pode ser realizado com base no comportamento biológico do tumor e no objetivo do proprietário para a terapia. O planejamento deve abranger a necessidade e o tempo da terapia adjuvante antes da intervenção cirúrgica, que pode ter caráter paliativo ou curativo.

A cirurgia paliativa tem o objetivo de promover a citorredução (*debulking*) do tumor, reduzindo os sinais clínicos e melhorando a qualidade de vida do paciente, e/ou permitir terapias adjuvantes para uma maior ação na doença residual. Também é utilizada quando o tumor local e/ou metástase podem não ser controlados. Pode ser intralesional, em que parte da massa permanece ou, preferivelmente marginal, em que a massa macroscópica é removida.

Já o tratamento curativo ou cirurgia definitiva tem o objetivo de controlar localmente o tumor. Contudo, algumas células tumorais apresentam capacidade de se libertar da massa tumoral e se infiltrar em tecidos adjacentes, estabelecendo neoplasias satélites microscópicas. Essas células não são vistas macroscopicamente, porém devem estar presentes em alguns tipos de tumores, haja vista a alta recidiva local com excisão marginal e as evidências de células infiltrativas nas margens histológicas quando uma ampla excisão não é realizada. Sendo assim, tumores malignos devem ser removidos com margens de segurança para o alcance do controle local.

Excisões não planejadas frequentemente são associadas a excisões grandes o suficiente para remover a massa tumoral, no entanto não o suficiente para remover microscopicamente o tumor. No que se refere ao diagnóstico pré-operatório, a maioria é realizada por radiologistas por meio de ressonância magnética, ultrassonografia, tomografia computadorizada e biópsia por agulha fina guiada por imagem. O cirurgião pode ainda necessitar de amostras teciduais antes da ressecção, por meio de procedimentos como biópsia endoscópica, laparoscópica e, algumas vezes, biópsia cirúrgica aberta.

O estadiamento da doença é necessário antes do planejamento cirúrgico e depende da suspeita ou diagnóstico do tumor, embora, em muitos casos, este pode não ter sido definido até o momento da intervenção cirúrgica. Alguns tumores secundários, como os hepáticos, podem ser tão pequenos que não são observados nas avaliações pré-operatórias. Assim, há a possibilidade de algumas neoplasias secundárias não serem detectadas pela laparoscopia.

O estadiamento cirúrgico deve envolver a remoção cirúrgica ou a biópsia dos linfonodos locais e pode ser associado ao diagnóstico inicial ou à ressecção definitiva.

Tratamento cirúrgico

A ressecção apropriada do tumor requer do cirurgião o conhecimento dos princípios de cirurgia geral, oncológica e reconstrutiva. O planejamento da cirurgia depende do conhecimento do tipo do tumor, de sua graduação, do estadiamento e do comportamento clínico esperado. Uma ampla excisão com margens livres de células neoplásicas deve ser realizada. As margens são determinadas com base no tipo tumoral, agressividade, localização anatômica e barreiras formadas por tecidos adjacentes, como cartilagens, fáscias e tendões. Usualmente, sugere-se margem de 1 a 2 cm para a maioria dos tumores, sendo que nos malignos essa margem pode ser maior, de 2 a 3 cm. As margens devem ser tridimensionais, ou seja, observadas lateralmente, medialmente e na profundidade (Figura 1). É preciso ressaltar que as margens cirúrgicas a serem respeitadas independem do tamanho do tumor. Uma exceção é o sarcoma de injeção em felinos, no qual margens ainda maiores são requeridas, de 5 cm radialmente e dois planos fasciais profundos.

O uso do bisturi elétrico e do eletrocautério é recomendado para a adequada hemostasia, etapa fundamental no período perioperatório da ressecção de tumores. Outra importante manobra é evitar ligaduras por meio de suturas inseridas próximas às bordas da neoplasia, pois acidentalmente a agulha pode provocar perfurações e contaminação do campo cirúrgico. As ligaduras em massa são contraindicadas, pois podem comprimir e romper o tumor, ocasionando o extravasamento de células neoplásicas.

A lavagem da ferida cirúrgica após a ressecção da neoplasia é controversa, uma vez que não se tem comprovação do seu real valor na remoção de células neoplásicas. Alguns autores acreditam que a lavagem, sobretudo em cavidades, onde haveria maior dificuldade de recuperar o líquido, facilitaria a disseminação de metástases. Porém, estudos em animais indicam que células metastáticas aderem a receptores específicos e, uma vez que tenha ocorrido essa adesão, não seria carreada pelo líquido, deixando a lavagem de ter efeito benéfico. Contudo, alguns autores são unânimes em recomendá-la, como forma de eliminação de coágulos, material estranho, fragmentos de tecido necrótico e, possivelmente, células neoplásicas esfoliadas.

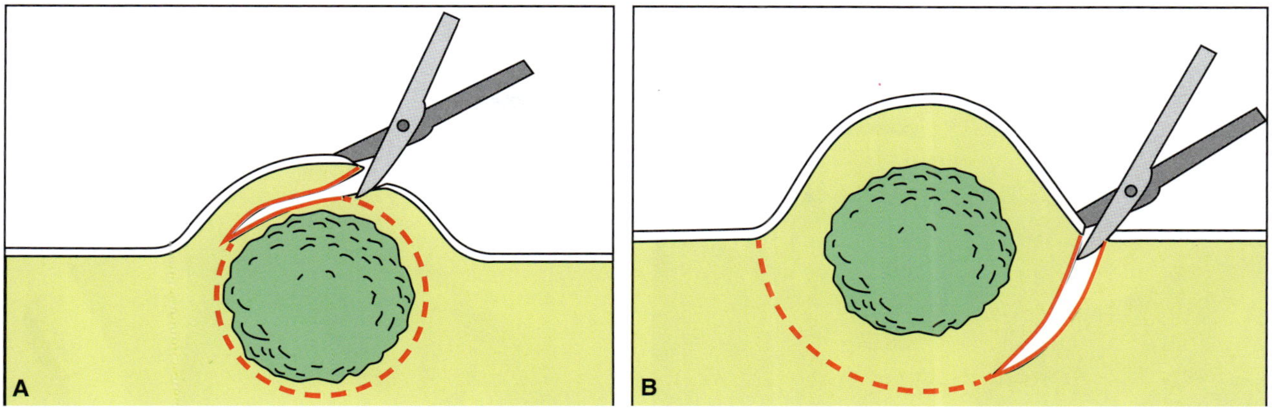

FIGURA 1 Desenho esquemático de biópsia excisional. (A) Excisão sem margem de segurança; (B) excisão ampla com boa margem de segurança.

Fonte: adaptada de Daleck e Rodaski, 2009.

As luvas, instrumentais cirúrgicos e panos de campo devem ser trocados após a lavagem do leito cirúrgico, uma vez que as células tumorais aderem a objetos inanimados, podendo ser carreadas para tecidos utilizados para o fechamento da ferida.

O fechamento primário da ferida cirúrgica é sempre a melhor opção, no entanto é preferível deixar uma ferida aberta cicatrizar por segunda intenção a fechá-la com câncer residual. As feridas podem ser divulsionadas e suturadas (cicatrização por primeira intenção) ou fechadas com técnicas de cirurgia reconstrutiva, como *flaps* de avanço, de transposição, de padrão axial, ou por meio de enxertos cutâneos. A Figura 2 ilustra uma cirurgia reconstrutiva na ressecção de hemangiopericitoma com a devida margem de segurança.

O conhecimento profundo da anatomia e da fisiologia da espécie, o domínio das técnicas de exérese e de reconstrução, a compreensão da biologia tumoral e o uso competente de terapias adjuvantes ou alternativas à cirurgia são condições essenciais para a obtenção de sucesso cirúrgico, além da redução da morbidade para o paciente e do risco de comprometimento das margens da excisão.

A ressecção da neoplasia pode ser feita por meio de dissecção romba. A diérese por descolamento só poderá ser realizada nos tumores passíveis de dissecção romba, pois, em neoplasias aderidas, circundadas por tecido fibroso, pode haver intensificação da reação inflamatória local de tecidos circunvizinhos, podendo promover e facilitar a disseminação de células neoplásicas. Já nos tumores infiltrativos e aderidos, a diérese deve ser efetuada de preferência com o bisturi, que permite uma ressecção menos traumática quando comparada às excisões com tesouras.

Nos casos em que houver maiores chances de permanecerem espaço morto, hematomas ou seromas após ressecção tumoral incompleta, indica-se a colocação de drenos, minimizando chances de células neoplásicas acessarem áreas além do campo operatório e fluidos serem dispersos pelo espaço subcutâneo durante a movimentação do paciente.

Segundo Boston e Henderson, os drenos devem ser usados criteriosamente na cirurgia oncológica. Os drenos de Penrose (gravidade) devem ser evitados, pois formam um túnel no leito do tumor até uma área ventral distante. Os drenos de sucção fechada apresentam várias vantagens; a mais importante delas é que o ponto de saída do dreno pode estar adjacente à incisão primária, e esse local de drenagem pode ser facilmente incluído em um campo de radiação ou ressecção futuro, se necessário.

Recomendam-se fios de sutura monofilamentares, pois foi observado, experimentalmente, que as células neoplásicas podem se aderir com mais facilidade na forma multifilamentar, favorecendo as recidivas.

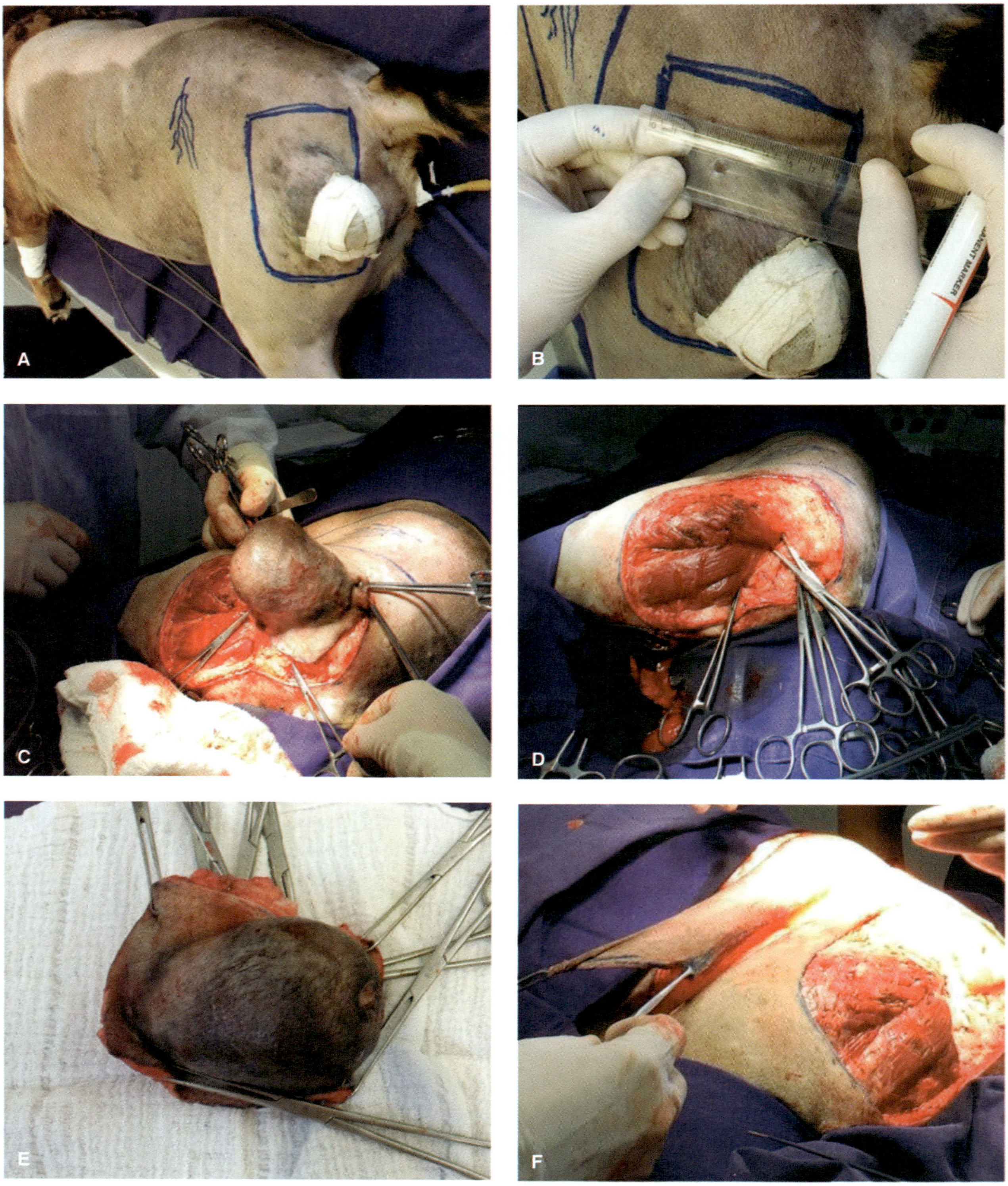

FIGURA 2 (A) Hemangiopericitoma ulcerado em membro pélvico esquerdo de um cão; (B) delimitação das margens cirúrgicas; (C) ressecção da massa tumoral; (D) remoção completa do tumor; (E) tumor extirpado; (*Continua*).

Fonte: Serviço de Oncologia Veterinária (SOV) da Universidade Estadual Paulista (UNESP) Júlio de Mesquita Filho, *campus* Jaboticabal.

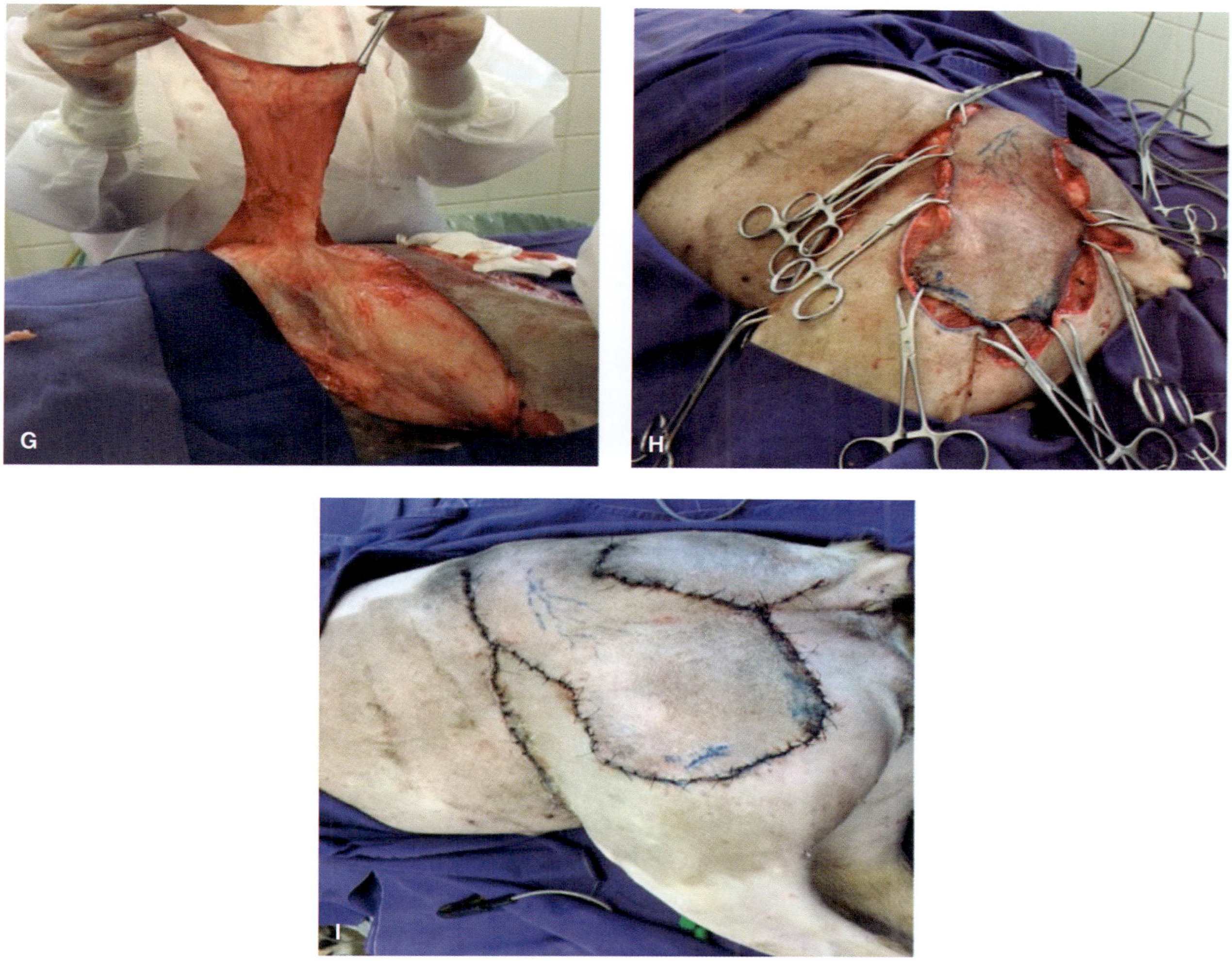

FIGURA 2 (F), (G) e (H) *flap* axial da ilíaca circunflexa; (I) pós-operatório imediato (*continuação*).

Fonte: Serviço de Oncologia Veterinária (SOV) da Universidade Estadual Paulista (UNESP) Júlio de Mesquita Filho, *campus* Jaboticabal.

Pós-operatório

A utilização de antibióticos é recomendada devido à maior predisposição à ocorrência de infecção pós-operatória decorrente da presença de fatores de risco como idade avançada, má nutrição, terapia com corticosteroides, síndromes paraneoplásicas e imunossupressão, além de alterações metabólicas induzidas pela doença neoplásica. O controle da dor no pré e no pós-operatório pode ser obtido com a administração de opioides, anti-inflamatórios não esteroidais e/ou anestesia local.

Após a ressecção, o tumor deve ser encaminhado ao patologista para identificação da neoplasia, graduação e avaliação das margens cirúrgicas. Uma boa técnica é corar as margens da peça com nanquim. As bordas coradas, em toda a extensão da ressecção, são facilmente identificadas histologicamente, facilitando a visualização de que margem ressecada sofreu infiltração tumoral ou que margem livre foi atingida. Outro aspecto importante é o envio da peça em recipiente adequado. A peça retorcida dificulta bastante na correta identificação das relações anatômicas. O formol deve cobrir todo o material, para evitar autólise de tecido.

Pacientes que tenham margens cirúrgicas microscópicas comprometidas e pacientes com ressecção incompleta da massa tumoral devem ser submetidos às terapias adjuvantes locais ou sistêmicas, conforme seu estadiamento. Nas intervenções cirúrgicas com excisão incompleta, além dos tratamentos adjuvantes, há indicações de futuras reintervenções.

Remoção de metástases

Atualmente, tornou-se opção terapêutica importante no controle do câncer a ressecção de metástases pulmonares, hepáticas e/ou cerebrais, desempenhando nessa situação opção de tratamento paliativo. É comprovada a melhora obtida em pacientes com tumores primários controlados submetidos à exérese de nódulos metastáticos, ausência de lesões em outras áreas e ineficácia de outra modalidade terapêutica, podendo prolongar a vida desse paciente, mantendo a sua qualidade.

Falhas do tratamento cirúrgico

As falhas do tratamento cirúrgico são observadas principalmente pelas recidivas locais, além das metástases em linfonodos regionais ou distantes. Contudo, estas podem ser minimizadas seguindo-se rigorosamente os princípios da cirurgia oncológica, além de se efetuar o planejamento cirúrgico com base no comportamento biológico do tumor e no estadiamento TNM (tumor, linfonodo e metástase). Além disso, as reavaliações periódicas pós-cirúrgicas são imprescindíveis para a detecção das falhas do tratamento e a instituição de novos procedimentos terapêuticos.

A principal causa de falha do tratamento cirúrgico, com consequente recidiva da neoplasia, é a excisão de tumorações sem margens cirúrgicas adequadas. Liptak preconiza que "é melhor deixar uma ferida aberta parcialmente sem câncer do que fechar com câncer residual". A agressividade da intervenção não deve ser comprometida pela facilidade de fechamento da ferida cirúrgica. A maior chance de cura se encontra na primeira cirurgia, visto que tumores recidivantes podem invadir e alterar os tecidos locais, necessitando de uma excisão maior que a anterior, além de, na primeira vez, os planos anatômicos estarem mantidos, facilitando a ressecção.

A disseminação de neoplasias decorrente da manipulação cirúrgica foi relatada em humanos e animais, tornando de extrema importância a utilização de medidas capazes de prevenir essa ocorrência. Alguns autores preconizam que devem ser utilizados, ao se manipular um tumor, os mesmos cuidados tomados com relação a tecidos infectados como abscessos, ou seja, isolá-lo com compressas e manipulá-lo com suturas de reparo no lugar de pinças, uma vez que as medidas adotadas para evitar a disseminação de bactérias seriam úteis também com relação às células neoplásicas.

CONCLUSÃO

Planejamento cirúrgico e conhecimento dos princípios que regem a cirurgia oncológica são essenciais para obtenção de bons resultados.

REFERÊNCIAS BIBLIOGRÁFICAS

1. Boothe HW. The fundamentals of oncologic surgery. Veterinary Medicine. 1997;92(4):360-4.
2. Boston S, Henderson Jr RA. Role of Surgery in Multimodal Cancer Therapy for Small Animal. Vet Clin Small Anim. 2014;44(5):855-70.
3. Daleck CR, De Nardi AB, Rodaski S. Oncologia em cães e gatos. In: Daleck CR, Rodaski S. Princípios de cirurgia oncológica. São Paulo: Roca; 2009.
4. Cady B. Fundamentals of contemporary surgical oncology: Biologic principles and the threshold concept govern treatment and outcomes. J Am Coll Surg. 2001;192(6):777-92.
5. Farese JP, Withrow SJ. Surgical Oncology. In: Withrow & Macewen's Small Animal Clinical Oncology. 5. ed. Elsevier Inc.; 2013. p. 149-55.
6. Fisher B. Biological research in the evolution of cancer surgery: a personal perspective. Cancer Res. 2008;68(24):10007-20.
7. Gilson SD, Stone EA. Management of the surgical oncology patient. Compend Contin Educ Vet. 1990;12(8):1047-52.
8. Gilson SD, Stone EA. Principles of Oncology Surgery. Compend Contin Educ Vet. 1990;12(6):827-38.
9. Guarischi A, Ramos Jr. Cirurgia oncológica. Colégio Brasileiro de cirurgiões. 4º Programa de Auto-avaliação em cirurgia. Rio de Janeiro: Diagraphic Editora; 2001.
10. Hedlund CS. Surgery of integumentary system. In: Fossum TW, Hedlund CS, Hulse DAL, Johnson AL, Seim HB, Willard MD, Carrol GL. Small animal surgery. St. Louis: Mosby-Year Book; 1997. p. 116-28.
11. Henderson RA, Brewer WG. Skin and subcutis. In: Slatter D. Textbook of small animal surgery. 2. ed. Filadélfia: W.B. Saunders; 1993. p. 2075-88.
12. Lascelles D, White D. Principles of Oncologic Surgery. In Practice. 1999;21(4):163-75.
13. Liptak JM. The principles of surgical oncology. Aust Vet Pract. 1997;27(3):114-21.
14. Salisbury SK. Principles of oncologic surgery. In: Morrison WB. Cancer in dogs and cats: medical and surgical management. Baltimore: Williams & Wilkins; 1998. p. 223-40.
15. Soderstrom MJ, Gilson SD. Principles of Surgical Oncology. Vet Clin North Am Small Anim Pract. 1995;25(1):97-110.

21

Cirurgia reconstrutiva

Jussara Peters Scheffer

Objetivos

Após a leitura do capítulo, você será capaz de:

- Conhecer os conceitos da cirurgia reconstrutiva.
- Verificar os princípios da cirurgia reconstrutiva na cirurgia veterinária.

INTRODUÇÃO

Nas últimas décadas, as técnicas de cirurgia reconstrutiva têm sido utilizadas rotineiramente na clínica cirúrgica de pequenos animais, devido à sua utilização na reconstrução tecidual, como *flaps*, enxertos, para a correção de defeitos de pele traumáticos. Na oncologia, é amplamente utilizada para a correção dos defeitos de pele resultantes da exérese tumoral extensa, devido à necessidade de margem cirúrgica.

O conhecimento básico de anatomia e fisiologia da pele de cada espécie se faz necessário ao utilizar essas técnicas, reduzindo as chances de complicações como excesso de tensão, retorsão, hematomas, infecção do retalho e comprometimento circulatório. Existem diversas técnicas de cirurgia reconstrutiva, sendo a escolha de qual utilizar baseada em um bom planejamento pré-operatório, localização da ferida, tamanho, linhas de tensão, disponibilidade de pele e principalmente a preferência e experiência do cirurgião, evitando custos desnecessários e complicações.

A utilização de cadáveres para o estudo e aprimoramento de dessas técnicas é indicada, pois assim o cirurgião estará mais capacitado no momento do procedimento, evitando complicações. A cirurgia reconstrutiva exige que o cirurgião seja flexível, tenha boa imaginação, além de compreensão da anatomia vascular, pois em muitos casos, principalmente na oncologia, somente após a exérese tumoral se torna possível a escolha da técnica. Por isso, são importantes o correto posicionamento do animal, tricotomia bem ampla e experiência profissional.

As técnicas empregadas na medicina veterinária são baseadas nas da medicina, porém existem algumas diferenças entre a pele do cão e gato e a pele de humanos, o que justifica algumas variações.

LINHAS DE TENSÃO

Alguns aspectos devem ser considerados quando se planeja uma cirurgia reconstrutiva: a localização do ferimento, a elasticidade do tecido adjacente, o suprimento sanguíneo local e a qualidade do leito da ferida. A tensão e a elasticidade são avaliadas realizando-se a elevação ou o deslocamento da pele do local doador. Excesso de tensão no fechamento de feridas pode causar deiscência, necrose, comprometimento circulatório, atraso na cicatrização e desconforto, por isso a importância de avaliar as linhas de tensão antes da correção de defeitos de pele.

As linhas de tensão são formadas pela tração exercida pelo tecido fibroso dentro da pele. Elas foram mapeadas em animais, porém sofrem variações de acordo com a raça, idade, conformação e sexo. O correto posicionamento do animal facilita na identificação das linhas de tensão. Incisões e feridas paralelas às linhas tendem a cicatrizar mais rapidamente e têm um resultado estético melhor, enquanto as realizadas por intermédio das linhas de tensão podem sofrer estiramento das bordas, levando à deiscência da sutura e consequente formação de tecido fibroso e de cicatriz.

ALÍVIO DE TENSÃO

Aplicar suturas sob muita pressão pode ocasionar deiscência de pontos e/ou necrose. Com o intuito de aliviar a tensão tecidual presente, técnicas de alívio de tensão podem ser utilizadas, como divulsão do tecido adjacente à ferida. Essa é a técnica mais simples, devendo ser cuidadosa, com tesoura romba, preservando os plexos subdérmicos e vasos cutâneos diretos.

Outras técnicas possíveis são o estiramento e a expansão da pele além de sua elasticidade normal, por meio de processos de deslizamento mecânico e relaxamento de estresse. Durante o processo, as fibras de colágeno e elastina da derme são estiradas. A pele pode ser pré-esticada horas ou dias antes da cirurgia; porém, quanto mais tempo ela ficar sob o processo de estiramento, maiores serão as chances de gerar edema local. Várias técnicas podem ser utilizadas para promover o estiramento e a expansão da pele, como pré-suturas (mais eficiente nas extremidades), pontos ajustáveis, esticadores e expansores de pele, sendo a última a mais eficiente, porém a mais dispendiosa, uma vez que os dispositivos de expansão tecidual possuem valores elevados, não sendo possível o emprego rotineiro.

Diversos padrões de suturas podem ser empregados como técnicas de alívio de tensão, entre eles as suturas subdérmicas, intradérmicas, móveis (*walking suture*) e externas. As suturas subdérmicas são aplicadas no tecido subcutâneo ou subcuticular, aproximando as bordas da ferida reduzindo a tensão das suturas cutâneas, reduzem o espaço morto e são imprescindíveis para a oclusão final da ferida, ajudando a diminuir a formação de cicatriz. Já as suturas intradérmicas são aplicadas entre o tecido subcutâneo e a derme; quando aplicadas em padrão contínuo embutido, eliminam a necessidade de remoção da sutura.

Já as suturas móveis movimentam a pele por meio de um defeito. Esse tipo não penetra na superfície da pele; aplicam-se as suturas dos dois lados do defeito, avançando a pele em direção ao centro da ferida, diminuindo a tensão e aproximando as bordas do defeito. É comumente utilizado após exérese tumoral, como nas mastectomias.

Por fim, há as suturas externas, aplicadas mais distantes da borda da pele ou usando padrões como colchoeiro, cruzadas, alternando pontos amplos e estreitos, ou pontos "distal-proximal-proximal-distal" e "distal-distal-proximal-proximal". Os pontos de alívio podem ser retirados 3 dias após a cirurgia, quando a fibrina já estiver estabilizando as bordas da ferida.

INCISÕES DE RELAXAMENTO

Quando a aproximação das bordas do defeito é possível, porém com grau razoável de tensão, podemos aplicar incisões de relaxamento paralelas ou próximas à sutura, auxiliando na diminuição da tensão e evitando possíveis complicações como deiscência de pontos. As incisões de relaxamento podem ser simples, em que somente uma incisão bilateral ou unilateral é realizada paralela ao defeito; ou pontilhadas múltiplas, formando uma malha. Ambas têm a função de reduzir a tensão sobre a sutura e as incisões cicatrizam por segunda intenção. Incisões de relaxamento também são utilizadas no fechamento de defeitos em palato, como o fechamento de fenda palatina em palato duro.

Outras opções para aliviar a tensão da linha de sutura são as técnicas em V-Y-plastia e Z-plastia. São incisões de relaxamento, que além de diminuírem a tensão fornecem um retalho de avanço. São muito utilizadas em feridas crônicas ou inelásticas. Procedimento em Z pode ser feito sobre o defeito, onde a haste central do Z fica sobre a ferida. Outra opção é fazer a Z-plastia ao lado do defeito, realizada após a aplicação da sutura, apenas no intuito de promover o alívio de tensão, não fornecendo pele adicional ao defeito, como variação podemos realizar bilateralmente ou diversas Z-plastia interligadas.

PREVENÇÃO DE "ORELHAS-DE-CÃO"

Em alguns casos, após a reconstrução tecidual de determinada ferida, pregas teciduais se formam no final das suturas e são chamadas de "orelhas-de-cão" ou "orelhas-cutâneas" ou "dobras cutâneas". Podem ser evitadas ou corrigidas com o espaçamento desigual dos pontos ou com uma incisão elíptica ou triangular nas extremidades da linha de sutura. Colocando pontos mais próximos na fase convexa e pontos mais distantes na face côncava, evitam-se as pregas. "Orelhas-de-cão" pequenas se aplainam com o tempo, ao passo que as maiores devem ser corrigidas, criando um efeito estético melhor.

CIRURGIA RECONSTRUTIVA NA ONCOLOGIA

Ao planejar exérese de tumor cutâneo, uma avaliação cuidadosa da tensão e da elasticidade da pele deve ser realizada, respeitando-se o correto posicionamento do animal no momento da avaliação, pois neoplasias devem ser removidas com margem cirúrgica segura, principalmente aquelas com maior malignidade, o que torna necessário o emprego de correta técnica de cirurgia reconstrutiva para reconstrução do defeito resultante da exérese, permitindo rápidas recuperação e cicatrização e evitando complicações como deiscência de sutura. As técnicas podem ser utilizadas isoladamente ou em associações, como retalho de avança associado a sutura de alívio de tensão (Figura 1).

Em alguns casos, em razão da necessidade de ressecções profundas, muitas vezes invadindo tórax ou abdome, grandes defeitos musculares são gerados, sendo necessária a utilização de retalhos compostos ou mistos. Pode-se associar a utilização de malhas protéticas.

CIRURGIA RECONSTRUTIVA NO TRAUMA

São comuns os casos de lesões teciduais decorrentes de traumas em cães e gatos. Comumente causam avulsão tecidual extensa, chamada de desenluvamento, e concomitante a essas lesões teciduais em geral há fraturas únicas ou múltiplas (comumente encontradas em porção distal de membros).

Diferentemente dos defeitos teciduais gerados por exérese tumoral, as lesões traumáticas devem

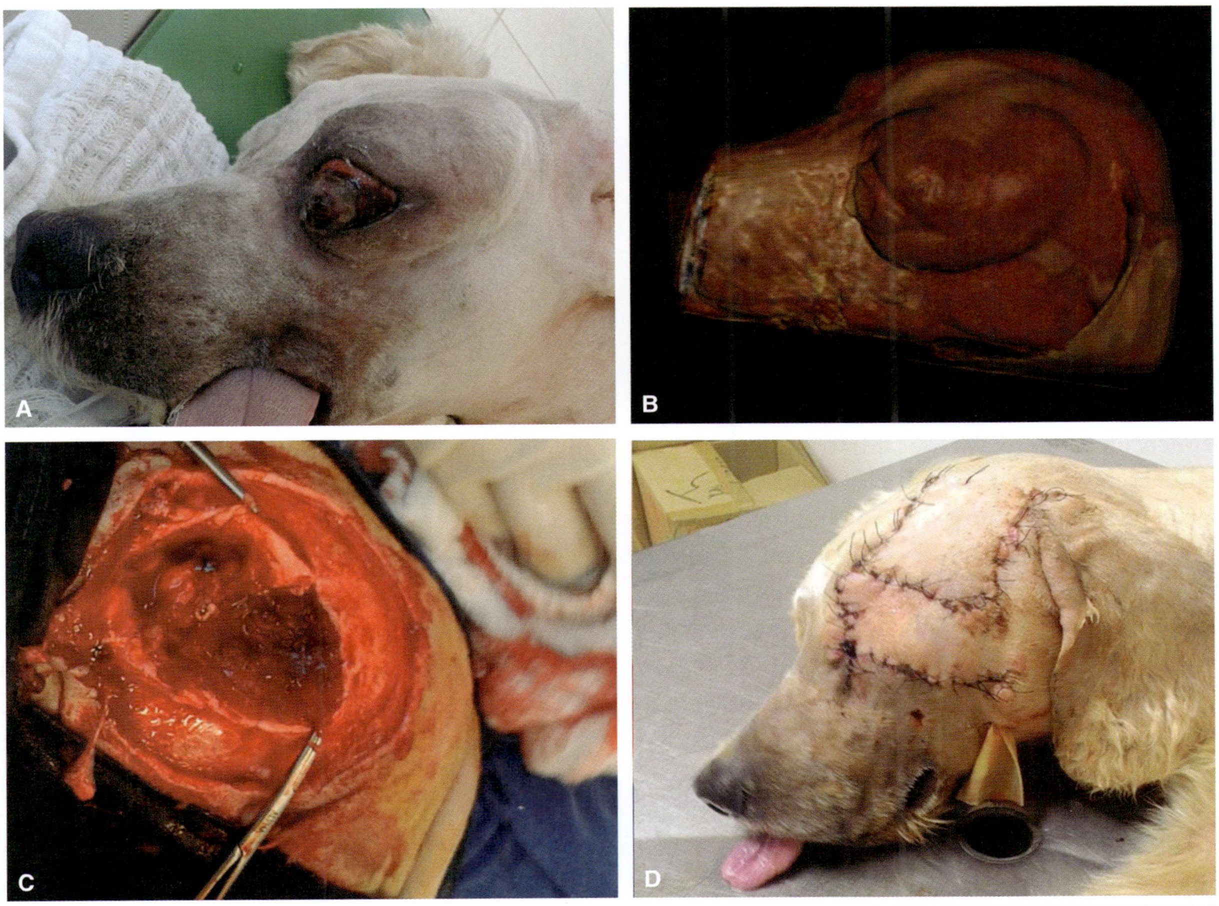

FIGURA 1 (A) Neoplasia em região supraorbital, ocasionando alteração no globo ocular; (B) imagem 3D tomográfica da neoplasia; (C) após exérese tumoral; (D) quinto dia de pós-operatório: associação de técnicas de cirurgia reconstrutiva.

Fonte: própria autora.

ser avaliadas cuidadosamente em relação ao tempo de ocorrência, sendo comum a necessidade de tratamento clínico, ou seja, preparo da ferida por dias, com produtos específicos, como poli-hexametileno biguanida (PHMB), antes da realização de técnicas de reconstrução tecidual. Isso porque há necessidade de leito tecidual sadio para a realização dessas técnicas, ou seja, cicatrização por terceira intenção.

Outro tipo de lesão traumática comum em cães e gatos são as feridas por queimadura, compostas por grande porção de tecido necrótico na maioria dos casos. Nesses casos, é necessário o tratamento clínico com desbridamento mecânico e produtos tópicos, até o momento em que se apresentar leito tecidual sadio, sendo possível a reconstrução cirurgia da área afetada, utilizando técnicas de retalho ou enxerto. Em geral, essas lesões têm como característica principal serem de grande extensão.

São diversos os tipos de técnicas de cirurgia reconstrutiva, sendo possível corrigir defeitos de diferentes dimensões: grandes, pequenos; diferentes regiões: membros, abdômen, articulações, coxins. É essencial a familiarização do cirurgião com a técnica, ter conhecimento em relação a qual deve ser aplicada, ter conhecimento anatômico, pois só assim é possível fazer a melhor escolha. Um bom planejamento é um ponto chave para o sucesso do procedimento.

RETALHOS DE PELE

Também conhecido como *flap* tecidual, em sua maioria é denominado como retalho de plexo subdérmico, ou como retalho de padrão axial no caso de retalho com veia e artéria cutâneas diretas. Os retalhos de padrão axial possuem 50% mais chances de sobrevida do que os de plexo subdérmico. Já aqueles que ficam presos ao leito doador apenas por vasos cutâneos diretos e tecidos subcutâneos são chamados de retalhos em ilha – variação do retalho de padrão axial. Quando utilizamos retalhos de outro tipo de estrutura, como músculos, cartilagens ou ossos, são os chamados retalhos compostos ou mistos.

Ao preparar um retalho, sua base deve ser ligeiramente mais ampla que a largura do corpo, o que ajuda a diminuir as chances de necrose: ao menos 1,5 vez maior que o comprimento do defeito. Locais sujeitos a movimentação excessiva não devem ser utilizados como locais doadores. Quando a irrigação é duvidosa, podemos associar técnicas, empregando múltiplos retalhos pequenos. Alguns cuidados devem ser tomados, como fixação ao leito receptor sem tensão, mobilidade e estresse excessivo; o local doador deve ter pele suficiente para permitir fechamento primário; deve ser observada semelhança entre a coloração e direção dos pelos do local doador para o receptor. O leito receptor deve ser preparado para a implantação do retalho, não conter tecido de granulação exuberante, contaminação, debris, e ter tecido de granulação sadio.

RETALHOS DO PLEXO SUBDÉRMICO

São retalhos de epiderme e derme com inserção vascular, baseados na vascularização local, retirados de um local doador e utilizados para reparar um defeito. São derivados de pele "elástica" adjacente ao defeito. Existem ainda os retalhos de interpolação, em que tecidos de formato retangular são girados em direção ao defeito, e os retalhos distantes, os quais exigem reconstrução em múltiplos estágios.

Retalhos de avanço

Frequentemente utilizados na medicina veterinária, de fáceis confecção e aplicação, recobrem de forma eficiente pequenos e médios defeitos. São retalhos locais de plexo subdérmico onde a pele adjacente ao local de menos tensão do defeito é divulsionada, tornando-se um retalho elástico e solto suficiente para cobri-lo; esses retalhos podem ser de pedículo único, V-Y plastia; ou bipediculados, como no caso do H-plastia.

Nessa técnica reconstrutiva, a largura do retalho é igual à do defeito. São muito utilizados na reconstrução de defeitos de palato, por causa traumática, por exérese tumoral, ou defeitos congênitos, como fenda palatina. São exemplos o *flap* de palato mole, *flap* mucoperiosteal, *flap* de mucosa bucal e *flap* bipediculado. O *flap* de avanço de mucosa bucal é utilizado rotineiramente na correção de defeitos gerados após maxilectomias.

Retalhos rotacionais

Possuem formato semicircular, únicos ou duplos (um em cada lado do defeito), que compartilham a mesma borda do defeito. Muito utilizados para corrigir defeitos triangulares, defeitos na região dos olhos, prepúcio e ânus, os retalhos são rotacionados sobre o defeito sem criar um secundário, diminuindo a tensão sobre as bordas. Possuem extensão limitada quando comparados aos retalhos de padrão axial e podem ser de 90° ou 45°.

Retalhos de transposição

São retalhos locais e retangulares que, quando girados sobre o defeito, fornecem pele adicional, além de ter uma borda em comum com o defeito. Os retalhos de transposição podem ser em Z-plastia, em 90° ou 45°, com retalho da dobra do membro anterior, retalho da dobra do flanco e retalho originado da pele escrotal. Em grandes feridas axilares e esternais, ou feridas inguinais, retalhos de dobras podem ser colhidos bilateralmente. Os retalhos de dobras do flanco e da região da ulna podem ser criados para reparar defeitos na lateral do tórax, abdome, garupa, joelho, ombro ou cúbito.

A técnica de Z-plastia é utilizada com o intuito de redistribuir a tensão em direções opostas. O ângulo das incisões em relação à incisão central pode ser de 90°, 45° ou 60°, que é o mais usado. A extensão de pele mobilizada depende do tamanho das incisões, do ângulo entre as incisões e da flexibilidade da pele no local.

A largura do retalho deve ser igual à largura do defeito. Já o comprimento e o tamanho do retalho podem variar de acordo com a conformação do animal. Podem ocorrer "orelhas-de-cão" após a sutura do retalho, mas podemos corrigi-las com a técnica descrita no início do capítulo; contudo, quando pequenas, aplainam-se com o tempo. Quando a teoria das linhas de tensão é respeitada, o local doador é facilmente suturado.

A irrigação do retalho de dobra do flanco é feita pelos ramos inferiores do ramo ventral da artéria ilíaca circunflexa; já o retalho de dobra do cúbito é irrigado pela artéria torácica lateral, sendo estes também considerados retalhos de padrão axial.

Retalhos de interpolação

Trata-se de uma variação do retalho de transposição. Não possuem borda em comum com o defeito, o que os diferencia dos retalhos de transposição. São transferidos para um defeito próximo, porém não contíguo. Por esse motivo, uma porção de pele fica interposta entre o local doador e o receptor, que forma um tubo, o qual, após 14 dias da criação do retalho, é seccionado. As bordas incisadas são, então, suturadas.

Retalhos em bolsa ou dobradiça

Retalhos em bolsa são bipediculados, já retalhos em dobradiça são de pedículo único. São utilizados para corrigir defeito em extremidades distais de membros, para cobrir tendões, ligamentos, nervos, músculos. É realizado em três estágios: o primeiro envolve o debridamento da ferida e a formação de tecido de granulação, essencial para o sucesso da técnica; o segundo compreende a criação do retalho e o período de cicatrização; e o terceiro estágio ocorre após 2 ou 3 semanas, em que o retalho é liberado e faz-se o fechamento do local doador.

Bandagens devem ser feitas para manter o membro preso ao local tronco, diminuindo a tensão e a movimentação sobre o retalho. Apesar de ser uma técnica com bons resultados, podem ocorrer rigidez articular e atrofia muscular temporária, em virtude do posicionamento do membro contra a parede corporal. Por isso, não representam técnica de escolha nos casos de filhotes ou animais idosos.

Retalhos pediculado em tubo: retalho tubular tardio

Essa técnica consiste na criação de um *flap* bipedicular em forma de tubo. Esses retalhos utilizados quando há necessidade de transferência de pele de um local doador distante, sendo eficientes somente quando não há necessidade de revestimento do defeito imediatamente. Técnica pouco utilizada em cães e gatos, pela necessidade de vários procedimentos cirúrgicos e várias etapas. Duas incisões são feitas paralelas no local doador, e as bordas são suturadas formando um tubo, que permanecerá justaposto ao local doador durante 3 semanas. Após esse período, incisa-se a borda mais proximal do tubo, formando uma extremidade livre que será suturada mais próxima ao defeito. Após mais 3 semanas, incisa-se o retalho tubular em seu local de origem, rotacionando-o em direção ao defeito. Se necessário, podemos avançá-lo mais próximo ao defeito.

Como todo o processo de preparação do *flap* é demorado, um tecido fibroso é formado, então o retalho de pele inicial deve ser bem amplo, capaz de formar um *flap* secundário de tamanho suficiente para cobrir o defeito.

Retalhos em padrão axial

São retalhos pediculados, compostos por artéria e veia cutânea direta em sua base. São mais eficientes do que os retalhos pediculados, que possuem apenas irrigação proveniente do plexo subdérmico. Normalmente são em forma de L ou retangulares e podem ser rotacionados dentro de um raio de até 180°. A forma e o tamanho dependem da espécie e do tamanho do animal e da extensão da irrigação sanguínea do local doador. Esse tipo de retalho permite mobilizar grandes segmentos de pele em um único procedimento, com a certeza de uma boa irrigação e bom arco de rotação, podendo ser utilizado em áreas de pouca vascularização, com exposição de ossos, nervos, tendões. São comumente empregados para reparar defeitos após traumatismos ou ressecção tumoral extensa e em defeitos de tórax e podem ser aplicados em feridas "frescas", imediatamente após exérese tumoral ou traumatismo ou em feridas crônicas, as quais devem ser tratadas como abertas por dias ou semanas, até que se possa receber o retalho.

Em cães, os retalhos de padrão axial podem ser provenientes dos ramos das artérias auricular caudal, temporal superficial, omocervical (cervical caudal), toracodorsal, torácica lateral, braquial superficial, epigástrica superficial caudal e superficial cranial, ilíaca circunflexa profunda, genicular, caudais laterais e artéria escrotal. Retalhos de padrão axial podem ser modificados criando-se retalhos em ilha, que serão utilizados como retalhos livres por meio de técnicas de cirurgia microvascular.

Um bom planejamento do procedimento operatório é essencial. Devemos planejar cuidadosamente, mensurando e mapeando a superfície a ser seccionada, o que diminui as chances de complicações e insucesso da técnica. Sempre se realiza uma ampla tricotomia, que possibilite alteração da técnica previamente selecionada. Os retalhos de padrão axial são frequentemente utilizados após exérese tumoral extensa, pois apresentam alta taxa de sucesso e são capazes de recobrir grandes defeitos de maneira eficiente.

O *flap* de epigástrica superficial caudal assemelha-se ao procedimento de mastectomia unilateral, em fêmeas. Após a rotação do *flap* as glândulas mamárias permanecem em funcionamento, por isso existe a indicação para castração. Os quatro maiores retalhos de padrão axial são omocervical, toracodorsal, ilíaco circunflexo profundo e epigástrico superficial caudal, sendo este último e o toracodorsal os mais utilizados na medicina veterinária.

Flap da região escrotal pode ser utilizado para cobrir defeitos nas regiões perineal, inguinal, face medial e caudal do membro pélvico, abdome caudal e flanco, após a orquiectomia. A base do *flap* deve ser 1/4 da circunferência do escroto.

Há poucos relatos de uso de retalhos de padrão axial bucal, porém representam uma boa opção para a reparação de defeitos na região de palato mole e duro e borda gengival distal do dente canino, sendo os retalhos de padrão axial angular oral, auricular caudal, temporal superficial e omocervical cutâneo os *flaps* empregados na cavidade oral. O auricular caudal pode ser utilizado em defeitos de bochecha, região temporal, região frontal e regiões do pescoço. Já o temporal superficial é usado em região de orelha e sobre o arco zigomático.

RETALHOS COMPOSTOS E MISTOS

São aqueles que utilizam músculos, ossos e cartilagens. Seu uso é limitado na medicina veterinária. Retalhos miocutâneos são aqueles compostos por músculo e pele sobrejacente; já os retalhos musculares são compostos apenas por músculo. São utilizados para reparar hérnias, como hérnias diafragmática e perineal; tratar paralisias e preencher e reparar defeitos, como defeitos de esôfago e traqueia; cobrir fraturas, auxiliando na circulação e no combate a infecções, como proteção da cabeça do fêmur; para cobrir grandes defeitos de parede torácica. Devem ser utilizados apenas quando técnicas de retalhos cutâneos não são viáveis. É necessária a presença de um pedículo vascular suficiente para manter a vascularização; só assim é possível fazer a rotação do retalho para o defeito. Alguns retalhos necessitam de anastomose microvascular. Os músculos são capazes de contribuir com a circulação em áreas isquêmicas devido a traumas e radioterapias.

Nos cães e gatos, os músculos que podem ser utilizados sem causar problemas ao local doador são: cutâneo do tronco, grácil, trapézio, esterno-hióideo, esternotireóideo, peitoral profundo, ancôneo, ulnar lateral, cabeça umeral do flexor ulnar do carpo, sartório, semitendinoso, reto femoral, tibial cranial, extensor digital longo, porções do grande dorsal e platisma. Os retalhos miocutâneo de platisma, miocutâneo de grande dorsal, miocutâneo de cutâneo do tronco, osteomiocutâneo do trapézio, muscular de oblíquo abdominal externo, muscular de sartório cranial e caudal, muscular de flexor ulnar do carpo e muscular temporal são os mais utilizados.

TRANSFERÊNCIAS DE RETALHO MICROVASCULAR

Transferências de retalho livre com anastomose microvascular, utilizando microscópio cirúrgico, têm seu uso limitado na medicina veterinária. Esse tipo de enxerto permite a transferência de um tecido do leito doador para o receptor, por meio da manutenção de uma artéria e veia para que se possa realizar uma anastomose microvascular, mantendo a irrigação do enxerto.

Para realizar uma transferência de retalho microvascular, são necessários microscópio cirúrgico, fios de sutura 9-0 a 11-0, pinças vasculares atraumáticas e instrumentais específicos. O sucesso da técnica se deve à experiência do cirurgião. Recomenda-se angiografia periférica do local receptor para garantir que existam vasos no local e que estejam funcionais. Terapia com anticoagulantes deve ser utilizada, garantindo melhores resultados.

O treinamento em microcirurgia é um processo longo e árduo, que requer grande habilidade manual, paciência, dedicação exclusiva e treinamento contínuo. A primeira sessão pode ser frustrante, porém o progresso é visualizado a cada sessão. Alguns cuidados pós-operatórios devem ser observados, como a hidratação adequada do paciente, o aquecimento do *flap* para manutenção da temperatura adequada, bandagens aplicadas frouxamente com o intuito de proteger o enxerto e verificação de alguns sinais, como a coloração do enxerto e a presença de secreções no sítio do enxerto.

Seguindo uma rotina básica de treino, o cirurgião dominará a técnica de microanastomoses, tornando-se capaz de realizar procedimentos de reconstrução tecidual, para a reparação de defeitos específicos, entre diversas outras técnicas. Anos de experiência cirúrgica e persistência permitirão ao cirurgião alcançar maiores índices de sucesso nessas cirurgias de alta complexidade.

COMPLICAÇÕES DOS RETALHOS DE PELE

Complicações no pós-cirúrgico podem ser divididas em três grupos: relacionadas à condição geral do animal, relacionadas à área receptora e relacionadas ao procedimento. São as principais complicações: seroma, que pode ser tratado com compressa morna, drenagem cirúrgica ou punção com agulha hipodérmica; edema, deiscência, infecção e necrose, evitados com um cuidadoso planejamento pré-operatório e correto manejo pós-operatório, utilizando bandagens, sistemas de drenagem, antibioticoprofilaxia e contenção parcial do animal. O colar elisabetano deve ser utilizado até a remoção dos pontos, ou outro tipo de proteção, como bandagens.

A principal causa da necrose do retalho é a irrigação inadequada resultante de falhas na aplicação das técnicas. Porém, existem causas menos comuns, como infecção, ação de agentes tóxicos, excessiva tensão, hematomas adjacentes etc. Trabalhos demonstram que a variação de pressão arterial e venosa no trans e pós-cirúrgico interfere na viabilidade do retalho, sendo de extrema importância uma fluidoterapia adequada, a fim de manter a pressão estável.

A trombose microvascular representa causa importante de necrose. Na maioria dos casos, a necrose ocorre na porção distal à base do retalho e em geral está relacionada a retalhos de grande extensão. Nas reconstruções faciais, a principal complicação é a paralisia do nervo facial, pela sua secção ao realizar o *flap*.

O manejo da dor deve ser iniciado no período pré-operatório e prolongado por ao menos 10 dias de pós-operatório. Podem-se utilizar anti-inflamatórios não esteroidais, como carprofeno, meloxicam e firocoxibe, e derivados de opioide, como fentanila, tramadol etc. A aplicação de anestésico local, como bupivacaína e lidocaína, pode ser feita com a manutenção de cateter epidural de longa permanência, por exemplo. Antibioticoprofilaxia deve ser iniciada no transoperatório e mantida por 14 a 21 dias ou, se necessário, até a remoção dos pontos.

ENXERTOS CUTÂNEOS

São segmentos livres de pele transferidos para um local receptor distante, podendo ser de espessura total (epiderme e toda derme) ou parcial (epiderme e porção variável de derme). Normalmente utilizados para defeitos de membros e grandes defeitos no tronco, há quatro tipos: autoenxerto (mesmo animal), aloenxerto (mesma espécie), xenoenxerto (espécies diferentes) e isoenxerto (entre gêmeos idênticos). Os xenoenxertos estão mais sujeitos a rejeição, o que leva ao insucesso da técnica. Na medicina veterinária, o tipo mais utilizado é o autoenxerto.

O leito receptor deve conter tecido de granulação saudável (não exuberante) e adequada vasculatura, além de estar limpo e ausente de infecção. Tecido de granulação crônico ou exuberante, lesões por esmagamento, tecidos infeccionados, presença de debris e tecido adiposo avascular são locais inadequados para a aplicação de enxertos, assim como sobre estruturas como ossos, tendões, ligamentos. O momento em que ocorre a anastomose entre os vasos do enxerto e os vasos do local enxertado é chamado inosculação; ocorre em até 22 horas após a colocação do enxerto.

No momento da aplicação, o leito receptor deve ser levemente debridado e coberto por compressas úmidas, enquanto se prepara o enxerto. A aderência do enxerto ao leito é imediata, devido à contração da fibrina. Após 10 dias, forma-se uma união firme. Para aumentar o contato entre as superfícies, podem ser utilizadas suturas e bandagens com ataduras bem acolchoadas, não aderentes, evitando movimentação, porém não devem ter pressão excessiva, sendo o ideal bandagens absorventes, que auxiliam na absorção de seroma e proteção, de material antimicrobiano que permitam realizar a primeira troca 72 horas após o procedimento. Devem ser mantidas por no mínimo 2 a 3 semanas, variando de trocas diárias (somente após a segunda troca após a cirurgia) a trocas a cada 2 a 4 dias. Após a colocação do enxerto, o animal deve permanecer em ambiente restrito, utilizando colar elisabetano, evitando complicações, sendo as três mais comuns: separação do enxerto do local receptor; ocorrência de infecção; presença de movimento.

Um edema significativo pode ser observado em 48 a 72 horas após a colocação. Isso se deve à absorção de líquido seroso para dentro do interstício do enxerto. À medida que as drenagens vascular e linfática melhoram, o edema desaparece. A absorção de produtos da hemoglobina torna o enxerto negro-azulado, coloração que desaparece após 72 a 96 horas do procedimento, surgindo coloração avermelhada. Uma coloração totalmente vermelha de 7 a 8 dias após o procedimento inicial indica que o enxerto sobreviveu. Já a coloração negra persistente indica necrose, sendo necessários a remoção do enxerto, o desbridamento da área e o preparo do leito para novo procedimento.

ENXERTOS CUTÂNEOS DE ESPESSURA TOTAL

Incluem a epiderme e a derme. São utilizados em grandes defeitos de superfícies flexoras e extremidades distais, como um único procedimento ou associado a outras técnicas, como retalho de padrão axial. São fixados no local receptor por sutura, grampos ou simplesmente utilizando-se bandagens não aderentes (método pouco utilizado, por predispor à movimentação do enxerto). Após a cicatrização, o enxerto assemelha-se à pele normal; é mais viável que o de espessura parcial.

Os enxertos de pele são comumente empregados para a reconstrução de feridas traumáticas anteriormente tratadas clinicamente, em locais de difícil realização de outras técnicas, como retalho tecidual. São exemplos de enxertos cutâneos de espessura total os que seguem.

Enxertos em lâminas

São menos flexíveis e moldáveis, por isso são indicados para evitar contraturas de defeitos em face distal de membros e regiões flexoras. As áreas doadoras são aquelas com pele em abundância, o que permite um perfeito fechamento. A parede lateral do tórax é o local doador de eleição para esse tipo de enxerto. A técnica promove completa cobertura da ferida, sendo o enxerto que confere melhor resultado cosmético e funcional.

Os enxertos laminares não são indicados em gatos, pois a pele deles é muito delgada, impossibilitando a coleta. Podem ser coletados utilizando lâmina de bisturi, lâmina de Weck, gilete comum ou aparelhos de dermátomo mecanizado, elétrico ou pneumático. Enquanto se prepara o leito receptor, o enxerto deve ser mergulhado periodicamente em um recipiente com solução salina ou solução de ringer com lactato, o que ajuda a manter o enxerto viável e a remover gordura e tecido subcutâneo remanescente.

O local doador pode ser tratado como ferida aberta utilizando bandagens, ou suturado utilizando um segundo método de cirurgia reconstrutiva, como *flap* de avanço ou técnicas de fechamento de figuras geométricas (Figura 2).

Enxertos em tampão, punção ou semeadura e enxertos por pinçamento

São indicados para feridas menores, com baixo grau de contaminação ou superfícies irregulares, como em membros, feridas em processo de granulação. Nesses tipos de enxerto, a primeira troca de bandagem após o procedimento cirúrgico passa de 48 horas para 3 a 5 dias, evitando o deslocamento. Conferem cobertura parcial da ferida e formação de ilhas de tecido epitelial. A coleta dos enxertos em punção, semeadura ou tampão é realizada com o auxílio de um *punch* de biópsia. Quando coletados utilizando elevação da pele por pinçamento e subsequente secção, são chamados de enxertos por pinçamento.

São de fácil execução, podem ser coletados apenas com anestesia local, apresentam vascularização satisfatória e podem ser fixados com apenas um ponto de sutura simples descontínua, ou até mesmo utilizando apenas bandagem.

Enxertos em tiras

São coletados em forma de tiras e utilizados em feridas com processo de granulação satisfatório. Diferentemente dos enxertos por punção ou pinçamento, são mais resistentes a possíveis movimentações decorrentes do deslocamento da bandagem.

Enxertos de coxins

São pequenos fragmentos coletados do coxim de um membro saudável, contralateral. Para a aplicação desses enxertos, deve ser levado em consideração o porte do animal, bem como o nível de atividade. Em animais de grande porte e alto nível de atividade, há grande chance de insucesso, devido à pressão exercida sobre o enxerto. Podem ser utilizados quando há perda de todos os dedos, sobre o coto metacárpico ou metatársico.

Enxertos em malha

De fácil coleta e confecção, são ideais para feridas traumáticas extensas, com presença de exsudato ou sangue, pois o tipo permite a drenagem. Conferem flexibilidade e expansão, sendo usados para a

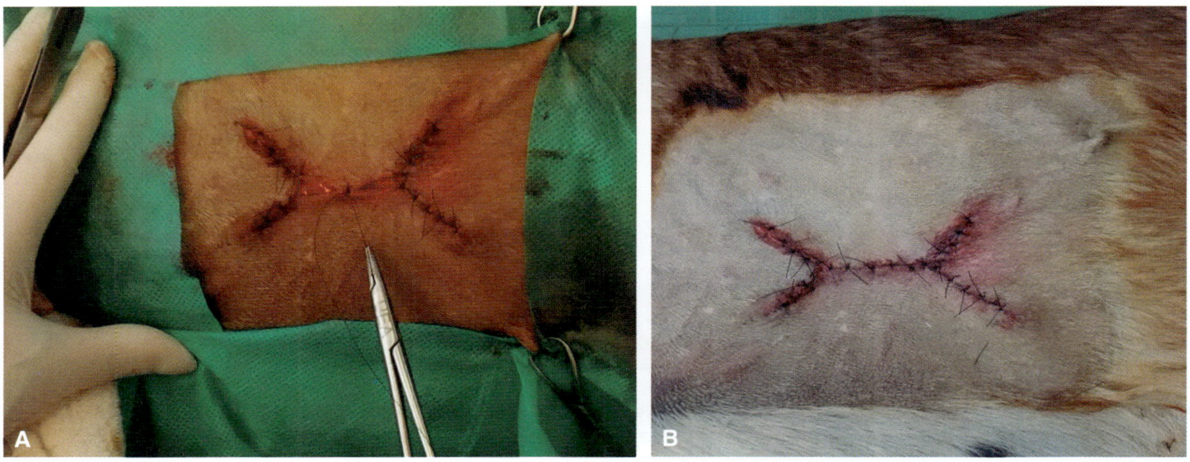

FIGURA 2 Fechamento em forma geométrica do local doador de enxerto cutâneo, região lateral de tórax.

Fonte: própria autora.

reconstrução de áreas irregulares, com pouca movimentação. Além disso, têm a vantagem de permitir o crescimento de tecido de granulação através das fendas, acelerando o processo cicatricial (Figura 3). Necessitam de leito sadio, com tecido de granulação.

Consiste na realização de fileiras de pequenas incisões, fendas, em um enxerto em faixa, transformando-o em enxerto em malha. As fendas podem ser realizadas mecanicamente com o auxílio de um dispositivo especial expansor de enxerto, ou manualmente com a utilização de lâmina de bisturi. Antes da realização das fendas, todo o tecido subcutâneo deve ser removido utilizando tesoura e pinça (Figura 4). Quando aplicado sobre superfícies articulares, talas como a

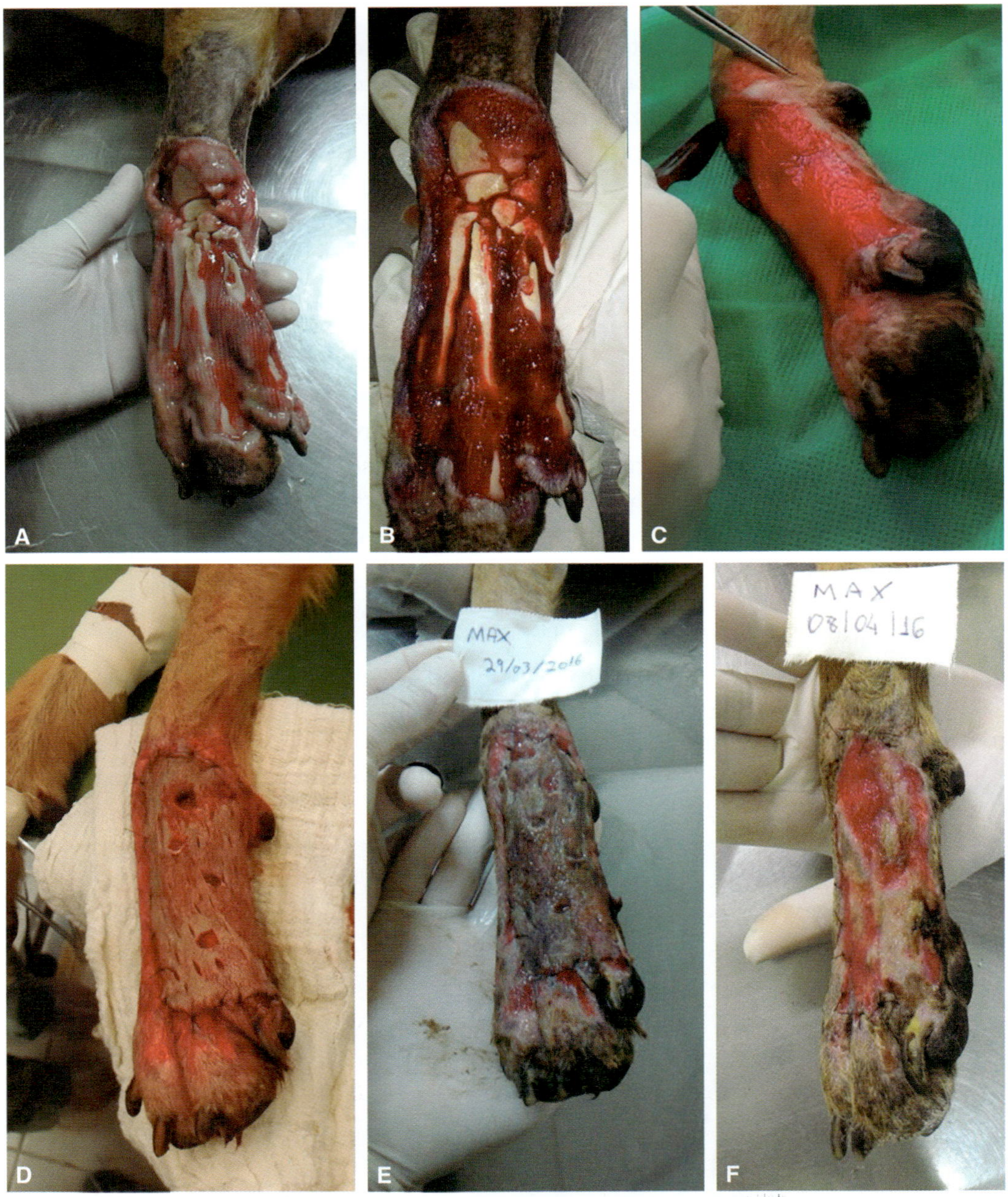

FIGURA 3 Sequência de fotos de ferida traumática, com desenluvamento em membro de cão: (A) 2 dias após o primeiro atendimento, ferida sendo tratada com poli-hexametileno biguanida (Kerlix – Covidien); (B) 4 dias de tratamento clínico; (C) 20 dias de tratamento clínico, momento da cirurgia, presença de tecido de granulação sadio; (D) após colocação do enxerto em malha; (E) 8 dias após a colocação do enxerto; (F) 17 dias após colocação do enxerto, com presença de crescimento piloso.

Fonte: própria autora.

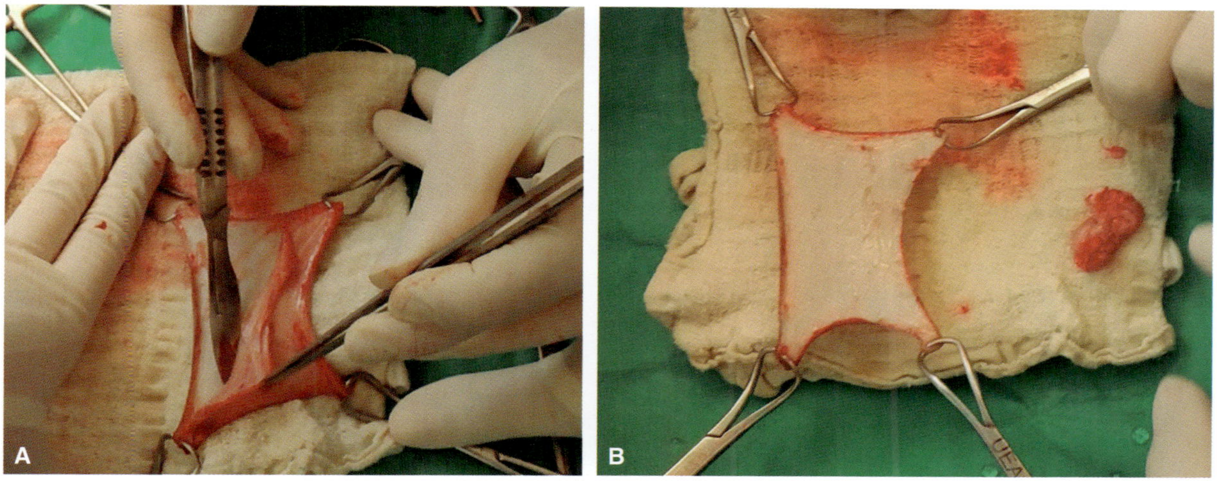

FIGURA 4 Preparação do enxerto em malha, com remoção do tecido adiposo.

Fonte: própria autora.

de Schroeder-Thomas devem ser utilizadas, evitando movimentação.

Feridas contaminadas devem ser tratadas como ferida aberta, e vários procedimentos de debridamento podem ser necessários. Somente deve ser colocado o enxerto quando há tecido de granulação sadio. Após 15 dias do procedimento, já estarão presentes irrigação sanguínea e drenagem linfática. Crescimento piloso é evidente dentro de 2 a 3 semanas.

BANDAGEM

Bandagens após a colocação de enxertos e retalhos de pele requerem alguns cuidados, pois serão essenciais para o sucesso do procedimento. São utilizadas para conferir imobilização, evitar infecção, evitar traumas e promover aderência entre o enxerto e o leio receptor. Alguns itens devem compor a bandagem, como produtos de aplicação tópica, que podem conter antibióticos, gaze não aderente, gaze absorvente, camada de acolchoamento (algodão), atadura (Figura 5). No caso de enxertos de regiões articulares, imobilização adicional pode ser utilizada, como a bandagem de Schroeder-Thomas.

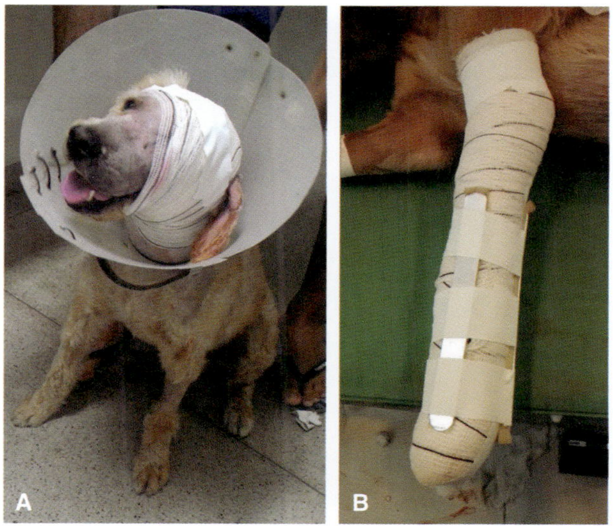

FIGURA 5 Bandagens de pós-operatório.

Fonte: própria autora.

CONCLUSÃO

A cirurgia reconstrutiva tem sido empregada de rotina na medicina veterinária, na reconstrução tecidual causada por traumatismos ou no momento de ressecção tumoral. São várias as técnicas, desde as mais complexas, que requerem bom conhecimento anatômico, até as mais simples, de retalhos de avanço. Desde que bem planejada, seguindo corretamente a descrição da técnica e tomando os devidos cuidados no trans e pós-operatório, as chances de insucesso tornam-se quase nulas. São extremamente úteis para reparar grandes defeitos teciduais, gerando um bom resultado estético e funcional e auxiliando na aceleração cicatricial.

REFERÊNCIAS BIBLIOGRÁFICAS

1. Dernell WS. Initial wound management. Vet Clin North Am Small Anim Pract. 2006;36(4):713-38.
2. Gwyneth KW, Dawn MM, Rhea LP, Brendon R. Rotational and axial pattern flaps in a cat for wound reconstruction secondary to urethral rupture. J Am Anim Hosp Assoc. 2016; 52(1):52-6.
3. Hold DE, Runge J. Use of skin stretchers to elongate a peninsular thoracodorsal axial pattern flap for antebrachial wound closure in a dog. Vet Surg. 2011;40(3):352-6.
4. Lane AH, Kurt MH, Francisco O, Dan DS. Distribution, complications, and outcome of footpad injuries in pet and military working dogs. J Am Anim Hosp Assoc. 2015;51(4): 222-30.
5. Montinaro V, Massari F, Vezzoni L, Liptak JM, Straw RC, Allen L, et al. Lateral caudal axial pattern flap in 13 dogs. Vet Surg. 2015;44(5):642-7.
6. Riggs J, Frazer Jennings JL, Friend J, Halfacree Z, Nelissen P, et al. Outcome of full-thickness skin grafts used to close skin defects involving the distal aspects of the limbs in cats and dogs: 52 cases (2005–2012). J Am Vet Med Assoc. 2015; 247(9):1042-7.

22

Cirurgia gastrintestinal

André Lacerda de Abreu Oliveira

Objetivos

Após a leitura do capítulo, você será capaz de:

- Conhecer algumas doenças gastrintestinais.
- Reconhecer as principais técnicas cirúrgicas aplicadas na gastroenterologia.
- Compreender as possibilidades terapêuticas nas doenças relacionadas neste capítulo.
- Orientar com mais segurança os aspectos relacionados a prevenção, tratamento e prognóstico das doenças relacionadas.

INTRODUÇÃO

A cirurgia gastrintestinal representa uma das áreas mais desafiadoras da cirurgia veterinária, com vasta literatura e diversidade de técnicas. Alguns conceitos são relevantes, e sabemos atualmente que a cicatrização acontece de forma diversa, dependendo do local abordado.

O estômago cicatriza de forma favorável, e quanto fazemos uma rafia nesse órgão a maior preocupação é que não ocorra vazamento de conteúdo gástrico; por isso, a sutura em dupla camada pode ser desejada, visando proporcionar maior selamento do sítio de sutura.

Quanto ao intestino delgado e grosso, devemos realizar a sutura em um único plano, visando diminuir a isquemia causada pela sutura em dupla camada, além de evitar a criação de um espaço morto séptico entre uma camada e outra. A sutura no intestino deve ainda ser extramucosa, evitando assim a contaminação do fio de sutura ao entrar no lúmen intestinal, e deve ser com pontos descontínuos, com intuito de diminuir a isquemia ocasionada pela sutura contínua.

O padrão de sutura pode ser invaginante (Lembert ou Cushing) ou de aposição (Gambee modificada), sem vantagens claras de uma sobre a outra. Uma característica interessante do intestino grosso é a ação da colagenase, que permanece em seu nível máximo até o quinto dia de pós-operatório, diminuindo a deposição de colágeno no sítio de sutura. No intestino delgado, a colagenase permanece em seu nível máximo por apenas 48 horas, sendo menos critica a sua ação no processo cicatricial.

A gastrotomia se refere a incisão no estômago; gastrectomia parcial ou total, remoção do estômago; gastropexia, fixação do estômago; enterotomia, incisão no intestino; enterectomia parcial, remoção parcial do intestino; enteropexia, fixação do intestino.

Neste capítulo, o leitor encontrará informações das principais afecções cirúrgicas do trato gastrintestinal, suas indicações operatórias, prognóstico e principais complicações.

DESENVOLVIMENTO

Corpos estranhos gástricos e intestinais

Considerações gerais

Podemos definir corpo estranho como um objeto que não pode ser digerido ou eliminado no sentido aboral, causando uma obstrução parcial ou total do estômago ou intestino. O corpo estranho linear é o mais temido, pois pode ocasionar extensa lesão por migrar para a borda mesentérica, lesionando o suprimento vascular do órgão.

O sinal clínico mais comum são os vômitos, principalmente quando ocorre no intestino delgado e estômago. No entanto, o corpo estranho pode ser assintomático, principalmente quando localizado no estômago. Em gatos, frequentemente observamos corpos estranhos lineares, que podem ficar ancorados sob a língua e levam a plicatura intestinal.

Devido à possibilidade de ocorrência tanto no estômago como no intestino, uma avaliação cuidadosa deve ser realizada nesses órgãos.

Diagnóstico

Pode ser feito através do exame clínico. Geralmente acontece em pacientes mais jovens, sendo o vômito e a anorexia os sinais mais comuns. No exame físico, pode não ser observado nada importante; à palpação, devemos observar sinais de dor, que podem indicar peritonite e a presença de plicatura intestinal, indicando corpo estranho linear. Contudo, é rara a palpação de um corpo estranho no exame físico. Em gatos, a cavidade oral deve sempre ser examinada, à procura de corpo estranho linear preso na língua.

Exames complementares como radiografias simples e com contraste, e cada vez mais o uso de endoscopia, são ferramentas indispensáveis ao diagnóstico. Os achados laboratoriais dependem da gravidade e da duração da obstrução e não podem ser previstos. Os parâmetros laboratoriais podem ser normais ou apenas mostrar as alterações causadas por desidratação (hemoconcentrações, aumento da albumina sérica, azotemia pré-renal). Se o vômito causa perda de secreções gástricas, pode ocorrer alcalose metabólica hipoclorêmica hipocalêmica com acidúria paradoxal. Por vezes, há acidose metabólica devido à desidratação e subsequente acidose láctica. O diagnóstico diferencial deve ser feito com neoplasmas e doenças que causam estenose, sejam inflamatórias ou não.

Cirurgia

No pré-operatório, devemos lançar mão de jejum de 12 horas e corrigir distúrbios hidroeletrolíticos.

Gastrotomia

O acesso é feito por laparotomia mediana pré-retroumbilical, com o paciente posicionado em decúbito dorsal. Faz-se uma incisão abdominal mediana ventral do xifoide ao púbis. Após o acesso, devemos usar afastadores autoestáticos do tipo Balfour, para retração da parede abdominal e exposição adequada do trato gastrintestinal. A inspeção da cavidade peritoneal deve ser realizada meticulosamente, e o estômago, isolado com compressas umedecidas. Após a exposição adequada do estômago, deve ser feita uma incisão em sua parede, com cuidado para evitar extravasamento gástrico. A incisão deve ser feita próxima à grande curvatura e longe do piloro, com o intuito de evitar estenoses. O conteúdo gástrico pode ser aspirado, e após a identificação de remoção do corpo estranho sua rafia pode ser realizada preferencialmente com fio absorvível 2-0 ou 3-0 (polidioxanona ou poligliconato), em duas camadas, a primeira com padrão de Cushing e a segunda com padrão de Lembert – o contrário também pode ser realizado. Alguns cirurgiões preferem fechar a mucosa no primeiro plano de sutura. Após a rafia do estômago e antes do fechamento da parede abdominal, os instrumentais devem ser trocados para minimizar o risco de contaminação (Figura 1).

Enterotomia

O acesso deve ser realizado de forma similar ao descrito anteriormente. Após o acesso à cavidade peritoneal, a área intestinal a ser operada deve ser isolada com compressas umedecidas. O acesso cirúrgico deve ser feito no sentido longitudinal na borda antimesentérica com uma lâmina nº 11, e na sequência o quimo (conteúdo intestinal) deve ser removido por sucção, cuidadosamente. Previamente, os segmentos intestinais devem ser isolados com pinças intestinais de Doyen a 4-6 cm de cada lado, para evitar o extravasamento do conteúdo.

A rafia do intestino deve ser feita com fios absorvíveis monofilamentares (polidioxanona ou poligliconato) 3-0 ou 4-0, com padrão de Cushing, Lembert ou Gambee modificada. As suturas devem ser posicionadas a 2 mm da borda, com uma distância entre si de 2 a 3 mm. Alternativamente, podemos utilizar fio monofilamentar não absorvível (polipropileno 4-0 ou 3-0, náilon ou polibutéster) se a concentração de albumina do paciente for de 2 g/dL ou menor, pois isso pode indicar um tempo maior para ocorrer a cicatrização intestinal. Coloca-se o omento sobre a linha de sutura antes de fechar o abdômen. Deve ser realizada a fixação do omento no sítio de sutura, para evitar aderência a outros órgãos e favorecer o processo cicatricial. Substituem-se os instrumentos e luvas contaminados antes de fechar o abdômen.

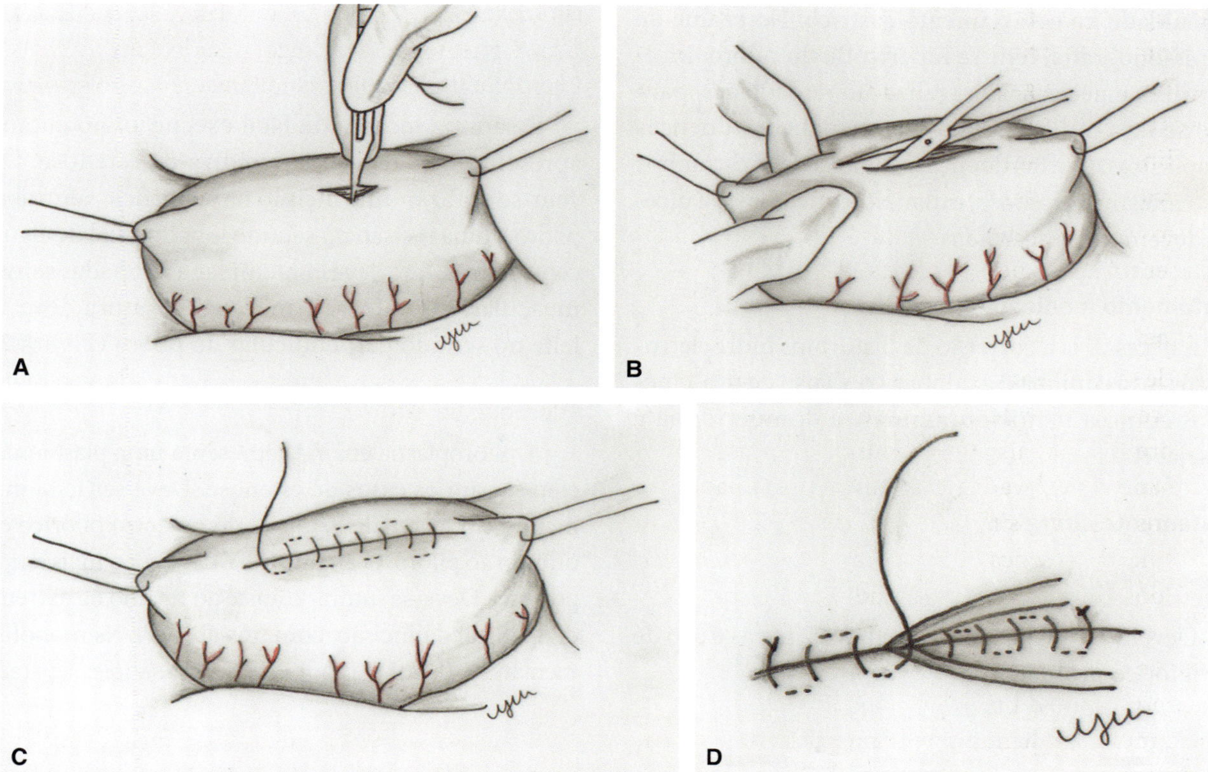

FIGURA 1 Desenho esquemático de gastrotomia. (A) incisão no estômago com o bisturi; (B) a enterotomia é ampliada com uma tesoura cirúrgica; (C) síntese do primeiro plano de sutura com padrão de colchoeiro e (D) síntese do segundo plano de sutura com padrão de colchoeiro.

Fonte: Marina Moraes.

Cuidados pós-operatórios

Mantém-se o paciente hidratado e corrigem-se alterações eletrolíticas. Uma dieta hipercalórica e de baixo volume deve ser iniciada 12 horas depois da cirurgia, e se houver vômitos devemos utilizar antieméticos de ação central. Antibióticos também devem ser utilizados.

Prognóstico

O prognóstico é bom se o estômago não tiver sido perfurado e o corpo estranho for removido. Em caso de perfuração, o prognóstico é reservado e, em cirurgias de intestino grosso, pode sê-lo, de acordo com as condições encontradas.

Complicações

A principal complicação é a presença de vazamentos, fístulas ou mesmo deiscência da sutura, podendo ocorrer peritonite focal ou difusa, sendo mais relevante em cirurgias de intestino grosso, onde encontramos uma taxa de complicação maior.

Estenose de piloro

Considerações gerais

Conceituamos a estenose de piloro como uma hipertrofia crônica da mucosa do antro pilórico e piloro, ocasionado obstrução e dificuldades no esvaziamento gástrico. A causa ainda é desconhecida, no entanto, podemos ter várias doenças associadas, sendo que a secreção de tem sido comumente relacionada.

Diagnóstico

Para o diagnóstico ser estabelecido, devemos utilizar uma avaliação clínica adequada. É mais comum em raças braquiocefálicas e, quando em felinos, em gatos siameses. Os pacientes em geral apresentam vômito ou regurgitação. No exame físico, os achados são variáveis, podendo haver perda de peso, anorexia, desidratação etc.

Os exames rádio e ultrassonográficos podem ser úteis. As radiografias contrastadas mostram dificuldade no esvaziamento gástrico. No exame de ultrassonografia, tem-se hipertrofia do piloro. Muitas vezes é necessária a realização de biópsias, para que se faça o diagnóstico diferencial com doenças neoplásicas. Outras doenças, como corpos estranhos gastrintestinais, pitiose, inflamação, neoplasia e úlcera, devem ser descartadas.

Tratamento medicamentoso

É necessária a correção de distúrbios hidroeletrolíticos e do equilíbrio acidobásico. O uso de pró-cinéticos como a metoclopramida e a domperidona é desejável.

Tratamento cirúrgico

Pré-operatório

Devem ser realizados jejum por 12 horas e uso de antibiótico profilático.

Cirurgia

Piloroplastia de Heineke-Mikulicz

Essa uma técnica de fácil execução, no entanto apresenta taxa maior de recidiva da estenose. Devem-se realizar uma incisão na superfície ventral do piloro e uma incisão no sentido longitudinal de alguns centímetros, que deve contemplar as camadas serosa, muscular, submucosa e mucosa. A sutura deve ser feita no sentido perpendicular do piloro (Figura 2).

Piloroplastia em Y-U

A piloroplastia em Y-U apresenta uma plastia mais efetiva para os casos de estenose. Deve ser feita uma incisão em forma de Y, iniciando no antro pilórico em direção ao piloro. O ângulo do Y deve ser o mais amplo possível. Deve-se suturar o ápice do retalho na extremidade distal da incisão, com fios absorvíveis monofilamentares 3-0 ou 4-0 e padrão de sutura simples separado.

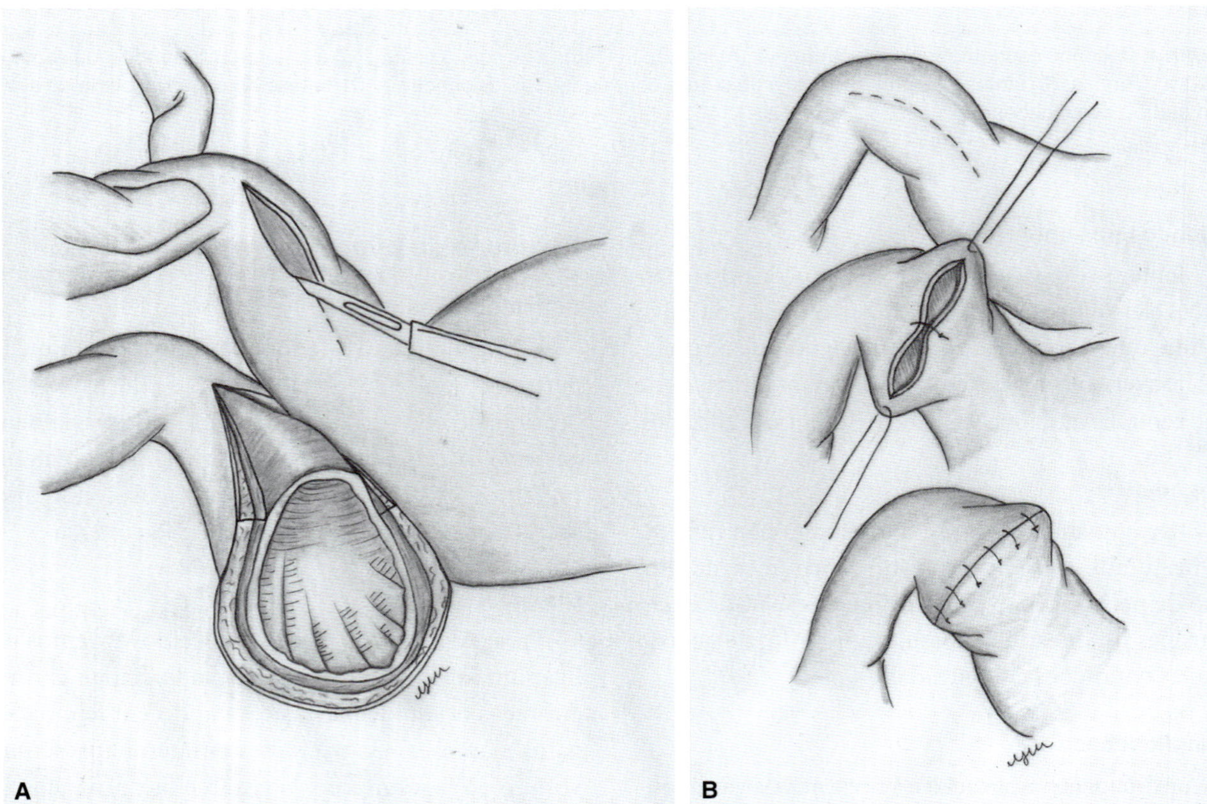

FIGURA 2 Desenho esquemático de piloroplastia de Heineke-Mikulicz: observe o sentido da sutura, transversalmente ao eixo pilórico. (A) Incisão de todas as camadas do antro pilórico ao piloro no sentido longitudinal e (B) sutura com pontos separados no sentido transversal da alça.

Fonte: Marina Moraes.

Billroth I/gastroduodenostomia/pilorectomia

Essa técnica também é indicada para a remoção de tumores e úlceras. A laparotomia deve ser a mediana pré-retroumbilical; na sequência se identifica e secciona o ligamento hepatogástrico, e depois são dissecadas e seccionadas as artérias gástrica direita e artéria e veia gastroepiploica direita.

Os ductos biliares e pancreáticos devem ser preservados, bem como ser removido o omento nas suas inserções. Uma pinça de Doyen deve ser posicionada na porção distal do estômago e outra na porção proximal do duodeno. O antro pilórico é fechado parcialmente, para que o diâmetro fique igual ao do duodeno. Realiza-se a anastomose do estômago com o duodeno, em plano único e com sutura extramucosa. A anastomose deve ser iniciada na parede posterior e, em seguida, na parede anterior (Figura 3).

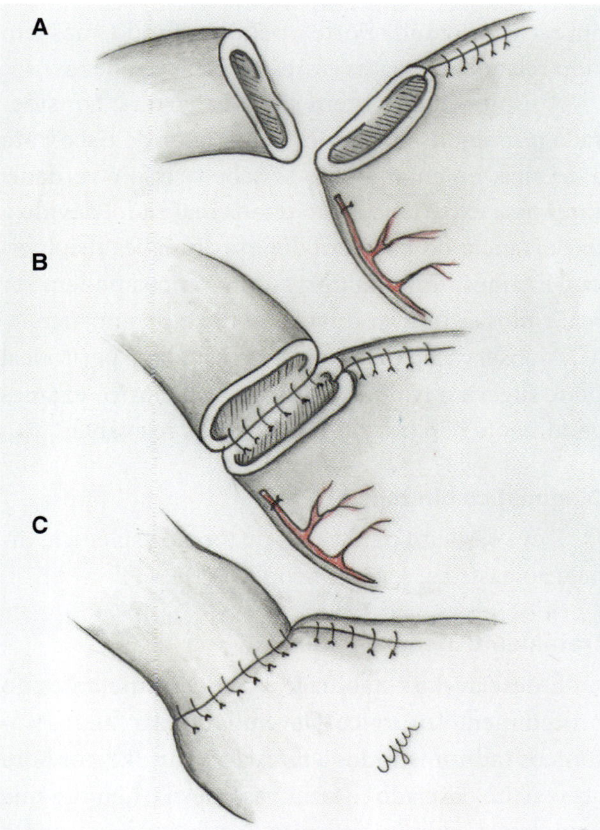

FIGURA 3 Desenho esquemático da técnica de gastroduodenostomia/Billroth I. (A) Aproximação dos cotos do duodeno com o estômago; (B) síntese da parede posterior da anastomose gastroduodenal e (C) anastomose completa do duodeno com o estomago.

Fonte: Marina Moraes.

Complicações, como refluxo biliar para o estômago, podem ocorrer. Outra complicação pós-operatória relatada é a síndrome de *dumping*, devido ao aumento da insulina, levando a hipoglicemia, e à osmolaridade elevada do conteúdo gástrico e sua rápida passagem para o duodeno.

Billroth II/gastrojejunostomia

Esta técnica se refere à anastomose do estômago com o jejuno. Na maioria dos casos, ocorre a necessidade de colecistojejunostomia, devido à lesão provocada no ducto hepático comum.

A lesão dos ductos pancreáticos pode causar insuficiência exócrina. A insuficiência pancreática exócrina e endócrina pode ser causada por ressecção do pâncreas ou danos graves no suprimento de sangue para o órgão (Figura 4). O procedimento é similar ao de Billroth I, sendo que a anastomose difere pelo fato de ser laterolateral, do estômago com o jejuno.

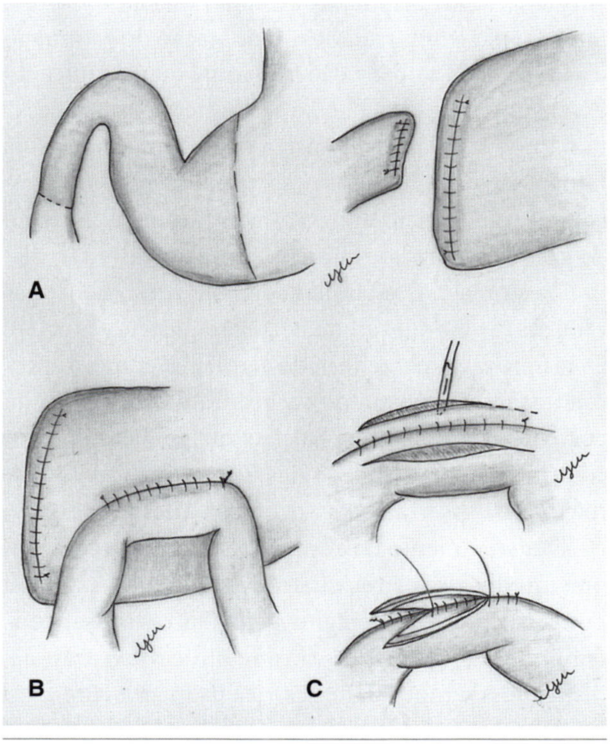

FIGURA 4 Desenho esquemático da técnica de gastrojejunostomia/Billroth II. (A) Pilorectomia e fechamento dos côtos do estômago e do duodeno; (B) fixação da parede lateral do ílio com o estômago e (C) anastomose do estômago com o ílio.

Fonte: Marina Moraes.

Pós-operatório

O retorno à alimentação deve ser feito com pequenas quantidades, administradas várias vezes ao dia, iniciando-se 12 horas após o procedimento operatório. A fluidoterapia deve ser realizada caso seja necessária. O uso de antibióticos deve ser mantido no pós-operatório.

Complicações

As principais complicações estão relacionadas a vazamentos e deiscência.

Prognóstico

O prognóstico é bom.

Síndrome da dilatação, torção e vólvulo gástrico

Considerações gerais

Podemos definir essa síndrome como a rotação do estômago sobre o seu eixo mesentérico. Quando ocorre tão somente a dilatação, definimos como dilatação gástrica. É considerada uma emergência cirúrgica, com mortalidade elevada, variando de 10 a 50% em pacientes tratados. A dilatação do estômago está associada a obstrução funcional ou mecânica do esvaziamento gástrico. Não se conhece a causa dessa falha no esvaziamento gástrico, no entanto, alguns fatores são considerados predisponentes, como a aerofagia, o exercício após a alimentação e a ingestão de grande volume de alimento uma única vez ao dia.

O estômago fica aumentado pelo acúmulo de gás e/ou fluido no lúmen da secreção gástrica normal. O gás provavelmente vem de aerofagia, embora a fermentação bacteriana de carboidratos, a difusão da corrente sanguínea e as reações metabólicas possam contribuir. Raças grandes e gigantes parecem apresentar maior predisposição para a ocorrência dessa síndrome.

O oferecimento de alimentos secos para cães, em que um dos primeiros quatro ingredientes é óleo ou gordura, parece aumentar o risco. Outras causas contribuintes são predisposição anatômica, íleo, trauma, distúrbios da motilidade gástrica primária, vômitos e estresse. A gastropexia deve ser realizada para prevenir a recidiva, sendo feita no antro pilórico e fixada na parede abdominal direita.

O estômago, em geral, gira em sentido horário. A rotação pode ser de 90 a 360°, mas normalmente é de 220° a 270°. O duodeno e o piloro se movem ventralmente e para a esquerda da linha média e se deslocam entre o esôfago e o estômago. O baço tende a se deslocar para o lado ventral direito do abdômen. Com a dilatação do estômago, ocorre a compressão da veia cava e da veia porta, levando a diminuição do débito cardíaco e choque obstrutivo. Ocorre isquemia cardíaca, e vemos em geral aumento de troponina e arritmias cardíacas.

A perfusão adequada de vários órgãos, como os rins, o coração, o pâncreas, o estômago e o intestino delgado, fica comprometida. A insuficiência renal aguda geralmente está presente. A lesão de reperfusão tem sido implicada como causa de grande parte do dano tecidual.

Diagnóstico

O quadro clínico é característico, com dor, apatia, salivação, abdômen distendido, timpanismo, taquipneia e mucosas hipocoradas. Ocorre principalmente em raças de grande porte e peito profundo, mas tem sido relatada em gatos e cães de raças pequenas.

A esplenectomia tem sido realizada e considerada por alguns cirurgiões como fator de risco para a doença, no entanto não se sabe se isso é verdade. Em nossa experiência não temos realizado, devido à importância do baço em diversas funções fisiológicas. Exames rádio ou ultrassonográficos podem ser realizados se houver dúvidas sobre o diagnóstico.

A observação de gás livre na cavidade peritoneal pode sugerir a ruptura do estômago. Outros exames geralmente não trazem informações relevantes.

Diagnóstico diferencial

Deve ser feito para casos de torção esplênica, dilatação gástrica, ascite e neoplasmas.

Tratamento medicamentoso

É desejável a estabilização do paciente antes do procedimento cirúrgico. Devemos utilizar fluidos isotônicos (administrados a mais de 90 mL/kg por hora até o efeito desejado) e fazer gasometria, hemograma completo e bioquímica sérica. Antibióticos de amplo espectro, como a cefazolina, ampicilina e enrofloxacino, devem ser utilizados, assim como o suporte necessário de oxigênio. Concomitantemente deve ser feita a descompressão gástrica através de sonda orogástrica, trocarte ou mesmo com uma gastrostomia.

Na tentativa da passagem da sonda gástrica, devemos ter cuidado para que não ocorra a perfuração do esôfago. Caso não se esteja conseguindo de forma satisfatória realizar essa passagem, não se deve insistir.

Tratamento cirúrgico

Logo após a estabilização do paciente, geralmente obtida em 1-3 horas, a cirurgia deve ser feita, pois a não correção da torção, mesmo com a descompressão gástrica, irá agravar a isquemia e necrose gástrica.

No tratamento cirúrgico, devemos fazer a inspeção da cavidade peritoneal, além da descompressão e reposicionamento do estômago. Na sequência, devemos visualizar e remover tecidos necróticos, avaliar a viabilidade esplênica e realizar a gastropexia com o intuito de evitar recidiva.

Para o reposicionamento do estômago, devemos segurar com a mão direita o piloro e, com a esquerda, a grande curvatura, próximo à cárdia. Na sequência, devemos deslocar a mão esquerda nos sentidos cranial e dorsal (ou seja, para dentro do abdômen e para frente) e a mão direita nos sentidos caudal e ventral (ou seja, para fora do abdômen e para trás). Essa manobra é rápida e de fácil execução, evitando trauma adicional e minimizando a hemorragia.

O tecido necrosado na parede abdominal deve ser removido por meio de uma gastrectomia parcial (Figura 5) ou alternativamente invaginado, até a margem da borda saudável, em uma técnica conhecida como telescopagem (Figura 6). A gastropexia deve ser feita para evitar recidiva, sendo sua eficácia em torno de 98-99%, independentemente da técnica. Alternativamente, tem sido feita por alguns cirurgiões a fixação dos ligamentos gástricos após a esplenectomia. Na gastropexia, podemos utilizar fios absorvíveis (polidioxanona ou poligliconato) ou não absorvível (polipropileno).

Gastropexia incisional

É uma opção de fácil execução, com bons índices de eficácia. Após a acesso à cavidade peritoneal, deve-se fazer uma incisão seromuscular na região do antro pilórico. Uma incisão na parede abdominal direita é realizada na altura do músculo reto abdominal. Justapõem-se as bordas da incisão e faz-se a sutura com pontos simples, utilizando fios absorvíveis ou não absorvíveis. Sutura-se primeiro a borda dorsal e, na sequência, a ventral. A incisão no antro pilórico deve ser no sentido longitudinal, e a incisão na parede abdominal, deve ser paralela ao músculo reto abdominal (Figura 7).

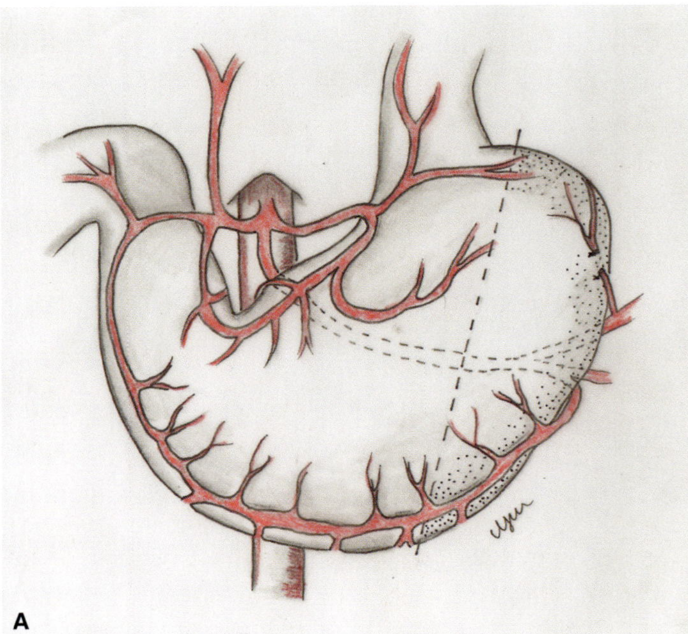

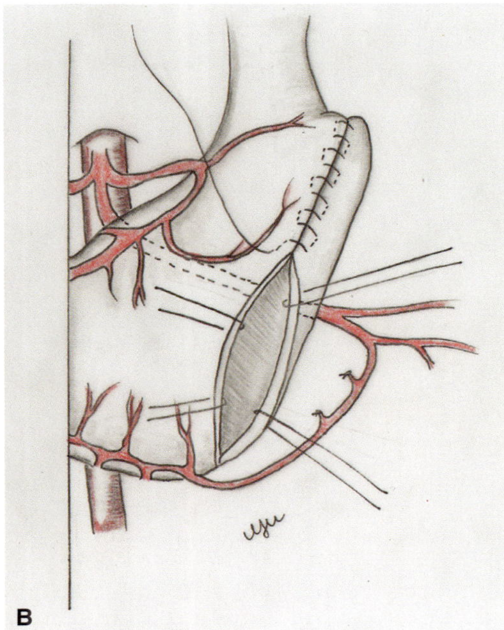

FIGURA 5 Desenho esquemático da técnica de gastrectomia parcial. (A) Vascularização do estômago e local da gastrectomia parcial (linha pontilhada) e (B) síntese do estômago após gastrectomia parcial.

Fonte: Marina Moraes.

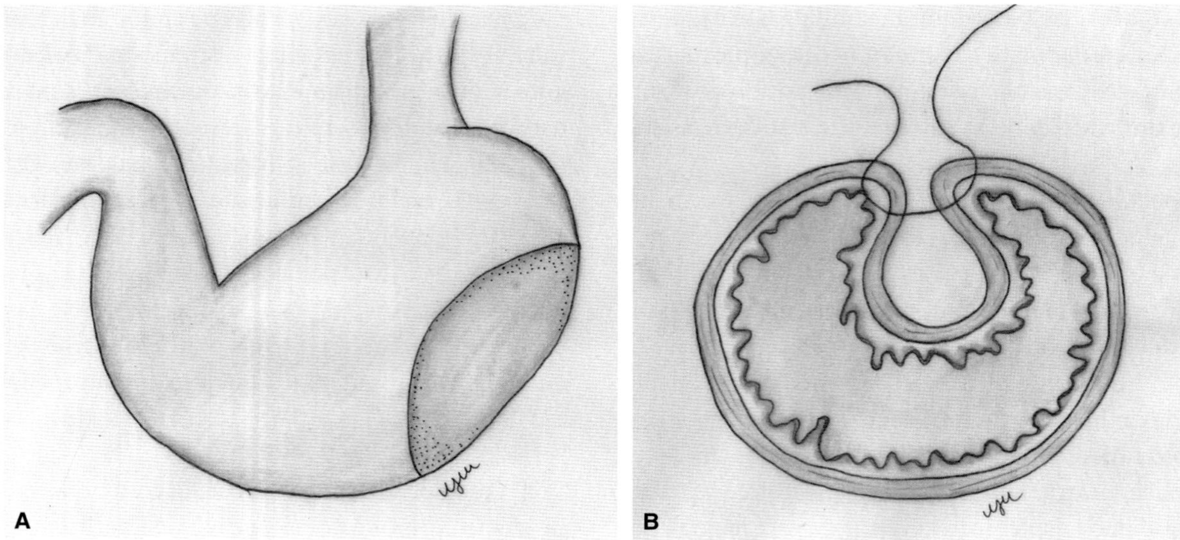

FIGURA 6 Desenho esquemático da técnica de telescopagem; nesse caso, a área necrosada é invaginada para o lúmen do estômago. (A) Área lesionada que deve ser telescopada e (B) telescopagem da área lesionada para o interior da luz do estômago.

Fonte: Marina Moraes.

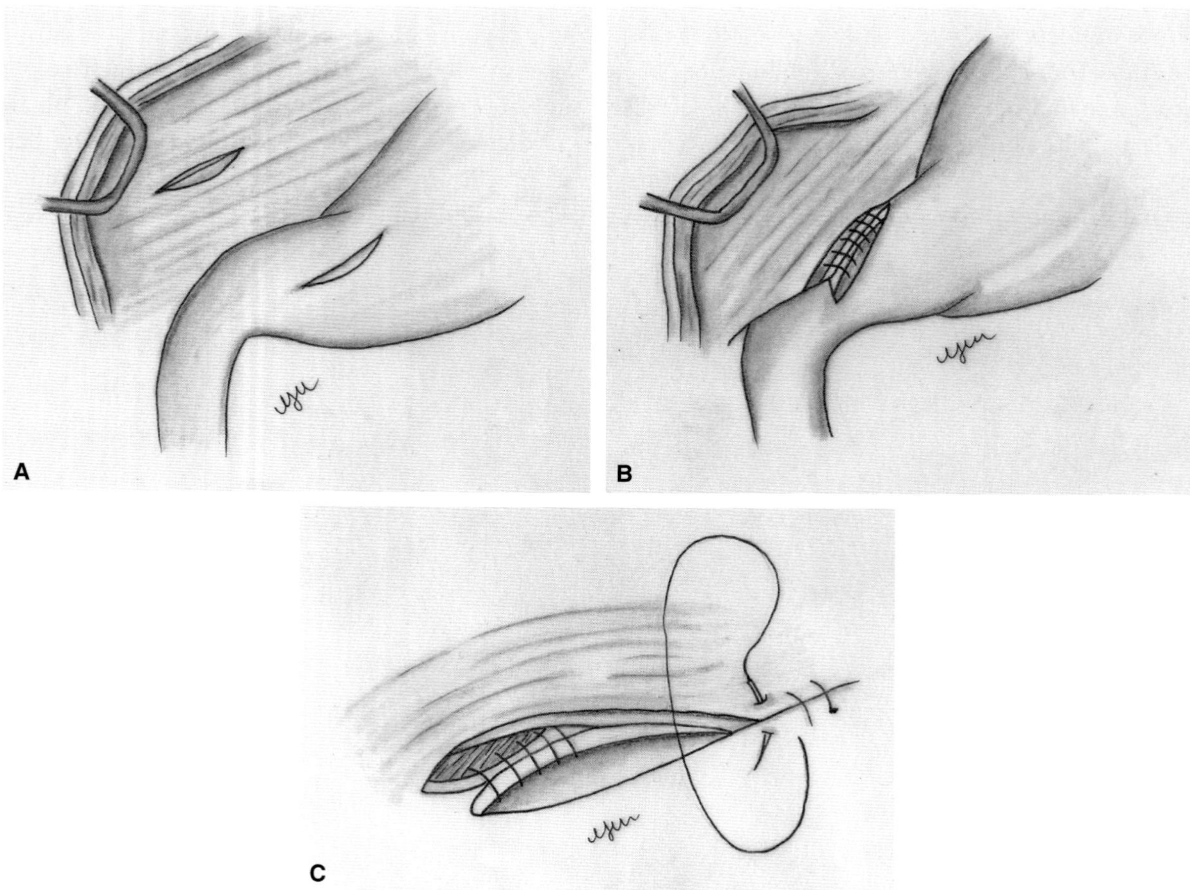

FIGURA 7 Desenho esquemático da técnica de gastropexia incisional. (A) Incisão longitudinal na parede do estômago e na parede abdominal; (B) sutura da borda posterior da parede abdominal com a parede do estômago e (C) sutura da borda da parede anterior do estômago com a borda da parede anterior do abdômen.

Fonte: Marina Moraes.

Gastropexia em alça de cinto (*belt-loop*)

Nessa gastropexia, a preferida pelo autor, faz-se um retalho seromuscular no sentido transversal do antro pilórico. Deve ser de alguns centímetros (geralmente de 2-4 cm de largura e de 3-5 cm de comprimento); um retalho muito fino pode dificultar o procedimento, além de favorecer sua ruptura. Na sequência, devem-se realizar duas incisões equidistantes no sentido transversal da parede abdominal, as quais devem ser paralelas entre si e ter uma largura em torno de 0,5 a 1 cm menor que a do *flap* antral.

O *flap* deve ser posicionado por dentro do túnel construído na parede abdominal, e sua porção mais distal, livre, deve ser reposicionada em seu local de origem e fixada com pontos simples com fio absorvível ou não com fio 4-0 (Figura 8).

Pós-operatório

A fluidoterapia adequada e a manutenção do equilíbrio eletrolítico e acidobásico devem ser realizadas. A hipocalemia pós-operatória pode estar presente e deve ser corrigida.

A alimentação deve ser fracionada em várias vezes ao dia e pequenas quantidades. A gastrite secundária à isquemia da mucosa pode estar presente e deve ser tratada com omeprazol ou pantoprazol.

Arritmias ventriculares também podem estar presentes; em geral, começam entre 12 e 36 horas após a cirurgia. A toxicidade da lidocaína pode ser maior em pacientes concomitantemente tratados com cimetidina.

As arritmias ventriculares são comuns em cães com volvo de dilatação gástrica e geralmente começam

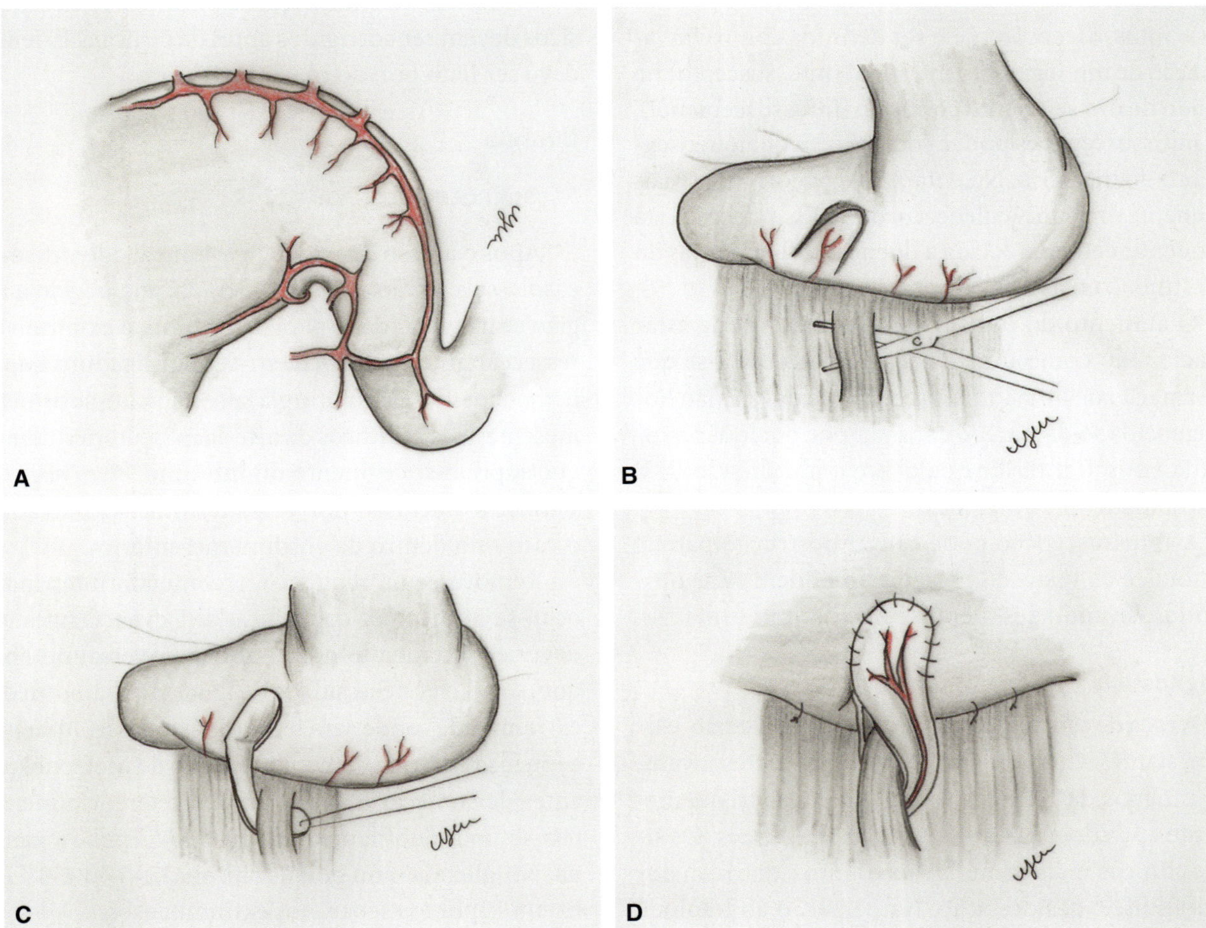

FIGURA 8 Desenho esquemático da técnica de gastropexia em alça de cinto. (A) Vascularização do antro pilórico; (B) criação de um retalho no antro pilórico e um túnel na parede abdominal; (C) passagem do retalho pelo túnel na parede abdominal e (D) sutura do retalho da parede abdominal no seu local de origem.

Fonte: Marina Moraes.

de 12 a 36 horas após a cirurgia. Devem ser tratadas com infusão intravenosa contínua, de 50 a 75 μg/kg por minuto. Antibiótico de amplo espectro deve ser utilizado.

Complicações

A sepse e a peritonite são complicações comuns, geralmente por contaminação ou necrose e perfuração gástrica. A coagulação intravascular disseminada é observada em cerca de 20% dos cães.

Prognóstico

Taxas de mortalidade variam de 10 a 50%, dependendo de diagnóstico precoce e tratamento adequado.

Intussuscepção

Considerações gerais

A intussuscepção pode ser definida como a invaginação de um segmento intestinal (intussuscepto) no lúmen de um segmento contíguo (intussuscepiente). As intussuscepções podem ocorrer em qualquer segmento do intestino. No entanto, sua ocorrência mais frequente é na junção ileocecocólica. Essa afecção está frequentemente associada a doenças inflamatórias do intestino, com as mais diversas causas.

O aumento do peristaltismo reverso pode estar relacionado como uma das causas. Acredita-se que a formação de uma intussuscepção se deva à não homogeneidade da parede causada por qualquer anomalia em seu interior que altere a motilidade ou a flexibilidade intestinal local.

A intussuscepção pode causar obstrução parcial ou total, e os vasos do mesentério podem ficar obstruídos, levando a isquemia e necrose intestinal.

Diagnóstico

A raça de cão mais acometida é pastor alemão, e de gato, siamês. Comumente acomete pacientes jovens, com menos de 1 ano de idade. Acontece frequentemente após doenças inflamatórias intestinais. Os sinais clínicos mais comuns são vômitos, diarreia, dor abdominal e desidratação. Na palpação abdominal, podemos identificar uma massa abdominal alongada. O exame radiográfico pode revelar sinais de obstrução, e eventualmente uma massa com aspecto tubular pode ser identificada.

A ultrassonografia representa o melhor método para detecção de intussuscepções. O aspecto ultrassonográfico de uma intussuscepção no plano transversal é de uma lesão em alvo com múltiplas camadas (em forma de alvo). Como diagnóstico diferencial, devemos descartar doenças como corpos estranhos, vólvulo ou torção intestinal, encarceramento intestinal, aderências, estenoses, abscessos, granulomas, hematomas, tumores ou malformações congênitas.

Tratamento clínico

A manipulação, de forma infrequente, pode ser bem-sucedida. Nesses casos, a recidiva é habitual.

Tratamento cirúrgico

Pré-operatório

Os déficits de hidratação, eletrolíticos e acidobásicos devem ser corrigidos antes da cirurgia. O jejum deve ser feito por, no máximo, 8 horas.

Cirurgia

Anastomose intestinal

Após o acesso à cavidade peritoneal, identifica-se e isola-se a região que será operada, analisando a região e sua viabilidade para determinar a extensão da ressecção intestinal. Ocluem-se (por ligadura dupla, hemoclipes ou eletrocirurgia) e seccionam-se os vasos mesentéricos arcádicos da artéria mesentérica cranial que supre esse segmento do intestino, e em seguida se realiza a oclusão dos vasos terminais da arcada e o vaso reto dentro da gordura mesentérica.

Remove-se na sequência o conteúdo intestinal e oclui-se o seu lúmen com pinças de Doyen. O intestino deve ser seccionado no sentido transversal ou oblíquo, se houver necessidade de igualar o diâmetro das extremidades onde será feita a anastomose. Apara-se a mucosa evertida com uma tesoura de Metzenbaum antes de começar a anastomose. Preferencialmente, usa-se fio monofilamentar absorvível (polidioxanona, poligliconato ou poliglecaprona) 3-0 ou 4-0. Utilizem-se pontos separados extramucosos.

A tensão excessiva forma bolsas e pode causar estenose significativa. O padrão contínuo ao redor do intestino pode limitar a dilatação no sítio de anastomose e provocar obstrução parcial, além de aumentar a isquemia e retardar o processo de cicatrização. Duas suturas iniciais são feitas nas bordas mesentérica e antimesentérica; em seguida, são realizadas suturas entre elas e assim por diante.

Uma sutura simples contínua é colocada entre os pontos de cada lado. As suturas devem estar a 2 mm das bordas e 2-3 mm entre si (Figura 9). Após a sutura, inspeciona-se a anastomose e verificam-se vazamentos.

Anastomose asséptica de cólon

De forma similar ao relatado na técnica anterior, isola-se o órgão e realizam-se as ligaduras vasculares. A área a ser ressecada é visualizada e isolada, sem necessidade de pinças intestinais. É feita uma incisão circular em todo o diâmetro da alça intestinal, posicionada no sentido cranial e caudal ao local de ressecção. Essa incisão não deve contemplar todas as camadas, portanto, deve ser extramucosa e não atingir o lúmen intestinal.

Uma pinça hemostática deve ser aplicada sobre a mucosa exposta, o que promove o seu esmagamento. Com a proteção de campos operatórios, o segmento isolado é removido. Em sequência, é realizada uma sutura em chuleio contínuo, abaixo das pinças hemostáticas que são removidas na sequência, criando um manguito mucoso.

A anastomose é feita de forma tradicional, com os segmentos intestinais mantidos ocluídos para evitar extravasamento de conteúdo e contaminação. A remoção dos fios responsáveis pelo manguito mucoso só é feita após a confecção completa da anastomose, permitindo que o intestino volte a se tornar pérvio. Finalmente se usa o omento sobre a anastomose, fixado com alguns pontos separados (Figura 10).

Anastomose com uso de protetor intraluminal

Nessa anastomose, o objetivo é produzir um *bypass* que proteja o sítio da anastomose, impedindo o contato do conteúdo fecal. A anastomose é iniciada de forma similar à técnica descrita anteriormente. Depois da ressecção do segmento desejado, deve-se fazer a eversão de cerca de 5 cm do lúmen do segmento anterior da alça. Nessa mucosa evertida é fixado um dreno de Penrose, contemplando todo o seu diâmetro. A extensão desse dreno deve ultrapassar aproximadamente 3 cm do segmento posterior, no qual ele não é fixado. A anastomose é feita de forma tradicional (Figura 11).

Pós-operatório

Devem-se corrigir distúrbios hidroeletrolíticos e fazer uso de antibióticos profiláticos.

Prognóstico

No geral, o prognóstico é bom.

Complicações

Estão ligadas à presença de fístulas, vazamentos e deiscências. Podem ocasionar peritonites e sepse.

Torção e vólvulo intestinal

Considerações gerais

O vólvulo intestinal pode ser definido como a torção do intestino, causando obstrução, e ocorre em apenas um segmento do intestino. Já a torção intestinal ocorre na raiz do mesentério, levando a obstrução da artéria mesentérica cranial, causando uma isquemia em todo o intestino delgado. Essas duas doenças são raras em pequenos animais, sendo o jejuno a porção mais comumente envolvida no vólvulo. A torção pode ser feita no sentido horário ou anti-horário e pode rotacionar até 360°.

Diagnóstico

É uma afecção mais comum em cães de macho e animais de grande porte e ativos. Os sinais clínicos podem ser dor, vômito, fraqueza, aumento de volume abdominal, hematoquezia, comumente de forma aguda. As radiografias simples comumente são diagnósticas, com distensão uniforme de todo o trato intestinal por gás. Deve ser realizado o diagnóstico diferencial para torção gástrica, torção esplênica, obstrução intestinal, trauma abdominal e peritonite.

Tratamento clínico

Pode ser feito com fluidos e antibióticos. No entanto, a cirurgia deve ser feita o mais rápido possível.

Cirurgia

É uma cirurgia de emergência. A estabilização do paciente deve ser realizada concomitantemente com a cirurgia. Durante o procedimento operatório, após a

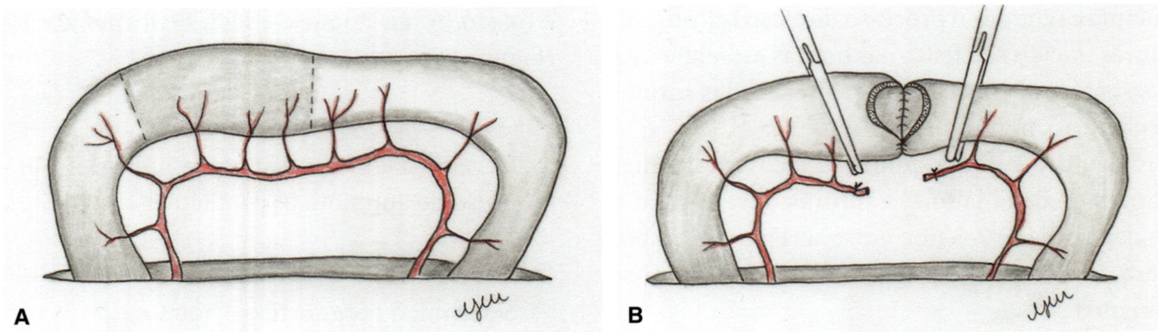

FIGURA 9 Desenho esquemático da técnica de anastomose intestinal. (A) alça intestinal com área a ser ressecada e (B) uso dos clamps intestinais.

Fonte: Marina Moraes.

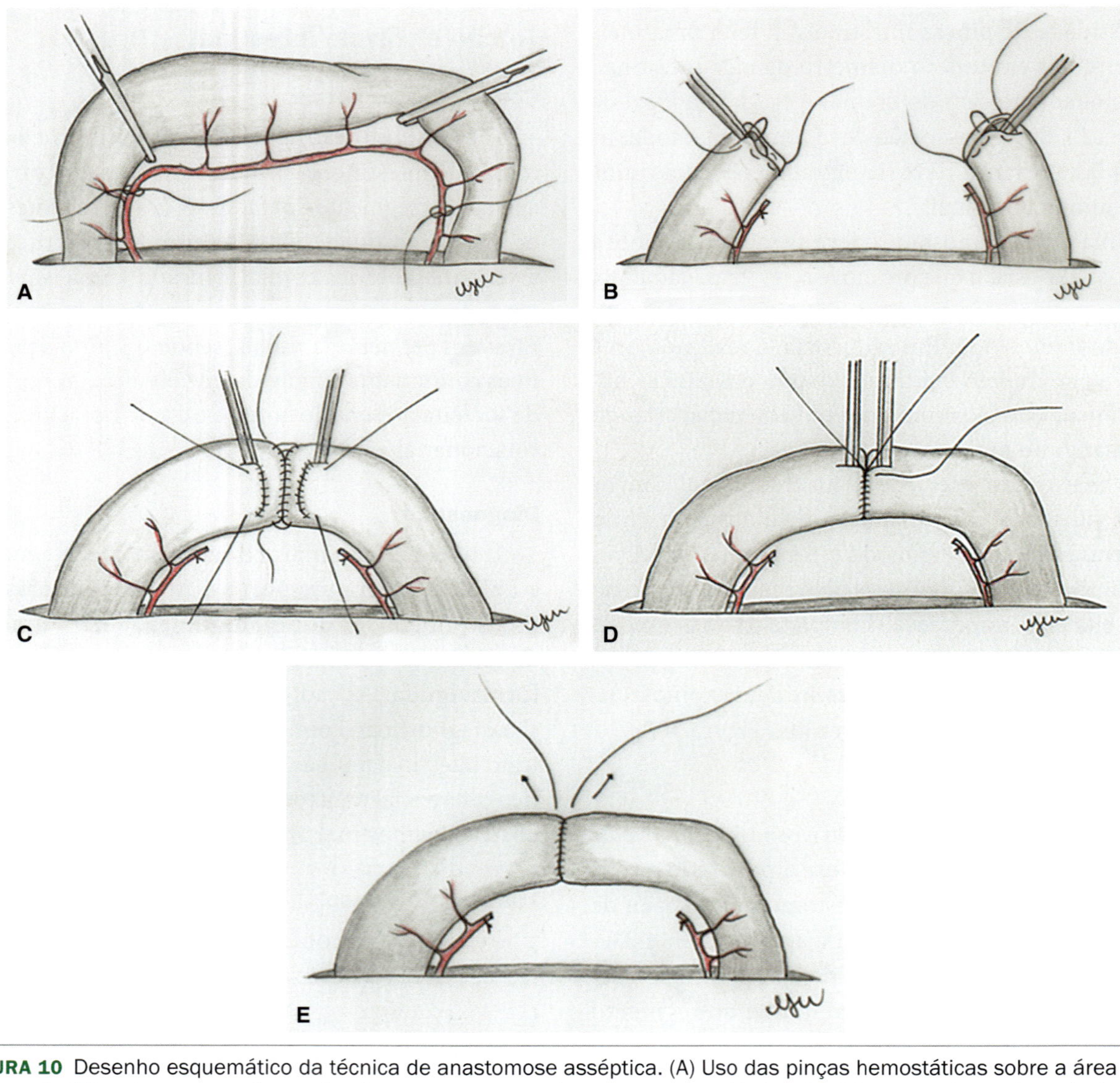

FIGURA 10 Desenho esquemático da técnica de anastomose asséptica. (A) Uso das pinças hemostáticas sobre a área a ser ressecada; (B) após a ressecção, confeccionamos um manguito mucoso com objetivo de obliterar o trânsito intestinalo; (C) e (D) anastomose término terminal e (E) remoção do manguito mucoso e liberação da perviedade da alça.

Fonte: Marina Moraes.

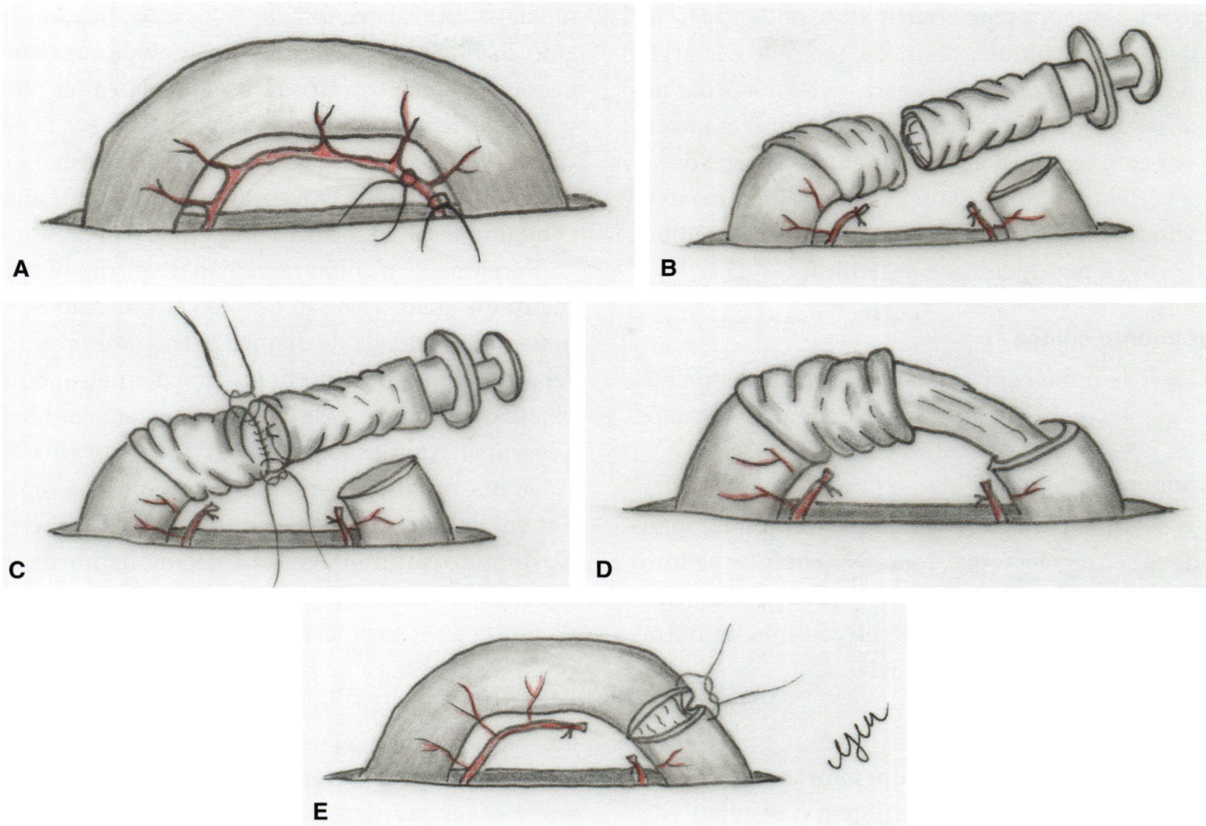

FIGURA 11 Desenho esquemático da técnica de técnica de anastomose com uso de protetor intraluminal. (A) Alça intestinal a ser ressecada; (B) eversão de aproximadamente 5 cm do segmento anterior; (C) anastomose da mucosa com o protetor intraluminal; (D) colocação do protetor no segmento posterior e (E) anastomose intestinal.

Fonte: Marina Moraes.

inspeção inicial, deve ser avaliada a extensão da lesão intestinal, que deve ser reposicionada adequadamente. Deve-se verificar se sua perfusão está adequada, e, se houver área desvitalizada, deve ser removida. Podem ser feitas a gastropexia do lado direito, a gastrocolopexia e a colopexia do cólon descendente.

Prognóstico

O prognóstico é reservado.

Complicações

A complicações mais comuns são deiscência da sutura intestinal, peritonite e sepse.

Megacólon

Considerações gerais

Podemos definir megacólon como um aumento do cólon e a presença de hipomotilidade persistente. Quando não conseguimos definir uma causa (como no caso de estreitamento do canal pélvico ocasionado por fraturas), podemos nomear de megacólon idiopático.

Habitualmente ocasiona constipação importante. É uma doença mais comum em gatos, sendo causas da hipomotilidade distensão prolongada, trauma neurológico, disfunção congênita, doenças endócrina e metabólica, anomalias comportamentais e idiopáticas.

A retenção fecal por longo período pode formar concreções fecais e posterior obstrução. A absorção de toxinas bacterianas das fezes retidas pode causar depressão, anorexia e fraqueza. O vômito é secundário a obstrução prolongada, absorção de toxinas e/ou estimulação vagal.

Diagnóstico

Com frequência acontece em gatos de meia-idade; a forma mais comum é a idiopática. Os sinais clínicos estão relacionados com constipação, podendo haver perda de peso, vômitos, anorexia, tenesmo e letargia.

As radiografias são úteis para o diagnóstico, e nelas observamos o diâmetro do cólon aumentado em 1,5 vez com relação ao comprimento do corpo da sétima vértebra lombar. O megacólon idiopático deve ser diferenciado da doença por causas congênitas, obstrutivas, neurológicas e sistêmicas.

Tratamento clínico

Deve-se tratar com laxantes e/ou enemas. Procinéticos como domperidona também podem ser tentados.

Tratamento cirúrgico

A cirurgia para correção do megacólon idiopático deve ser a colectomia total. No entanto, se for o megacólon secundário, pode-se optar pela hemicolectomia associada ou não a pelvectomia ou outras técnicas de reconstrução da pelve.

Pré-operatório

O preparo intestinal pré-operatório com enemas deve ser evitado, pois não se obtém o resultado desejado e pode aumentar o risco operatório. Deve-se fazer uso de antibióticos profiláticos.

Cirurgia

Colectomia subtotal

A junção ileocecocólica pode ou não ser removida nessa técnica, mas esse tem sido um ponto controverso. Acreditamos que a remoção esteja associada à síndrome de má absorção, por migração de bactérias colônicas, bem como à presença de diarreia crônica no pós-operatório. Em geral se removem de 90-95% do cólon nessas colectomias. Os seguintes vasos devem ser identificados e ligados: ramos da artéria e veia ileal, artéria e veia ileocólica, artéria e veia mesentérica caudal e artéria e veia retal cranial. Deve-se ter o cuidado para não ligar a artéria retal em cães.

Colectomia total

De forma geral, os cães podem ter aproximadamente 70% do cólon removido sem problemas e até mesmo todo o cólon. Devido a isso, a colectomia total deve ser feita com cautela ou evitada em cães. Após o acesso, através de uma laparotomia/celiotomia mediana ventral, o cólon deve ser identificado e isolado. Estabelece-se a área a ser removida e realiza-se ligadura dupla nos vasos retos da região a ser removida. Os vasos cólicos principais devem ser preservados. Deve-se bloquear o trânsito intestinal com pinças intestinais de Doyen, após o deslocamento do conteúdo fecal do local a ser operado.

Secciona-se o cólon na região desejada; se o diâmetro for igual, a secção deverá ser transversal, e se houver disparidade de diâmetro devemos fazer uma secção oblíqua no sítio de menor diâmetro, com o objetivo de ampliar esse diâmetro e igualar as bordas a serem anastomosadas.

A anastomose deve ser feita com pontos separados em padrão de Gambee modificado, Lembert ou Cushing. A sutura deve ser iniciada na borda mesentérica, e na sequência um ponto deve ser posto na borda antimesentérica. Devemos fazer mais dois pontos entre as duas primeiras suturas, na parede anterior e posterior do intestino, e assim por diante, até que a sutura esteja adequadamente posicionada. Devemos utilizar preferencialmente fios absorvíveis sintéticos monofilamentares.

Devemos posicionar o omento sobre o sítio anastomótico e fixá-lo, para evitar aderências em outros órgãos.

Prognóstico

O prognóstico é bom.

Complicações

As complicações mais comuns são vazamentos, deiscência, peritonite, necrose isquêmica, estenose e formação de abscesso.

Prolapso retal

Considerações gerais

Pode ser definido como uma protrusão ou eversão da mucosa retal através do ânus. Pode estar associado a doenças inflamatórias intestinais, verminoses ou mesmo a hérnia perineal. Pacientes que apresentam tenesmo podem desenvolver essa afecção.

Quando o prolapso envolve apenas a mucosa, podemos também designá-lo de prolapso incompleto. Se não tratado precocemente, pode haver escoriações, sangramentos e necrose na porção prolapsada.

Diagnóstico

Sua prevalência é maior em gatos, mas acontece em qualquer idade e sexo. O grau de prolapso pode ser variado. Deve-se diferenciar o prolapso da intussuscepção ileocólica (no exame físico, a introdução de um dedo é possível na intussuscepção, mas não no prolapso).

Tratamento clínico

Em graus pequenos e de apresentação aguda, o prolapso pode ser tratado com a redução manual e a confecção de uma sutura em bolsa ao redor do ânus. Soro fisiológico aquecido para limpeza é recomendável.

Cirurgia

Quando a região prolapsada se apresenta lesionada, devemos fazer sua amputação. A colopexia no cólon descendente pode ser realizada com o objetivo de evitar recidiva. No pré-operatório, devemos fazer uso de antibioticoterapia profilática. Após o posicionamento do paciente, uma sonda deve ser colocada no reto, para servir de guia, e três pontos simples devem ser postos nas posições de 5, 8 e 12 horas, devendo contemplar todas as camadas. O tecido prolapsado deve ser removido, e as bordas, suturadas com fio monofilamentar absorvível sintético 3-0 ou 4-0. Uma alternativa é fazer sutura em bolsa ao redor do ânus.

Pós-operatório

Devem ser empregados enemas, analgésicos e antibióticos.

Prognóstico

É bom, quando tratado adequadamente.

Complicações

As complicações mais comuns são infecção, deiscência da sutura e recidiva.

Doença do saco anal

Considerações gerais

A doença do saco anal pode ser caracterizada por um acúmulo anormal de secreções secundário a processo inflamatório, infeccioso ou por obstrução do ducto de drenagem da glândula. Essa afecção é de grande prevalência em pequenos animais.

Diagnóstico

O diagnóstico é feito por meio de exame físico, quando se observam inchaço, dor à palpação, secreção e inflamação.

Tratamento clínico

Em estágios iniciais da doença, deve ser feito com limpeza local e antissépticos. Devem-se administrar analgésicos, antibióticos e corticoides.

Cirurgia

A saculectomia pode ser feita aberta ou fechada. A técnica fechada tem sido a nossa preferida, pois diminui o risco de apresentar tecido do saco anal remanescente e o aparecimento de fístulas no pós-operatório. No entanto, a ocorrência de incontinência fecal tem sido descrita com essa técnica. Inicialmente o orifício de drenagem deve ser identificado e sondado. Deve ser feita uma incisão em meia-lua sobre o saco anal. Com uma tesoura de Metzenbaum, o saco anal deve ser cuidadosamente dissecado, com cuidado para não lesionar os músculos adjacentes e a artéria retal. O saco anal deve ser todo dissecado até a junção mucocutânea, sendo procedida à ligadura do ducto e subsequente remoção do saco anal.

Pós-operatório

Devem ser usados antibióticos de amplo espectro e analgésicos sistêmicos. O local da cirurgia deve ser observado, sendo frequentes as deiscências, as fístulas e os sinais de infecção.

Prognóstico

O prognóstico é bom, mas as complicações são frequentes.

Complicações

É frequente a presença de fístulas, deiscências, dor e incontinência fecal.

CONCLUSÃO

As cirurgias intestinais apresentam grande variável de técnicas e fazem parte da rotina do cirurgião veterinário. A obediência aos seus princípios deve ser adotada para que os resultados sejam favoráveis.

REFERÊNCIAS BIBLIOGRÁFICAS

1. Latimer CR, Lux CN, Grimes JA, Benitez ME, Culp WTN, Ben-Aderet D, et al. Evaluation of short-term outcomes and potential risk factors for death and intestinal dehiscence following full-thickness large intestinal incisions in dogs. J Am Vet Med Assoc. 2019;255(8):915-25.
2. Fossum TW. Cirurgia de pequenos animais. 5. ed. GEN; 2014. 1.642 p.
3. Gill SG, Buote NJ, Petersen NW, Bergman PJ. Factors associated with dehiscence and mortality rates following gastrointestinal surgery in dogs. J Am Vet Med Assoc. 2019;255(5):569-73.
4. Mullen KM, Regier PJ, Ellison GW, Londoño L. A review normal intestinal healing, intestinal anastomosis, and the pathophysiology and treatment of intestinal dehiscence in foreign body obstructions in dogs. Top Companion Anim Med. 2020;41:100457.
5. Oliveira ALA. Técnicas cirúrgicas em pequenos animais. 2. ed. Elsevier; 2018. 512 p.

Cirurgias endócrinas

André Lacerda de Abreu Oliveira ■ Jussara Peters Scheffer ■ Scarlath Ohana Penna dos Santos

Objetivos

Após a leitura do capítulo, você será capaz de:

- Compreender as principais endocrinopatias cirúrgicas.
- Reconhecer as técnicas operatórias e suas principais complicações.

INTRODUÇÃO

As cirurgias endócrinas representam um grande desafio na cirurgia veterinária. Além da dificuldade técnica excepcional na sua execução, devemos ter o apoio de uma equipe multidisciplinar, que envolve, entre outros, o endocrinologista. A necessidade de um acompanhamento pós-operatório adequado e o trabalho em equipe aumentam o desafio.

DESENVOLVIMENTO

Pâncreas

Afecções pancreáticas

O pâncreas é um órgão majoritariamente constituído por tecido glandular. Microscopicamente é possível observar que o pâncreas é 90% constituído de células acinares exócrinas – os demais 10% são células das ilhotas de Langerhans. As células acinares são produtoras de enzimas digestivas que, por sua vez, são liberadas, em sua forma inativa (zimogênio), nos ductos pancreáticos que desembocam no duodeno proximal.

A inatividade das enzimas evita a autodigestão pancreática. O pâncreas é o órgão responsável por regular e metabolizar a glicose, produzindo glucagon, insulina, somatostatina, α-amilase, lipase, esteatorreia e bicarbonato.

O pâncreas é bilobado, e o suprimento sanguíneo ao lobo pancreático esquerdo é realizado por ramos da artéria esplênica, artéria hepática comum e artéria gastrintestinal. Já o lobo pancreático direito é suprido pelas artérias pancreáticas duodenal cranial e caudal. A inervação é realizada pelo sistema nervoso entérico e ramos do nervo vago.

Abscesso pancreático

Consiste no acúmulo de material purulento com ou sem necrose no pâncreas. O abcesso pancreático é a complicação de maior ocorrência; mesmo assim, sua prevalência é de 1,4 a 6%, e pode ocorrer tanto na pancreatite aguda como na crônica.

Os sinais clínicos da pancreatite não mudam frente à presença de abcessos, mas podem dificultar a resposta perante o tratamento instituído. Durante a palpação abdominal, é possível identificar massa em alguns casos, mas o exame ultrassonográfico fornece dados mais fidedignos para o diagnóstico. O diagnóstico definitivo deve estar acompanhado de uma análise citológica e bacteriológica e pode ser coletado por punção guiada por ultrassonografia ou laparoscopia.

O tratamento principal é cirúrgico. Na abordagem, busca-se coletar o material para cultura, além de desbridar e retirar o abscesso. A localização do abscesso e sua relação com outros órgãos poderiam exigir um procedimento mais complexo. Se o abscesso estiver próximo ao baço, é possível que seja necessário realizar uma esplenectomia parcial. Se tiver aderência com a curvatura maior do estômago, é possível que seja necessária uma gastrectomia parcial.

Caso a maior parte do lobo esquerdo do pâncreas esteja comprometida, é preciso realizar pancreatectomia parcial, que deve ser feita com cuidadoso desbridamento do parênquima e ligação do ducto e das artérias pancreáticas. Se o abscesso compromete o lobo direito do pâncreas e a artéria pancreatoduodenal, além da pancreatectomia é necessário fazer a ressecção parcial do duodeno.

Pseudocisto pancreático

A patogênese do pseudocisto pancreático ainda não é bem conhecida, porém é considerado como acúmulo de detritos e suco pancreático dentro de uma parede de tecido fibroso ou granuloso. Assim como nos abscessos, os sinais clínicos não diferem muito dos achados da pancreatite, portanto, é difícil de inferir clinicamente a sua origem. O diagnóstico é feito por ultrassonografia, na maioria das vezes, mas a confirmação é realizada mediante exame citológico do fluido. Quando o cisto é pequeno, pode ser drenado por aspiração guiada por ultrassom. Cistos grandes podem requerer tratamento cirúrgico, como o descrito para abscessos.

Biópsia do pâncreas

Em medicina veterinária, a biópsia pancreática não é muito implementada, devido ao alto risco. A manipulação dos vasos pancreáticos pode comprometer não só o parênquima do órgão, mas também a viabilidade intestinal, gerando isquemia duodenal, já que a artéria pancreatoduodenal é um ramo da artéria mesentérica e entra na porção distal do lobo direito do pâncreas, dentro do qual faz anastomose com o ramo cranial e de onde sai na porção cranial para irrigar o duodeno. Outra estrutura importante é o ducto pancreático, encontrado na metade do parênquima. Apesar dos riscos do procedimento, o exame histológico do pâncreas é importante porque ajuda no diagnóstico das alterações pancreáticas, como inflamação, atrofia, insuficiência pancreática subclínica, neoplasia (Figura 1), necrose e pancreatite. Nesses casos, só uma amostra não é suficiente porque, em geral, a inflamação está em pequenas áreas, e não de maneira difusa.

Nas afecções difusas, é preferível tomar a amostra da parte distal e lateral do lobo direito do pâncreas, evitando alterações no ducto pancreático e nos vasos circunjacentes. As diferentes técnicas para realizar o exame variam quanto ao tipo de dissecação; lesões focais próximas à extremidade do pâncreas podem ser removidas pelo método da "guilhotina" ou de fratura com sutura, onde a amostra é obtida após ligação da porção escolhida com sutura absorvível. Em lesões difusas, o local de obtenção deve ser preferivelmente a região distal e lateral do lobo direito, para evitar lesionar o ducto pancreático e a artéria pancreatoduodenal. Outras técnicas a serem realizadas são a dissecação interlobar, o uso de pinça de biópsia ou a raspagem de uma porção da lesão com um bisturi.

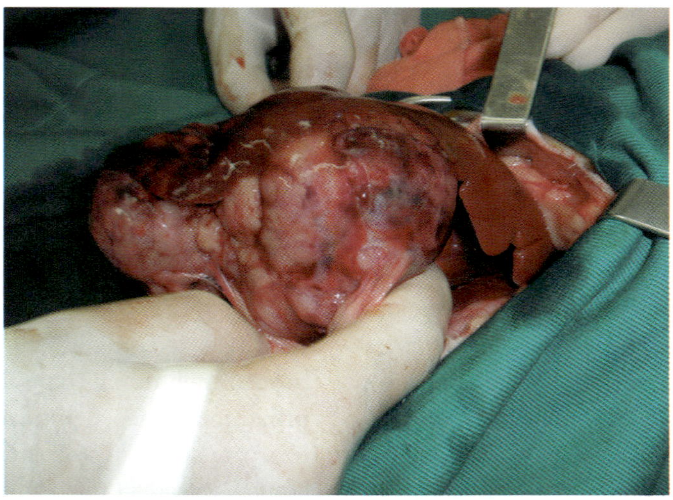

FIGURA 1 Adenocarcinoma pancreático em um cão.

Insulinomas

Consistem no crescimento cancerígeno das células beta das ilhotas de Langerhans, as quais formam massas tumorais que produzem insulina ainda quando os níveis de glicose no sangue são baixos. São também chamados tumores pancreáticos de células beta, adenomas ou adenocarcinomas das ilhotas pancreáticas (Figura 1). São mais comuns em cães do que em gatos.

Cães de meia-idade e idosos são os mais afetados, não há predisposição sexual, e aparentemente raças de porte médio e grande são as mais acometidas. Em 90% dos casos de cães, os insulinomas são malignos, contudo, estão restritos numa cápsula grossa que pode ser retirada cirurgicamente de maneira paliativa. Apresentam crescimento lento e acabam comprimindo o parênquima adjacente.

Sinais clínicos secundários à hipoglicemia incluem debilidade muscular, ataxia, tremores, colapso e convulsões. Contudo, são sinais inespecíficos, podendo ser intermitentes no início e constantes de acordo com a evolução. Lesões neuronais podem ocorrer devido à hipoglicemia crônica, que provavelmente provoca desmielinização e degeneração neuronal. Esses danos nem sempre podem ser revertidos, e a ataxia e debilidade muscular serão permanentes.

A ultrassonografia é o método de imagem de mais fácil alcance e pode conferir informações da localização e do tamanho do tumor. A radiografia e ultrassonografia abdominal podem ser utilizadas para identificar metástases em outros órgãos, como fígado e pulmões. Também é recomendável fazer um teste de glicose sanguínea em jejum, em que a glicose é mensurada a cada 2 horas depois de suspendido o alimento. No momento em que o animal se torna hipoglicêmico, mensura-se a insulina; a concentração de insulina sérica normal em jejum varia entre 5 e 26 μU/mL, enquanto nos animais acometidos excedem 70 μU/mL.

O tratamento é principalmente cirúrgico. Antes da cirurgia, o animal deve ser estabilizado e alimentado em várias e pequenas doses, com uma dieta rica em proteínas e carboidratos complexos. O nível de glicemia pode ser mantido, com infusão constante de dextrose a 5% sob estrita supervisão, visto que a dextrose pode estimular a produção de insulina e causar maior hipoglicemia. A administração de glicocorticoides pode ajudar no incremento da produção hepática de glicose e promover menor captação celular.

Aproximadamente 80% dos casos apresentam um único nódulo de textura mais grossa, em qualquer local do pâncreas. Para retirar o tumor, deve ser feita uma pancreatectomia parcial. Tumores próximos à extremidade podem ser removidos pela técnica da guilhotina ou de remoção por sutura. Já nos casos em que o tumor está envolvendo o corpo pancreático ou a parte proximal do lobo direito, deve ser feita uma dissecção grosseira do tecido pancreático e vaso pancreatoduodenal, além de identificar os vasos sanguíneos e ductos que suprem a porção afetada e fazer a sua ligação para depois cortar o tecido lesado e fechar as aberturas no mesoduodeno. O fígado e linfonodos linfáticos regionais devem ser avaliados em busca de focos metastáticos.

Devem-se monitorar os níveis de glicose no sangue após a cirurgia, os quais podem aumentar, sendo necessária a administração de insulina; caso contrário, hipoglicemia pode persistir, devido aos nódulos metastáticos remanescentes, quando poderá ser instaurado o tratamento com estreptomicina. Esse antibiótico destrói as células beta do pâncreas e no local metastático, mas deve ser monitorado porque pode desenvolver insuficiência renal. A manipulação da cirurgia pode induzir uma posterior pancreatite, a qual deve ser tratada. O alimento deve ser administrado gradualmente, e a hipoglicemia, tratada mediante fármacos não citotóxicos, como prednisona, diazóxido e somatostatina.

O prognóstico varia de acordo com o estágio da doença, a extensão e a presença de metástase. Não obstante, os melhores resultados têm sido observados em pacientes submetidos a exérese tumoral mesmo quando a remoção é parcial.

Gastrinoma

Têm-se poucos relatos de casos de gastrinomas, tipo de tumor que consiste no crescimento anormal de células não beta das ilhotas que secretam gastrina. Os tumores também podem se originar no duodeno, nos nodos linfáticos peripancreáticos e no mesentério com menor frequência. As células ectópicas no pâncreas produzem em excesso o hormônio gastrina, secretada nas células da mucosa duodenal e no antro como resposta mecânica à distensão. O excesso de gastrina produz hiperacidez que desencadeia ulcerações e erosões duodenais.

Os sinais do gastrinoma são principalmente causados pela ulceração do trato gastrintestinal. O animal apresenta vômito, hematêmeses, anorexia, diarreia, melena, desidratação, esteatorreia e perda de peso. Em casos mais crônicos não tratados, a perfuração da úlcera pode causar peritonite. Em geral, esses tumores são pequenos, portanto, exames de imagem não são muito eficientes. A endoscopia é utilizada para diagnosticar a presença de úlceras gástricas ou duodenais, sendo as últimas as mais frequentes. Na biópsia, os achados mais comuns são inflamação e hipertrofia da mucosa.

Podem-se mensurar as concentrações séricas de gastrina, sendo seu aumento altamente sugestivo de gastrinoma. O teste deve ser realizado com jejum de 12 horas e na ausência de medicamentos antiácidos. Os demais achados laboratoriais são inespecíficos, podendo-se encontrar desequilíbrio acidobásico, anemia, hipoproteinemia, aumento da fosfatase alcalina e leucocitose. O tratamento médico de preferência consiste na administração de agentes inibidores da bomba de prótons; também se podem implementar, como tratamento complementar, medicamentos que diminuem a acidez gástrica e protegem a mucosa.

O tratamento cirúrgico procura principalmente identificar e remover total ou parcialmente as massas pancreáticas principais mediante pancreatectomia parcial. É necessário avaliar a condição gástrica e duodenal; em caso de ulceração importante, deve ser realizada a ressecção do local mais afetado, evitando a perfuração e a posterior peritonite. As lesões metastáticas também devem ser removidas.

Cirurgia pancreática

A indicação cirúrgica para intervenções pancreáticas não é rotineira em pequenos animais. Abordagens conservativas são empregadas, e procedimentos radicais, como a pancreatectomia total, são pouco recomendados. A intervenção cirúrgica pancreática geralmente é indicada para coleta de material para biópsias, culturas e remoções de massas pancreáticas. A doença pancreática crônica frequentemente deve ser diferenciada de outras causas de distúrbios gastrintestinais crônicos. A coleta de biópsia pancreática para os pacientes com alterações difusas é interessante, a fim de ajudar a determinar a causa da doença pancreática difusa. Atualmente, a recomendação é obter múltiplas biópsias em várias áreas do pâncreas, linfonodos regionais e amostras de fígado quando nenhum nódulo pancreático identificável for encontrado.

A pancreatectomia parcial pode ser indicada na presença de neoplasia, trauma, pseudocisto ou abscesso, desde que essas causas não envolvam o corpo pancreático, podendo ser realizada a lobectomia direita ou esquerda do pâncreas. Quando o corpo do pâncreas se apresenta envolvido, são recomendados procedimentos não invasivos, para evitar consequências clínicas significativas resultantes de desvio biliar permanente e insuficiência pancreática exócrina (por ligadura do ducto pancreático), optando-se pela nodulectomia sem margem ou desbridamento e drenagem focal. Cistos ou abscessos pancreáticos exigem monitoração periódica, e, caso aumentem de volume ou ocorra piora dos sinais clínicos, é indicada a drenagem guiada por ultrassom antes de intervenções cirúrgicas, realizada caso não haja melhora clínica.

Quando houver suspeita de neoplasias endócrinas, como o insulinoma, a ressecção cirúrgica é necessária, sendo recomendada a pancreatectomia parcial ou lobectomia pancreática contendo a lesão focal em vez de nodulectomia simples. Caso a massa se estenda em direção ao corpo pancreático ou se apresente difusa, a pancreatectomia total não é encorajada, principalmente nos casos com alteração pancreática e/ou duodenal severa, relacionada a altas taxas de morbidade e mortalidade. Os carcinomas pancreáticos se apresentam de forma bastante invasiva e com caráter metastático precoce, logo não se recomenda a pancreatectomia total, visto que não se obterá aumento da expectativa de vida do paciente; recomenda-se a coleta de biópsia para confirmação diagnóstica e investigação metastática em linfonodos, para estadiamento e indicação do tratamento quimioterápico paliativo.

A coleta de pequenas amostras para biópsia pancreática pode ser realizada por intermédio da técnica de "fratura por sutura". Escolhe-se uma pequena porção a ser removida na periferia do lobo direito ou esquerdo do pâncreas, a fim de evitar dano vascular e ductal. Uma janela no mesoduodeno ou no omento é feita para a passagem de um fio monofilamentar absorvível 4-0, que deve circundar a porção a ser removida. Uma ligadura é aplicada firme e lentamente, esmagando o tecido pancreático e seus respectivos ductos periféricos e vascularização, seguida da excisão da porção biopsiada e mantendo pequeno coto pancreático de segurança junto à ligadura. Amostras pancreáticas podem ser coletadas por videolaparoscopia.

A nodulectomia é indicada para ressecções focais, podendo ser realizada em qualquer porção do pâncreas. Uma dissecção romba e cuidadosa é iniciada após incisão no mesoduodeno, separando-se o nódulo a ser removido do parênquima pancreático adjacente utilizando instrumental para dissecção delicado ou *swab*. Um cuidado adicional deve ser implementado nas abordagens ao lobo direito, a fim de evitar lesões aos ramos da artéria pancreatoduodenal cranial, identificando-os e dissecando-os cuidadosamente. Os ductos pancreáticos principais, quando identificados, são isolados e preservados, e os vasos ductais menores associados, ligados com sutura absorvível 4-0. Quando possível, uma margem de tecido normal deve ser removida com o nódulo. O defeito mesoduodenal resultante é fechado com sutura monofilamentar absorvível 4-0.

A pancreatectomia parcial é indicada para ressecção de neoplasias endócrinas presentes em um lobo pancreático, sem envolvimento do corpo central do pâncreas. A adoção de margens cirúrgicas de 0,5-1 cm é recomendada; assim, é indicada a pancreatectomia parcial em vez da nodulectomia nesse tipo de afecção. Para a lobectomia direita, o acesso é permitido pela abertura do mesoduodeno, realizando sua remoção no sentido caudocranial, separando-o do duodeno e ligando a vascularização próxima ao lobo. A artéria pancreatoduodenal caudal e os ramos para o duodeno descendente são cuidadosamente preservados durante a dissecção entre o intestino e o lobo pancreático direito. Depois que todos os anexos à parte afetada do lobo foram removidos, o coto pancreático pode ser ocluído a partir da fratura por sutura do parênquima pancreático a ser ressecado.

Para a pancreatectomia parcial do lado esquerdo, o acesso é iniciado por uma janela criada na porção dorsal do omento maior, realizando-se a ligadura dos pequenos vasos que irrigam a porção afetada, mantendo a proximidade das ligaduras junto ao parênquima pancreático a ser ressecado. A artéria pancreática, uma ramificação da artéria esplênica, supre a porção média e distal do lobo esquerdo. Esta deve ser dissecada cuidadosamente para evitar danos à artéria esplênica principal. Caso ocorra lesão à artéria esplênica, uma esplenectomia pode ser necessária. Algumas massas pancreáticas podem promover aderências ao estômago; nesse caso, recomendam-se a gastrectomia parcial e a esplenectomia adicional, uma vez que a artéria esplênica não pode ser preservada.

A pancreatectomia total é uma abordagem radical e pouco recomendada devido aos seus altos índices de morbidade e mortalidade. Quando realizada, um dos grandes desafios visa à tentativa de preservação do duodeno, mantendo a sua vascularização. Se a preservação da vascularização responsável pela irrigação duodenal não for possível, a pancreatoduodenectomia deverá ser feita. O envolvimento e comprometimento do ducto biliar comum fazem que uma nova estratégia de drenagem biliar seja necessária, como a colecistojejunostomia.

A pancreatectomia total se inicia pela dissecção do lobo pancreático esquerdo, conforme técnica anteriormente apresentada. A artéria esplênica principal deve ser preservada, e, caso seja lesionada, a esplenectomia é incorporada. A dissecção é continuada até o ângulo do pâncreas, e ramos das artérias gastroduodenal e hepática comum são ligados e seccionados à medida que entram no parênquima. Se a exposição do corpo pancreático for limitada, deve-se dar sequência à dissecção do lobo direito do pâncreas, preservando a artéria pancreatoduodenal caudal e os ramos para o duodeno descendente, como o ramo duodenal recorrente da artéria gastroepiploica direita. Se não for possível a identificação do ramo duodenal recorrente da artéria gastroepiploica direita, sugere-se uma dissecção romba com o auxílio de um *swab* e tenta-se preservar qualquer suprimento de sangue observável ao duodeno nessa área. Finalmente, os ductos pancreáticos são seccionados à medida que são identificados próximo à borda mesentérica no ângulo do pâncreas e do duodeno proximal. O ducto biliar comum é preservado quando possível. Quando não, um desvio biliar deve ser planejado. Os defeitos mesoduodenal e omental são fechados em sutura contínua simples com fio absorvível 4-0, para evitar encarceramento e volvo intestinal.

As complicações da cirurgia pancreática incluem pancreatite, hemorragia, isquemia do duodeno e peritonite. A biópsia pancreática geralmente não causa sinais clínicos significativos, mas em nodulectomias no corpo central pancreático podemos observar mais comumente a presença de pancreatite pós-operatória. Após a cirurgia pancreática, cuidados adicionais em relação a alimentação enteral e distúrbios eletrolíticos devem ser adotados, sendo recomendada em alguns casos a colocação de sondas alimentares para suporte enteral e manutenção da fluidoterapia, a fim de evitar quadros de pancreatite. Quando a alimentação é tolerada, pequenos volumes de alimentos leves e com baixo teor de gordura são oferecidos várias vezes ao dia. Náuseas, vômitos e dor abdominal podem estar presentes, mas podem ser evitados ou controlados com a administração de analgésicos e antieméticos.

Adrenal

Afecções adrenais

Desordens endócrinas referentes à deficiência ou hiperestimulação das glândulas adrenais são comumente observadas em cães e gatos, especialmente os casos de hiperadrenocorticismo. As adrenais são glândulas exócrinas secretoras de diversos hormônios, tais como aldosterona, insulina, glucagon, cortisol e endorfinas. As neoplasias representam a principal afecção cirúrgica nas adrenais (Figuras 2 e 3).

A maioria desses hormônios é liberada após a alimentação ou situações de estresse. As glândulas adrenais estão próximas ao polo craniomedial dos rins, sendo a adrenal esquerda ligeiramente cranial em relação à direita. São compostas por duas regiões distintas, de acordo com o ponto de vista funcional e estrutural, em córtex e medula, sendo o córtex a região mais externa e responsável por produzir mineralocorticoides como a aldosterona e pequenas quantidades de hormônios androgênicos. A região medular é intimamente relacionada ao sistema nervoso simpático, secretando epinefrina e norepinefrina em resposta à estimulação simpática, em especial em momentos de estresse.

As principais afecções adrenais envolvem a presença de neoformações como feocromocitoma, adenomas e carcinomas adrenocorticais. Os dois últimos são mais frequentes e possuem frequência similar de

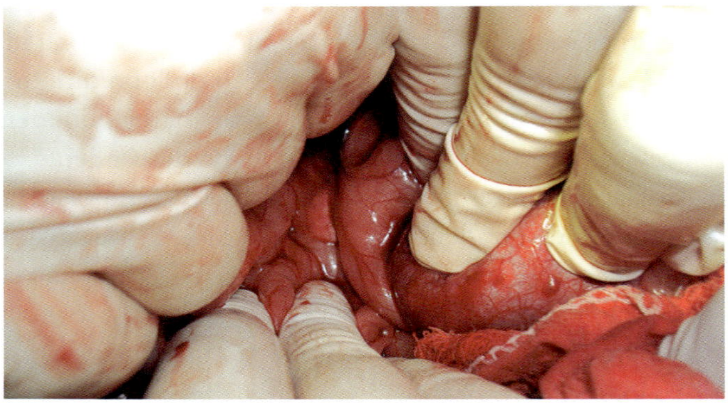

FIGURA 2 Neoplasma em adrenal esquerda de um cão.

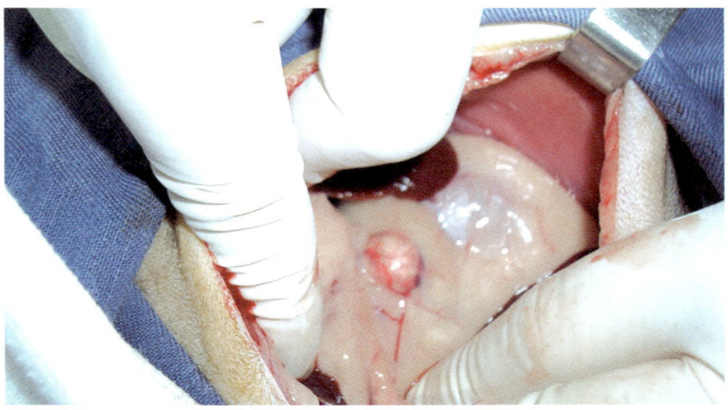

FIGURA 3 Neoplasma em adrenal esquerda de um gato.

ocorrência entre eles, contudo a maioria das grandes neoformações, com tamanho acima de 4 cm de diâmetro, é diagnosticada como carcinoma, levando em consideração os achados histopatológicos desses animais. Essas neoformações na maioria dos casos são ativas e promovem a maior expressão de hormônios adrenais, propiciando o aparecimento de sinais clínicos de hiperadrenocorticismo. Contudo, quadros de hiperadrenocorticismo podem coexistir com tumores hipofisários ativos, ou seja, tumores que aumentam a secreção de hormônio adrenocorticotrófico. Assim, há maior estimulação adrenal e consequentes alterações clínicas correlacionadas.

Em contrapartida, existe a possibilidade de quadros de hipoadrenocorticismo, ou doença de Addison. Esta ocorre quando há deficiência na produção de mineralocorticoides e glicocorticoides, caracterizando quadros de insuficiência adrenocortical primária, mas são quadros pouco comuns em cães e gatos, em especial quando comparados ao índice de ocorrência de hiperadrenocorticismo secundário a neoformações hipofisárias ativas. Os feocromocitomas são pouco comuns em cães e gatos, mas são tumores ativos e produtores de catecolaminas (epinefrina e norepinefrina); quando presentes, são um dos principais causadores de hipertensão arterial sistêmica secundária, especialmente em felinos.

Os sinais clínicos mais comuns são poliúria, polidipsia, polifagia, dispneia, aumento do volume abdominal, alopecia endócrina e fraqueza muscular. Contudo, dependendo do tumor existente, outros sinais clínicos secundários a desordens multissistêmicas podem estar presentes, como cegueira súbita devido a descolamento de retina, proteinúria, deterioração da função renal, falência renal, arritmias, desorientação, ataxia, convulsões e estupor, nos casos de hipertensão secundária, além de letargia, hiperpigmentação cutânea, diminuição da libido, dentre outros.

Portanto, a maioria dos sinais é inespecífica e necessita de uma avaliação cuidadosa do paciente, a fim de conseguir um diagnóstico definitivo adequado. Exames hematológicos complementares, como hemograma completo e bioquímicas séricas, podem retratar quadros de leucocitose por neutrofilia, linfopenia, eosinopenia, trombocitose, eritrocitose branda, aumento da atividade de fosfatase alcalina e alanina aminotransferase, hipercolesterolemia, hipertrigliceridemia, lipemia e hiperglicemia. A mensuração de eletrólitos é indispensável.

Urinálise pode retratar proteinúria e aumento de sais biliares. Contudo, exames mais específicos, como razão urinária de cortisol e creatinina, teste de supressão com baixa dose de dexametasona, estimulação com ACTH e teste de supressão com alta dose de dexametasona, podem ser necessários e conclusivos. Exames complementares de imagem, como ultrassonografia, radiografias, tomografia computadorizada ou mesmo ressonância magnética, são indispensáveis, visto que com o auxílio destes é possível localizar neoplasias adrenais ou hipofisárias, bem como quadros de metástase, auxiliando principalmente na instituição do tratamento adequado e prognóstico do paciente.

Exames citológicos ou biópsias também são de enorme valia, visto que podem auxiliar na determinação do tipo de neoplasia e consequentemente um protocolo quimioterápico ou radioterápico para o tratamento. A realização desses exames depende de exames de imagem para identificar o tumor e guiar o procedimento. O tratamento medicamentoso pode ser instituído, ao qual os alguns pacientes se mostram satisfatoriamente responsivos. Os principais fármacos utilizados são o trilostano e mitotano em cães, todavia resultados satisfatórios já foram relatados com cetoconazol, deprenil e ciproeptadina. Quando levamos em consideração o tratamento medicamentoso para felinos com hiperadrenocorticismo, a maioria dessas medicações não é eficaz, sendo o trilostano o atualmente preconizado.

O trilostano, assim como o cetoconazol, atua na biossíntese do cortisol; já o mitotano promove a lise do córtex adrenal e o deprenil atua inibindo o metabolismo da dopamina que, no sistema nervoso central, promove a secreção do hormônio liberador de corticotropina e do hormônio adrenocorticotrófico. Já a ciproeptadina é um antagonista de serotonina que atua no sistema nervoso central de maneira similar ao hormônio liberador de corticotropina.

Como felinos não respondem bem ao tratamento farmacológico, o recomendado é a realização de adrenalectomia unilateral ou bilateral a depender do caso; ainda assim, o tratamento com trilostano pode ser necessário por 4 ou 6 semanas antes da adrenalectomia. Nos casos de adrenalectomia bilateral, o tratamento para hipoadrenocorticismo deve ser iniciado imediatamente com pivalato de desoxicortisona (DOCP) injetável ou acetato de fludrocortisona, bem como prednisolona.

A adrenalectomia em cães também é uma excelente opção terapêutica, todavia a adrenalectomia bilateral em cães é pouco realizada devido à baixa taxa de sobrevida, diferentemente de felinos. A adrenalectomia consiste na excisão cirúrgica da adrenal comprometida. As adrenais podem ser acessadas pela linha média abdominal, por via paralombar, ou ser realizada por laparoscopia. A adrenal direita é anatomicamente próxima à veia cava caudal, portanto, sua excisão deve ser feita com muita atenção. A opção pelo tratamento cirúrgico deve basear-se no diagnóstico de tumores ativos, caso contrário o manejo farmacológico pode ser mais eficaz, excetuando-se em felinos, como já discutido.

O prognóstico de pequenos animais com neoplasias adrenais varia com a neoplasia, presença ou ausência de focos metastáticos, idade, condições físicas e tratamento escolhido. Em cães o prognóstico é de reservado a favorável, sendo a taxa de sobrevida de cerca de 30 meses nessa espécie. Quando o tratamento farmacológico é eficaz, mas essa taxa de sobrevida diminui quando há necessidade de adrenalectomia devido à presença de nódulo ativo. Em felinos, o prognóstico é reservado a desfavorável, principalmente pela baixa eficácia farmacológica. Aqueles submetidos à adrenalectomia bilateral possuem melhor prognóstico, contudo este depende do grau de comprometimento do tutor em tratar adequadamente o hipoadrenocorticismo resultante do procedimento; por isso, em muitos casos, o prognóstico é desfavorável.

Adrenalectomia

Neoplasias adrenais podem se apresentar de quatro formas: tumor adrenocortical funcional com produção excessiva de cortisol, levando a hiperadrenocorticismo; tumor adrenocortical funcional com produção excessiva de outros hormônios, como 17-hidroxiprogesterona, levando ao hiperadrenocorticismo atípico; tumor funcional da medula adrenal produzindo quantidades excessivas de catecolaminas, denominado feocromocitoma; e o tumor da glândula adrenal não funcional.

A suspeita de hiperadrenocorticismo por neoplasia de adrenal deve ser investigada, sendo indicado o teste de supressão por dexametasona em dose baixa, de sensibilidade maior do que o teste de estimulação de ACTH. Vale ressaltar que cães que têm sinais clínicos e exame físico sugestivos de hiperadrenocorticismo e testes negativos para hipercortisolismo devem seguir para investigação de outros hormônios do córtex adrenal, particularmente o 17-hidroxiprogesterona, usando o teste de estimulação de ACTH. No entanto, a interpretação dos resultados permanece controversa e deve ser feita com cautela. Se houver hipocalemia significativa, a aldosterona deve ser medida durante o teste de estimulação com ACTH.

Tumores de adrenal direita, particularmente os feocromocitomas, são comumente relacionados à presença de trombo caval. A ultrassonografia auxilia nesse diagnóstico, mas a tomografia computadorizada contrastada apresenta sensibilidade e especificidade mais apuradas. Esse é um achado importante que determina a abordagem durante a adrenalectomia direita; portanto, uma vez constatada a presença de trombo caval, uma venotomia da veia cava é necessária.

Cães com tumores adrenais funcionais apresentam produção hormonal excessiva, desempenhando papel importante no manejo pré-operatório, que requer a estabilização do paciente para diminuir a probabilidade de complicações, como infecções, tromboembolismo e deiscências, efeitos relacionados ao excesso de cortisol. Assim, o uso de antibióticos e terapia anticoagulante pré-operatória é recomendado. A enoxaparina como terapia preventiva de doença tromboembólica se mostrou eficaz, apresentando meia-vida mais longa e maiores biodisponibilidade e segurança que a heparina. Estudos sugerem a dose de 0,8 mg/kg administrados por via subcutânea a cada 6 horas.

É esperado, após a adrenalectomia de tumores funcionais, um hipocortisolismo, sendo necessária a reposição de glicocorticoides no momento da remoção da glândula afetada. A dexametasona é administrada em infusão contínua na dose 0,05 a 0,1 mg/kg durante 6 horas. Na sequência, a mesma dose é aplicada por via subcutânea a cada 8 horas por 24 horas, seguido de aplicação a cada 12 horas até o paciente restabelecer a alimentação sem episódios de êmese. Uma vez que a alimentação e hidratação são restabelecidas de forma voluntária, a prednisolona pode ser empregada por via oral na dose de 0,25 a 1 mg/kg a cada 12 horas. A redução da dose deve ocorrer de forma gradativa até o desmame em um intervalo de no mínimo 3 a 6 meses.

Pacientes com suspeita de feocromocitoma devem ser submetidos a terapia prévia com fenoxibenzamina na dose de 1 a 2 mg/kg por via oral a cada 24 horas durante 14 dias antes da cirurgia. A pressão arterial deve ser monitorada diariamente durante esse período, e os tutores, orientados para possíveis sinais de hipotensão. A administração de um beta-antagonista adrenérgico, como o atenolol no dia da cirurgia, é recomendada para ajudar a controlar a taquicardia e taquiarritmias, mas não deve ser feita na ausência da fenoxibenzamina, devido à possibilidade de desencadear a liberação de catecolaminas.

A abordagem das glândulas adrenais comumente é feita pela linha média por um acesso pré-retroumbilical, onde é possível acessar as duas glândulas, o fígado e nódulos linfáticos regionais. No entanto, a excisão da glândula pode ser mais difícil devido à sua localidade anatômica na região retroperitoneal e à exposição principalmente da adrenal direita ser dificultada. Uma alternativa de abordagem da glândula adrenal direita é a associação de um acesso paracostal adicional. Um afastador de Balfour auxilia na exposição intra-abdominal, e uma melhor exposição à adrenal direita é possível com a retração cuidadosa do duodeno, deslocando-o ventralmente e para a esquerda, sem traumatizar o pâncreas. Para a adrenalectomia esquerda, o cólon descendente é suavemente retraído ventralmente e para a direita.

A ressecção da glândula adrenal acometida se inicia por uma combinação de diérese e dissecção romba, avançando o peritônio e expondo a adrenal e a veia frênico-abdominal. O eletrocautério bipolar e hemoclipes podem auxiliar na oclusão vascular direta da glândula. Cuidado adicional deve ser empregado para evitar lesionar tanto a veia cava quanto os vasos renais durante a dissecção caudal da glândula. Se um trombo do tumor estiver presente na veia frênico-abdominal ou a veia se apresentar aderida ao tumor, uma ressecção em bloco será necessária. Caso o tumor invada os vasos renais ou comprometa o rim, pode ser necessária a nefrectomia devido ao comprometimento renal, embora tal envolvimento geralmente não esteja presente. A dissecção da adrenal pode ser realizada com o auxílio de retração por pinças Babcock, desde que não haja ruptura capsular.

Uma estratégia que pode ser empregada nas adrenalectomias consiste na preparação prévia de garrotes de Rummel, criados com fitas umbilicais circundando a veia cava, em seu aspecto cranial e caudal a adrenal a ser ressecada. Essa é uma abordagem que confere segurança principalmente na adrenalectomia direita, com ou sem invasão caval, uma vez que a adrenal direita apresenta contato íntimo com a veia cava caudal e esta pode ser rompida durante a dissecção.

Trombos na veia cava podem acontecer pela migração do trombo presente na veia frênico-abdominal ou até mesmo por invasão tumoral local através da parede da veia cava, presentes em cerca de 32% dos animais com neoplasia de adrenal, sendo a adrenal direita mais acometida, talvez por sua maior proximidade à veia cava. Os feocromocitomas são mais propensos a invadir a veia cava do que outros tumores adrenocorticais. A presença de trombo caval evidenciado por tomografia exige uma combinação técnica adotando a venotomia caval para remoção do trombo. A adrenal é dissecada até que a última conexão vascular seja à veia cava. Os garrotes de Rummel são apertados ou a oclusão venosa pode ser feita por intermédio de pinças vasculares. A veia cava pode ser completamente obstruída com segurança por 20 minutos em pacientes normotérmicos, mas geralmente não há necessidade de uma oclusão tão prolongada. Posteriormente à oclusão, a veia cava é incisada sobre a localização do trombo, podendo ser necessária uma venotomia longitudinal caso o trombo adote a extensão do vaso. Após a remoção do êmbolo, a venorrafia é feita com sutura em padrão contínuo de colchoeiro utilizando fio de polipropileno 4-0 ou 5-0; em sequência, a circulação é liberada afrouxando os garrotes ou liberando as pinças vasculares. Caso uma pequena quantidade de sangue ultrapasse a sutura, uma compressão leve por alguns minutos é suficiente. Quando o sangramento é mais intenso, suturas adicionais devem ser realizadas.

Tumores adrenais invasivos com comprometimento de uma porção considerável da veia cava podem ser difíceis de serem ressecados, mantendo a preservação do vaso. Nesses casos, um enxerto vascular autógeno ou sintético (veia jugular, PTFE, Dacron®) pode ser aplicado. Uma alternativa seria a oclusão permanente da veia cava caudal pré-hepática associada à técnica de nefrectomia direita. A literatura cita essa abordagem mais radical com base em uma possível compensação de drenagem por um sistema venoso colateral proveniente da persistência de veias embrionárias vestigiais, mais efetivas do lado esquerdo. A técnica parece ser mais bem tolerada nos casos de oclusão gradativa ou quando há doença venosa preexistente capaz de estimular o desenvolvimento dessa circulação colateral. A ligadura permanente aguda da veia cava pode levar a morbidade grave e óbito em cães e deve ser empregada somente em casos extremos.

As complicações intraoperatórias incluem hemorragia, fibrilação ventricular, hipertensão e hipotensão severa, podendo levar ao óbito no transcirúrgico. As complicações pós-operatórias podem ser esperadas em 35 a 51% dos submetidos a adrenalectomia, podendo apresentar dispneia, taquicardia ventricular, coagulação intravascular disseminada (CID), vômito, pancreatite e insuficiência renal aguda, com uma mortalidade relatada em torno de 22%. Além do mais, os portadores de tumores adrenais funcionais com hiperadrenocorticismo associado têm risco aumentado para infecções, deiscências de suturas e alterações tromboembólicas.

As manobras e cuidados pré-operatórios, intra e pós-operatórios devem ser realizadas prevendo as possibilidades de complicações e devem ser orientadas e adotadas juntamente a um profissional endocrinologista incorporado à equipe.

Hipófise

Pacientes com tumores hipofisários apresentam sinais clínicos de hiperadrenocorticismo, podendo apresentar alterações neurológicas inespecíficas, como alteração comportamental e de consciência, estupor, crises epilépticas, ataxia, andar em círculos, compressão de cabeça e cegueira. A investigação segue inicialmente na identificação da alteração endócrina relacionada ao hiperadrenocorticismo, sendo indicada a realização de exames laboratoriais básicos como hemograma, bioquímico sanguíneo e urinálise, além de exames de triagem específicos, como a dosagem da relação cortisol/creatinina urinária, teste de supressão por dexametasona em dose baixa e teste de estimulação de ACTH.

A relação cortisol/creatinina urinária apresenta alta sensibilidade, mas baixa especificidade, e pode sofrer influência do estresse de coleta em ambiente hospitalar, sendo recomendada a coleta pacífica da urina pelo tutor pela manhã em casa. O teste de estimulação de ACTH como um teste de triagem para síndrome de Cushing é mais específico, mas com menor sensibilidade que o teste de supressão por dexametasona em dose baixa. Uma vez que o diagnóstico de hiperadrenocorticismo é confirmado, o próximo passo é determinar se a alteração endócrina é de origem hipofisária ou da glândula adrenal. Para isso, realizamos a dosagem da concentração de ACTH, o teste de supressão por dexametasona em dose alta e ultrassonografia abdominal.

Pacientes com alterações neurológicas associadas devem passar por avaliação neurológica clínica e exames de imagem como tomografia computadorizada ou ressonância magnética do encéfalo. Uma vez constatado o aumento de volume da hipófise, associado a sintomatologia e achados laboratoriais, podemos sugerir a presença de um tumor hipofisário. A hipofisectomia é o procedimento cirúrgico indicado para remoção do tumor hipofisário e consequente descompressão, a fim de melhorar a sintomatologia clínica, não apresentando indicação baseada no tipo tumoral, uma vez que a confirmação diagnóstica só é feita após a hipofisectomia. Biópsias pré-operatórias não são indicadas, devido à dificuldade de acesso e riscos associados.

A maioria dos tumores hipofisários são adenomas funcionais, sendo os adenocarcinomas hipofisários incomuns (< 3%) e tendem a ser não funcionais. Os tumores hipofisários são comumente relacionados a macroadenomas ou microadenomas, determinando essa relação conforme o tamanho da massa; logo, os macroadenomas estão descritos como massas com mais de 10 mm de diâmetro e geralmente estão relacionados a sinais clínicos neurológicos devido à compressão causada pela massa.

Os exames de imagem como a tomografia ou a ressonância magnética do crânio são extremamente importantes não só para fim diagnóstico, mas também como guia para o planejamento e transoperatório, em que a imagem do crânio é fundamental para identificação de pontos de referência anatômicos usados durante a cirurgia, tal como o processo hamular do osso pterigoide.

Localizar a posição anatômica exata da hipófise é primordial para minimizar erros de acesso e complicações, uma vez que a pituitária se apresenta em uma região de difícil acesso, cercada pelos vasos sanguíneos dos seios cavernosos lateralmente e seio intercavernoso rostrocaudalmente. Qualquer trauma a esses vasos pode culminar na suspensão da cirurgia e até mesmo em hemorragia intracraniana fatal. As imagens de tomografia computadorizada ou ressonância magnética permitem ao cirurgião a identificação exata da glândula pituitária e a ostectomia precisa do osso esfenoidal sobre a glândula. Conhecendo a espessura das imagens, é possível derivar a posição da ostectomia baseada na relação dos processos hamulares do osso pterigoide e o achatamento da lâmina externa do osso esfenoidal. O achatamento ocorre caudalmente à crista interesfenoide. Como o anel venoso está incompleto rostralmente, a extensão da ostectomia além das bordas da glândula pituitária só é possível rostralmente no eixo rostrocaudal.

Para a hipofisectomia, o acesso transesfenoidal é o mais recomendado. Para a execução da técnica, o paciente é posicionado em decúbito esternal com a cabeça elevada. Uma barra de metal em forma de U invertido é colocada no final da mesa cirúrgica para promover a suspensão da cabeça e apoiar a maxila e caninos sobre a barra. A mesa cirúrgica é elevada cerca de 40° para promover elevação craniana superior à base cardíaca. A articulação temporomandibular é estendida promovendo a abertura da cavidade oral, e uma fixação adicional com fita ou atadura pode ser utilizada. A antissepsia cirúrgica deve ser realizada da melhor maneira possível, e a contaminação por contato das demais estruturas da cavidade oral deve ser evitada. Podem-se utilizar equipamentos de microcirurgia, videocirurgia ou a exocâmera Vitom® (Figura 4). Por intermédio da cavidade oral, uma

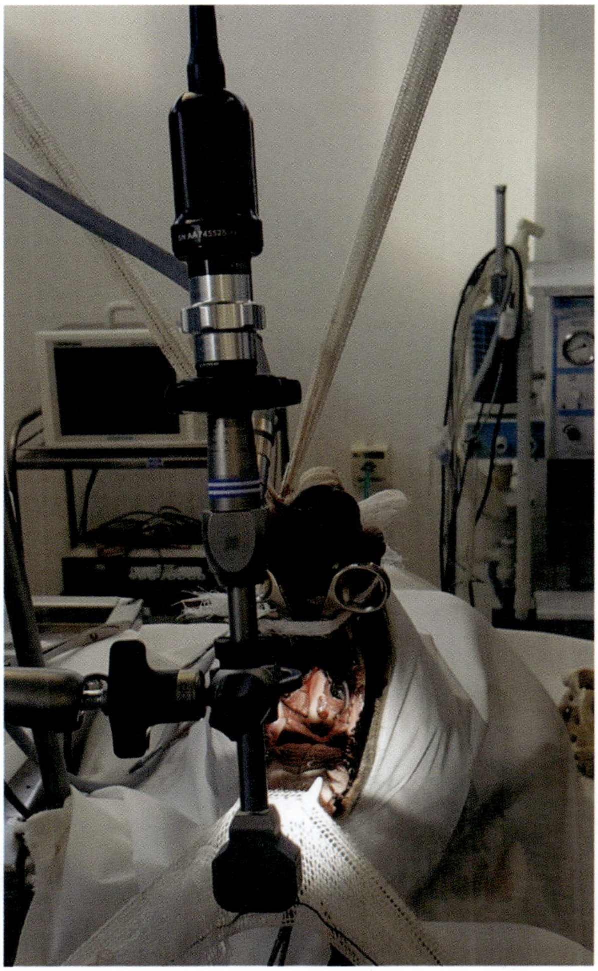

FIGURA 4 Hipofisectomia em um cão utilizando a exocâmera Vitom®.

incisão mediana é realizada sobre o palato mole, seguida da sua retração e exposição da nasofaringe, assim como o mucoperiósteo do osso esfenoidal que é incisado e retraído em seguida. Os nervos e vasos que entram no canal pterigoide caudolateralmente não devem ser lesionados. Um pequeno sangramento ao perfurar o osso esfenoide é esperado (Figura 5). A veia emissária está presente na linha média sob o osso esfenoidal e representa um guia anatômico para a glândula pituitária. No entanto, a veia emissária é um achado inconsistente e irá desaparecer à medida que a perfuração óssea prossegue. Sucção e inoculação de solução fisiológica aquecida auxiliam na melhor visualização. Ceras ósseas auxiliam na hemostasia do osso esponjoso. O contorno azulado dos seios cavernosos e a hipófise rosada podem ser identificados sob uma fina camada óssea caso o acesso seja adequado. Com um pequeno gancho com ponta de bola, essa fina camada óssea é penetrada. A ampliação do defeito é realizada cuidadosamente até ter cerca de 5 a 6 mm de largura e comprimento. A dura-máter ventral que recobre a hipófise deve ser incisada com uma lâmina de bisturi nº 11, até que o líquido cefalorraquidiano drene. Um gancho fino de ponta romba pode ser usado para quebrar anexos durais e pontes vasculares. Pequenas artérias oriundas da artéria intercarótida caudal adentram a hipófise e devem ser ligadas para a ressecção da glândula. A hipófise pode ser apreendida com pinça neurocirúrgica apropriada e extraída delicadamente; adicionalmente, um instrumento fino sem corte, como um gancho de tenotomia, pode ser usado para libertar a glândula de aderências selares. Isso facilita a protrusão da hipófise e, consequentemente, sua ressecção parcial ou completa. O local da ostectomia é recoberto com cera óssea ou enxerto muscular do palato mole (Figura 6). O enxerto muscular com aproximadamente 3 a 4 mm de diâmetro é suturado no local da ostectomia para o mucoperiósteo. Adicionalmente, um enxerto de gordura autóloga pode ser

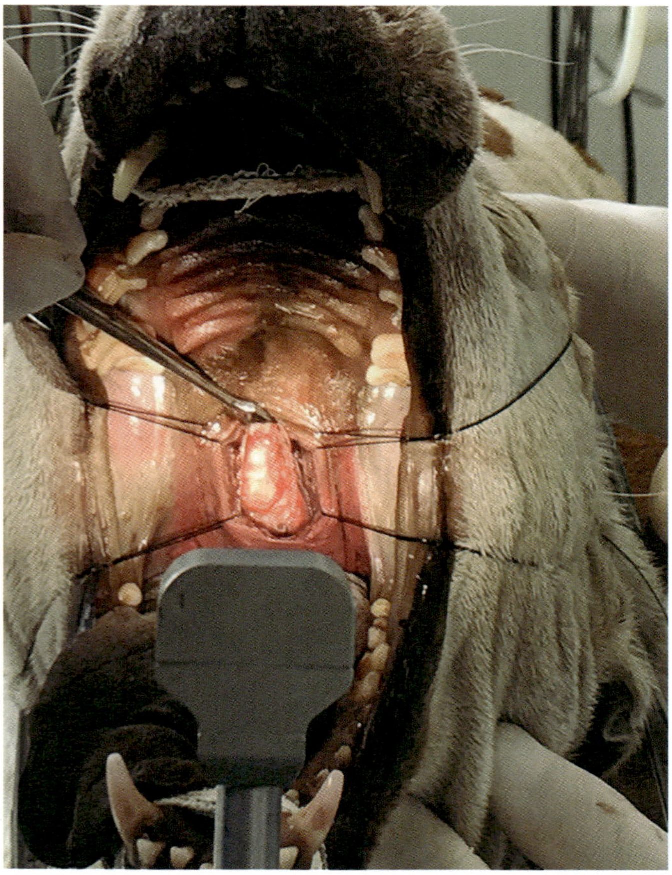

FIGURA 5 Acesso cirúrgico transesfenoidal em um cão.

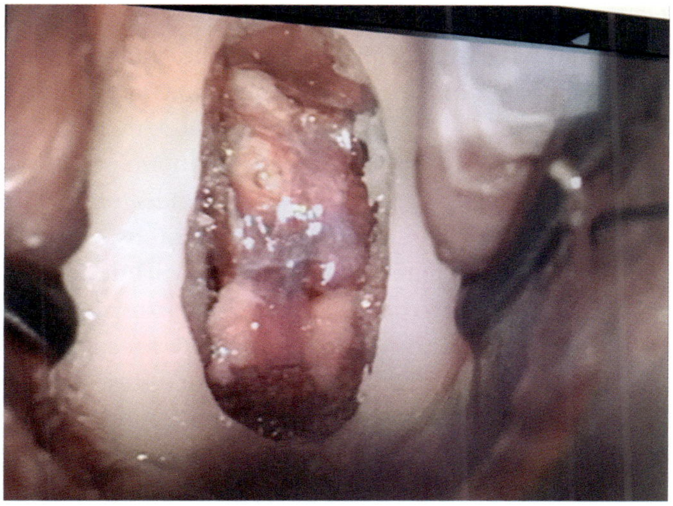

FIGURA 6 Hipófise após o acesso transesfenoidal em cão.

empregado. O mucoperiósteo é aproximado, seguido da sutura palatina em duas camadas em padrão simples interrompido utilizando fio absorvível 3-0 ou 4-0, sendo a primeira camada mucosa voltada para a nasofaringe e a segunda camada mucosa, voltada para a orofaringe.

A suplementação hormonal para cães após a hipofisectomia é recomendada e exige monitoração e acompanhamento endócrino de perto. Após a hipofisectomia, imediatamente ao fim da cirurgia, recomenda-se a aplicação de hidrocortisona 1 mg/kg a cada 6 horas por via intravenosa e de 1 gota de acetato de desmopressina 4 μg sobre o saco conjuntival a cada 8 horas. Assim que o paciente restabelece a alimentação voluntária, é iniciada a suplementação oral com acetato de cortisona (1 mg/kg a cada 12 horas) e tiroxina sódica (15 μg/kg a cada 12 horas) por 4 semanas, seguida da redução da dose de acetato de cortisona de forma gradativa até 0,25 mg/kg a cada 12 horas. A desmopressina 0,01% é mantida por 2 semanas.

Durante o pós-operatório, é recomendada a restrição alimentar por 24 horas, mas a água deve ser oferecida assim que o cão estiver consciente. O paciente deve ser mantido com acesso venoso e fluidoterapia de suporte até que retorne à ingestão alimentar e hídrica normal. Analgésicos como fentanila, hidromorfona ou oximorfona são administrados no pós-operatório. Alterações eletrolíticas, em especial o sódio e potássio, mensuração da pressão venosa central e a osmolaridade plasmática devem ser monitoradas. Antibioticoterapia é recomendada por 7 a 10 dias de pós-operatório.

As complicações trans e pós-operatórias podem se apresentar de várias formas, como hipernatremia pós-operatória leve e temporária, ceratoconjuntivite seca por neuropraxia da inervação da glândula lacrimal, diabetes *insipidus* prolongado (20%) ou permanente (10%) por diminuição da disponibilidade de vasopressina e hipotireoidismo secundário a suplementação insuficiente de tiroxina. Os níveis elevados de sódio plasmático geralmente se normalizam com a reposição de fluidos. A ceratoconjuntivite seca geralmente se normaliza em algumas semanas. No caso de cães com diabetes *insipidus* prolongado, a desmopressina é suspensa após uma média de 4 meses, mas em alguns cães o tratamento vitalício com 1 a 2 gotas de desmopressina pode ser mantido. Pode haver complicações, como traumas extensos no cérebro e sangramento. A formação de coágulos nasofaríngeos pode causar obstrução de via aérea superior.

A deiscência da sutura de palato mole é uma complicação adicional que pode levar a pneumonia aspirativa. Essa deiscência geralmente ocorre entre 2 e 4 dias após o procedimento. A osteomielite do osso esfenoidal está relacionada à utilização da cera óssea em vez de enxerto muscular ou por contaminação durante o transoperatório. É importante ressaltar que a remoção completa da glândula pituitária dificilmente é possível, mas a sua ressecção mesmo que parcial confere melhores resultados e permite a avaliação histopatológica. A idade do paciente, o tamanho da hipófise e a concentração plasmática basal de ACTH são fatores de risco que influenciam para um tempo de sobrevida pós-operatória mais curto.

Tireoide

Os tumores da tireoide (Figura 7) geralmente se desenvolvem em animais idosos e comumente são perceptíveis ao exame clínico de palpação, com aumento de volume em região cervical ventral, associados a sinais clínicos como tosse, taquipneia ou dispneia, disfagia e edema facial, presente nos pacientes que cursam com síndrome pré-caval.

Felinos com nódulos tireoidianos apresentam aumento de volume palpável em 90% dos casos, em geral com envolvimento bilateral dos lobos tireoidianos, apesar de comumente se apresentarem assimétricos. Ressaltamos que nódulos ectópicos podem estar presentes na entrada do tórax ou até mesmo em mediastino cranial (5-10% dos casos), não necessariamente em topografia tireoidiana. Os níveis séricos de T4 total se mostram elevados em 90% dos casos, sendo um bom indicativo diagnóstico. Biópsias prévias à tireoidectomia não são rotineiramente realizadas em felinos. Concentrações séricas de T4 total, T4 livre e TSH devem ser dosadas para determinar o estado funcional do tumor. Um painel de coagulação também é recomendado, visto que coagulopatias podem estar presentes.

A ultrassonografia cervical é indicada para avaliar e sugerir a origem, invasividade e, com o auxílio do *Doppler* colorido, avaliar a vascularização da massa. O exame citológico da massa guiado por ultrassom é uma ferramenta que pode ser explorada, assim como a citologia de linfonodos aparentemente normais, mas com comprometimento metastático. A coleta de material por agulhas Tru-Cut não é recomendada, devido

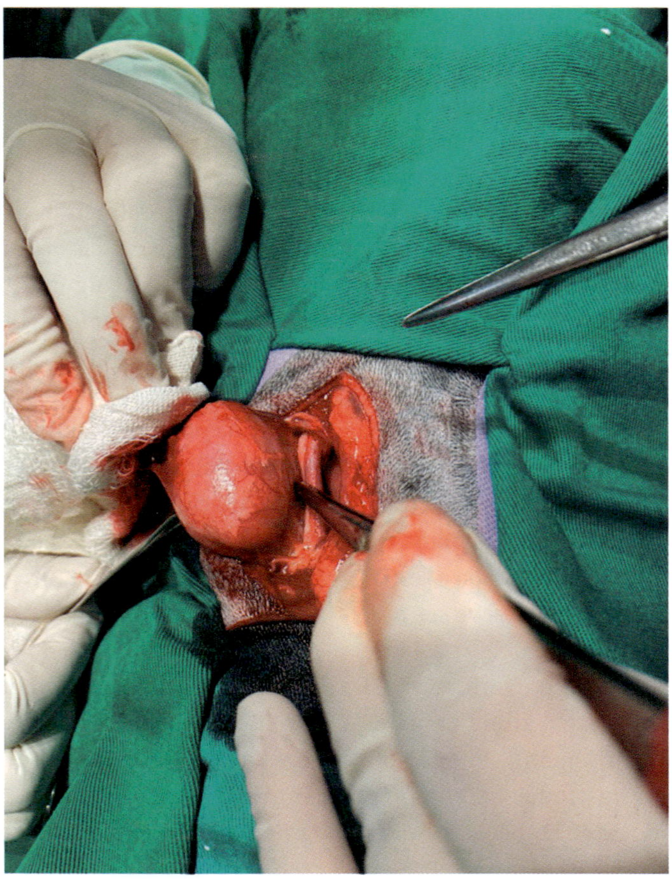

FIGURA 7 Tumor de tireoide em um cão.

ao risco de hemorragia. Biópsias podem ser realizadas, mas o cirurgião deve estar preparado para complicações hemorrágicas e a possibilidade de intervenção tireoidiana por uma abordagem cirúrgica completa.

A tomografia computadorizada e a ressonância magnética são exames de imagem com uma acurácia importante, sendo possível nos dar informações referentes à origem, invasividade e vascularização da massa, além de identificar a presença de metástases. Em alguns casos, tais informações só podem ser obtidas a partir da exploração cirúrgica da área cervical.

Ainda em caráter diagnóstico, a cintilografia apresenta bons resultados, auxiliando inclusive na identificação do tecido ectópico hiperativo; uma tecnologia da medicina nuclear capaz de rastrear e analisar o padrão de radioatividade de um radionucleotídeo previamente injetado no organismo, capaz de criar imagens que mostram o percurso da substância e o local onde ela se acumula. O radionuclídeo mais comum utilizado para investigação tireoidiana é o tecnécio 99m (99mTcO4 ou pertecnetato). O íon pertecnetato é capturado pelo mecanismo de concentração de iodo tireoidiano, mas não é incorporado ao hormônio tireoidiano orgânico, demonstrando o percurso, e não a função glandular.

Gatos com doença hipertireoidiana bilateral geralmente apresentam assimetria glandular, devido ao mecanismo de *feedback* negativo do hormônio tireoidiano para a glândula pituitária. Portanto, é esperado que todo o tecido tireoidiano normal esteja completamente atrofiado em um gato com hipertireoidismo. Logo, a presença de hiperatividade tireoidiana durante a avaliação cintilográfica em gatos com hipertireoidismo é sugestiva de neoplasia, podendo ser adenomas ou neoplasias malignas ativas como o carcinoma tireoidiano.

As cirurgias de tireoide são consideradas eletivas, uma vez que a realização do procedimento sem planejamento e estabilização do paciente cursa em altos riscos ao paciente que apresenta alterações multissistêmicas, principalmente em níveis cardiovascular e renal, sendo necessários cuidados pré-operatórios que antecedem em média 6 a 12 semanas antes da cirurgia, até que o gato no pré-operatório atinja um estado eutireoidiano e os efeitos adversos da doença no coração estejam controlados.

Existem vários medicamentos antitireoidianos, e o metimazol é a droga de escolha. O aumento gradativo da dose medicamentosa permite o controle gradual do hipertireoidismo, minimizando a probabilidade de efeitos colaterais. A literatura sugere uma dose inicial de 2,5 mg a cada 12 horas por via oral, durante 2 semanas, com sequente aumento da dose para 3,5 mg a cada 12 horas por mais 2 semanas, caso não sejam constatados efeitos colaterais. Possíveis alterações eletrolíticas devem ser levantadas, principalmente a hipocalemia pré-operatória, sendo necessária a suplementação de potássio anterior à anestesia. O tratamento clínico é comumente recomendado, no qual se utilizam fármacos antitireóideos, mas eventualmente a ressecção cirúrgica é recomendada e a tireoidectomia parcial é realizada.

Para a realização da tireoidectomia, é necessário um posicionamento adequado a fim de facilitar o acesso ao cirurgião e minimizar traumas desnecessários, mantendo o paciente em decúbito dorsal. Podem ser utilizadas almofada ou toalha sob a região cervical, o que proporciona leves elevação e extensão cervical, assim como distensão caudal dos membros torácicos. É importante adotar técnicas assépticas e seguir a devida preparação de antissepsia cirúrgica da porção cervical e torácica ventral. O procedimento se inicia com uma incisão cutânea cervical sobre a linha média ventral, desde a laringe até o manúbrio. Toda essa porção cervical deve estar acessível, já que o tecido tireoidiano afetado pode se apresentar ectópico. Identificam-se os músculos esterno-hióideos, que se apresentam na linha mediana, simétricos, sobre a traqueia. A dissecção cuidadosa é realizada de forma romba e sem corte, seguida da exposição e dissecação dos músculos esterno-tireóideos da mesma forma. Um afastador autoestático auxilia na exposição da traqueia e, logo, da glândula tireoide. A tireoidectomia é uma cirurgia delicada, o que reforça a necessidade de instrumental adequado e delicado; além disso, pode ser interessante incorporar ao material *swabs* estéreis para auxiliar na dissecção romba e, quando disponível, fazer uso do eletrocautério bipolar devido à sua precisão e refinamento cirúrgico. A fáscia paratraqueal lateral à traqueia é dissecada sem corte, expondo as glândulas tireoides e permitindo a sua inspeção. Os lobos normais da tireoide são castanho-claros, enquanto a hiperplasia tireoidiana ou adenomas são tipicamente marrom a marrom-avermelhado.

Abordagens tireoidianas devem ser realizadas com um cuidadoso controle da hemostasia, a fim de preservar a glândula paratireoide, assim como seu suprimento sanguíneo, uma vez que a pequena quantidade de sangue pode dissecar a delicada fáscia ao redor da tireoide e obscurecer a identificação de estruturas anatômicas importantes.

As glândulas não afetadas se apresentam atrofiadas, finas e pálidas. A distinção entre glândula normal e atrofiada nem sempre é óbvia; portanto, se uma glândula parece normal em face de evidências preexistentes de doença, é muito provável que seja anormal e deva ser removida. A cintilografia auxilia no diagnóstico e permite a ressecção unilateral e preservação da glândula contralateral; tal medida deve ser priorizada e ressecções completas devem ser evitadas. Quando a cintilografia não for possível, a exploração cirúrgica é recomendada. A inspeção e identificação das glândulas paratireoides externas também são necessárias.

A literatura cita quatro técnicas de tireoidectomia, sendo a intracapsular e extracapsular clássicas não recomendadas atualmente, pois na primeira o tecido tireoidiano não é removido completamente e na segunda não há tentativa de preservação da glândula paratireoide. Por esse motivo, abordaremos as técnicas de tireoidectomia extracapsular modificada e intracapsular modificada, que apresentam melhores resultados e reduzem essas complicações. Na tireoidectomia intracapsular modificada, uma incisão é feita na área avascular da cápsula ventral da glândula tireoide, seguida de dissecção romba do parênquima tireoidiano com um *swab* umedecido, com a intenção de remover todo o tecido da cápsula. Caso o parênquima esteja aderido à superfície interna da cápsula, pode ser usada a tesoura de íris ou outros instrumentos delicados semelhantes. Nessa técnica, temos a preservação da glândula paratireoide e sua vascularização e a remoção da maior parte da cápsula tireoidiana. Para a tireoidectomia extracapsular modificada, a capsula tireoidiana é incisada com uma lâmina de bisturi nº 15 ou 11 em torno da glândula paratireoide externa, preservando a paratireoide e a artéria tireoidiana cranial, até a sua liberação completa. A artéria tireoide é ligada próxima à bifurcação do ramo paratireoidiano, com fio inabsorvível 4-0. Alguns gatos podem apresentar variação vascular com a presença da artéria tireóidea caudal, que deve ser ligada para a remoção da glândula. A síntese do acesso é feita com sutura de aproximação muscular e subcutânea utilizando fio absorvível 3-0 ou 4-0, seguida de sutura cutânea com fio inabsorvível 3-0 ou 4-0, em pontos simples interrompidos. A peça operatória deve ser encaminhada para o histopatológico e a confirmação diagnóstica.

Para pacientes com indicação da tireoidectomia bilateral, recomenda-se o procedimento em duas etapas, respeitando um intervalo entre 3 e 4 semanas, a fim de promover a recuperação da glândula paratireoidiana preservada e evitar intercorrências como hipocalcemia pós-operatória.

As complicações cirúrgicas relatadas estão relacionadas ao trauma inadvertido do nervo laríngeo recorrente e comprometimento vascular da vascularização tireóidea e paratireóidea, assim como o risco de hemorragia. Caso ocorra a remoção acidental da glândula paratireoide ou lesão na sua vascularização, pode-se realizar o autotransplante da glândula sob a musculatura abdominal, uma alternativa estratégica de controle dos níveis séricos reduzidos de cálcio. A tireoidectomia bilateral pode levar a hipotireoidismo e hipocalcemia decorrente da ressecção da glândula paratireoidea em bloco. Para a redução desse efeito, a tireoidectomia pode ser feita em duas etapas unilaterais. A tireoidectomia bilateral realizada em um único procedimento anestésico-cirúrgico pode ser feita de acordo com a preferência do cirurgião, mas os tutores devem ser informados dos riscos e das possíveis complicações relacionadas à abordagem radical. Cuidados pós-operatórios incluem fluidoterapia intravenosa, com atenção a possíveis distúrbios cardíacos causados pelo hipertireoidismo, alimentação enteral e dosagem do cálcio sérico diário em submetidos a tireoidectomia bilateral nos primeiros 7 dias, além de analgesia adequada e demais correções identificadas.

REFERÊNCIAS BIBLIOGRÁFICAS

1. Cornell K, Tobias KM. Pancreas. In: Johnston SA, Tobias KM, editores. Veterinary surgery: small animal. 2. ed. St Louis: Elsevier; 2018.
2. Ehrhart N. Thyroid. In: Slatter D, editor. 3. ed. Textbook of Small Animal Surgery. Filadélfia: Saunders; 2003. p. 1700-10.
3. Feldman EC, Nelson RW. Canine and feline endocrinology and reproduction. 3. ed. St. Louis: Saunders; 2004.
4. Fossum T. Cirurgia de pequenos animais. St. Louis: Mosby; 2015.
5. Monnet E, Smeak DD. Gastrointestinal surgical techniques in small animals. 1. ed. Wiley-Blackwell; 2020.
6. Tobias KM. 2010. Feline thyroidectomy. In: Tobias KM, editor. Manual of small animal soft tissue surgery. Ames: Wiley-Blackwell; 2020. p. 433-40.

Cirurgia hepática e de *shunts* portossistêmicos

André Lacerda de Abreu Oliveira ▪ Roberto Bussadori ▪ Deborah De Bastiani

Objetivos

Após a leitura do capítulo, você será capaz de:

- Compreender os conceitos fundamentais da cirurgia hepática e sobre *shunts* portossistêmicos.
- Conhecer as técnicas da cirurgia hepáticas e sobre *shunts*.
- Reconhecer as técnicas inovadoras.

INTRODUÇÃO

Os procedimentos cirúrgicos relacionados ao fígado correspondem a uma parcela importante das cirurgias realizadas rotineiramente pelo médico veterinário, sendo sempre desafiadores. O diagnóstico nem sempre é simples; muitas vezes as afecções não ficam evidentes, até que atinjam um estágio muito avançado e até irreversível. As cirurgias do fígado se tornam complicadas pelo fato de o órgão ser friável, o que facilita a ocorrência de hemorragia durante o procedimento.

Os *shunts* portossistêmicos têm sido cada vez mais frequentes na rotina do cirurgião veterinário. Eles podem se apresentar de diversas formas, e a correção com a implantação de um dispositivo chamado anel ameroide tem sido a prática mais comum.

CIRURGIA HEPÁTICA

Considerações gerais

No fígado, após a remoção cirúrgica de uma região, ocorre hiperplasia compensatória, mais funcional do que anatômica. No processo de regeneração hepática temos hiperplasia e hipertrofia (aumento de volume ou conteúdo proteico na fase de pré-replicação) hepática. O tecido busca recuperar massa hepática anterior à perda por injúria. O processo de regeneração apresenta três fases:

- **Fase de replicação:** os hepatócitos adquirem capacidade de replicar.
- **Fase de proliferação:** aumento do número de células hepáticas para restituir a função.
- **Fase de terminação:** encerramento da divisão celular após o volume de células e restituição da função.

Durante a regeneração, ocorrem processos bioquímicos importantes, como o acúmulo transitório de triglicerídeos, o aumento de isoenzimas fetais e o aumento de timidina, quinase e ornitina descarboxilase. Apesar do processo regenerativo, as células mantêm todas as suas funções normais.

A hemorragia é a principal complicação da cirurgia hepática. Quando ocorre, não raramente, é necessária a realização das transfusões sanguíneas. As transfusões são associadas a maior morbimortalidade. O sangue autólogo para diminuir a pressão venosa central e repor sangue é de uso controverso. A hemodiluição com ou sem diminuição da pressão venosa central parece reduzir a necessidade de transfusão.

São associados a hemorragias massivas: danos a veias hepáticas principais, hipertensão portal, insuficiência hepática e tumor aderido.

Na cirurgia hepática, muitas vezes se fazem necessárias as técnicas de oclusão da circulação, como a manobra de Pringle, no entanto elas podem levar a consequências como hipoperfusão hepática, disfunção hepatocelular, agregação plaquetária e dano à microcirculação.

No pré-operatório, devemos realizar os seguintes exames: hemograma, teste de coagulação, ALT, fosfatase alcalina, ureia e creatinina. A albumina deve estar acima de 2 g/dL.

A manobra de Pringle consiste em comprimir o ligamento hepatoduodenal por meio de um torniquete ou pinça vascular. Esse ligamento inclui veia porta, artéria hepática e ducto hepático comum ou colédoco e pode ser ocluído. O tempo de oclusão máxima deve ser de 90 minutos, no entanto, esse tempo tem sido controverso. A oclusão parece diminuir a morbimortalidade. Obtém-se melhor resultado com o uso de equipamentos adequados (bisturis ultrassônicos, LigaSure®, bisturi de argônio, radiofrequência). Quando se faz a oclusão, há perda de sangue, aumento das enzimas hepáticas e menor necessidade de cuidados intensivos.

São materiais hemostáticos que se podem usar na cirurgia hepática: selante biológico, cianoacrilato sintético, selantes de fibrina, trombina bovina, polímeros de polietilenoglicol, aprotina, análogos sintéticos da lisina e fator VII recombinante ativado. Os grampeadores cirúrgicos, que também podem ser usados, têm como vantagens ligaduras mais rápidas e completas, diminuição da inflamação, micro-hemorragias e necrose. As desvantagens incluem uso em região com muito parênquima, custo e drenagem biliar.

Biópsia hepática

Este procedimento deve ser realizado em todos os animais com hepatomegalia ou nodularidade que requerem estudo anatomopatológico, para confirmação e diferenciação das lesões. A biópsia pode ser realizada por meio de três vias: percutânea, laparoscópica e laparotômica.

Por meio da via percutânea, é possível coletar pequenas amostras do parênquima hepático. Essa via tem, embora tenha a vantagem de ser menos invasiva, inspira cuidados ao realizar o procedimento em animais trombocitopênicos, devido ao risco de hemorragias incontroláveis. As amostras podem ser obtidas com agulha Tru-Cut, biopsiador automático ou uma seringa acoplada a agulha hipodérmica. A aspiração é realizada por meio de incisão de pele na região próxima ao xifoide e arco costal no lado esquerdo.

A técnica de biópsia pela via laparoscópica permite uma ótima visualização de toda a cavidade abdominal, com ampla visualização do órgão, bem como a escolha do melhor local para a coleta da amostra. Normalmente utiliza-se a técnica de dois portais. Por último, são feitas coletas por meio da laparotomia, em que se pode inspecionar todo o órgão de maneira eficiente, além de permitir o controle de intercorrências como hemorragias. Nesse caso, as biópsias de borda do fígado são de fácil execução, sendo necessária uma ligadura em alça em volta da área a ser retirada.

Lobectomia parcial

Essa técnica é indicada nos casos de lesão focal, como massas localizadas e pequenos traumas. Pode ser utilizada a técnica de digitocrasia ou esmagamento do parênquima hepático, ligadura em massa, ligaduras com suturas sobrepostas com pontos em "U", grampeamento mecânico ou associação de técnicas. Após delimitar a área a ser removida, com o auxílio de um bisturi, realiza-se a incisão da cápsula hepática ao redor dessa área, e secciona-se o parênquima com uma leve pressão digital ou pinça. Os grandes vasos são ligados ou clipados, e nos pequenos vasos podemos utilizar eletrocautério. Outra opção para eliminar qualquer sangramento é fazer suturas sobrepostas: as sobrepostas com pontos em "U" oferecem melhores resultados. Devemos nos certificar de que não há sangramento, antes de fazer o fechamento da cavidade abdominal.

Lobectomia total

Utilizada quanto há a necessidade de remoção de um ou mais lobos hepáticos. É possível remover até 80% do parênquima hepático, devido à sua grande capacidade regenerativa, porém essa capacidade pode variar de acordo com a qualidade do tecido remanescente ou do estado geral do paciente. Algumas vezes, mesmo a remoção de pequena área do fígado pode levar o paciente a um quadro de insuficiência hepática, razão pela qual se deve remover sempre a menor área possível. Hoje podemos utilizar as seguintes técnicas:

- Suturas superpostas ou asa de sutura.
- *Finger fracture* ou *clamp crushing* (digitocrasia).
- Guilhotina.
- Eletrocirurgia (Figura 1).
- Cirurgia anatômica.
- Segmentectomia com acesso glissoniano.

A técnica de segmentectomia é a que oferece melhores resultados, no entanto ainda é pouco empregada na medicina veterinária. As técnicas de digitocrasia e de guilhotina são as que oferecem piores resultados, em especial no pós-operatório, apesar de serem de fácil execução.

Nos cães e gatos, os lobos lateral esquerdo e medial esquerdo possuem separação próxima ao hilo, por isso podem ser removidos com uma simples ligadura ao redor de sua base, ou seja, primeiramente realiza-se o esmagamento do parênquima próximo ao hilo com os dedos ou uma pinça (técnicas de guilhotina e digitocrasia). Aplica-se a ligadura ao redor dessa área esmagada, seccionando a seguir.

No caso dos lobos direito e caudado e lobo esquerdo de cães de porte maior, é necessária uma dissecção cuidadosa (Figura 2) ao redor da veia cava caudal hepática, isolamento e ligadura dos vasos sanguíneos e ductos próximos ao hilo (técnica anatômica) (Figura 3). Isolam-se e ligam-se os pequenos vasos e ductos; os grandes vasos devem ser ligados com ligadura dupla ou suturados. Devemos ter cuidado especial com estruturas importantes presentes nessa região, como veia porta, artéria celíaca, artérias mesentéricas craniais e veia cava caudal, pois uma lesão pode gerar uma hemorragia incontrolável.

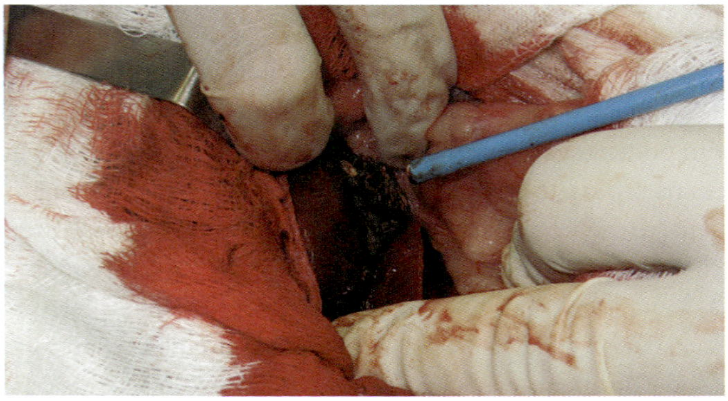

FIGURA 1 Uso da eletrocirurgia para realização de lobectomia parcial em cão.

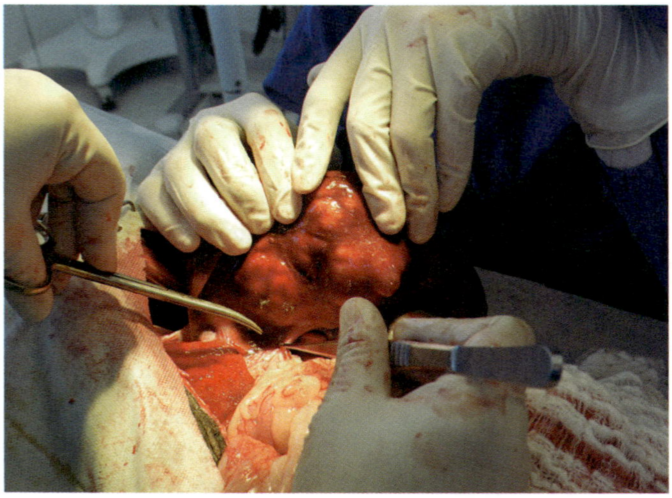

FIGURA 2 Dissecção do hilo hepático para lobectomia parcial em cães.

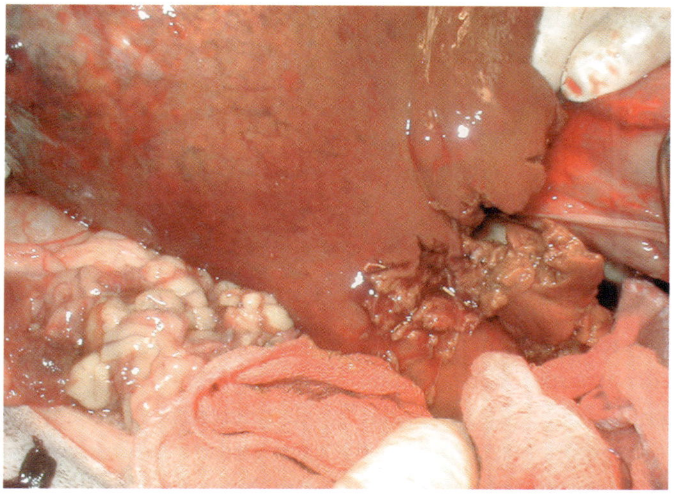

FIGURA 3 Dissecção do parênquima hepático próximo ao hilo, para lobectomia em um cão.

SHUNT PORTOSSISTÊMICO

Considerações gerais

Os *shunts* portossistêmicos representam um grupo de anomalias vasculares que determinam uma comunicação direta entre a circulação portal e a circulação sistêmica, desviando-se do fígado. A veia porta fornece 75 a 80% do volume de sangue aferente ao fígado e 50% de oxigênio. Consequentemente, esses *shunts* são responsáveis pela redução dos fatores tróficos para o fígado, resultando em insuficiência hepática. Além disso, perde-se a função desintoxicante do fígado, com a consequente liberação de toxinas responsáveis pelos sintomas clínicos.

Os *shunts* portossistêmicos são divididos em congênitos e adquiridos. Os desvios congênitos (CPSS) podem consistir em vasos intra-hepáticos ou extra-hepáticos anormais únicos. Raramente podem ser dois ou mais vasos aberrantes. Ocorrem com incidência de 0,05 a 0,18%.

Os *shunts* extra-hepáticos congênitos são mais comuns (66 a 75%) e vistos com maior frequência em cães e gatos pequenos. Diferentes tipos de *shunts* extra-hepáticos são identificados. Vários estudos avaliaram sua morfologia e propuseram uma nomenclatura específica com relação às suas conexões. De acordo com um estudo, 94% dos CPSS extra-hepáticos em cães consistem em: *shunt* esplenocaval, *shunt* gastrofrênico esquerdo, *shunt* gastroázigos e aqueles associados à veia gástrica direita. Os intra-hepáticos (25 a 33%) são mais comuns em cães grandes e geralmente associados a sintomas mais graves, devido ao aumento da quantidade de sangue que passa pelo fígado. Os adquiridos (20%) em geral são representados por vasos aberrantes múltiplos, extra-hepáticos e tortuosos. São decorrentes de uma condição de hipertensão portal, por sua vez causada por várias causas: fibrose hepática (cirrose), hipoplasia da veia porta com hipertensão portal, malformações arteriovenosas hepáticas.

Diagnóstico

Os CPSS extra-hepáticos são mais comuns em cães de raças pequenas. As raças mais representadas são: Yorkshire Terrier, Maltês, Pug e Schnauzer Miniatura. Um padrão de transmissão hereditário foi reconhecido no Maltês e no Yorkshire. CPSS extra-hepáticos são mais comuns em gatos, embora casos de CPSS intra-hepático tenham sido relatados. As raças mais representadas são: europeia, persa, siamesa, do Himalaia e birmanesa.

Os CPSS intra-hepáticos são mais comuns em cães grandes. Entre as raças predispostas, encontramos Wolfhound Irlandês, Labrador, Golden Retriever, Cairn Terrier, Australian Cattle Dog e Australian Shepherd. Transmissão genética foi identificada no Cairn Terrier e no Wolfhound Irlandês, levantando a hipótese de uma etiologia diferente no que diz respeito ao desenvolvimento de CPSS extra-hepático.

A idade de apresentação é altamente variável, com a maioria dos casos diagnosticados em uma idade jovem (de 1 mês a 2 anos), mas com variação relatada entre alguns meses após o nascimento de até 10 anos. Não há predisposição de gênero no cão, enquanto no gato parece haver maior representação do sexo masculino.

Os sintomas clínicos variam muito, dependendo do tipo de *shunt* e do volume de sangue que passa pelo fígado. No histórico médico, crescimento lento (mesmo em comparação com irmãos), perda de peso, mudanças comportamentais (depressão, letargia, pressão de cabeça, agressão, cegueira intermitente) e intolerância à anestesia podem ser relatados. Disúria (20 a 53%) e poliúria/polidipsia podem ser relatadas.

Os sinais clínicos podem ser de natureza neurológica, do trato urinário inferior ou gastrintestinal. Os sinais neurológicos, por sua vez, estão relacionados ao desenvolvimento de encefalopatia hepática. A gravidade dos sinais é variável e inclui depressão, ataxia, cegueira, andar em círculos, convulsões até o coma. Em 30 a 50%, os sinais podem surgir após as refeições. Os sinais gastrintestinais (30% dos casos) incluem vômitos, diarreia, pica, anorexia e sangramento (mais comum especialmente com CPSS intra-hepático). Ptialismo é um sinal muito comum no gato (75%). Os sinais urinários (20 a 50%) são geralmente característicos da doença do trato urinário inferior: disúria, hematúria, polaciúria e obstrução do trato urinário. No curso do *shunt* portossistêmico, comumente testemunhamos a formação de urólitos de biurato de amônio (30 a 35,8%), decorrentes da redução da produção de ureia e do aumento da excreção de amônio. Outros sinais incluem coloração acobreada na íris do olho, muito comum em gatos, e afecções congênitas como criptorquidia e doenças cardíacas congênitas.

Em geral, os sinais são mais leves nos casos de *shunts* portoázigos ou portofrênicos. Na verdade, durante os movimentos respiratórios, o *shunt* tende a ser comprimido pelo diafragma, reduzindo a quantidade de sangue que passa pelo fígado.

Os exames bioquímicos do sangue podem revelar alterações indicativas da presença de CPSS. O hemograma mostra anemia microcítica normocrômica não regenerativa moderada (60 a 72% no cão, 30% no gato), associada à presença de alterações no transporte e metabolismo do ferro. A microcitose geralmente regride após o fechamento do *shunt*. A leucocitose neutrofílica pode estar presente, provavelmente ligada à redução da depuração bacteriana pelo fígado. Em alguns estudos, o aumento dos glóbulos brancos foi associado a aumento da mortalidade.

O exame bioquímico revela sinais de insuficiência hepática com um aumento leve a moderado das transaminases hepáticas (alanina aminotransferase – AST; fosfatase alcalina – ALP). Os valores de ALP em geral não ultrapassam duas ou três vezes a faixa de referência e tendem a ser maiores que os de ALT em virtude da presença aumentada da isoforma óssea. No caso de um grande aumento (mais de quatro vezes o intervalo de referência), outras doenças hepáticas devem ser consideradas. Alterações relacionadas à redução da função de síntese hepática são: hipoalbuminemia (50%), redução da ureia (70%), hipoglicemia e hipocolesterolemia.

O exame de urina revela urina hipostenúrica ou isostenúrica (> 50%). Essa alteração está ligada à redução do gradiente de concentração da medula renal para redução da ureia, bem como a uma polidipsia psicogênica ligada à encefalopatia hepática. O exame do sedimento destaca a presença de cristais de biurato de amônio. Além disso, frequentemente proteinúria – suspeita-se que seja secundária à glomerulopatia, que surge de um depósito de complexos imunes não eliminados pelo fígado.

A avaliação da função hepática é realizada por meio da dosagem de ácidos biliares pré e pós-prandiais e da dosagem de amônia. Os ácidos biliares são sintetizados pelo fígado e, após a conjugação, são liberados com a bile para promover a emulsificação das gorduras no intestino. Eles são posteriormente reabsorvidos no íleo e extraídos pelos hepatócitos. Sua medição, portanto, avalia a capacidade do fígado de sintetizá-los, conjugá-los, reabsorvê-los e permitir sua recirculação. É avaliada a quantidade de ácidos biliares em jejum e 2 horas após uma refeição. No caso do *shunt* portossistêmico, há um aumento persistente dos ácidos biliares devido à falta de reabsorção no fígado. De acordo com alguns estudos, um aumento nos ácidos biliares pós-prandiais é 100% sensível para o diagnóstico de *shunt* portossistêmico. No entanto, a presença de falsos positivos e falsos negativos deve ser levada em consideração ao avaliar os ácidos biliares. Por exemplo, os cães malteses exibem um aumento nos níveis fisiologicamente aumentados de ácidos biliares na ausência de doença hepática. Outros falsos positivos/negativos podem decorrer do tempo de esvaziamento da vesícula biliar, da presença de outras doenças hepatobiliares e do tempo de trânsito intestinal.

A avaliação da amônia basal ou o teste de tolerância ao amônio podem ser realizados em caso de resultados duvidosos na avaliação dos ácidos biliares. O amônio deriva principalmente da produção de bactérias intestinais e normalmente metabolizado no fígado no ciclo da ureia. Os níveis basais de amônio estão aumentados em 62 a 88% dos casos de *shunt* portossistêmico. Em caso de resultados duvidosos, é possível realizar o teste de tolerância ao amônio, que se baseia na administração oral ou retal de cloridrato de amônio. Nesse caso, a sensibilidade aumenta para 95 a 100%, mas várias variáveis ainda podem influenciar o resultado.

Entre as investigações laboratoriais, é útil fazer um perfil de coagulação, já que a maioria dos fatores de coagulação é sintetizada no fígado (I, II, V, IX, X, XI, XII, XIII). Animais com *shunt* portossistêmico frequentemente exibem alterações nos parâmetros de coagulação, embora isso raramente resulte em sangramento espontâneo.

Para o diagnóstico definitivo de CPSS, são necessários outros exames de imagem: ultrassonografia abdominal, tomografia computadorizada, cintilografia, angiografia e ressonância magnética. O exame de ultrassonografia abdominal mostra redução do número de vasos hepáticos e venosos portais, redução do tamanho hepático e dos vasos anormais. Os *shunts* extra-hepáticos em geral são mais difíceis de diagnosticar, devido ao pequeno tamanho do paciente, à localização variável do *shunt* e à presença de gás no trato gastrintestinal. A sensibilidade de detecção e a especificidade do CPSS são de 68 a 95% e 67 a 100%, respectivamente. O exame angiográfico tomográfico fornece informações importantes sobre a anatomia do *shunt*, incluindo a presença de quaisquer vasos tributários.

Diagnóstico diferencial

Os diagnósticos diferenciais incluem hipoglicemia de raças pequenas, parasitose gastrintestinal, epilepsia idiopática, hipoadrenocorticismo, enteropatias de dispersão de proteínas, outras doenças hepáticas, outras anormalidades vasculares, como PVH e MVD.

Tratamento médico

O tratamento médico é recomendado antes de qualquer cirurgia, para a estabilização do paciente. Um período de estabilização médica de pelo menos 2 a 3 semanas é comumente recomendado a partir do momento do diagnóstico para permitir a recuperação do peso, correção da hipoalbuminemia e possível início da terapia anticonvulsivante. No caso de encefalopatia hepática (EH), o paciente deve ser estabilizado, corrigindo também os fatores que podem piorar o quadro clínico, como desequilíbrios eletrolíticos e hipoglicemia.

A terapia anticonvulsivante deve ser iniciada em caso de convulsões. O uso de diazepam e midazolam é fortemente debatido na medicina veterinária, sem nenhum ensaio clínico confirmando seu uso ou não. Esse debate decorre do fato de que o diazepam é metabolizado no fígado, logo sua meia-vida aumenta significativamente em uma condição de insuficiência hepática. Levetiracetam (20 mg/kg VO ou IV a cada 8 horas) está indicado, pelo rápido início de ação e fácil manuseio também pela excreção renal. O fenobarbital também pode ser indicado (dose de ataque 4 mg/kg IV a cada 3 a 6 horas por 4 doses), apesar da meia-vida mais longa; além disso, exibe excreção hepática que pode causar danos ao fígado se usado a longo prazo.

Outros medicamentos para controlar as convulsões são o propofol, o brometo de potássio e a zonisamida. Em caso de edema cerebral, é necessária a administração de manitol (0,5 a 1 g/kg IV em *bolus* durante 20 a 30 minutos). A terapia com lactulose (0,5 a 1 mL/kg VO ou via enema endorretal a cada 6 a 8 horas) é usada para acidificar o conteúdo intestinal, permitindo uma redução no número de bactérias no cólon. Também reduz o tempo de trânsito intestinal das fezes e a exposição fecal às bactérias com redução na produção de amônia.

O manejo dietético envolve alimentos com restrição proteica moderada (18 a 22% em cães, 30 a 35% em gatos, com proteínas de alta qualidade), e a terapia antibiótica é empregada para manter o crescimento excessivo de bactérias no intestino sob controle. Pode-se aplicar o seguinte: metronidazol (7,5 mg/kg IV 2 ×/dia), ampicilina (22 mg/kg IV a cada 6 horas) e neomicina (22 mg/kg IV a cada 8 horas).

Em caso de ulceração gastrintestinal e sangramento (mais comum em CPSS intra-hepático), o uso de gastroprotetores é recomendado: antagonistas do receptor H2 (famotidina 0,5 a 1 mg/kg IV 2 ×/dia) ou inibidores da bomba de prótons (omeprazol 0,5 a 1 mg/kg IV ou a cada 12 a 24 horas) e sucralfato.

No caso de alterações nos perfis de coagulação ou sangramento espontâneo, bem como no manejo pré-operatório, empregam-se plasma fresco congelado (10 a 15 mL/kg IV administrado em 2 a 3 horas) e vitamina K (1,5 a 2 mg/kg SC ou 1,5 a 2 mg/kg SC 2 ×/dia por 3 dias, ou a cada 24 horas por 5 dias).

Vários estudos retrospectivos avaliaram o resultado de indivíduos tratados apenas com terapia médica. A sobrevida média em caso de uso de terapia medicamentosa isolada é relatada de 2,3 a 4,7 anos, com persistência, embora em menor grau, de sintomas neurológicos, gastrintestinais e urinários. Por essas razões, o tratamento cirúrgico é considerado o tratamento de escolha para o CPSS.

Tratamento cirúrgico

Shunts de portossistema extra-hepáticos

O tratamento cirúrgico do CPSS envolve o fechamento total ou parcial do vaso anormal por meio de ligaduras, ou atenuação gradual com o constritor de anel ameroide (ARC), bandagem de celofane (CB) ou oclusores hidráulicos. A maioria dos pacientes (mesmo até 84%) não tolera o fechamento completo do *shunt*, devido ao desenvolvimento de complicações como hipertensão portal.

A localização do *shunt* varia de acordo com o próprio tipo. Os *shunts* esplenocaval e gastrocaval direito podem ser localizados no nível do forame epiploico. Os *shunts* gastrofrênicos e gastroázigos podem ser localizados, respectivamente, no nível do hiato esofágico e hiato aórtico.

Constritor de anel ameroide

O constritor de anel ameroide (ARC) consiste em um anel interno de caseína rodeado por um anel externo de metal (Figura 4). A caseína tem propriedades higroscópicas, absorvendo os fluidos corporais e reduzindo o diâmetro interno do anel em 32%. A atenuação do *shunt*, portanto, ocorre por compressão direta no vaso e reação fibrosa de corpo estranho e trombose.

O fechamento do *shunt* ocorre nas 2 a 5 semanas seguintes, com a taxa de fechamento mais rápida nos primeiros 3 a 15 dias pós-operatórios. As dimensões do ARC devem ser maiores do que as do vaso anômalo.

Após identificá-lo, o vaso anormal é isolado, e o ARC é inserido no ponto mais próximo onde o *shunt* entra na circulação sistêmica. A inserção do ARC pode ser mais fácil for diminuído o *shunt*, levantando-o com duas alças de vaso inseridas nas laterais ou com um anel isolante aberto. A chave especial é então inserida para fechar o anel de metal do ARC. A oclusão do *shunt* ocorre em até 100% dos casos, embora sejam relatados percentuais de persistência de 21%.

Bandagem de celofane

A CB é obtida a partir de folhas finas de celulose (faixa de celofane) ou de material derivado de poliéster (Figura 5). Não há estudos que comparem diretamente a capacidade de atenuação de filmes à base de celulose ou poliéster. Tem-se a hipótese de que a capacidade de fechamento é a mesma graças à presença de um material comum (diacetilfosfato), que é utilizado para sua criação e talvez seja o responsável pela reação fibrosa, independentemente da composição do filme. As tiras são criadas com um comprimento de cerca de 10 cm e uma altura de 1,2 a 1,5 cm, além de dobradas em 3 ou 4 camadas.

A CB causa uma oclusão gradual do *shunt* por meio de reação fibrosa. Após a identificação do *shunt*, o CB é passado ao redor dele, no ponto em que o *shunt* entra em comunicação com a circulação sistêmica. Em seguida, é fixado por meio da aplicação de três a quatro clipes de metal inseridos em direções opostas, para garantir maior vedação. Foi avaliado em um estudo qual é o melhor método de aplicação do CB, destacando-se como filmes dobrados em quatro camadas e fixados com um único clipe vascular garantem melhor vedação. Um estudo também analisou como não é necessário fazer uma compressão parcial do *shunt* durante a aplicação do CB.

O fechamento completo é obtido em 53 a 65% dos casos. Os tempos de fechamento são mais longos do que aqueles relatados com ARC e chegam a 7 meses

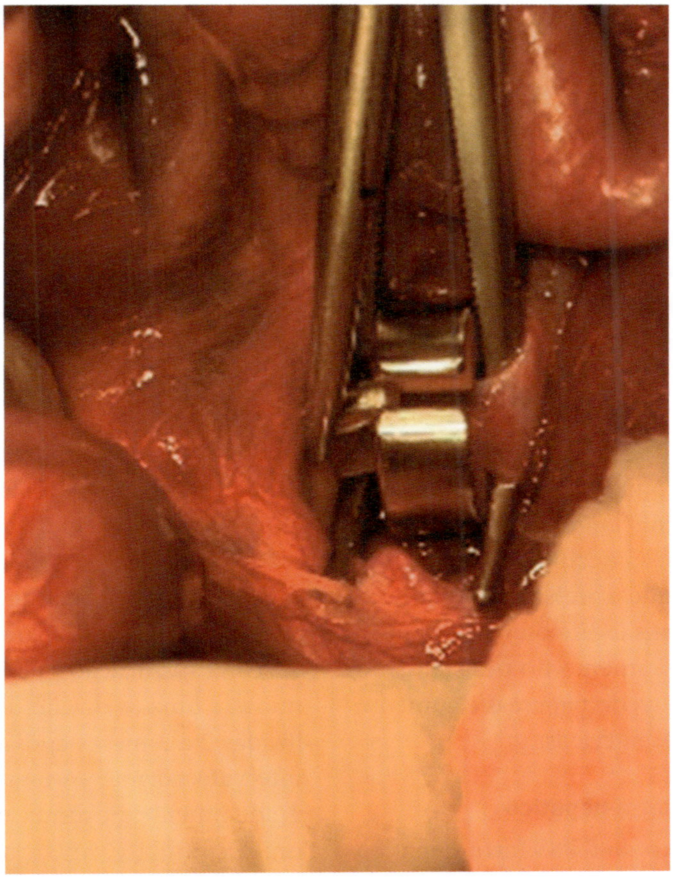

FIGURA 4 Exemplo de um constritor de anel ameroide no momento de sua inserção. Observe a chave de metal com a qual o anel de metal externo é fechado.

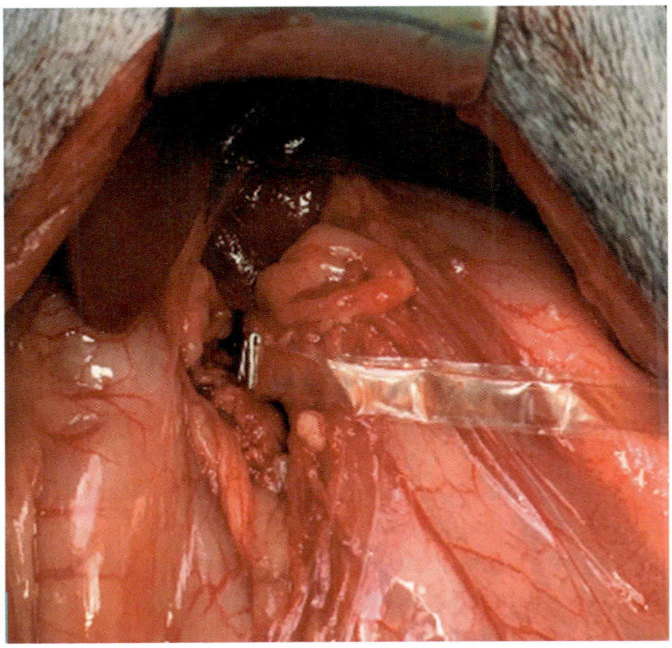

FIGURA 5 Exemplo de bandas de celofane e método de aplicação com clipes de metal.

de pós-operatório. A possibilidade de persistência do *shunt* ocorre em até 31 a 47,7% dos casos.

Oclusores hidráulicos

Os oclusores hidráulicos representam uma alternativa menos exitosa do que as anteriores. São dispositivos que consistem em um manguito posicionado ao redor do vaso conectado a uma porta subcutânea. Com a injeção quinzenal da solução fisiológica, obtém-se aumento do volume do manguito com consequente oclusão do ducto em 6 a 8 semanas.

Ligadura

A ligação do vaso anômalo pode ser feita com fio de seda ou polipropileno. Durante o fechamento, deve-se prestar atenção ao aparecimento de sinais de hipertensão portal, medindo a pressão portal diretamente ou procurando sinais indiretos, como palidez ou cianose do intestino, aumento do peristaltismo intestinal, palidez ou edema do pâncreas e aumento da pulsação dos vasos mesentéricos.

Shunt de portossistema intra-hepático

O tratamento cirúrgico do CPSS intra-hepático é mais complexo devido à presença de parênquima hepático ao redor do vaso anormal. A abordagem extravascular envolve o fechamento do *shunt* após dissecção do próprio vaso ou de seus ramos portal ou hepático, por meio de ligaduras, CB ou ARC. Uma abordagem intravascular após venotomia também foi descrita no passado. Essa abordagem não é mais recomendada devido à alta taxa de complicações e mortalidade. A alternativa à cirurgia tradicional é dada pela radiologia intervencionista com embolização em espiral do vaso anormal. Esta técnica, dada a sua natureza minimamente invasiva, é cada vez mais utilizada também na medicina veterinária.

Dependendo da localização, os CPSS intra-hepáticos são divididos em *shunt* de divisão esquerda, *shunt* de divisão média e *shunt* de divisão direita. Para *shunts* de divisão esquerda, a atenuação/ligadura do *shunt* ou da veia hepática esquerda pode ser realizada diretamente, uma vez que alguns vasos intra-hepáticos esquerdos anormais terminam diretamente na veia hepática esquerda. A atenuação dos *shunts* da divisão direita pode ser feita pela ligadura do ramo portal direito, uma vez que a maioria das veias hepáticas direita e central está localizada no tecido hepático e é difícil de isolar. Se a passagem da ligadura ao redor do ramo portal direito não puder ser realizada com segurança, uma passagem indireta da ligadura ao redor do ramo portal principal e do ramo portal esquerdo pode ser realizada.

Pós-operatório

No pós-operatório, os pacientes são monitorados quanto ao possível aparecimento de sinais de hipertensão portal, desenvolvimento de convulsões e sangramento. A fluidoterapia é continuada, possivelmente com suplementação de glicose, analgesia e antibioticoterapia. O manejo alimentar e a lactulose são mantidos no pós-operatório até que haja melhora dos parâmetros da função hepática, que também levam de 4 a 6 meses para normalizar.

Uma verificação inicial dos parâmetros bioquímicos e uma avaliação dos ácidos biliares são realizadas 2 a 3 meses após a cirurgia. Se voltarem ao intervalo normal, as terapias podem ser suspensas gradualmente. Se ainda estiver alta, é melhor fazer uma segunda verificação após mais 2 a 3 meses, continuando a terapia nesse meio tempo. Os valores dos ácidos biliares podem permanecer alterados por algum tempo. No entanto, sua alteração não está ligada ao desfecho e não é clinicamente relevante se o paciente não apresentar sinais clínicos de recidiva ou outras alterações clínicas.

Complicações

A hipertensão portal acontece em 2 a 14% dos casos e é relatada com maior frequência após a ligadura completa do *shunt*, em comparação com a atenuação gradual. Os sinais clínicos evidentes são choque hipovolêmico, vômitos e diarreia (frequentemente com sangue), dor abdominal, distensão abdominal com formação de ascite após abertura de múltiplos *shunts* adquiridos e presença de secreção seromática da ferida. Pode ser agravada por agitação e vocalizações, distensão abdominal após grandes refeições. O tratamento de suporte requer fluidoterapia agressiva para corrigir a hipotensão, analgesia adequada, antibioticoterapia e gastroproteção. Em caso de hipertensão portal aguda, é necessário remover a ligadura do *shunt*. Os casos de hipertensão portal crônica, por outro lado, podem ser tratados por meio de terapia de suporte.

Sinais neurológicos

O desenvolvimento de convulsões no período pós-operatório foi relatado em 3 a 18% em cães e 8 a 22% em gatos, com maior incidência principalmente em casos de *shunt* extra-hepático de raças pequenas e gatos. A gravidade dos sinais clínicos é muito variável: desde ataxia e letargia até a presença de estado de mal epiléptico. A causa do desenvolvimento dessa complicação ainda não está clara. O tipo de *shunt* e o método de fechamento não parecem influenciar a possibilidade de ocorrência. Além disso, o tratamento preventivo pré-operatório com levetiracetam não reduz o risco de sinais neurológicos.

Recorrência de sinais clínicos

A recorrência de sinais clínicos pode estar ligada a várias causas: persistência de fluxo no *shunt* inicial, presença de um segundo *shunt* não diagnosticado, desenvolvimento de *shunt* adquirido após hipertensão portal, presença de PVH/MVD ou presença de outra doença hepática subjacente. Os indivíduos com recidiva de sinais clínicos e achados laboratoriais compatíveis devem ser reavaliados por meio de diagnóstico por imagem para pesquisar a causa. Se o fluxo persistente ou um segundo *shunt* for evidenciado, o tratamento cirúrgico corretivo será recomendado. Em caso de não detecção de *shunt*, a causa mais provável é PVH/MVD, que pode ser confirmada por exame histológico de uma biópsia do fígado.

Prognóstico

O prognóstico após a atenuação do CPSS extra-hepático geralmente é bom. De acordo com vários estudos, o resultado em longo prazo é considerado de bom a excelente em 52 a 60,9% dos cães tratados com CB e em 55 a 80% dos casos tratados com ARC. O resultado de indivíduos com CPSS intra-hepático é mais variável, dependendo da técnica de atenuação escolhida: 50 a 89% para indivíduos tratados com CB, 70 a 89% para pacientes tratados com ARC e 76 a 100% no caso de uso de ligaduras. A mortalidade relatada é baixa e não difere entre o uso de CB ou ARC: 0 a 9% com CB e até 7% com ARC.

CONCLUSÃO

O correto e precoce diagnóstico das afecções hepáticas possibilita o aumento da rotina de cirurgias hepáticas na medicina veterinária. A inadequada realização das técnicas pode ser a principal causa de insucessos dos procedimentos cirúrgicos, além da escolha de técnicas que oferecem desempenho pior.

REFERÊNCIAS BIBLIOGRÁFICAS

1. Adin CA, Gregory CR, Kyles AE, Griffey SM, Kendall L. Effect of petrolatum coating on the rate of occlusion of ameroid constrictors in the peritoneal cavity. Vet Surg. 2004; 33(1):11-6.
2. Berent AC, Tobias KW. Hepatic vascular anomalies In: Tobias KM, Johnston SA, editores. Veterinary Surgery: Small Animal Expert Consult. v. 2. 2. ed. Elsevier Saunders; 2018. p. 1852-86.
3. Besancon MF, Kyles AE, Griffey SM, Gregory CR. Evaluation of the characteristics of venous occlusion after placement of an ameroid constrictor in dogs. Vet Surg. 2004;33(6):597-605.
4. Bright SR, Wiliams JM, Niles JD. Outcome of intrahepatic portosystemic shunts occluded with ameroid constrictors in nine dogs and one cat. Vet Surg. 2006;35(3):300-9.
5. Bristow P, Tivers M, Packer R, Brockman D, Ortiz V, Newson K, et al. Long-term serum bile acid concentrations in 51 dogs after complete extrahepatic congenital portosystemic shunt ligation. J Small Anim Pract. 2017;58(8):454-60.
6. Broome CJ, Walsh VP, Braddock JA. Congenital portosystemic shunts in dogs and cats. N Z Vet J 2004;52(4):154-62.
7. Buob S, Johnston AN, Webster CRL. Portal hypertension: pathophysiology, diagnosis, and treatment. J Vet Intern Med. 2011;25(2):169-86.
8. Bussadori R, Bussadori C, Millán L, Costilla S, Rodríguez-Altónaga JA, Orden MA, et al. Transvenous coil embolisation for the treatment of single congenital portosystemic shunts in six dogs. Vet J. 2008;176(2):221-6.
9. Case JB, Marvel SJ, Stiles MC, Maisenbacher HW, Toskich BB, Smeak DD, et al. Outcomes of cellophane banding or percutaneous transvenous coil embolization of canine intrahepatic portosystemic shunts. Vet Surg. 2018;47(S1): O59-O66.
10. Culp WTN, Zwingenberger AL, Giuffrida MA, Wisner ER, Hunt GB, Steffey MA, et al. Prospective evaluation of outcome of dogs with intrahepatic portosystemic shunts treated via percutaneous transvenous coil embolization. Vet Surg. 2018;47(1):74-85.
11. Falls EL, Milovancev M, Hunt GB, Daniel L, Mehl ML, Schmiedt CW. Long-term outcome after surgical ameroid ring constrictor placement for treatment of single extrahepatic portosystemic shunts in dogs. Vet Surg. 2013;42(8): 951-7.
12. Frankel D, Seim H, MacPhail C, Monnet E. Evaluation of cellophane banding with and without intraoperative attenuation for treatment of congenital extrahepatic portosystemic shunts in dogs. J Am Vet Med Assoc. 2006;228(9):1355-60.
13. Fryer KJ, Levine JM, Peycke LE, Thompson JA, Cohen ND. Incidence of postoperative seizures with and without

levetiracetam pretreatment in dogs undergoing portosystemic shunt attenuation. J Vet Intern Med. 2011;25(6):1379-84.
14. Fukushima K, Kanemoto H, Ohno K, Takahashi M, Fujiwara R, Nishimura R, et al. Computed tomographic morphology and clinical features of extrahepatic portosystemic shunts in 172 dogs in Japan. Vet J. 2014;199(3):376-81.
15. Gommeren K, Claeys S, de Rooster H, Hamaide A, Daminet S. Outcome from status epilepticus after portosystemic shunt attenuation in 3 dogs treated with propofol and phenobarbital. J Vet Emerg Crit Care. 2010;20(3):346-51.
16. Greenhalgh SN, Dunning MD, McKinley TJ, Goodfellow MR, Kelman KR, Freitag T, et al. Comparison of survival after surgical or medical treatment in dogs with congenital portosystemic shunts. J Am Vet Med Assoc. 2010;236(11):1215-20.
17. Greenhalgh SN, Reeve JA, Johnstone T, Goodfellow MR, Dunning MD, O'Neill EJ, et al. Long-term survival and quality of life in dogs with clinical signs associated with a congenital portosystemic shunt after surgical or medical treatment. J Am Vet Med Assoc. 2014;245(5):527-33.
18. Howe LM, Boothe HW. Diagnosis and treating portosystemic shunts in dogs and cats. Vet Med. 2002;97:448-59.
19. Hunt GB. Effect of breed on anatomy of portosystemic shunts resulting from congenital diseases in dogs and cats: a review of 242 cases. Aust Vet J. 2004;82(12):746-9.
20. Hunt GB, Culp WT, Mayhew KN, Mayhew P, Steffey MA, Zwingenberger A. Evaluation of in vivo behavior of ameroid ring constrictors in dogs with congenital extrahepatic portosystemic shunts using computed tomography. Vet Surg. 2014;43(7):834-42.
21. Joffe MR, Hall E, Tan C, Brunel L. Evaluation of different methods of securing cellophane bands for portosystemic shunt attenuation. Vet Surg. 2019;48(1):42-9.
22. Kim SE, Giglio RF, Reese DJ, Reese SL, Bacon NJ, Ellison GW. Comparison of computed tomographic angiography and ultrasonography for the detection and characterization of portosystemic shunts in dogs. Vet Radiol Ultrasound. 2013;54(6):569-74.
23. Kraun MB, Nelson LL, Hauptman JG, Nelson NC. Analysis of the relationship of extrahepatic portosystemic shunt morphology with clinical variables in dogs: 53 cases (2009-2012). J Am Vet Med Assoc. 2014;245(5):540-9.
24. Kummeling A, Van Sluijs FJ, Rothuizen J. Prognostic implications of the degree of shunt narrowing and of the portal vein diameter in dogs with congenital portosystemic shunts. Vet Surg. 2004;33(1):17-24.
25. Lamb CR. Ultrasonographic diagnosis of congenital portosystemic shunts in dogs: results of a prospective study. J Small Anim Pract. 1996;37(5):205-9.
26. Lidbury JA, Cook AK, Steiner JM. Hepatic encephalopathy in dogs and cats. J Vet Emerg Crit Care (San Antonio). 2016;26(4):471-87.
27. Matiasovic M, Chanoit GPA, Meakin LB, Tivers MS. Outcomes of dogs treated for extrahepatic congenital portosystemic shunts with thin film banding or ameroid ring constrictor. Vet Surg. 2020;49(1):160-71.
28. Mehl ML, Kyles AE, Hardie EM, Kass PH, Adin CA, Flynn AK, et al. Evaluation of ameroid ring constrictors for treatment for single extrahepatic portosystemic shunts in dogs: 168 cases (1995–2001). J Am Vet Med Assoc. 2005;226(12): 2020-30.
29. Mullins RA, Sanchez Villamil C, de Rooster H, Kummeling A, White RN, Thieman Mankin KM, et al. Effect of prophylactic treatment with levetiracetam on the incidence of postattenuation seizures in dogs undergoing surgical management of single congenital extrahepatic portosystemic shunts. Vet Surg. 2019;48(2):164-72.
30. Mullins RA, Sanchez Villamil C, Selmic LE, Tivers MS, Case JB, Singh A, et al. Prognostic factors for short-term survival of dogs that experience postattenuation seizures after surgical correction of single congenital extrahepatic portosystemic shunts: 93 cases (2005-2018). Vet Surg. 2020;49(5):958-70.
31. Nelson NC, Nelson LL. Anatomy of extrahepatic portosystemic shunts in dogs as determined by computed tomography angiography. Vet Radiol Ultrasound. 2011;52(5):498-506.
32. Nelson NC, Nelson LL. Imaging and Clinical Outcomes in 20 Dogs Treated with Thin Film Banding for Extrahepatic Portosystemic Shunts. Vet Surg. 2016;45(6):736-45.
33. O'Leary CA, Parslow A, Malik R, Hunt GB, Hurford RI, Tisdall PL, et al. The inheritance of extra-hepatic portosystemic shunts and elevated bile acid 574 concentrations in Maltese dogs. J Small Anim Pract. 2014;55(1):14-21.
34. Otomo A, Singh A, Jeong J, Dobberstein R, Lundhild A, Peter E, et al. Long-term clinical outcomes of dogs with single congenital extrahepatic portosystemic shunts attenuated with thin film banding or ameroid ring constrictors. Vet Surg. 2020;49(3):436-44.
35. Ruland K, Fischer A, Hartmann K. Sensitivity and specificity of fasting ammonia and serum bile acids in the diagnosis of portosystemic shunts in dogs and cats. Vet Clin Pathol. 2010;39(1):57-64.
36. Sereda CW, Adin CA. Methods of gradual vascular occlusion and their applications in treatment of congenital portosystemic shunts in dogs: a review. Vet Surg. 2005;34(1):83-91.
37. Strickland R, Tivers MS, Adamantos SE, Harcourt-Brown TR, Fowkes RC, Lipscomb VJ. Incidence and risk factors for neurological signs after attenuation of single congenital portosystemic shunts in 253 dogs. Vet Surg. 2018;47(6):745-55.
38. Tillson DM, Winkler JT. Diagnosis and treatment of portosystemic shunts in the cat. Vet Clin North Am Small Anim Pract. 2002;32:881-99.
39. Tisdall PLC, Hunt GB, Bellenger CR, Malik R. Congenital portosystemic shunts in Maltese and Australian cattle dogs. Aust Vet J. 1994;71(6):174-8.
40. Tivers MS, Lipscomb VJ, Bristow P, Brockman DJ. Intrahepatic congenital portosystemic shunts in dogs: short- and long-term outcome of suture attenuation. J Small Anim Pract. 2018;59(4):201-10.
41. Tivers MS, Lipscomb VJ, Brockman DJ. Treatment of intrahepatic congenital portosystemic shunts in dogs: a systematic review. J Small Anim Pract. 2017;58(9):485-94.
42. Tobias KM, Byarlay JM, Henry RW. A new dissection technique for approach to right-sided intrahepatic portosystemic shunts: anatomical study and use in 3 dogs. Vet Surg. 2004;33(1):32-9.
43. Tobias KM, Rohrbach BW. Association of breed with the diagnosis of congenital portosystemic shunts in dogs: 2400 cases (1980-2002). J Am Vet Med Assoc. 2003;223(11):1636-9.
44. Traverson M, Lussier B, Huneault L, Gatineau M. Comparative outcomes between ameroid ring constrictor and cellophane

banding for treatment of single congenital extrahepatic portosystemic shunts in 49 dogs (1998-2012). Vet Surg. 2018;47(2):179-87.

45. Van den Bossche L, Van Steenbeek FG. Canine congenital portosystemic shunts: Disconnections dissected. Vet J. 2016;211:14-20.
46. van Straten G, Leegwater PA, de Vries M, van den Brom WE, Rothuizen J. Inherited congenital extrahepatic portosystemic shunts in Cairn terriers. J Vet Intern Med. 2005;19(3):321-4.
47. van Steenbeek FG, Leegwater PA, van Sluijs FJ, Heuven HC, Rothuizen J. Evidence of inheritance of intrahepatic portosystemic shunts in Irish Wolfhounds. J Vet Intern Med. 2009;23(4):950-2.
48. Wallace ML, MacPhail CM, Monnet E. Incidence of Postoperative Neurologic Complications in Pugs Following Portosystemic Shunt Attenuation Surgery. J Am Anim Hosp Assoc. 2018;54(1):46-9.
49. Watson PJ, Herrtage ME. Medical management of congenital portosystemic shunts in 27 dogs-a retrospective study. J Small Anim Pract. 1998;39(2):62-8.
50. Weisse C, Berent AC. Hepatic vascular anomalies In: Ettinger SJ, Feldman EC, Cote E, editores. Textbook of Veterinary Internal Medicine. 8. ed. Elsevier; 2017. p. 3998-4036.
51. Weisse C, Berent AC, Todd K, Solomon JA, Cope C. Endovascular evaluation and treatment of intrahepatic portosystemic shunts in dogs: 100 cases (2001-2011). J Am Vet Med Assoc. 2014;244(1):78-94.
52. White RN, Parry AT, Shales C. Implications of shunt morphology for the surgical management of extrahepatic portosystemic shunts. Aust Vet J. 2018;96(11):433-41.
53. Winkler JT, Bohling MW, Tillson DM, Wright JC, Ballagas AJ. Portosystemic shunts: diagnosis, prognosis and treatment of 64 cases (1993–2001). J Am Anim Hosp Assoc. 2003;39(2):169-85.

25

Cirurgia esplênica

André Lacerda de Abreu Oliveira

Objetivos

Após a leitura do capítulo, você será capaz de:

- Compreender os conceitos fundamentais da cirurgia esplênica.
- Conhecer as técnicas da cirurgia esplênica.
- Reconhecer as técnicas inovadoras, como o reimplante esplênico.

INTRODUÇÃO

O baço é considerado um órgão linfoide, componente do sistema reticuloendotelial, envolvido em funções linfáticas, imunes, circulatórias e hematopoiéticas, tendo importante papel na defesa do organismo. Divide-se em duas porções: polpa vermelha, responsável pela filtragem do sangue, fagocitando partículas, bactérias, vírus, fungos e eritrócitos senescentes; e polpa branca, que possui função linfoide, em que ocorre a síntese de fatores de complemento e imunoglobulinas, principalmente IgM e linfócito B. Outras funções incluem estocagem de células vermelhas e participação no metabolismo do colesterol.

DESENVOLVIMENTO

O baço pode ser acometido por doenças inflamatórias, circulatórias, hematológicas e neoplásicas, tanto como sítio primário quanto metastático – algumas de tratamento clínico, outras de tratamento exclusivamente cirúrgico, como torção esplênica, rupturas traumáticas e neoplasias que necessitam tanto de tratamento cirúrgico quanto clínico. Alterações no tamanho e na forma do órgão muitas vezes podem ser identificadas por meio de palpação abdominal, diagnóstico de imagem ou laparotomia exploratória. São frequentes as cirurgias de baço na rotina do médico veterinário. As técnicas cirúrgicas utilizadas nesse órgão são denominadas esplenectomia total e esplenectomia parcial. Recentemente o reimplante esplênico tem sido utilizado em casos de esplenectomia total, a fim de preservar a função imune do órgão.

Com relação à anatomia, o baço está localizado no quadrante abdominal cranial esquerdo, em posição ventral na cavidade abdominal, paralelamente à grande curvatura do estômago. O suprimento arterial do baço é realizado por intermédio da artéria esplênica, e a drenagem venosa se dá através da veia esplênica para o interior da veia gastroesplênica. A abordagem cirúrgica é realizada por meio de uma incisão na linha abdominal, do xifoide até um ponto caudal ao umbigo. O inadequado diagnóstico e a realização das técnicas podem ser as principais causas de insucessos dos procedimentos cirúrgicos.

TORÇÃO ESPLÊNICA

Torção esplênica é a rotação do baço em seu pedículo vascular. Frequentemente ocorre concomitante à dilatação vólvulo-gástrica (DVG), sendo a ocorrência da torção isolada rara em cães e pouco relatada em gatos. Ocorre a oclusão total ou parcial da veia esplênica, dificultando a drenagem venosa, resultando em esplenomegalia congesta. A irrigação do órgão pode ser comprometida, caso a artéria esplênica seja ocluída, causando infarto esplênico e podendo evoluir para necrose tecidual. Nesses casos, teremos liberação de radicais livres, mediadores inflamatórios e desenvolvimento de coagulação intravascular disseminada.

Quando associada à DVG, em geral é relatada em cães de raças grandes e gigantes, sem predileção sexual ou etária. Isso porque a dilatação gástrica gera distensão dos ligamentos gastroesplênico e esplenocólico, o suficiente para permitir aumento da mobilidade do baço, permitindo a sua torção. Nos casos de torção isolada, as causas não são bem esclarecidas. Pode estar associada a anormalidades congênitas ou rupturas traumáticas dos ligamentos gastroesplênicos ou esplenocólicos. A torção primária pode induzir a síndrome de DVG, pois gera frouxidão do ligamento gastroesplênico. Em sua maioria, apresenta-se de forma aguda, mas em alguns casos o diagnóstico ocorre dias ou até semanas após o início dos sintomas.

Nos casos agudos, o paciente pode apresentar sinais de choque e colapso cardiovascular; em sua forma crônica, os sinais clínicos podem ser inespecíficos, como alterações na motilidade gástrica, timpanismo, vólvulo, vômito, apatia, anorexia, hipertermia, icterícia, diarreia e dor abdominal, tornando a afecção de difícil diagnóstico. Existe relato de diagnóstico de torção esplênica 2 anos após ter ocorrido, caso em que estava associada à hérnia diafragmática.

A esplenomegalia congesta e o infarto esplênico podem ser secundários a outras afecções, como doenças cardiovasculares e alterações hepáticas, casos em que a sintomatologia clínica é inespecífica, assim como na torção esplênica. Nessas situações, o tratamento cirúrgico nem sempre é o de escolha, sendo instituído somente quando houver complicações, daí a importância de um correto diagnóstico.

O exame clínico do paciente pode revelar dor à palpação abdominal e presença de efusão abdominal. As mucosas podem apresentar-se hipocoradas, com aumento das frequências respiratória e cardíaca, porém esses sintomas variam com o quadro do animal. Nos exames laboratoriais, os resultados são inespecíficos, comuns a várias doenças, como anemia moderada, leucocitose, hemoglobinemia, hemoglobinúria, aumento das enzimas renais e hepáticas, que podem variar de acordo com o grau de severidade da torção.

Os achados radiográficos podem revelar a presença de gás nos casos crônicos devido a isquemia, infarto e necrose, presença de imagem semelhante a uma massa abdominal e deslocamento dos órgãos devido ao aumento esplênico, porém os achados são inconclusivos, assim como as alterações nos exames laboratoriais. Ultrassonografia é o exame mais adequado para o diagnóstico da torção esplênica, em que se observam alterações do parênquima esplênico, esplenomegalia difusa, efusão peritoneal, congestão esplênica, possíveis aderências nos casos mais crônicos e possíveis coágulos no interior da veia gastroesplênica, além de diminuição ou ausência na detecção do fluxo sanguíneo pelo exame Doppler. Uma técnica diagnóstica utilizada na medicina de emergência é a realização do exame ultrassonográfico para trauma (FAST), para avaliar trauma abdominal fechado, que visa localizar rapidamente o local de hemorragia.

O tratamento da torção esplênica, tanto para os casos agudos quanto para os crônicos, é exclusivamente cirúrgico e emergencial. O único fator limitante para a realização desse procedimento é a estabilização; por isso, principalmente nos casos agudos, em que o paciente apresenta quadro de choque e colapso cardiovascular, deve haver reposição de fluidos e eletrolíticos e correção de alterações àcido-básicas para a estabilização de seu quadro hemodinâmico, além de antibioticoterapia prévia, devido à presença de congestão e necrose tecidual. Cuidadoso monitoramento eletrocardiográfico deve ser realizado pré, trans e pós-procedimento cirúrgico, devido ao risco de desenvolvimento de arritmia cardíaca.

A escolha da técnica cirúrgica varia de acordo com o comprometimento do órgão, avaliando a qualidade do parênquima, a extensão da lesão e a presença de necrose tecidual. Após a descompressão do órgão, se ele for viável, imediatamente deve começar a diminuir de tamanho, a coloração fica menos azulada e a superfície do órgão começa a ficar enrugada, o que indica a contração da cápsula esplênica. Podem ser empregadas a esplenectomia parcial, em que é possível remover apenas a região comprometida do órgão, ou esplenectomia total, em que todo o órgão deve ser removido, pelo comprometimento difuso causado pela torção. Devido ao risco de hemorragia durante o procedimento cirúrgico, devemos estar preparados para a necessidade de transfusão sanguínea. É conveniente a realização preventiva de gastropexia, uma vez que a torção esplênica pode gerar frouxidão do ligamento gastroesplênico. O prognóstico geralmente é satisfatório após intervenção cirúrgica, diretamente ligado à demora no diagnóstico.

Ruptura esplênica traumática

Casos de ruptura esplênica traumática são bem relatados na medicina veterinária, podendo ser causados por acidente automobilístico, queda de grandes alturas, além de maus-tratos. Quando a ruptura ocorre de maneira localizada e em pequena extensão, pode gerar hematoma intracapsular, sem necessitar de intervenção cirúrgica e muitas vezes sendo diagnosticado através de um exame ultrassonográfico de rotina. Porém, quando ocorrem múltiplos pontos de ruptura ou uma ruptura bem extensa, temos quadro severo de hemorragia abdominal, o que denominamos de síndrome do abdômen agudo (Figura 1).

O diagnóstico é feito com base no histórico do paciente e abdominocentese, em que, por meio da punção abdominal, confirma-se a presença de sangue livre na cavidade abdominal e ultrassonografia. No exame clínico o paciente pode apresentar distensão abdominal, dor à palpação abdominal e sinais de choque e colapso cardiovascular, com grande risco de óbito. Sempre que possível, o paciente deve ser estabilizado antes do procedimento cirúrgico.

O tratamento é exclusivamente cirúrgico, em que podemos utilizar a técnica de esplenectomia parcial ou sutura da cápsula esplênica nos casos de pequena ruptura ou esplenectomia total quando ocorre extenso comprometimento do órgão. Nesses casos, podemos associar a técnica de reimplante esplênico, promovendo a manutenção da função imune do órgão; reimplantam-se de 4 a 5 fragmentos junto ao omento, favorecendo a manutenção da função imune do baço. Como o órgão pode ter sofrido ruptura de parte de suas estruturas de sustentação, este fica suscetível à torção do pedículo vascular, o que torna prudente a esplenopexia aos órgãos adjacentes ou a criação de uma bolsa epiploica. O prognóstico é de reservado a desfavorável, de acordo com o grau de comprometimento geral do animal (Figura 2).

NEOPLASIAS

Neoplasia esplênica é o motivo mais comum para a realização de esplenectomia total em cães e gatos. O baço é formado por diversos tipos celulares, por isso as neoplasias esplênicas primárias podem ter diversas origens, como vasos sanguíneos, tecido linfoides, músculo liso e tecidos fibrosos. A neoplasia maligna mais diagnosticada em cães, que representa 80% dos tumores malignos, é o hemangiossarcoma. Porém, outras neoplasias podem ser encontradas, como linfossarcoma, mastocitoma, leiomiossarcoma, fibrossarcoma, lipossarcoma, osteosarcoma, condrossarcoma, rabdomiossarcoma, histiocitoma fibroso, com grau de malignidade variável. Nos felinos, as neoplasias malignas mais frequentes são o linfossarcoma e mastocitoma (Figuras 3 a 5).

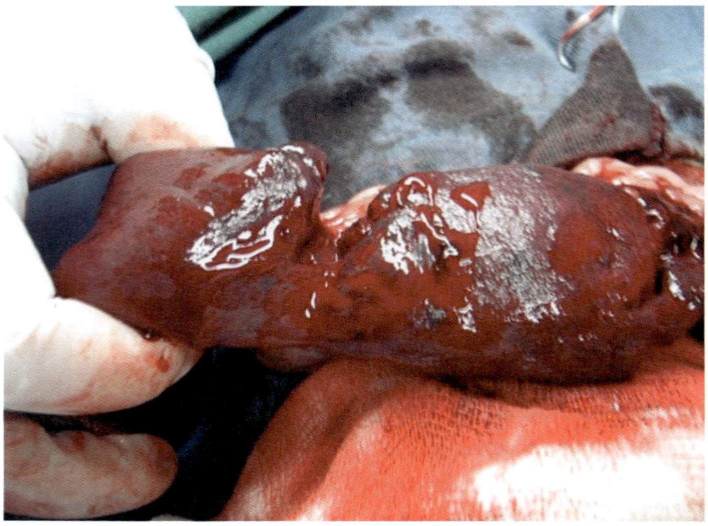

FIGURA 1 Figura ilustrando trauma esplênico, com o comprometimento de todo o órgão.

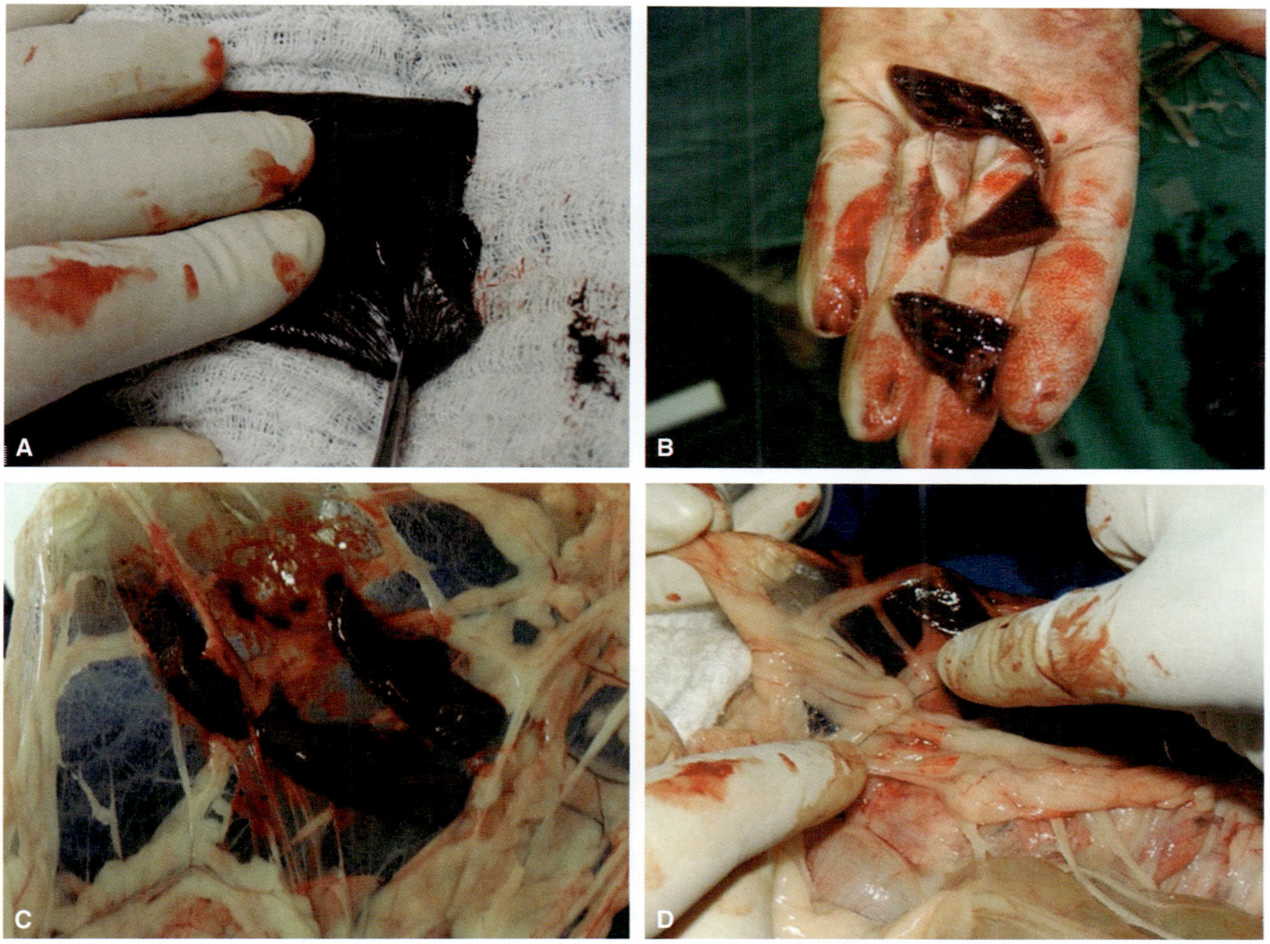

FIGURA 2 Reimplante esplênico. (A) Secção dos fragmentos; (B) três fragmentos esplênicos; (C) colocação dos fragmentos sobre o omento; (D) o omento é fletido, e realizam-se três pontos de sutura simples descontínuos.

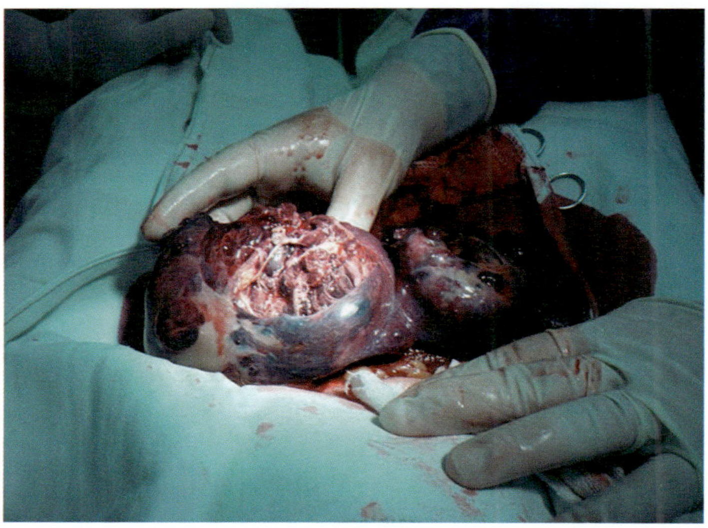

FIGURA 3 Neoplasia esplênica com ruptura e hemorragia.

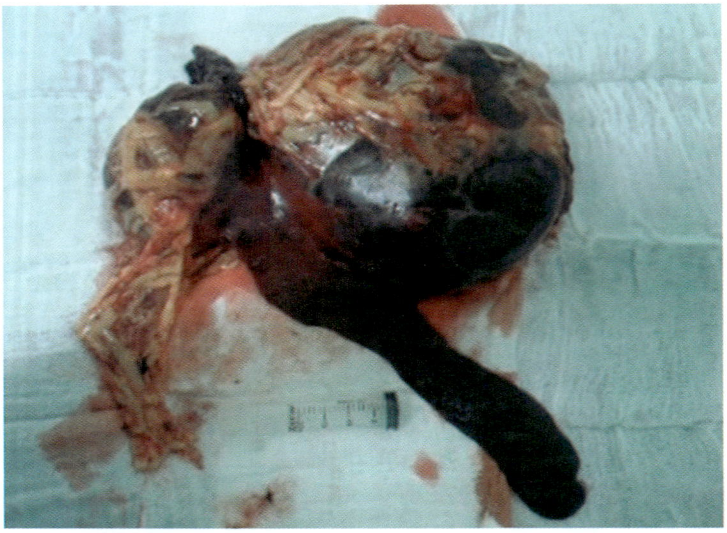

FIGURA 4 Neoplasia esplênica cística sem ruptura.

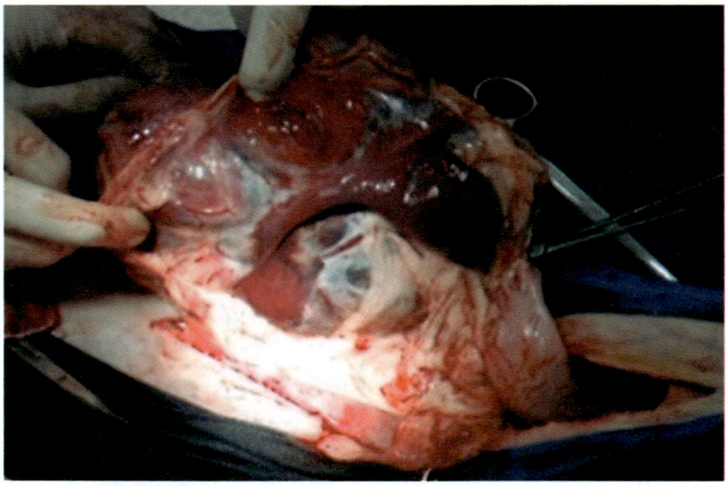

FIGURA 5 Hemangiossarcoma esplênico.

O baço não é um órgão comumente acometido por neoplasias secundárias, ou seja, metástases esplênicas não são comuns, pois o órgão possui um sistema mononuclear fagocitário eficiente que previne a colonização de células neoplásicas. Por isso, em sua maioria, os tumores localizados no baço são de origem primária e frequentemente de caráter maligno. As neoplasias esplênicas, tanto as de origem primária, quanto as de origem metastática, podem caracterizar-se como nódulos solitários ou múltiplos, usualmente firmes ou apenas como esplenomegalia focal ou generalizada, como ocorre no linfoma esplênico.

Algumas neoplasias benignas ou afecções sistêmicas, como alterações inflamatórias, circulatórias, hematológicas, hiperplasia linfoide, entre outras, podem gerar alterações no parênquima esplênico, formações nodulares e esplenomegalia semelhantes às alterações encontradas nas neoplasias malignas, entretanto essas alterações macroscópicas não são suficientes para a diferenciação entre processos benignos e malignos. A sintomatologia clínica pode ser semelhante nos diversos casos, benignos e malignos.

Alterações sistêmicas e hematológicas podem estar presentes, porém são inespecíficas, pois pacientes oncológicos podem apresentar a chamada síndrome paraneoplásica, em que alterações nos parâmetros hematológicos e bioquímicos, como anemia, normalmente regenerativa, leucocitose, neutrofilia e eosinopenia, serão encontrados, assim como em algumas patologias não neoplásicas como hemoparasitoses e alterações inflamatórias. Na palpação abdominal, podem-se perceber aumento de volume esplênico, dor à palpação e muitas vezes teremos a presença de hemorragia abdominal, decorrente de ruptura esplênica não traumática, o que denominamos síndrome do abdômen agudo.

A ultrassonografia pode ser eficaz para avaliar a esplenomegalia, identificar efusão pleural e detectar os locais de metástases abdominais, sendo mais eficaz que a radiografia abdominal para detectar uma lesão primaria e possíveis metástases, pois a presença de hemoperitônio dificulta o diagnóstico radiográfico. O diagnóstico definitivo é obtido por meio da análise histopatológica – pode ser realizada com a coleta de amostra por biópsia percutânea, punção aspirativa por agulha fina guiada por ultrassonografia ou exame histopatológico feito no período transoperatório da laparotomia exploratória, em que o patologista, utilizando um micrótomo de congelação (a amostra é fixada com o uso de nitrogênio líquido), avalia a amostra do tecido, diagnosticando a alteração como benigna ou maligna, o que auxilia o cirurgião na decisão de que técnica cirúrgica utilizar. Nos casos de neoplasia maligna, todo o órgão deve ser removido, ou seja, utilizando a técnica de esplenectomia total; nos casos de neoplasia benigna, podemos utilizar a esplenectomia parcial, ou, nos casos de esplenomegalia por patologias hematológicas, o baço só deve ser removido se houver hemorragia presente. Caso contrário, o órgão será mantido.

Nos casos em que ocorre ruptura esplênica não traumática da lesão, o tratamento cirúrgico tem caráter emergencial. A decisão de qual técnica utilizar é baseada no grau de comprometimento do órgão e no resultado do exame histopatológico por congelação, citado anteriormente; porém, nos casos em que não é possível a realização desse exame no transoperatório, aconselha-se a remoção total do órgão. O procedimento cirúrgico preconizado deve ser tão agressivo quanto possível, visando à completa excisão de todos os tecidos acometidos, respeitando as margens de segurança e removendo tecidos adjacentes, como omento e linfonodos, os quais possivelmente estejam acometidos (Figuras 6 e 7).

Quando é diagnosticada neoplasia maligna, o tratamento cirúrgico deve ser associado a tratamento de quimioterapia, valendo-se de protocolos com uma única droga ou associações de quimioterápicos. A escolha do protocolo baseia-se no resultado definitivo do exame histopatológico, em que será possível identificar o tipo neoplásico, o estágio e o grau de malignidade. O prognóstico varia de acordo com o tipo de alteração, benigna ou maligna, e com a demora no diagnóstico e tratamento.

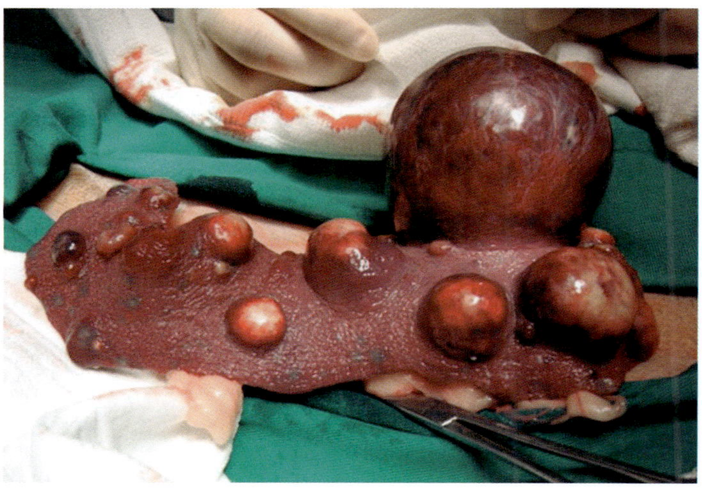

FIGURA 6 Neoplasia esplênica acometendo todo o parênquima.

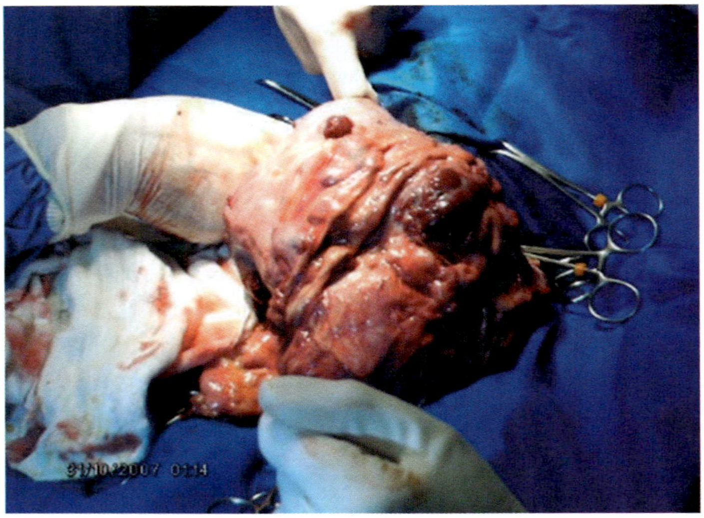

FIGURA 7 Neoplasia esplênica acometendo todo o parênquima.

CONCLUSÃO

Por ser considerado um órgão importante para o sistema imunológico, sempre que possível devemos preservá-lo. Nos casos em que a esplenectomia total for necessária, não se tratando de neoplasias, devemos aplicar a técnica do reimplante esplênico. Afecções esplênicas podem gerar alterações sistêmicas e hemorragia abdominal evoluindo para síndrome do abdômen agudo, por isso o tratamento clínico também é de extrema importância, sempre associado ao cirúrgico. A inadequada realização das técnicas pode ser a principal causa de insucessos dos procedimentos cirúrgicos, estando o prognóstico diretamente ligado à demora no diagnóstico e à aplicação do tratamento.

REFERÊNCIAS BIBLIOGRÁFICAS

1. Flato UAP, Guimarães HP, Lopes RD, Valiatti JL, Flato EMS, Lorenzo RG. Utilização do FAST-Estendido (EFAST-Extended Focused Assessment with Sonography for Trauma) em terapia intensiva. Rev Bras Ter Intensiva. 2010;22(3):291-9.
2. Goldhammer MA, Haining H, Milne EM, Shaw DJ, Yool D. Assessment of the incidence of GDV following splenectomy in dogs. J Small Anim Pract. 2010;51(1):23-8.
3. Hayes G, Ladlow J. Investigation and management of splenic disease in dogs. Practice. 2012;34:250-9.
4. Piórkowski J, Nozdryn-Płotnicki Z, Listos P. Evaluation of pathomorphological splenic lesions in dogs from the lublin region in 2005-2008. Bulletin of the Veterinary Instutite in Pulawy. 2010;54:243-6.

Cirurgia da parede torácica

André Lacerda de Abreu Oliveira

Objetivos

Após a leitura do capítulo, você será capaz de:

- Conhecer as técnicas cirúrgicas para serem aplicadas à parede torácica.
- Reconhecer as afecções da parede torácica.

INTRODUÇÃO

A complexa interação entre os 13 pares de costelas e os tecidos moles adjacentes que compõem a parede torácica desempenha um papel tanto estrutural quanto funcional. A parede torácica protege órgãos vitais como o coração, pulmões e fígado, fornecendo uma estrutura esquelética flexível que sustenta o ombro e os membros anteriores. A disfunção da parede torácica, seja congênita ou adquirida, está associada a morbidade significativa, e suas consequências podem comumente resultar em risco de morte. O correto reconhecimento e o manejo das alterações da parede torácica têm evoluído significativamente ao longo dos anos, reduzindo de forma considerável a morbidade, a mortalidade e o tempo de internação dos pacientes.

DESENVOLVIMENTO

Deformidades da parede torácica

Pectus

Definição

É uma deformidade congênita rara do desenvolvimento da parede torácica ventral. Existem dois tipos de deformidades conhecidas: *pectus excavatum* e *pectus carinatum*. O mecanismo exato que envolve essas doenças permanece desconhecido.

Pectus excavatum

Definição

É a deformidade congênita mais frequente da parede torácica ventral, caracterizada pelo desvio dorsal do esterno caudal e das cartilagens costais associadas, resultando em um estreitamento ventrodorsal do tórax em que várias costelas e o esterno crescem de forma anormal, gerando uma aparência de peito afundado ou "peito escavado". Em humanos, alguns sinônimos do peito escavado são: peito de sapateiro, peito em quilha e tórax em funil.

Etiopatogenia

Não há uma etiologia evidentemente clara para qualquer tipo de deformidade congênita de esterno em seres humanos e animais. No entanto, a ocorrência familiar da anomalia foi relatada em humanos e tem sido vista em cães pertencentes à mesma ninhada. Cerca de 37% dos indivíduos com *pectus excavatum* têm um membro da família de primeiro grau com a doença. Gatos birmaneses e cães braquiocefálicos estão mais predispostos, sugerindo uma possível base hereditária do defeito em pequenos animais. O *pectus excavatum* pode estar associado a uma afecção conhecida como "síndrome do cão nadador" (Figura 1). Algumas teorias vinculam a doença a anormalidades na pressão intrauterina, redução do tendão central do diafragma e gradientes respiratórios anormais.

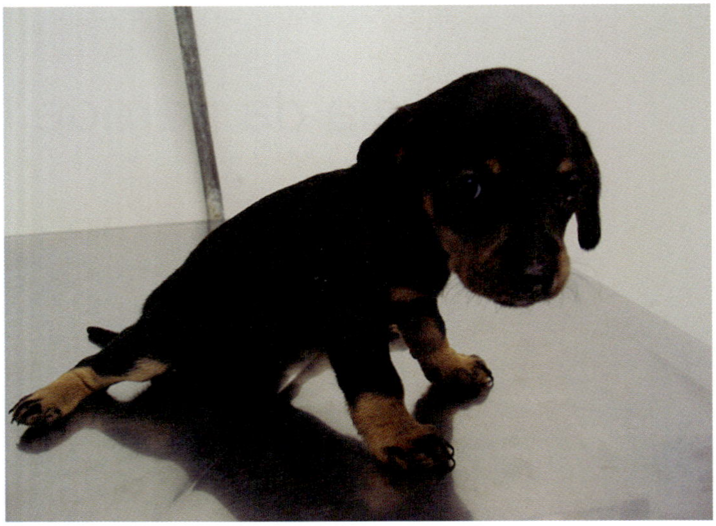

FIGURA 1 Cão com *pectus excavatum* e síndrome do cão nadador.

Sinais clínicos

O *pectus excavatum* pode comprometer significativamente as funções cardíaca e pulmonar. Os sinais clínicos geralmente se manifestam no nascimento ou logo após. O desconforto respiratório é o sinal clínico mais comum, podendo estar associado ao deslocamento de órgãos ou à restrição da ventilação. O aumento do esforço inspiratório, estridor inspiratório, estertores úmidos, dispneia e intolerância ao exercício são geralmente observados. Os sinais pulmonares podem ser consequência de uma doença pulmonar restritiva secundária à diminuição da capacidade intratorácica ou a uma atelectasia pulmonar por compressão cardíaca. Podem ainda estar presentes sopros cardíacos associados a defeitos cardíacos.

Diagnóstico

É realizado com base na malformação torácica e alterações radiográficas. A radiografia de tórax mostra elevação anormal do esterno na porção caudal do tórax. Através da radiografia, é possível realizar uma avaliação objetiva da deformidade medindo os índices frontossagital e vertebral. O índice frontossagital é a razão entre a largura do tórax na altura da décima vértebra torácica, medida em uma radiografia dorsoventral ou ventrodorsal, e à distância entre o centro da superfície ventral da décima vértebra torácica e o ponto mais próximo no esterno. O índice vertebral é a razão entre a distância do centro da superfície dorsal da vértebra selecionada até o ponto mais próximo do esterno e o diâmetro dorsoventral do centro da mesma vértebra.

Os cães não braquiocefálicos têm um índice frontossagital normal de 0,8 a 1,4 e um índice vertebral normal de 11,8 a 19,6. Os cães braquiocefálicos, por sua vez, têm índices frontossagital normal de 1 a 1,5 e vertebral de 12,5 a 16,5. Os índices frontossagitais e vertebrais são importantes na definição do grau da deformidade (leve, moderada ou grave), bem como a resposta ao tratamento. Caracteriza-se como deformidade leve (índice frontal: < 2, índice vertebral: > 9) e como moderada (índice frontal: 2 a 3; índice vertebral: 6 a 9).

Nas radiografias, pode ser encontrado um posicionamento cardíaco anormal; o coração se desloca para a esquerda da linha média e às vezes cranialmente. O ecocardiograma é indicado para avaliar completamente a função cardíaca (eliminar a possibilidade de doença cardíaca primária e detectar possíveis defeitos cardíacos concomitantes). Hipertrofia cardíaca pode ser detectada nas radiografias e estaria atribuída apenas ao mau posicionamento.

Tratamento

Animais que apresentam somente um achatamento no tórax podem evoluir para uma configuração normal ou próxima do normal sem a necessidade de intervenção cirúrgica. A decisão para correção cirúrgica das deformidades deve ser feita com base nos sinais clínicos da doença. Os pacientes com doença leve (peito liso) podem tornar-se normais, sem intervenção cirúrgica. A compressão manual medial do tórax ou sob a forma de uma tala também pode ser realizada. No entanto, animais que apresentam acentuada elevação do esterno não se beneficiarão dessa técnica ou com talas que fornecem apenas a compressão mediolateral e não corrigem o mau posicionamento do esterno.

Animais com doença moderada a severa são candidatos a cirurgia. Os índices frontossagital e vertebral são critérios usados na determinação da severidade da doença. A técnica de reparo é indicada de acordo com a idade do paciente. A coaptação externa é indicada para animais jovens que possuam esterno e costelas compatíveis. A aplicação de uma tala externa na face ventral do tórax é a técnica usada com mais frequência para corrigir o *pectus excavatum* em animais. Em animais velhos que possuam tórax menos complacente é indicada a esternectomia parcial.

Pectus carinatum

Definição

É uma anomalia congênita que resulta em compressão lateral do tórax secundária ao deslocamento ventral do aspecto caudal do esterno, também conhecido como *pectus galinatum* ou "peito de pombo". Pode ser classificado como superior, inferior, ou lateral, com base na localização anatômica da saliência.

Etiologia

Não há uma etiologia evidentemente clara para qualquer tipo de deformidade congênita de esterno em seres humanos e animais. Sua incidência é rara quando comparada à do *pectus excavatum*. Em humanos o *pectus carinatum* é mais frequente que o *pectus excavatum* (74% *versus* 26%), sua ocorrência é mais comum entre os homens do que entre as mulheres e está frequentemente associado a outras desordens.

Fisiopatologia

Em humanos, a doença ocorre durante a fase de crescimento na infância, e não ao nascimento, como geralmente acontece com o *pectus excavatum*. A maioria dos pacientes é assintomática, e quando os sintomas ocorrem estão confinados à sensibilidade no local da saliência. Tem sido relatada doença associada à válvula mitral. Nos pacientes humanos, sem doença cardíaca congênita, não tem sido relatada limitação cardiorrespiratória causada pela doença.

Sinais clínicos

Projeção ventral da porção distal do esterno, formando um ângulo com abdômen. Alguns animais podem apresentar dificuldades respiratórias quando submetidos ao exercício.

Diagnóstico

A radiografia apresenta protrusão ventral acentuada da parte distal do esterno.

Tratamento

A cirurgia para *pectus carinatum* é a primeira opção em seres humanos, no entanto, recentemente, alguns autores têm defendido um tratamento conservador com o uso da bandagem ortopédica, que promove contínua compressão ventrodorsal do esterno continuado, com sucesso.

Neoplasias

Definição

Os tumores da parede torácica podem acometer as costelas, os músculos e a pleura e incluem os tumores primários que acometem as costelas e o esterno, a invasão de tumores adjacentes na parede torácica e metástases de tumores distantes. Acometem cães jovens (Figura 2) e de meia-idade. Os tumores primários de costela apresentam alta taxa de metástase e frequentemente são sarcomas. O primeiro mais comum dentre os sarcomas é o osteossarcoma e, em seguida, o condrossarcoma. Outros tumores primários de costela menos comuns são os fibrossarcomas e os hemangiossarcomas.

Sinais clínicos

Os tumores de costela em geral ocorrem no terço distal da costela adjacente à junção costocondral. Sua forma de apresentação mais comum é a de uma massa palpável e fixa. Sinais como dispneia, perda de peso e dor também podem estar presentes. Os animais acometidos por tumores que invadem a musculatura da

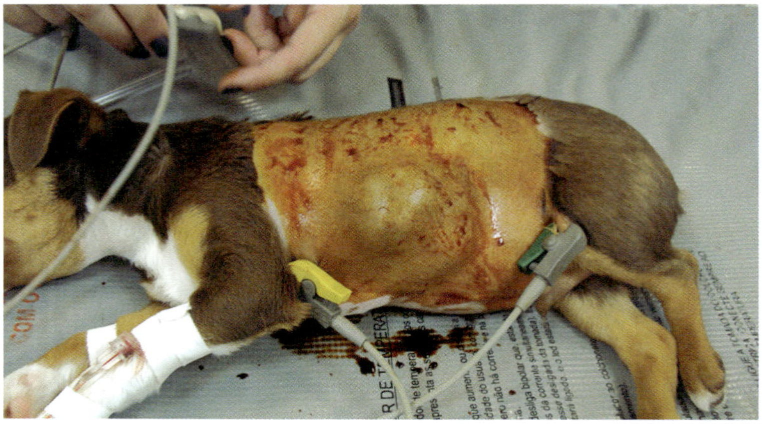

FIGURA 2 Cão com 2 meses de idade apresentando osteossarcoma de costela.

parede torácica ou por metástases podem apresentar um aumento de volume de consistência firme, com crescimento de lento a rápido que varia com as características do tumor.

Diagnóstico

As alterações radiográficas da parede torácica acometida são lise, esclerose ou uma mescla de padrões líticos e blásticos, com deslocamento de estruturas intratorácicas, como o coração e os pulmões, e deslocamento medial da pleura parietal, resultando num sinal extrapleural (protrusão de uma lesão infecciosa, neoplásica ou traumática medialmente a partir da parede torácica, causando um efeito de massa intratorácica de base alargada). A invasão do pericárdio e dos lobos adjacentes pulmonares é relativamente comum. As radiografias do tórax com neoplasias de costela ou esterno devem ser examinadas quanto à presença de metástases pulmonares, envolvimento de linfonodos e/ou derrame pleural. Tomografias (Figura 3) são indicadas para determinar a localização e extensão do tumor, o planejamento da ressecção cirúrgica e o estadiamento clínico da doença. Outros exames, como a hematologia, perfil de bioquímica sérica, cintilografia óssea, ultrassonografias torácicas, radiografias abdominais ou ressonância magnética ajudam no estadiamento da doença.

Tratamento

O tratamento clínico dos animais com tumores de costela ou esterno é paliativo, com toracocentese em casos de derrame pleural e administração de oxigênio, em caso de dispneia. O tratamento de escolha é o cirúrgico, em que se recomendam a ressecção e reconstrução da parede torácica em casos de tumores primários de costelas em cães (Figuras 4 a 6). É preconizada uma ressecção maior ou igual a 3 cm de tecido normal de margem no tratamento dos sarcomas, devido à sua alta agressividade local. Ao se realizar a ressecção de três ou mais costelas decorrentes de

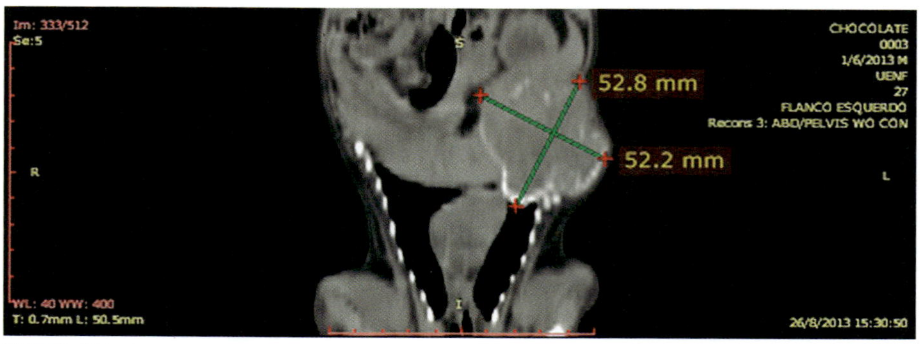

FIGURA 3 Imagem tomográfica de tumor de costela em um cão, invadindo o diafragma e a parede abdominal.

neoplasias, torna-se necessária a reconstrução cirúrgica, para restabelecer a continuidade da parede torácica, e recomenda-se tela de polipropileno com as extremidades dobradas para aumentar sua resistência, fixando-a internamente às costelas com fio monofilamentar. Uma complicação comum do uso da tela é a formação de fístulas secundária às adesões; utilizar o omento para cobrir o implante pode evitar essa complicação.

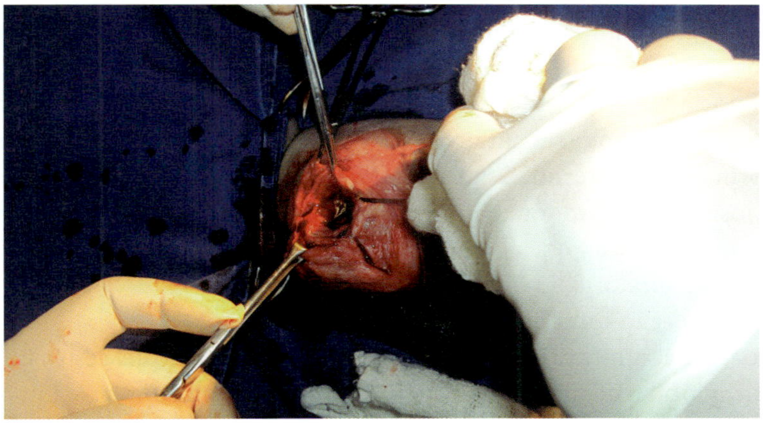

FIGURA 4 Excisão cirúrgica de um tumor de costela em cão.

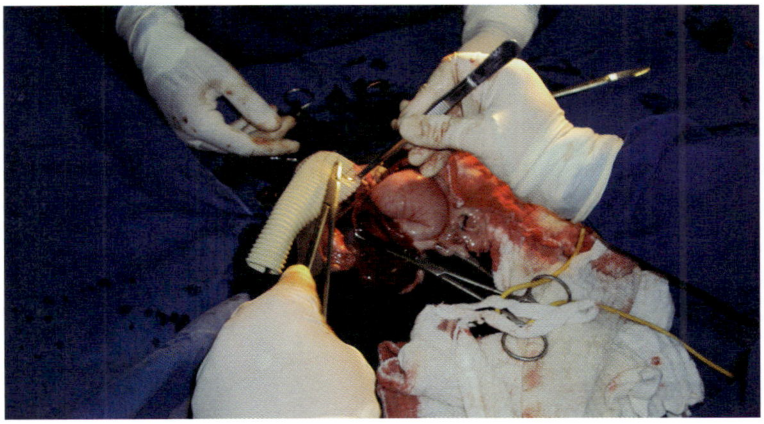

FIGURA 5 Reconstrução de parede torácica em um cão após a excisão de tumor.

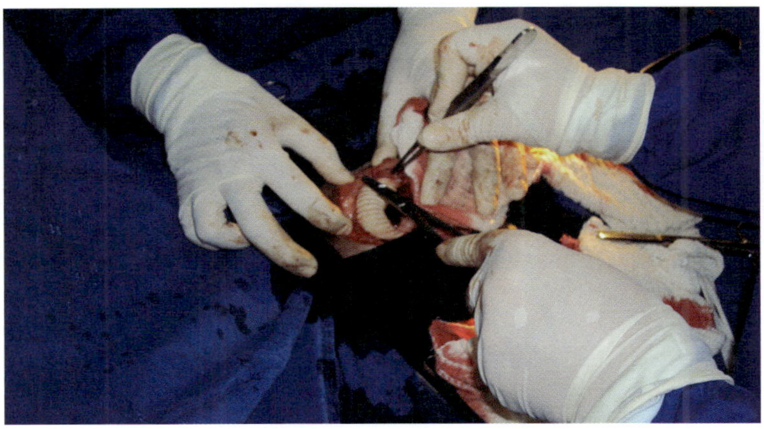

FIGURA 6 Parede torácica de um cão reconstruída após excisão cirúrgica de um tumor.

A adoção da técnica de avanço diafragmático para a reconstrução da parede torácica promove a redução do volume respiratório em função da diminuição da cavidade, o que limita o emprego dessa técnica quando a lesão não está entre a oitava e décima terceira costelas. É indicada a aplicação de bandagem torácica com média compressão para restringir levemente os movimentos respiratórios nas duas primeiras semanas do período pós-operatório.

A esternectomia parcial ou total pode ser curativa em cães com neoplasia primária do esterno. Os cães podem apresentar uma instabilidade do tórax após a ressecção ampla do esterno, condição que aparentemente não afeta a função respiratória. O objetivo principal da cirurgia é a ressecção total do tumor porque uma retirada incompleta significaria aumento dos riscos de recorrência local e queda na média do tempo de sobrevida do paciente. Recomenda-se ainda, para cães com osteossarcomas, a associação da cirurgia com a quimioterapia, porque o tempo de sobrevida de animais com o tratamento associado é superior ao daqueles que só fizeram a cirurgia.

Prognóstico

Margens cirúrgicas completas é o mais importante fator prognóstico para a não recorrência local do tumor e sobrevida após a ressecção da parede torácica de tumores de costela em cães e humanos. A agressiva ressecção da parede torácica é essencial para alcançar uma boa sobrevivência pós-operatória em cães com tumores de costela.

Fratura de costela

Definição

Pode ser definida como a alteração ou descontinuação de uma ou mais costelas que compõem a caixa torácica por qualquer padrão de fratura. Estas têm grande relevância, principalmente, pela possibilidade de lesão das estruturas torácicas, tecidos moles adjacentes e em relação aos estímulos nociceptivos decorrentes.

Etiologia

As fraturas de costela estão diretamente relacionadas com o trauma torácico. Em humanos, a caixa torácica permite redução elástica de 20% de seu volume antes que ocorra a fratura. As causas mais comuns em pequenos animais são trauma contuso, exemplificado principalmente pelos acidentes de trânsito (atropelamento) e quedas. Podem, ainda, estar relacionadas com processos neoplásicos, traumas perfurocortantes como ferimentos por arma de fogo, materiais pontiagudos e mordedura (Figura 7).

Fisiopatologia

Durante a inspiração, ocorre a expansão da parede torácica, com o diafragma se deslocando ventralmente

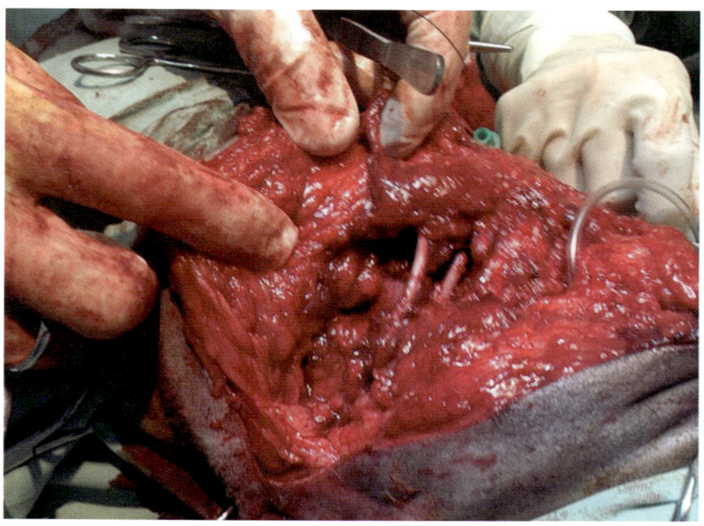

FIGURA 7 Laceração traumática da parede torácica de um cão.

e as costelas se movendo no sentido mediolateral. Uma vez que ocorra lesão em uma ou mais costelas, o paciente apresenta grande sensibilidade dolorosa na região afetada durante o processo de inspiração, devido à movimentação normal da parede torácica. Na tentativa de diminuir a sensibilidade dolorosa durante a respiração, o paciente assume um padrão respiratório restritivo, dessa forma o pulmão adjacente à lesão não se expande de forma correta, prejudicando a oxigenação e aumentando o risco de infecção. Nas fraturas de costela os fragmentos ósseos podem ainda agir como objetos penetrantes, podendo levar a quadros de hemotórax e pneumotórax. Além disso, as bordas afiadas dos segmentos fraturados podem causar lesões penetrantes no pulmão adjacente a fratura.

Sinais clínicos

Os sintomas clínicos isoladamente não confirmam o diagnóstico de fratura de costela, devendo ser realizado exame físico completo e obtido o histórico do paciente. É importante salientar que, devido à natureza traumática com que geralmente ocorrem, é comum encontrar outros sinais clínicos e complicações associadas ao sistema respiratório ou em outros sistemas. Durante a obtenção do histórico, o mais comum são relatos de acidentes com rápida desaceleração, como acidentes automobilísticos e quedas, traumas contusos em geral e feridas por mordedura.

Sinais clínicos clássicos incluem sensibilidade focal em uma determinada região, quando o tórax é examinado, padrão respiratório restritivo caracterizado por hipopneia e taquipneia compensatória, crepitação à palpação e equimose. Outros sinais clínicos de possíveis complicações associadas incluem hipoxemia, pneumotórax, hemotórax, enfisema subcutâneo, diminuição ou ausência de sons respiratórios, hiper-ressonância à percussão, arritmia, hipotensão e déficits neurológicos.

Diagnóstico

Para a maioria das fraturas simples de costela sem outras lesões ou complicações associadas, a confirmação por exames de imagem não apresenta grande impacto no manejo clínico do paciente que tem um foco maior no controle da dor. Todavia, há grande possibilidade de complicações associadas com fraturas de costela, tornando-se imperativa a utilização das técnicas de imagem para confirmação, localização e quantificação das fraturas e visualização de outras complicações.

Historicamente as radiografias simples têm sido o exame de escolha em pacientes traumatizados, apresentando sensibilidade dolorosa no tórax, no entanto, fraturas de costela podem não ser observadas em cerca de 50% dos casos, sem sensibilidade nos casos de alterações nas cartilagens costais.

No caso de suspeita de fratura de costela no exame físico, um exame radiográfico seriado da região sob suspeita pode ser benéfico. O exame seriado consiste em demarcar a região de interesse e realizar projeções oblíquas associadas às convencionais ventrodorsal e lateral, juntamente com uma técnica radiológica que vise destacar a região em questão para aumentar a possibilidade de visualização das lesões.

Apesar das limitações, as radiografias simples têm singular importância na detecção de outras complicações associadas à cavidade torácica, como pneumotórax, efusão pleural e contusão pulmonar.

Como descrito na literatura veterinária, o exame ultrassonográfico do tórax é pouco empregado nos casos de trauma torácico em pequenos animais. Desde os anos 1990, o exame conhecido como FAST (*focused assessment with sonography for trauma*), que recebeu as siglas TFAST (quando feito na cavidade torácica) e AFAST (quando feito na cavidade abdominal) tem sido usado com sucesso em humanos como exame de primeira escolha em traumatizados. Estudos evidenciam que o exame ultrassonográfico tem especificidade comparável e maior sensibilidade quando comparado com o radiográfico.

Apresenta vantagens como a não utilização de radiação, detecção de lesões associadas à cavidade torácica, como pneumotórax, hemotórax e lesões de parênquima, além da possibilidade de visualização de fraturas das cartilagens costais não visualizadas no exame radiográfico. Entre as desvantagens do exame ultrassonográfico, estão o tempo maior de realização do exame e a necessidade de um profissional treinado. Outro fator importante é a necessidade de contato direto da probe sobre a região a ser examinada, o que resulta em um procedimento bastante doloroso e, em alguns casos, inviável.

A tomografia computadorizada é considerada o padrão-ouro no diagnóstico das fraturas de costela, pela possibilidade de reconstrução tridimensional e visualização de alterações torácicas e abdominais não específicas nos demais exames de imagem. Apesar de ser de escolha para detectar fraturas de costela e lesões associadas, é um exame de custo elevado e difícil acesso para pacientes veterinários. O exame tomográfico, quando disponível, está indicado nos casos de traumas torácicos maiores, em que as lesões associadas podem colocar o paciente em risco de morte e um exame mais detalhado tem vital importância.

Tratamento

Nas fraturas simples de costela, geralmente, é instituído o tratamento clínico, que consiste no uso de analgésicos para o controle da dor e repouso. No entanto, o estímulo doloroso constante (respiração, tosse, decúbito) e a possibilidade de nova lesão sobre o mesmo local são fatores que devem ser levados em consideração na tomada de decisão sobre a melhor opção de tratamento.

Apesar do bom resultado obtido com o tratamento clínico na maioria dos casos, o uso de implantes tem sido descrito e indicado nos casos de trauma torácico agudo que apresentam fratura de costela, sendo suas principais vantagens o controle da dor, estabilização rígida e tempo consideravelmente menor de consolidação.

A incisão cirúrgica deve ser realizada sobre o local da fratura, e a dissecção extensa da musculatura intercostal raramente é necessária. Uma vez exposta, a fratura pode ser reduzida e fixada usando-se fio de cerclagem, passado em cada fragmento e amarrado como de rotina, promovendo a aproximação dos fragmentos.

Outra opção são os fios de Kirschner, usados nesses casos como pinos intramedulares. O fio de Kirschner é passado pelo canal medular da costela, e, assim, consegue-se o alinhamento dos fragmentos. É importante salientar que, caso se opte pelo fio de Kirschner como pino intramedular, este deve ser colocado de tal forma que permita a sua remoção após a consolidação da fratura.

Em humanos, o sistema MatrixRIB®, desenvolvido pela Synthes, tem apresentado bons resultados nos casos em que se faz necessária a fixação interna, sendo relatado principalmente naqueles que experimentaram trauma torácico e já possuem doença pulmonar, como fibrose cística. Em medicina veterinária, as placas de reconstrução utilizadas para estabilização de fraturas de mandíbula são uma opção para o uso de fixação interna por placa.

Tórax instável

Definição

Denomina-se tórax instável a condição em que ocorrem pelo menos duas fraturas por costela, em pelo menos duas costelas, produzindo um segmento livre na parede torácica. Esse segmento livre, ou instável, é incapaz de contribuir com a expansão pulmonar.

Etiologia

As principais causas são as mesmas descritas para as fraturas simples de costela, como quedas, acidentes de trânsito e lesões por esmagamento. No entanto, geralmente resultam de traumas torácicos de alta energia, uma vez que o número de fraturas é consideravelmente maior. Traumas de maior energia consequentemente resultam em complicações mais pronunciadas, fazendo que as taxas de morbidade e mortalidade sejam maiores nos casos de tórax instável quando em comparação às fraturas simples de costela.

Fisiopatologia

Uma vez ocorrido o trauma torácico, a energia resultante é centralizada na parede torácica, produzindo fraturas segmentares ou cominutivas, em pelo menos duas costelas. Esse segmento da parede torácica se torna instável e se movimenta para dentro do tórax em um padrão paradoxal durante a ventilação espontânea. O impacto fisiológico dessa condição depende de vários fatores, incluindo o tamanho do segmento instável, localização (unilateral ou bilateral), pressão intratorácica gerada durante a respiração espontânea e lesões associadas ao sistema respiratório, sendo o pneumotórax e contusões pulmonares mais comumente encontrados.

Apesar das alterações, o volume alveolar minuto geralmente apresenta valores normais, assim como a $PaCO_2$. O padrão respiratório pode estar normal, mas, nos casos em que há redução do volume *tidal*, o volume alveolar minuto foi mantido através do aumento da frequência respiratória. A diminuição do volume *tidal* pode estar relacionada com dor intensa ou alteração da mecânica respiratória causada pelo segmento instável. A descontinuidade da parede torácica pode interferir no processo de geração e manutenção da pressão negativa de forma suficiente para causar uma diminuição no volume *tidal*.

Sinais clínicos

O sintoma mais significativo é o padrão respiratório paradoxal. Esse padrão é chamado paradoxal, pois o segmento instável se movimenta de forma contrária em relação à movimentação fisiológica do tórax. Durante a inspiração, o tórax expande, enquanto o segmento instável apresenta movimento de entrada no tórax. Durante a expiração, o segmento instável apresenta movimento de saída do tórax, enquanto a parede torácica se contrai. Outros sintomas incluem escoriações, equimoses na região da lesão, dificuldade respiratória, dor intensa, pneumotórax e enfisema subcutâneo.

Diagnóstico

O diagnóstico de tórax instável é realizado com base nos achados do exame físico e sintomas apresentados. O padrão respiratório paradoxal está diretamente relacionado com essa doença, e os exames de imagem possuem a função de localizar anatomicamente a região afetada, dimensionar os danos causados pelo trauma, quantificar e qualificar o número de costelas fraturadas e quantas linhas de fratura cada uma possui.

O exame radiográfico é geralmente empregado para avaliar os danos no tórax. A projeção ventrodorsal apresenta boa visibilidade das lesões, porém pode não evidenciar todas as fraturas. A projeção lateral também pode ser utilizada para visualização adicional das lesões. Como a escolha do tratamento está diretamente relacionada à manifestação clínica, a realização de várias projeções radiográficas em posicionamentos específicos (oblíqua) para a quantificação e qualificação exata das fraturas geralmente não está indicada.

O exame de imagem de escolha para traumas maiores afetando a cavidade torácica é a tomografia computadorizada. Por meio dele, é possível diagnosticar com precisão todas as fraturas presentes nas costelas e sua reconstrução em tridimensional. Outra vantagem importante da tomografia é a possibilidade de detectar lesões em outras estruturas torácicas com maior sensibilidade que a radiografia.

Tratamento

Manejo clínico

O tratamento do tórax instável tem sido motivo de discussão e controvérsia durante muitos anos na medicina humana. Durante a década de 1950, o tratamento preconizado era a estabilização pneumática interna, no entanto, esse tratamento se mostrou algumas vezes desnecessário, pois grande parte dos pacientes não apresentava comprometimento respiratório. Na década de 1970, alguns estudos forneceram fortes evidências de que muitos pacientes apresentavam melhor resultado com um adequado controle da dor e tratamento clínico da condição pulmonar do que aqueles submetidos à ventilação mecânica.

Atualmente, a ventilação mecânica está reservada àqueles com insuficiência respiratória persistente ou que não responderam ao controle da dor, ou que apresentam complicações relacionadas com o uso contínuo de analgésicos. Ao contrário da medicina, na medicina veterinária o tratamento clínico isoladamente não apresenta bons resultados. Na medicina, a maioria das lesões torácicas pode ser tratada clinicamente com tubos de toracostomia, controle da dor e ventilação mecânica, mesmo aquelas penetrantes, como traumas perfurantes, estando a cirurgia indicada somente nos casos de sangramento ativo ou lesões no esôfago, traqueia e grandes vasos. Na medicina veterinária, a principal causa de lesões torácicas são as feridas por mordedura, com grande indicação para a exploração cirúrgica, devido à quantidade de debris levados para o interior do tórax, pela alta carga bacteriana presente na boca dos cães e pela lesão extensa dos tecidos moles adjacentes.

Tratamento cirúrgico

O tórax instável, quando tratado de forma conservadora, sofre deslocamento progressivo durante a fase de consolidação, o que em geral resulta em deformidade considerável, perda de volume e atelectasia. A intubação orotraqueal juntamente com a ventilação mecânica pode não ser suficiente para evitar a deformação da parede torácica. A redução e estabilização cirúrgica dos segmentos fraturados restauram a integridade da parede torácica, previnem a sua deformação e evitam as sequelas decorrentes.

A incisão cirúrgica deve ser realizada sobre o segmento instável, e, antes de iniciar a estabilização das fraturas, a cavidade pleural, o parênquima pulmonar e as demais estruturas torácicas relacionadas devem ser cuidadosamente exploradas. Líquido e coágulos devem ser removidos, as lesões do parênquima pulmonar devem ser tratadas de forma conservadora sempre que possível, suturas devem ser feitas nas lacerações do parênquima, e apenas áreas pulmonares gravemente lesadas devem ser removidas.

Osteossíntese

O objetivo primário da cirurgia realizada em um paciente com tórax instável é a resolução do movimento respiratório paradoxal. Idealmente, ambas as fraturas da mesma costela devem ser fixadas, pois assim se consegue excelente estabilização da parede torácica, não permitindo deslocamento substancial que resulte em deformação. No entanto, nos casos de segmentos instáveis menos extensos, é possível conseguir uma estabilização fisiológica por meio da correção de apenas uma das linhas de fratura de uma costela, transformando-se assim em uma fratura simples.

Em relação à integridade física da caixa torácica, a fixação das fraturas da região anterior é mais importante que as da região posterior, devendo então as fraturas da região anterior da costela receber maior prioridade. A osteossíntese deve ser conduzida de forma centrípeta em relação ao local de instabilidade, começando das mais distantes e terminando no local da toracotomia. As fraturas nas costelas entre a quarta e a décima vértebras torácicas devem sempre ser corrigidas quando apresentam fratura. As últimas costelas em geral não estão relacionadas com movimento respiratório paradoxal significativo.

Um acesso cirúrgico adequado, com uma boa exposição das costelas, é imprescindível para a adequada redução da fratura e o posicionamento dos implantes. Uma vez expostas, os segmentos mais deslocados devem ser manualmente reduzidos para a posição desejada. Os músculos intercostais devem ser dissecados apenas no local que receberá o implante, preservando o maior número de fibras musculares possível. Outro ponto relevante é preservar ao máximo o periósteo das costelas, evitando seu descolamento.

Entre os métodos de estabilização das fraturas de costela, a placa veterinária cortável é uma boa opção para o tratamento dessa condição. Após a correta exposição dos locais a serem estabilizados, a placa pode ser cortada no tamanho adequado, moldada e fixada à costela, conforme a necessidade do cirurgião. Foram desenvolvidos ainda alguns modelos de implantes específicos para as fraturas de costela, os quais modelos continham garras que eram presas às costelas com o auxílio de uma pinça, a fim de simplificar o procedimento e reduzir o risco de lesões nas estruturas neurovasculares presentes no espaço intercostal. A placa de Judet possui garras em ambas as extremidades e um centro plano, o que torna adequada nas fraturas únicas.

A placa Labitzke foi a primeira especialmente projetada para permitir um plano de flexão, suficientemente flexível para se conformar intimamente à superfície cônica das fraturas longas. Mesmo podendo abranger as duas fraturas de um segmento instável, sua flexibilidade necessariamente limitava a sua capacidade de suspender de maneira rígida um segmento instável.

Apesar do desenvolvimento de placas específicas, as de reconstrução são as mais utilizadas nas fraturas de costela, principalmente pela sua ampla disponibilidade. Apesar disso, podem concentrar tensão e resultar em falha dos parafusos, devido à sua dureza. Outras opções incluem o uso de fios de Kirschner como fixador interno, como já descrito, e o uso de suturas de material não absorvível e fios de cerclagem.

Apesar de descrita há mais de 15 anos, a técnica do uso de fio de sutura não absorvível em conjunto com cerclagem apresenta bons resultados quando aplicados corretamente. Nela se utiliza como princípio a "ancoragem" de uma costela fraturada a uma outra íntegra, esta realizada por meio dos materiais citados. Ao posicionar os fios de sutura e cerclagem, consegue-se uma estabilização relativa da costela fraturada em relação à costela íntegra. O processo é repetido alternando-se a posição das suturas em relação às costelas até que se consiga um posicionamento aceitável do segmento fraturado. Entre as principais desvantagens dessa técnica estão a necessidade de exposição extensa, o acesso ao espaço intercostal para o posicionamento das suturas e cerclagens e a incapacidade de obter boa redução da fratura.

Em um estudo experimental recente, foi proposto o uso de compostos biodegradáveis associados a fibras naturais para a reparação das fraturas de costela. Nele foi a utilizado à poli e-caprolactona associada à fibroína de seda, devido à sua elevada propriedade mecânica. Após a confecção, as placas foram moldadas em um tamanho padrão de 4,8 cm de comprimento e 3,6 cm de largura, com ganchos laterais em cada lado.

Essas placas podem ser utilizadas em fraturas lineares, oblíquas e cominutivas, já que os ganchos laterais têm a capacidade de manter a estabilidade dos fragmentos, diminuindo as chances de não união e deformidades. Nesse estudo, não houve relatos de pseudoartrose com o uso do implante. Após a imersão em água quente, as placas podem ser moldadas facilmente, o que reduz de forma significativa o tempo cirúrgico e evita o enfraquecimento e a falha do implante devido a tentativas de moldagem. Por ser biodegradável, não necessita de cirurgia para a remoção dos implantes e, por ser radiolucente, permite um acompanhamento radiográfico adequado no pós-operatório. As principais desvantagens foram o tempo total de reabsorção do implante (acima de 2 anos), apesar de permitir a completa cicatrização óssea durante esse tempo, e a possibilidade de movimentação, por não possuir parafusos para aderir a placa ao osso; no entanto, o deslocamento dos fragmentos não foi observado no estudo.

Considerações pós-operatórias

O tratamento pós-operatório está diretamente ligado ao procedimento cirúrgico e à doença associada. Toracotomias geralmente resultam em dor pós-cirúrgica devido à manipulação das costelas, debridamento e estiramento da musculatura torácica e intercostal. A dor após a cirurgia torácica pode resultar em hipoventilação, atelectasia e hipoxemia, pela impossibilidade de o paciente expandir o tórax adequadamente durante a inspiração. O controle multimodal da dor, juntamente com protocolos de sedação, pode ser necessário em alguns pacientes. Deve-se adotar um conjunto de técnicas para reduzir os efeitos colaterais de cada uma delas. Cateter peridural, bloqueios intercostais com lidocaína e bupivacaína e a administração de analgésicos opioides sistêmicos são recomendados.

A saturação de oxigênio deve ser monitorada em todos os pacientes após cirurgia torácica. Em caso de hipoxemia, deve ser fornecido oxigênio suplementar, sendo importante manter uma FiO_2 abaixo de 60%, para evitar a toxicidade por oxigênio. Ventilação mecânica deve ser instituída com base na $PaCO_2$, que deve, idealmente, ficar abaixo de 45 mmHg, em pacientes com $PaCO_2$ acima de 60 mmHg ou pacientes com grave acidose respiratória. A avaliação de gases sanguíneos deve ser realizada a cada 2 a 6 horas inicialmente, até que o paciente esteja respirando adequadamente. A oximetria de pulso pode ser usada para mensurar a oxigenação, mas pode ser imprecisa em pacientes acordados.

O posicionamento de um tubo de toracostomia é necessário após cirurgia da parede torácica, devendo ser aspirado a cada 2 a 4 horas inicialmente. A aspiração no período pós-operatório contribui com melhor ventilação e expansão pulmonar e auxilia no tratamento da hipoxemia. A alternação do decúbito a cada 6 horas evita atelectasia e contribui para um melhor coeficiente ventilação/perfusão.

Reconstrução de parede torácica

Indicações

São várias as afecções que acometem o tórax de cães, entre elas as neoplasias, osteomielites, fístulas e fraturas múltiplas das costelas. Segundo as grandes ressecções que exigem, o tratamento depende de cuidados especiais para o fechamento da ferida, necessitando, quase sempre, da realização da toracoplastia reconstrutiva com o emprego de próteses sintéticas ou biológicas.

Objetivo

A restauração da parede torácica tem o objetivo primordial de restabelecer a função respiratória o mais rápido possível. Para isso, é preciso um procedimento que mantenha o tórax fechado e estável. As reconstruções são feitas após amplas ressecções de tecido torácico, necessitando de gestão da cavidade pleural, apoio esquelético e cobertura de tecidos moles, o que pode ser obtido por meio de vários dispositivos protéticos ou enxertos. Para um resultado esteticamente agradável, a técnica visa principalmente atingir apoio esquelético adequado. Na maioria dos casos, a instabilidade no peito é o principal fator a afetar a recuperação dos pacientes, uma vez que a respiração uma vez paradoxal poderia resultar em complicações respiratórias graves ou insuficiência na circulação.

Dificuldades

Uma das grandes dificuldades na restauração do tórax em cães está na pouca disponibilidade de tecidos locais, pelas particularidades anatômicas da região e pelo aspecto das lesões sempre extremamente agressivas decorrentes de esmagamento, dilaceração e perfuração. Nessas situações, pode ser feito um amplo debridamento da área afetada. Os espaços intercostais são vedados mediante a sutura de músculos intercostais, e a restauração ou cobertura dos defeitos pode ser realizada com a utilização dos músculos grande dorsal e oblíquo externo do abdômen.

Tratamento

Há dois princípios de reconstrução da parede torácica: o primeiro é a restauração do defeito anatômico, e o segundo é a compensação do déficit fisiológico. Para a reconstrução bem-sucedida da parede torácica, os materiais usados são muito importantes. As características de um bom substituto são: a disponibilidade do material, a facilidade de seu uso, a adaptabilidade, a durabilidade, não ser reativo e ser resistente à infecção. A escolha da técnica de reconstrução baseia-se na preferência do cirurgião e na extensão, localização e tamanho do defeito.

O defeito da parede torácica pode ser reconstruído com técnicas autógenas, malha de prótese e técnicas mistas. A reconstrução da parede torácica com retalhos musculares e miocutâneos, transferência de omento e emprego de materiais sintéticos, são técnicas complexas com grande chance de insucesso. Enxertos ósseos autógenos também têm sido utilizados para a reconstrução da parede torácica, com boa durabilidade. Com relação aos materiais utilizados em forma de malhas, os autores observaram que a implantação desse tipo de prótese necessita de condições estritamente assépticas, dificilmente encontradas em casos de ferimentos por mordedura. Dentre as técnicas mistas, está a aplicação do "sanduíche de polimetilmetacrilato", à qual está associada a reconstrução com tela de Marlex® em dupla camada e polimetilmetacrilato. Essa técnica promove certa rigidez à parede torácica, evitando a movimentação paradoxal, de forma a mimetizar a rigidez promovida pelo arcabouço costal. Diversos são os tipos de materiais para a reparação de grandes defeitos da parede torácica: retalho periosteal da costela adjacente, retalho músculo osteoperiosteal, retalho de fáscia *lata*, tela de polipropileno, pericárdio equino ou bovino conservado em glicerina a 98%, retalhos musculares pediculados, cartilagem auricular conservada em glicerina a 98%, malha de ácido poliglicólico – Permacol® –, costela e pleura artificiais.

CONCLUSÃO

Os animais que são submetidos à cirurgia para correção de defeitos na parede torácica devem ser monitorados no pós-operatório, a fim de detectar sinais de hipoventilação e/ou o desenvolvimento de pneumotórax. Deve-se considerar o controle da dor do paciente e da infecção por meio da administração de analgésicos e antimicrobianos.

REFERÊNCIAS BIBLIOGRÁFICAS

1. Carvalho MVH, Rebeis EB, Marchi E. Reconstrução da parede torácica nos defeitos adquiridos. Rev Col Bras Cir. 2010;1(37):64-9.
2. Dean NC, Van Boerum DH, Liou TG. Rib plating of acute and sub-acute non-union rib fractures in an adult with cystic fibrosis: a case report. BMC Res Notes. 2014;7:681.
3. Dubinsky I, Low A. Non-life-threatening blunt chest trauma: appropriate investigation and treatment. Am J Emerg Med. 1997;15(3):240-3.
4. Frey AS, Garcia VF, Brown RL, Inge TH, Ryckman FC, Cohen AP, et al. Nonoperative management of pectus carinatum. J Pediatr Surg. 2006 Jan;41(1):40-5; discussion 40-5.
5. Goretsky M J, Kelly RE, Croitoru D, Nuss D. Chest wall anomalies: pectus excavatum and pectus carinatum. Adolesc Med Clin. 2004;15(3):455-71.
6. Haje SA. Deformidades pectus: novos conceitos e abordagem ortopédica. Rev Bras Ortop. 1995;30:75-9.
7. Huang K, Xu Z, Sun J, Ding X, Wu B, Li W, et al. ScienceDirect Stabilization of multiple rib fractures in a canine model. J Surg Res. 2014;192(2):621-7.
8. Liptak JM, Kamstock DA, Dernell W, Monteith G J, Rizzo SA, Withrow SJ. Oncologic Outcome after Curative-Intent Treatment in 39 Dogs with Primary Chest Wall Tumors (1992-2005). Vet Surg. 2008;37(5):488-96.
9. Lisciandro GR, Lagutchik MS, Mann KA, Voges AK, Fosgate GT, Tiller EG, et al. Evaluation of a thoracic focused assessment with sonography for trauma (TFAST) protocol to detect pneumothorax and concurrent thoracic injury in 145 traumatized dogs. J Vet Emerg Crit Care. 2008;18(3):258-69.
10. Mirzabeigi MN, Moore JH Jr, Tuma GA. The use of Permacol® for chest wall reconstruction in a case of desmoid tumour resection. J Plast Reconstr Aesthet Surg. 2011;64(3):406-8.
11. Rahal SC, Filho MMM, Hatschbach E, Machado VV, Aptekmann KP, Corrêa TP. Pectus excavatum in two littermate dogs. Can Vet J. 2008;49(9):880-4.

12. Singh M, Parrah JD, Moulvi BA, Athar H, Kalim MO, Dedmari FH. A Review on Pectus Excavatum in Canines: A Congenital Anomaly. Iran J Vet Surg. 2013;8(1).
13. Souza DB, Andrade Júnior PSC, Mariano CMA, Costa FS, Abílio EJ. Pectus carinatum in a dog. Arq Bras Med Vet Zootec. 2009;61(1)276-9.
14. Stopiglia AJ, Alvarenga J, Morais Barros PS, Guerra JL, Iwasaki M. Réparation chirurgicale de la paroi thoracique du chien. Le Point Vétérinaire. 1986;18(97):239-43.
15. Tunçozguir B, Elbeyli L, Gungor A, Isik F, Akay H. Chest wall reconstruction with autologous rib grafts in dogs and report of a clinic case. Eur J Cardiothorac Surg. 1999;16(3):292-5.
16. Zhang LJ, Wang WP, Li WY, Hao CL, Li Z, Wu QL, et al. A new alternative for bony chest wall reconstruction using biomaterial artificial rib and pleura: animal experiment and clinical application. Eur J Cardiothorac Surg. 2011;40(4):939-47.
17. Yoon H-Y, Mann FA, Jeong S. Surgical correction of pectus excavatum in two cats. J Vet Sci. 2008;9(3):335-7.

27

Cirurgia pulmonar

André Lacerda de Abreu Oliveira

Objetivos

Após a leitura do capítulo, você será capaz de:

- Conhecer as principais técnicas e afecções das cirurgias pulmonares.
- Reconhecer as indicações e complicações das cirurgias pulmonares.

DESENVOLVIMENTO

Afecções pulmonares

Torção do lobo pulmonar

A torção ocorre quando o lobo pulmonar gira em torno do pedículo broncovascular de forma irreversível. Geralmente os lobos mais afetados são os médio direito e médio esquerdo.

A torção de lobo pulmonar (TLP) é uma condição pouco frequente na clínica de cães e gatos. Os cães de tórax profundo e estreito são predispostos a desenvolverem essa alteração, mais comum nas raças de grande porte. A etiologia da TLP é pouco compreendida; acredita-se que seja espontânea ou de ocorrência secundária a traumas e manipulação cirúrgica, ou associadas a condições em que ocorra o aumento de ar ou fluido ao redor do lobo, como nos casos de efusão pleural, pneumotórax, trauma, pneumonia, predispondo à sua rotação.

Inicialmente ocorre a obstrução vascular, mantendo o fluxo arterial para o tecido intersticial e vias aéreas pulmonares. Com isso, o lobo afetado torna-se severamente congesto, devido à hipertensão venosa e deficiência na drenagem linfática, ocasionando o acúmulo de fluido no tecido intersticial e pleural e muitas vezes consolidado pela morte celular. É uma condição com grande potencial de evolução para óbito, em que o paciente pode ter crise respiratória aguda, fulminante; no entanto, sinais clínicos mais sutis também têm sido relatados.

Os pacientes apresentam alterações sistêmicas devido à consolidação e necrose do lobo pulmonar e ao acúmulo de fluido no espaço pleural. Podem apresentar, também, sintomas agudos ou crônicos; comumente os sinais clínicos incluem dispneia ou taquipneia, letargia, relutância ao exercício e tosse ocasionalmente com hemoptise. Anorexia com perda de peso e episódios esporádicos de vômitos evoluem para distúrbios hidroeletrolíticos.

Diagnóstico

Exames radiográficos e ultrassonográficos têm sido utilizados para o diagnóstico definitivo da TLP, em que serão visualizados um ou mais lobos pulmonares consolidados e/ou efusão pleural. A tomografia computadorizada tornou-se a ferramenta mais valiosa para avaliar a estrutura do parênquima pulmonar e a cavidade torácica e tem sido usada com frequência na avaliação das doenças torácicas em cães. Talvez haja necessidade de drenagem do líquido pleural momentos antes do exame, para que a observação do lobo pulmonar seja possível.

A toracocentese recupera grande quantidade de líquido serossanguinolento ou quiloso que necessita de estudo citológico. A visualização da cavidade torácica através do exame de toracoscopia com abordagem subxifoide transdiafragmática pode diagnosticar torção pulmonar parcial que inicialmente não pode ser diagnosticada pelo exame radiográfico. Com a exploração cirúrgica, podemos concluir o diagnóstico, o que permite ainda a remoção do lobo afetado.

Tratamento

O tratamento da TLP é realizado por meio da remoção cirúrgica do lobo afetado. O acesso é comumente feito através de toracotomia lateral. Realiza-se cuidadosamente uma ligadura do pedículo broncovascular, sem desfazer a rotação do lobo, evitando a liberação de citocinas na circulação sistêmica, e remove-se o lobo afetado. A efusão pleural deve ser drenada diariamente até que haja menos de 5 mL/kg/dia de fluido sendo produzido.

Laceração pulmonar (trauma)

O trauma torácico é uma afecção muito comum no atendimento emergencial de pequenos animais, decorrente de acidentes automobilísticos, agressões, quedas, ferimentos por mordedura e por armas de fogo. Os danos e as complicações podem ser graves, podendo comprometer tecidos moles e estruturas da cavidade torácica, como o pulmão, ocasionando a laceração pulmonar. A infecção secundária é uma complicação incomum, mas com grande morbidade, e deve ser tratada precocemente.

O trauma torácico representa a principal causa de morte em pacientes politraumatizados e pode ser fechado ou aberto. No trauma fechado, o principal mecanismo de lesão é a aceleração e desaceleração, as quais podem resultar na laceração do parênquima pulmonar. Nesse local ocorre a formação de hematoma que, quando em comunicação com as vias aéreas e consequente drenagem do sangue, resulta na formação de um pseudocisto. No caso dos traumas abertos, em que ocorre a ruptura da parede torácica, a lesão do parênquima pulmonar será gerada de forma direta.

O animal comumente se apresenta com dispneia, taquipneia, cianose e sons pulmonares diminuídos. As alterações respiratórias podem ser graves, incluindo a redução da capacidade vital, redução da capacidade residual funcional, redução da complacência, aumento da resistência e aumento do esforço respiratório. Hoje, considera-se que a lesão pulmonar subjacente ao acúmulo de ar ou líquido pleural e a hipoventilação decorrente da dor torácica sejam mais importantes no desenvolvimento da insuficiência respiratória.

Pode ocorrer choque hipovolêmico decorrente de hemorragia externa ou interna ou de acúmulo de fluidos dentro dos espaços teciduais. Lesões intratorácicas comumente relacionadas com choque incluem pneumotórax de tensão, hemotórax, hemorragia, hemorragia intrapulmonar e lesão cardíaca. Um animal que sofre choque hipovolêmico apresenta aumento da frequência cardíaca, pulsos arteriais periféricos fracos, extremidades frias, mucosas pálidas e frequentemente se mostra deprimido ou entorpecido.

Diagnóstico

O exame radiográfico pode ajudar a localizar a fonte mais provável da hemorragia, identificando fraturas de costelas ou trauma pulmonar. Ele mostra a presença de líquido livre no espaço pleural. O uso da tomografia computadorizada tem representado significativo avanço na abordagem diagnóstica, permitindo um melhor estudo das lesões dos pacientes traumatizados, devido à sua maior sensibilidade e especificidade que as radiografias de tórax na detecção e avaliação da extensão das lesões traumáticas do parênquima pulmonar, do espaço pleural, da aorta e do diafragma.

O diagnóstico definitivo é feito por aspiração do sangue do espaço pleural, através da toracocentese por agulha, analisando a densidade específica, proteína total, contagens celulares totais e achados citológicos dos derrames hemorrágicos, os quais são similares aos valores determinados no sangue periférico. A relação mieloide/eritroide é de cerca de 1:100, similar ao que ocorre no sangue periférico. Os derrames hemorrágicos no interior do espaço pleural em geral não coagulam, devido à desfibrilação mecânica e ativação de mecanismos fibrinolíticos. Entretanto, a hemorragia associada a traumatismo torácico grave ocasionalmente coagula no interior do espaço pleural, em virtude da liberação de tromboplastina tecidual.

Tratamento

O tratamento das lacerações pulmonares pode ser feito utilizando-se técnicas de lobectomia parcial ou lobectomia total (quando uma extensa área se apresenta comprometida).

A lobectomia parcial é feita quando há pequena laceração focal do parênquima pulmonar, podendo ser removida a metade ou dois terços periféricos do lobo pulmonar. Essa mesma técnica cirúrgica deve ser empregada quando há necessidade de colheita de fragmento pulmonar para biópsia, nos casos de suspeita de neoplasias. Ela pode ser feita por meio de toracotomia lateral no quarto ou quinto espaço intercostal ou por esternotomia mediana. Usamos duas pinças hemostáticas, posicionadas próximas à porção a ser removida. Utilizamos ainda uma camada de sutura contínua com fio absorvível sintético 2-0 a 4-0 abaixo das pinças, posteriormente seccionamos o tecido a ser removido e, por último, removemos as pinças. Outra forma de realizarmos a técnica é aplicar a sutura após a remoção do tecido lesado; se necessário, fazemos uma segunda linha de sutura de maneira semelhante. Para nos certificarmos de que a sutura foi suficiente para selar o local de incisão no parênquima pulmonar, colocamos o pulmão dentro da cavidade torácica e a preenchemos com solução fisiológica estéril aquecida; ao insuflarmos o pulmão, se houver extravasamento de ar pela sutura, teremos a formação de bolhas. Não constatada nenhuma alteração, removemos o líquido da cavidade e procedemos com o fechamento da cavidade torácica, de acordo com a preferência do cirurgião.

Na lobectomia total, podemos utilizar os mesmos acessos descritos para a lobectomia parcial. Ela é realizada nos casos em que o lobo pulmonar está quase ou totalmente comprometido, lacerado. Os cães toleram bem a remoção de até 50% do seu volume pulmonar; entretanto, podem desenvolver acidose respiratória e intolerância ao exercício transitórias. Alterações no pulmão contralateral e no miocárdio podem ser encontradas em submetidos a lobectomia total. Após localizar o lobo comprometido e isolá-lo com o auxílio de compressas cirúrgicas, precisamos distinguir os vasos sanguíneos e o brônquio do lobo em questão. Artéria e veia são ligadas individualmente e posteriormente seccionadas. Devemos identificar o brônquio principal do lobo em questão, pinçá-lo, seccioná-lo e, por último, suturá-lo com padrão de sutura contínuo. Fazemos o mesmo teste já descrito para verificar a presença ou não de extravasamento de ar. Realizamos o fechamento da cavidade como de rotina.

O tratamento do hemotórax depende da gravidade do sangramento e das condições do paciente. Cães são capazes de reabsorver completamente 30% de sua volemia, no espaço pleural, dentro de 90 horas. O tratamento do hemotórax traumaticamente induzido envolve terapia de suporte agressiva e rápida, que consiste em fluidos endovenosos ou transfusões sanguíneas e drenagem pleural. O hemotórax que não induz a angústia respiratória deve ser tratado sem drenagem pleural. Ocasionalmente, a hemorragia pleural é suficiente para tornar necessária a drenagem pleural, para que ocorra o alívio das dificuldades respiratórias.

Frequentemente os animais necessitam de transfusão de sangue além de reposição de volume com líquido cristaloide, para que seja mantido o volume globular e de proteínas séricas totais em níveis adequados. A transfusão autógena de sangue removido por drenagem pleural proporciona fonte imediatamente disponível de sangue compatível em pacientes com hemotórax grave. O sangue pleural coletado de gatos e pequenos cães com seringas heparinizadas de 60 mL pode ser reinfundido diretamente no paciente. Os problemas potenciais associados à autotransfusão são microembolia dos agregados plaquetários, hemólise e coagulopatias decorrentes de trombocitopenia, hipofibrinogenemia, coagulação intravascular disseminada, ou devido a doses excessivas de anticoagulante.

O volume intravenoso é mais importante do que a drenagem pleural e deve ser instituído imediatamente em cima do diagnóstico. Uma perda de sangue de 5% do volume sanguíneo (5 mL/kg) constitui indicação para cirurgia exploratória, a fim de controlar o sangramento.

Neoplasia pulmonar

A incidência de neoplasia pulmonar primária em cães e gatos é relativamente baixa, representando cerca de 0,5 a 1,2%, comparada à incidência de todos os tumores. As neoplasias pulmonares em cães e gatos podem surgir primariamente no parênquima pulmonar ou secundariamente, com metástase. Não há predileção por raça ou sexo, porém alguns estudos relatam maior incidência em fêmeas do que em machos.

Em seres humanos fumantes passivos, o índice de desenvolvimento de neoplasia pulmonar é 1,2 a 1,5 vez maior do que em não fumantes passivos. Assim, animais que possuem tutores fumantes expressam o dobro de chances de desenvolverem qualquer tipo de câncer de pulmão.

Os animais acometidos por neoplasias pulmonares possuem idade média entre 10 e 12 anos, exceto no caso de granulomatose linfomatoide, que ocorre em cães jovens. Os carcinomas e adenocarcinomas são os tumores pulmonares primários mais comuns.

Normalmente os lobos diafragmáticos são os mais afetados, compreendendo os lobos pulmonares direitos mais do que os esquerdos. São classificados, por localização, como: bronquiais, broncoalveolares ou carcinomas alveolares, podendo ser categorizados como diferenciados ou tumores indiferenciados.

Os tumores pulmonares primários podem produzir metástase precocemente e de forma agressiva, que pode ocorrer por meio de vasos linfáticos, vias aéreas, via hematógena ou transpleural.

Sinais clínicos

O aparecimento da sintomatologia clínica pode ser lento e progressivo. Particularmente os gatos com tumores pulmonares primários são assintomáticos, mas manifestações hiperagudas, como pneumotórax e hemorragias, podem acontecer. Geralmente os sintomas clínicos estão associados às disfunções respiratórias, como infiltração pulmonar ou compressão das vias aéreas, resultando em aumento do esforço pulmonar, intolerância ao exercício e tosse improdutiva com evolução crônica. Sintomas não específicos podem estar associados ao quadro, como perda de peso, anorexia, letargia e febre.

Diagnóstico

O diagnóstico pode ser realizado com o auxílio de radiografias da região torácica, em três projeções (laterolateral direita e esquerda e dorsoventral); porém, nos casos em que a radiografia se mostra não conclusiva, a tomografia computadorizada deve ser utilizada, pois é capaz de detectar lesões neoplásicas de tamanhos inferiores a 1 mm, o que permite um estudo mais fidedigno de tamanho, calcificação, número e densidade da lesão. A toracoscopia também pode ser empregada para diagnóstico e/ou coleta de amostras para exame histopatológico.

Os padrões de imagem decorrentes de neoplasia pulmonar são variados e incluem nódulo circunscrito solitário e nódulos múltiplos, padrão reticulonodular disseminado intersticial, padrão alveolar disseminado misto e consolidação lobar. Na maioria dos casos de metástases, é comum o envolvimento difuso, demonstrado na forma de opacidades intersticiais nodulares, alveolares ou peribronquiais.

A aspiração por agulha fina transtorácica também é indicada em determinados casos, que consegue proporcionar um diagnóstico acima de 80% – taxas que culminam com complicações que podem incluir pneumotórax, hemoptise e morte. Nos casos de efusão pleural, amostras coletadas por punção podem ser encaminhadas para exame citológico, o qual poderá auxiliar no diagnóstico.

Tratamento

O tratamento de escolha para neoplasias pulmonares é a ressecção cirúrgica (Figura 1), por oferecer um melhor prognóstico. Infelizmente, na maioria dos casos, o diagnóstico é feito em uma fase tardia, em que onde o tumor se mostra difuso, além dos limites de ressecabilidade. Assim, as demais formas de tratamento tornam-se de grande importância para a diminuição da morbidade e o aumento da sobrevida.

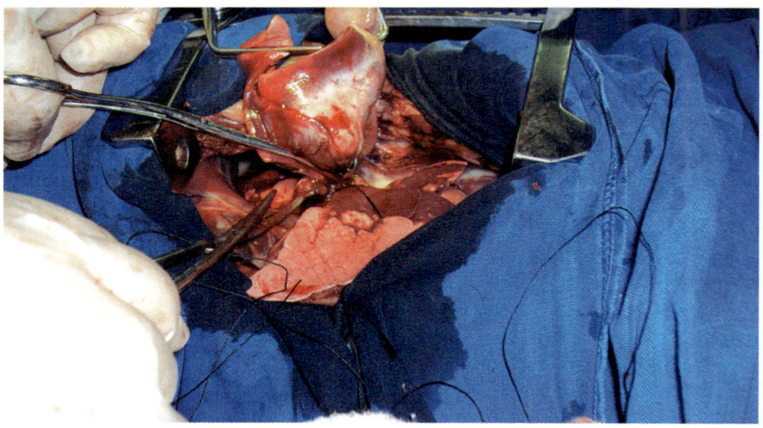

FIGURA 1 Ressecção de neoplasia pulmonar (osteossarcoma extraósseo) em um cão.

A ressecção cirúrgica de câncer de pulmão tem se tornado um procedimento seguro, com baixas taxas de complicações e mortes pós-operatórias, devido ao aprimoramento das técnicas operatórias. As principais causas de morte no pós-operatório são insuficiência respiratória por pneumonia, fístula broncopleural com empiema, problemas cardíacos e embolia pulmonar.

No intraoperatório, o cirurgião optará, dependendo do estádio real do tumor e da necessidade de preservar a função pulmonar, pela lobectomia parcial ou lobectomia total, podendo realizar uma extensa ressecção dos nódulos linfáticos, responsáveis pela drenagem do tumor. Logo, o cirurgião deve tentar remover o mínimo de pulmão possível, associado à completa ressecção do câncer. As técnicas foram descritas anteriormente, no item "Laceração pulmonar".

A quimioterapia antineoplásica é indicada para combater as possíveis micrometástases, na tentativa de aumentar a sobrevida do animal. Infelizmente, muitas neoplasias metastáticas não apresentam a mesma resposta aos agentes antineoplásicos, em comparação com a resposta obtida durante o tratamento do tumor primário. Os agentes antineoplásicos podem ser utilizados isoladamente ou em associação de vários fármacos. Além disso, a quimioterapia pode ser empregada em associação à remoção cirúrgica.

Prognóstico

Prognóstico favorável é visto em animais com lesões solitárias e de pequeno diâmetro (menos de 2 cm), sem comprometimento dos linfonodos, sem derrame pleural maligno e sem outras metástases. Quando a neoplasia pulmonar é detectada nos estágios iniciais, tratadas com a ressecção cirúrgica, lobectomia parcial ou total, podem-se alcançar taxas de sobrevida em torno de 13 meses.

Geralmente em gatos, o prognóstico é desfavorável, uma vez que 75% dos tumores primários são inoperáveis no momento do diagnóstico (padrão miliar, nodular), e em geral são observados inúmeros nódulos pequenos de formato irregular e lesões metastáticas.

Abscessos pulmonares

O abscesso pulmonar é uma doença rara, porém de grande morbidade, extenso período de hospitalização e alta mortalidade, quando comparada às demais infecções pulmonares, e consiste numa coleção de tecido necrosado e supurativo localizado no parênquima pulmonar. O seu desenvolvimento reflete infecção por elevada carga de microrganismos e/ou déficit dos mecanismos de depuração do trato respiratório.

Existem dois tipos de abscesso pulmonar, podendo ser arbitrariamente divididos em primário e secundário, com base na existência de condições preexistentes. No abscesso pulmonar primário, as secreções provindas da cavidade oral (em geral gengivite e periodontite), aspiradas durante episódio de inconsciência, contêm grande quantidade de microrganismos de diversas espécies (flora mista, com predomínio de anaeróbios). As localizações preferenciais para onde se dirigem as aspirações são os segmentos posteriores de lobos superiores e segmentos superiores de lobos inferiores, e as lesões abscedidas usualmente são únicas.

Os abscessos secundários podem ocorrer como anomalia pulmonar subjacente, que pode ser genética, como fibrose cística, imunodeficiência ou estrutural em malformações congênitas; adquirida, secundária a acalasia, por exemplo, ou por anomalias do desenvolvimento neurológico, como paralisia cerebral.

Sinais clínicos

O abscesso pulmonar está classicamente associado a sintomas semelhantes aos da pneumonia: fadiga, perda de apetite, febre, dor torácica, prostração e tosse produtiva com escarro, que pode apresentar estrias de sangue e odor fétido. No entanto, o quadro pode ser pouco sintomático, dependendo do agente etiológico e da resposta imune do paciente.

Diagnóstico

Habitualmente, o diagnóstico é radiológico e não oferece dificuldade quando a imagem é típica, ou seja, uma formação arredondada, de parede espessada, com nível hidroaéreo no seu interior. No entanto, outras lesões cavitárias ou condensações podem ser confundidas com abscesso pulmonar. Entre essas, destacamos as pneumonias com áreas de aeração, o piopneumotórax, as pneumatoceles infectadas secundariamente, tumores, pseudotumor inflamatório do pulmão e malformações pulmonares – sequestro pulmonar infectado, formação adenomatoide cística e cisto broncogênico. Recomenda-se a comprovação por meio de recurso diagnóstico auxiliar – a tomografia de tórax de alta resolução; para alguns casos, utilizamos a broncoscopia, e, na suspeita de sequestro pulmonar isolado ou associado a abscesso, são indicadas a angiorressonância de tórax ou a arteriografia.

A identificação do microrganismo causador é muito importante e constitui um desafio em muitos casos. A cultura e o antibiograma da expectoração, sangue e líquido pleural, quando presente, também são importantes. É relevante enfatizar a necessidade de obter as amostras antes do início da antibioticoterapia. O uso da broncofibroscopia com lavagem broncoalveolar ou escovado protegido é controverso. Leucocitose e desvio à esquerda no hemograma são achados comuns, especialmente nas fases iniciais da evolução do abscesso, e anteriormente ao tratamento antimicrobiano.

Tratamento

O tratamento baseia-se no uso de antibióticos adequados, sempre que possível, de acordo com o resultado encontrado na cultura e no antibiograma. A maioria dos estudos aponta para um tratamento de no mínimo de 3 a 6 semanas, mas pode ser mais prolongado, dependendo da resposta clínica e radiológica do paciente. O insucesso terapêutico sugere a presença de um microrganismo resistente ao antibiótico inicial ou uma etiologia não infecciosa. O tratamento cirúrgico do abscesso deve ser feito em caso de resposta inadequada ao tratamento clínico, necessidade de tecido para diagnóstico, sobretudo quando há suspeita de etiologia não infecciosa, presença de abscessos pulmonares de grandes dimensões, enfarte pulmonar, infecção rapidamente progressiva ou hemoptises refratárias ao tratamento médico.

Prognóstico

O prognóstico é considerado favoravel quando o diagnóstico é realizado precocemente. Ja nos casos em que o paciente não responde aos antibióticos ou o diagnóstico foi realizado tardiamente, o prognóstico passa a ser considerado de reservado a desfavorável.

Cirurgia pulmonar

Podemos conceituar lobectomia parcial como a remoção parcial de um lobo pulmonar e lobectomia total como a remoção total de um lobo pulmonar. A pneumonectomia, ou pneumectomia, é um procedimento operatório para a retirada de todo o pulmão em um dos lados da cavidade pleural.

As lobectomias podem ser classificadas ainda de acordo com o lobo pulmonar a ser resseccionado. Dessa forma, têm-se a lobectomia total cranial direita ou esquerda, em que o lobo cranial do pulmão direito ou esquerdo é extirpado, e a lobectomia total média direita, que consiste na retirada do lobo medio do pulmão direito. Na lobectomia total caudal direita ou esquerda, remove-se o lobo caudal do pulmão direito ou esquerdo.

As artérias pulmonares seguem uma distribuição lobar e se localizam no aspecto craniodorsal com relação ao brônquio, enquanto as veias se apresentam em um aspecto caudoventral. Por outro lado, acompanham a ramificação brônquica, a distribuição de artérias broncoesofágicas que fornecem sangue oxigenado para a via aérea e os bronquíolos terminais e acabam se anastomosando com as artérias pulmonares.

Lobectomia parcial

A lobectomia pulmonar parcial pode ser realizada com sutura manual ou mecânica.

Inicialmente, expõe-se a área a ser removida através de uma toracotomia unilateral, de acordo com a localização do brônquio a ser ressecado, sendo o lobo pulmonar isolado por compressas cirúrgicas umedecidas e a área a ser ressecada, delimitada com a aplicação de duas pinças hemostáticas ao redor da lesão a ser removida. Realiza-se a incisão do parênquima pulmonar com o bisturi, deixando uma lesão com aspecto de V no tecido parenquimatoso. A sutura do parênquima pode ser feita com fio de polipropileno em um padrão de U contínuo, em que vai de uma extremidade a outra e retorna ao seu ponto inicial.

Antes do fechamento da cavidade pleural, devemos realizar o teste de permeabilidade, por meio do preenchimento da cavidade pleural com solução fisiológica aquecida e da insuflação do pulmão para averiguar se há escape de ar, o que pode ser verificado pela formação de bolhas no líquido livre na cavidade.

Lobectomia total

A lobectomia pulmonar total tem sido cada vez mais executada na medicina veterinária e é tida como um procedimento avançado, que oferece bons resultados. Sua principal indicação são os tumores pulmonares.

Durante a execução da lobectomia total, é importante lembrar que o lobo acessório não é completamente separado do lobo caudal direito, portanto, só podem ser ressecados em bloco. Os demais lobos podem ser individualmente ressecados.

Na operação, devemos ter acesso ao hilo pulmonar para visualizar primeiro as veias pulmonares, as quais se devem ligar em um primeiro momento (em caso de neoplasia pulmonar), por meio da retração do lobo pulmonar cranial e dorsalmente, ligando esses vasos que vão drenar o lobo a ser ressecado para, em seguida, a visualização do ramo da artéria pulmonar, por intermédio de uma retração dorsocaudal do lobo.

No caso do lóbulo acessório que não está completamente separado do lobo caudal, são ressecados em conjunto. Normalmente, primeiro se ligam e se dividem os vasos sanguíneos, que podem ser ligados com seda cardiovascular ou náilon; no brônquio, preferimos colocar *clamps* bronquiais, para não causar lesão na vitalidade do coto, e podemos fazer uma intubação bronquial seletiva, para manter a ventilação enquanto ressecamos o lobo pulmonar. É preciso manejar com muita suavidade, principalmente na ressecção de uma lesão neoplásica, evitando-se o desprendimento de êmbolos neoplásicos e, em caso de um lóbulo pulmonar infectado, a disseminação da infecção.

O brônquio (Figura 2) é suturado com um padrão de sutura contínua. Pode-se usar o fio de polipropileno cardiovascular ou seda cardiovascular, além de dobrar o coto do brônquio sobre si mesmo e suturar com pontos em U horizontal de reforço. Pode-se também fazer uma sutura contínua de ida e volta; a primeira é feita tomando a sutura de forma perpendicular ao corte, e a segunda, passando em um ângulo de 45° em relação à primeira.

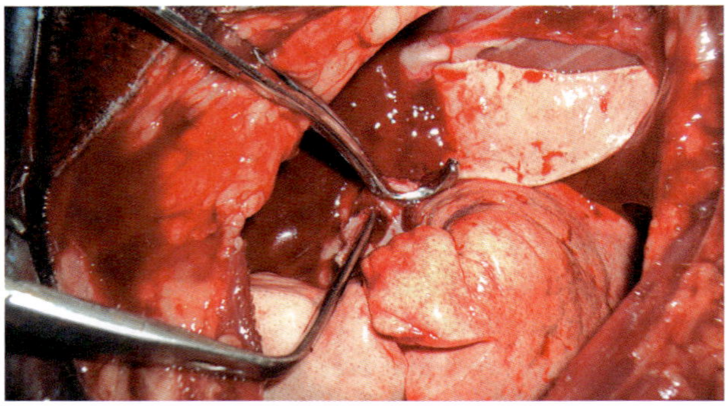

FIGURA 2 Sutura do brônquio pulmonar principal em uma lobectomia total em cão.

CONCLUSÃO

A cirurgia pulmonar exige do cirurgião, além de habilidades especias, conhecimento nas áreas de fisiologia e mecânica ventilatória. Esse capitulo é um exercício aos princípios que regem essa área.

REFERÊNCIAS BIBLIOGRÁFICAS

1. Clarke DL, Holt DE, King LG. Partial resolution of hypoplastic trachea in six English bulldog puppies with bronchopneumonia. J Am Anim Hosp Assoc. 2011;47(5):329-35.
2. Culp WTN, Weisse C, Cole SG, Solomon JA. Intraluminal Tracheal stenting for treatment of tracheal narrowing in three cats. Vet Surg. 2007;36(2):107-13.
3. Drynan EA, Moles AD, Raisis AL. Anaesthetic and surgical management of an intra-tracheal mass in a cat. J Feline Med Surg. 2011;13(6):460-2.
4. Maggiore AD. Tracheal and Airway Collapse in Dogs. Vet Clin North Am Small Anim Pract. 2014;44(1):117-27.
5. Matthew WB. Tracheal Stent Placement for the Emergency Management of Tracheal Collapse in Dogs. Top Companion Anim Med. 2013;28(3):106-11.
6. Scherer S, Muccillo MS, Queiroga LB, Torres VN, Sessegolo G M, Almeida PG, et al. Stent placed by endoscopy for the treatment of tracheal obstruction caused by a tumor in a domestic cat. Acta Scientiae Veterinariae. 2013;41(1):23.

28

Cirurgia cardíaca

André Lacerda de Abreu Oliveira

Objetivos

Após a leitura do capítulo, você será capaz de:

- Conhecer a história da cirurgia veterinária no Brasil.
- Compreender os conceitos fundamentais da técnica operatória.
- Reconhecer as nomenclaturas utilizadas na cirurgia veterinária.

INTRODUÇÃO

As doenças cardíacas são responsáveis por um relevante número de atendimentos clínicos, sendo a incidência delas maior em caninos do que em felinos: 10% dos cães encaminhados ao atendimento veterinário apresentam alguma cardiopatia.

As cirurgias cardíacas representam ainda um verdadeiro desafio na medicina veterinária. Os resultados são variáveis, e podemos dividi-las em cirurgias intra e extracardíacas. Podemos dividi-las, ainda, em cirurgias abertas, cirurgias endovasculares e cirurgias com circulação extracorpórea.

As necessidades de determinar as indicações corretas para a intervenção cirúrgica muitas vezes podem compreender um grande desafio. As disfunções cardiovasculares que necessitam de tratamento cirúrgico representam uma pequena porcentagem dos casos e se constituem na maioria das cardiopatias congênitas, em especial pelo fato de as cirurgias que requerem circulação extracorpórea necessitarem de condições especiais para a sua realização e serem executadas apenas em alguns centros especializados.

CARDIOPATIAS CONGÊNITAS

Representam relevante causa de morbidade e mortalidade em cães com menos de 1 ano de idade. É difícil determinar a estimativa real de incidência dessas enfermidades, já que algumas anomalias podem não apresentar sopro cardíaco audível, outras anomalias resultam em morte neonatal, além da variedade regional de raças, no que se refere à predisposição de algumas raças por algumas enfermidades congênitas. Em certas anomalias, há ainda predisposição sexual; em gatos, a ocorrência é menor, não havendo relato de predisposição sexual ou racial.

Em cães, a ocorrência dessas anomalias congênitas é de 6,8 a 8 casos para cada 1.000 pacientes atendidos e, em gatos, de 0,2 a 1 caso para cada 1.000 animais atendidos. As cardiopatias congênitas mais comuns incluem ducto arterioso patente, estenose pulmonar, estenose aórtica, defeito no septo ventricular e tetralogia de Fallot – as duas primeiras são as mais frequentes. Temos visto também, ocasionalmente, a estenose pulmonar associada ao ducto arterioso patente.

O diagnóstico precoce é fundamental para um melhor prognóstico.

Ducto arterioso patente

O ducto arterioso patente é uma enfermidade vascular congênita caracterizada pelo não fechamento de uma estrutura fetal, que é o ducto arterioso ou canal arterial, o qual, na vida fetal, desvia o sangue da artéria pulmonar para a aorta. Geralmente ocorre o fechamento do ducto até a primeira semana de vida. Em nossa rotina, representa a enfermidade cardíaca congênita mais comum.

Após o nascimento, a redução da resistência pulmonar, associada à diminuição dos níveis de prostaglandinas vasodilatadoras e ao aumento da pressão de oxigênio, promove uma elevação do fluxo sanguíneo pulmonar e vasoconstrição do ducto. O fechamento definitivo ocorre por uma contratura fibrosa, originando o ligamento arterioso.

O diâmetro do ducto e a resistência vascular pulmonar determinam a gravidade da doença. Alterações hemodinâmicas importantes, com sobrecarga de volume para o coração esquerdo, podem culminar com insuficiência cardíaca e edema pulmonar.

No geral, o desvio de sangue ocorre da aorta para a artéria pulmonar, em virtude da diferença de pressão desses vasos. Esse desvio é conhecido como desvio da esquerda para a direita. Quando o desvio ocorre da direita para a esquerda (da pulmonar para a aorta), é conhecido como *shunt* reverso, situação na qual a cirurgia é contraindicada, pois pode ocasionar um incremento da pressão pulmonar e edema.

Os sinais clínicos estão diretamente relacionados com a intensidade do *shunt*. Os pacientes podem ser assintomáticos ou apresentar sinais de insuficiência cardíaca congestiva esquerda, que incluem tosse, dispneia e intolerância a exercícios, além da presença de sopro contínuo, também chamado de maquinaria, no hemitórax esquerdo, com pulso hipercinético.

Em casos de *shunt* reverso, o paciente pode apresentar convulsões, cianose diferencial, que é característico do ducto arterioso patente reverso, dispneia, síncope e ausência de sopro contínuo, em decorrência de a pressão pulmonar se tornar muito próxima da pressão sistêmica.

O diagnóstico pode ser feito com o exame clínico adequado, o exame radiográfico e o ecocardiograma com *Doppler*. As raças com maior risco incluem Spitz, Chihuahua, Cocker Spaniel, Collie, Springer Spaniel Inglês, German Shepherd, Keeshond, Maltês, Bichon Frisé, Yorkshire Terrier, Labrador, Pomerânia, Newfoundland, Shetland Sheepdog, Poodle e Pastor Alemão.

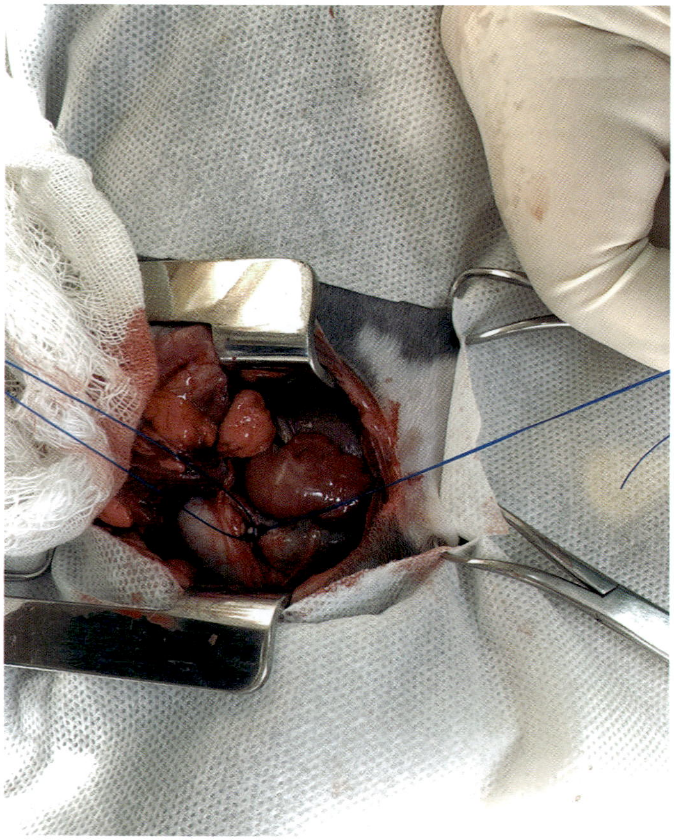

FIGURA 1 Correção de PDA de um cão por meio de suturas, com fio de polipropileno 3-0. O primeiro ponto deve ser feito no ducto próximo à aorta, e o segundo, próximo à artéria pulmonar.

Nos exames radiográfico e de ecocardiograma, pode ser observada dilatação do átrio e ventrículo esquerdos, devido à sobrecarga de volume, e aumento da fração de encurtamento. Utilizando o *Doppler*, é possível identificar o local do desvio. Animais com *shunt* reverso apresentam hipertrofia ventricular direita e dilatação da artéria do tronco pulmonar.

O tratamento cirúrgico deve ser realizado, e o acesso, feito no quarto ou quinto espaço intercostal esquerdo. A correção cirúrgica deve ser realizada o mais breve possível. Na cirurgia, devemos ocluir o ducto patente, impedindo ou reduzindo o desvio do fluxo sanguíneo. A oclusão pode ser feita com ligaduras do ducto patente com suturas com fio de polipropileno (Figura 1) ou hemoclipes (Figuras 2 e 3). Após o acesso cirúrgico, fazemos uma incisão no saco pericárdico, imediatamente ventral ao nervo vago, e o estendemos paralelamente à incisão, tanto no sentido cranial quanto caudal. Após o isolamento do nervo vago com fitas cardíacas, o ducto deve ser cuidadosamente dissecado, e na sequência se faz sua ligadura, procedendo inicialmente à ligadura do ducto do lado da aorta e, na sequência, à ligadura próxima à artéria pulmonar.

Animais assintomáticos com desvio da esquerda para a direita apresentam grande probabilidade de sucesso no procedimento cirúrgico corretivo (em torno de 90%). Porém, animais com sinais de insuficiência cardíaca congestiva esquerda, devem ser tratados e estabilizados, para em seguida serem submetidos ao tratamento cirúrgico. Ocasionalmente, pode ocorrer bradicardia durante a ligadura do ducto, e o uso de drogas anticolinérgicas pode ser indicado.

A correção cirúrgica de animais portadores de *shunt* da direita para a esquerda é contraindicada devido ao aumento excessivo da pressão pulmonar. Nesses casos, o ducto patente atua como válvula de escape para o ventrículo direito, e o seu fechamento pode ocasionar hipertensão pulmonar grave.

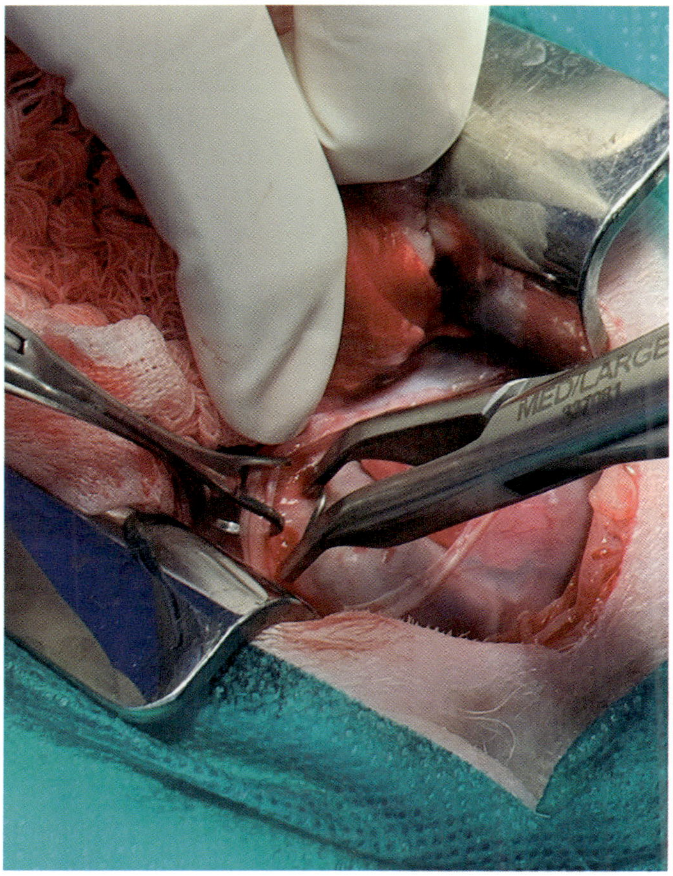

FIGURA 2 Oclusão de PDA em cão com o uso de hemoclipes.

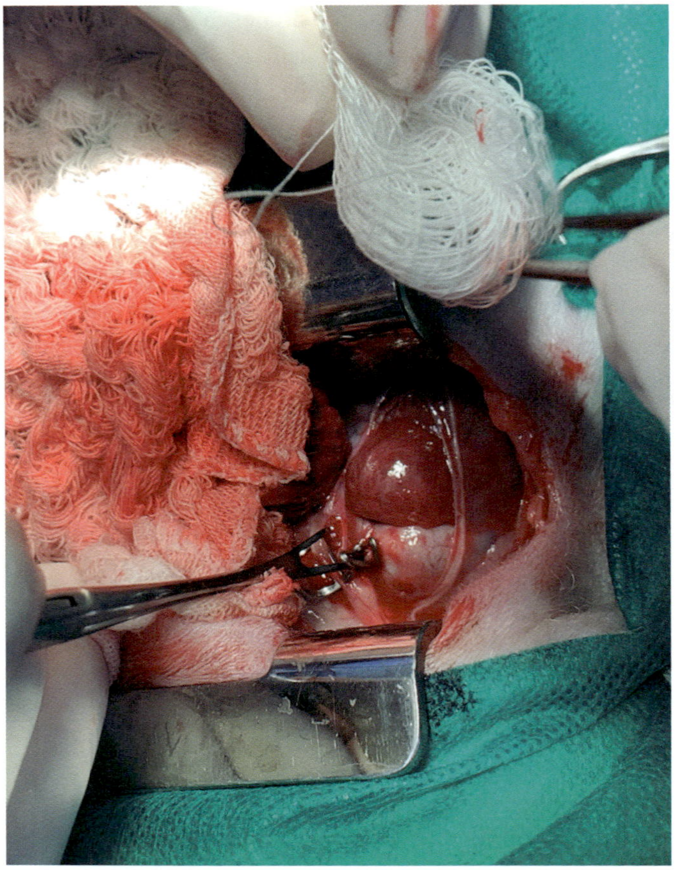

FIGURA 3 PDA ocluído em um paciente canino com o uso de hemoclipes.

Atualmente, em animais portadores de *shunt* da esquerda para a direita, pode ser feita a correção por meio de técnicas não invasivas. Alguns dispositivos, como o Amplatzer oclusor do ducto canino, o Amplatzer plug vascular e a espiral de Gianturco, são utilizados para o fechamento do ducto. A escolha do dispositivo depende do tamanho do cateter que pode ser introduzido no vaso e do tamanho mínimo do diâmetro do ducto. O acesso pode ser transarterial ou transvenoso, sendo necessário o acompanhamento do fluoroscópio e da ecocardiografia transesofágica, além da utilização de contraste iodado.

Possíveis complicações nesses procedimentos de correção por técnicas não invasivas são: embolização do dispositivo, hemólise associada a persistência de fluxo residual, endocardite, estenose aórtica e pulmonar devido à protusão do dispositivo, reabertura do ducto e aneurisma aórtico. Essas complicações são mais observadas quando se utiliza a espiral de Gianturco.

A técnica invasiva é realizada por meio de uma toracotomia lateral esquerda, e seus resultados em relação à taxa de sobrevida assemelham-se às técnicas fechadas. A dissecção e a ligadura transversal do ducto têm sido a técnica mais utilizada. É importante observar que se deve fazer uma dupla ligadura do ducto; a primeira ligadura deve ser confeccionada próximo à parede da aorta. Pode-se optar pela técnica de Jackson quando for maior o risco de ruptura do ducto ou mesmo na vigência de uma hemorragia intraoperatória. Nessa técnica de Jackson, aumenta o risco de fluxo residual.

Acreditamos que a grande vantagem das técnicas endovasculares seja o fato de não necessitarem da toracotomia; alternativamente, as técnicas abertas têm como vantagem o custo. Entre as técnicas abertas, o hemoclipe diminui o risco de ruptura do ducto, enquanto a ligadura com polipropileno diminui os casos de recidiva.

Estenose pulmonar

Caracteriza-se por um estreitamento da via de saída do ventrículo direito (Figura 4). É uma anomalia frequente em cães e incomum em gatos. A tipologia da estenose é definida pelo local acometido da via de saída do ventrículo direito, gerando obstrução parcial da ejeção do sangue. Pode ser classificada em três tipos: valvar, subvalvar ou supravalvar.

A mais frequente é a estenose valvar. Com base no exame ecocardiográfico, observando a anatomia e a relação anel aórtico/anel pulmonar, classifica-se a estenose valvar em dois tipos:

- **Tipo A:** diâmetro anular normal e relação anel aórtico/anel pulmonar menor que 1,2.
- **Tipo B:** hipoplasia do anel pulmonar e relação anel aórtico/anel pulmonar maior que 1,2.

As consequências da estenose são diretamente proporcionais ao grau de obstrução. Essa obstrução faz que o ventrículo direito aumente a pressão sistólica, levando a um aumento de pós-carga e sobrecarga de pressão, além de hipertrofia concêntrica do ventrículo direito. Com a cronicidade do problema, o animal desenvolve uma insuficiência cardíaca direita e dilatação da artéria pulmonar na região pós-estenose, devido ao rápido fluxo pulmonar através da área estenosada, que molda a parede da artéria.

Os animais que apresentam discreta ou moderada estenose pulmonar são assintomáticos. Animais sintomáticos geralmente apresentam dispneia e fadiga secundária à redução do débito cardíaco. A manutenção de um baixo débito cardíaco e a cronicidade dos mecanismos compensatórios, na tentativa de manter o débito, acarretam o quadro de insuficiência cardíaca direita.

Para indicação do procedimento operatório, utilizamos casos nos quais o gradiente de pressão pulmonar apresente valores maiores que 80 mmHg, o diagnóstico definitivo deve ser realizado com a ecodopplercardiografia. O tratamento cirúrgico é indicado dependendo da gravidade da doença.

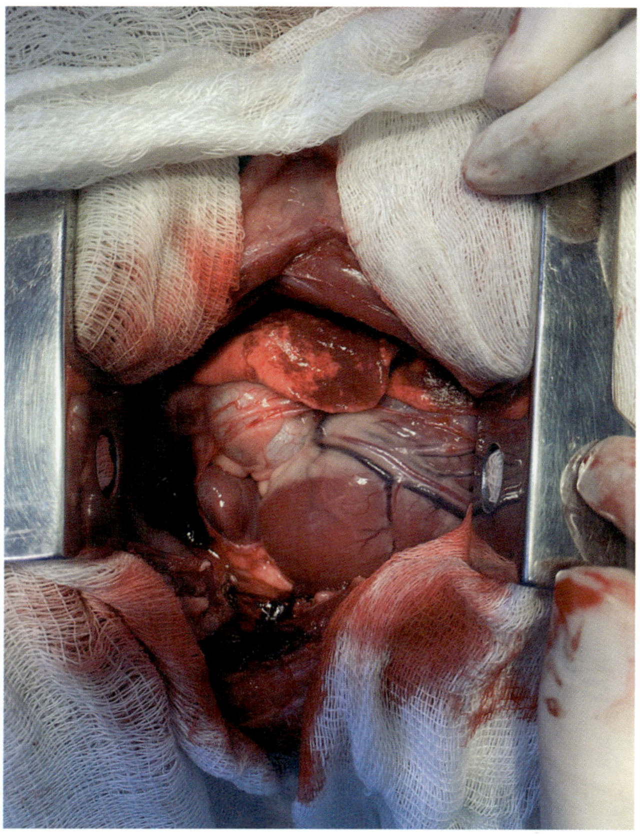

FIGURA 4 Estenose pulmonar valvar severa em um paciente canino.

A estenose pulmonar valvar pode ser corrigida por intermédio da dilatação transventricular (Figuras 5 e 6), ou do procedimento endovascular com dilatação com balão. O uso de valvuloplastia com enxerto de retalho é indicado aos casos de estenose supravalvular ou de estenose valvar severos, e pode ser realizado com ou sem circulação extracorpórea.

Uma terapia cirúrgica pouco invasiva e de grande valor, pelo seu risco reduzido, já que representa um procedimento endovascular, é a valvuloplastia por balão, que pode ser empregada em casos moderados e severos de estenose, com hipertrofia do ventrículo direito; é considerada uma técnica minimamente invasiva, se comparada com outras técnicas, e apresenta uma boa taxa de sobrevivência e rápida recuperação pós-operatória.

Animais que apresentam estenose valvular tipo A, sem a presença de fibrose subvalvular, hipoplasia da artéria pulmonar ou displasia de estruturas da válvula, possuem maior chance de êxito no tratamento cirúrgico. Em cães que apresentam artéria coronária anômala, a artéria coronária esquerda atravessa a via de saída do ventrículo direito, levando ao risco de lesão isquêmica durante a dilatação valvar pelo balão.

Nos procedimentos de valvuloplastia por balão, mesmo com a manutenção da hipertrofia ventricular direita, observam-se reduções de 50 a 60% do gradiente de pressão, e o animal se torna assintomático.

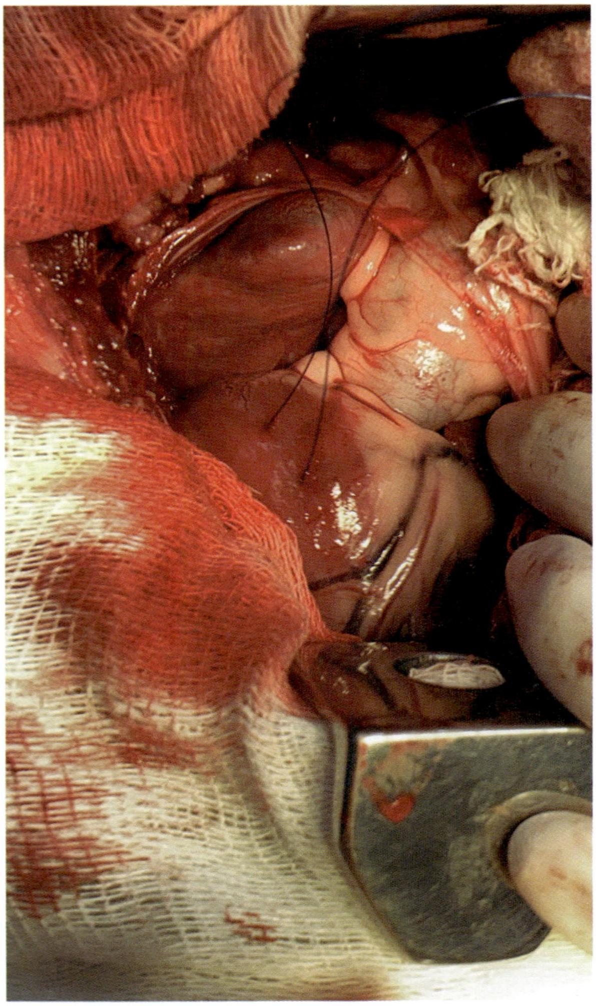

FIGURA 5 Ponto em "U" no ventrículo direito para utilização da técnica transventricular em um paciente canino.

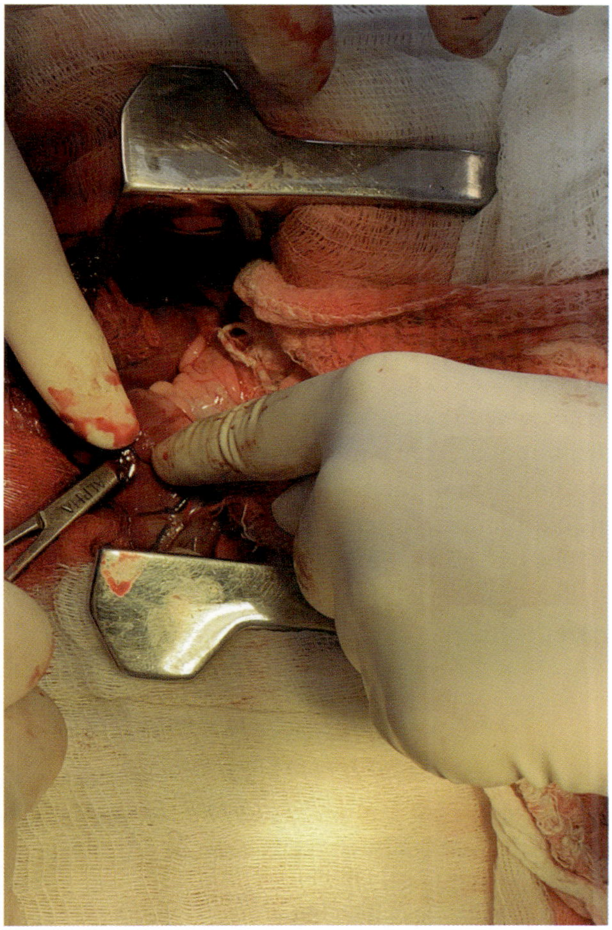

FIGURA 6 Dilatação transventricular em um paciente canino com estenose pulmonar.

Comunicação interventricular

A comunicação interventricular é caracterizada por um defeito no septo interventricular. O septo ventricular separa os ventrículos, esquerdo e direito. É formada por uma porção muscular, localizada no ápice, e uma porção membranosa, localizada na base. Na maioria dos casos, o defeito ocorre na porção membranosa. É a segunda afecção cardíaca congênita mais comum em felinos.

A gravidade da doença varia com o diâmetro do defeito de septo e da resistência dos ventrículos. Defeitos de pequeno diâmetro apresentam pequena quantidade de sangue desviado, gerando pouca ou nenhuma alteração hemodinâmica. Em alguns casos, resolve-se espontaneamente. A presença de defeitos de maior calibre gera um desvio significativo de sangue pelo *shunt*, no sentido da esquerda para a direita, levando o animal a uma sobrecarga de volume do átrio e ventrículo esquerdos, pulmões e consequente insuficiência cardíaca. Se a anomalia for muito extensa, pode-se formar um único ventrículo funcional, pelo equilíbrio das pressões do ventrículo esquerdo e do ventrículo direito.

Em casos de aumento de pós-carga direita, a pressão do ventrículo direito pode exceder à pressão do ventrículo esquerdo, culminando em um *shunt* reverso. Os sinais clínicos variam de acordo com a extensão do *shunt* e das pressões ventriculares. Animais com defeitos discretos são assintomáticos. Geralmente intolerância ao exercício e insuficiência cardíaca congestiva esquerda são as manifestações clínicas mais comuns.

Animais com hipertensão pulmonar podem desenvolver insuficiência cardíaca direita. Em casos de *shunt* reverso, o animal desenvolve cianose, policitemia e insuficiência cardíaca direita. O diagnóstico deve ser realizado com ecodopplercardiografia.

O tratamento cirúrgico definitivo pode ser obtido com o uso de um enxerto para a correção do defeito. Entretanto, há a necessidade da circulação extracorpórea, que cria dificuldades adicionais ao procedimento, já que não é corriqueira na medicina veterinária e os resultados são variados. O acesso é realizado através de toracotomia intercostal esquerda.

Existe uma técnica paliativa, que é a cirurgia de banda pulmonar, onde deve ser posicionado um fio de seda ao redor da artéria pulmonar, com o intuito de reduzir o fluxo sanguíneo para o pulmão por intermédio de uma redução do calibre da artéria pulmonar com o uso desse fio, que irá produzir uma estenose pulmonar. O fio deve ser apertado até o gradiente de pressão na artéria pulmonar chegar a cerca de 30 mmHg.

Tetralogia de Fallot

A tetralogia de Fallot é uma cardiopatia congênita que acomete cães e gatos, caracterizada pela ocorrência de quatro defeitos: estenose pulmonar, hipertrofia ventricular direita, defeito do septo interventricular e dextroposição da aorta.

A presença de um defeito septal atrial, como forame oval patente, a persistência do ducto arterioso ou mesmo anomalias de anéis vasculares, podem constituir um quinto defeito; nesse caso, essa afecção passa a ser conhecida como pentalogia de Fallot.

A tetralogia de Fallot é uma enfermidade cardíaca congênita de rara ocorrência, a mais comum anomalia indutora de cianose. Animais com *shunt* da esquerda para a direita e hemodinamicamente estáveis podem apresentar a forma acianótica da doença. A cianose decorre do desvio de fluxo sanguíneo por meio do defeito septal interventricular e, principalmente, da estenose de valva pulmonar.

A fisiopatologia está ligada principalmente a dois defeitos que interferem na hemodinâmica do animal: a estenose da válvula pulmonar e o defeito septal interventricular. Suas consequências dependem da magnitude desses defeitos. Quando o defeito septal interventricular está presente com uma estenose de válvula pulmonar insignificante, há um desvio no fluxo pelo defeito do ventrículo esquerdo para o direito, gerando uma insuficiência cardíaca esquerda. O animal apresenta-se acianótico, já que a circulação pulmonar não interfere na sistêmica.

Nos casos em que a estenose da válvula pulmonar é mais pronunciada, tem-se um desvio de sangue do ventrículo direito para o esquerdo, provocado pelo aumento da pressão interna do ventrículo direito. Com isso, o ventrículo esquerdo enviará sangue não oxigenado para a circulação sistêmica, resultando na diminuição de oxigênio e em severa hipoxemia.

A doença resulta em cianose e policitemia secundária derivadas do aumento da concentração plasmática da eritropoetina. A hipertrofia ventricular direita é decorrente da estenose da válvula pulmonar, pela maior resistência a que esta proporciona a ejeção de sangue pelo ventrículo direito.

O diagnóstico é realizado com ecodopplercardiografia. O tratamento cirúrgico paliativo mais utilizado é a técnica de Blalock-Taussig, que consiste na criação de um desvio sistêmico-pulmonar pela conexão entre a aorta e a artéria pulmonar utilizando-se a artéria subclávia esquerda, por meio da formação de um *shunt*, com a confecção de uma anastomose entre a porção distal da subclávia esquerda (Figura 7) e o tronco da artéria pulmonar. Preferencialmente utilizamos a técnica modificada, na qual fazemos um enxerto vascular de politetrafluoretileno para a realização do *shunt*.

Não é rara a morte súbita em animais portadores da tetralogia de Fallot, principalmente pela hipóxia, hiperviscosidade e disritmias cardíacas. Animais operados que não morrem no primeiro mês têm sobrevida normalmente alta. Sem o tratamento, poucos são os animais que atingem 1 ano de idade.

O prognóstico mais favorável é dado para aqueles que apresentem estenose pulmonar discreta, não causando quadro cianótico. Mas, com relação ao tratamento cirúrgico definitivo, têm-se descrito altos índices de mortalidade, chegando a 75% dos casos, em especial nos quadros em que é necessária a circulação extracorpórea.

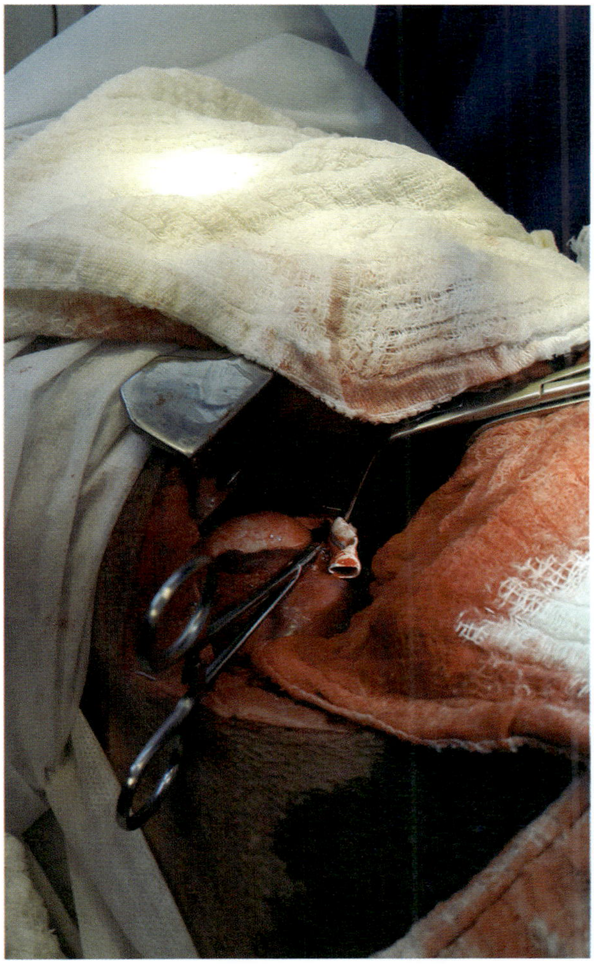

FIGURA 7 Técnica de Blalock-Taussig para tetralogia de Fallot em um paciente canino; observe a subclávia esquerda dissecada e com o fluxo ocluído.

Anomalias de anéis vasculares

As anomalias de anel vascular em cães são representadas por cinco anomalias diferentes, sendo a mais comum em cães e gatos a persistência do quarto arco aórtico direito, chegando a 95% dos casos de alteração de anel vascular. Consiste na persistência do 4º arco aórtico direto (Figura 8) em vez do 4º arco aórtico esquerdo, com o canal arterial cruzando para o lado direito, conectando a artéria pulmonar à artéria aorta oriunda no lado direito; o esôfago acaba encarcerado entre a aorta e a artéria pulmonar. A presença de compressão extraluminal esofágica provoca um megaesôfago secundário, geralmente cranial à base cardíaca. As demais anomalias são dextroposição do ligamento arterioso, duplo arco aórtico, subclávia esquerda aberrante (Figura 9) e subclávia direita aberrante.

Na maioria dos casos, o diagnóstico é realizado precocemente. O paciente apresenta regurgitação após a alimentação, geralmente no período do desmame, devido ao megaesôfago secundário à anomalia de anel vascular. O diagnóstico é feito com base nos exames de radiografia torácica simples, observando-se dilatação esofágica cranial ao coração e deslocamento ventral da traqueia na região mediastinal cranial, seguidos de esofagograma contrastado com sulfato de bário, em que pode ser observada a constrição do esôfago na base cardíaca e dilatação esofágica na região de mediastino cranial.

O diagnóstico diferencial inclui divertículo, hérnia de hiato e corpo estranho. O tratamento é cirúrgico e consiste primeiramente em identificar a anomalia

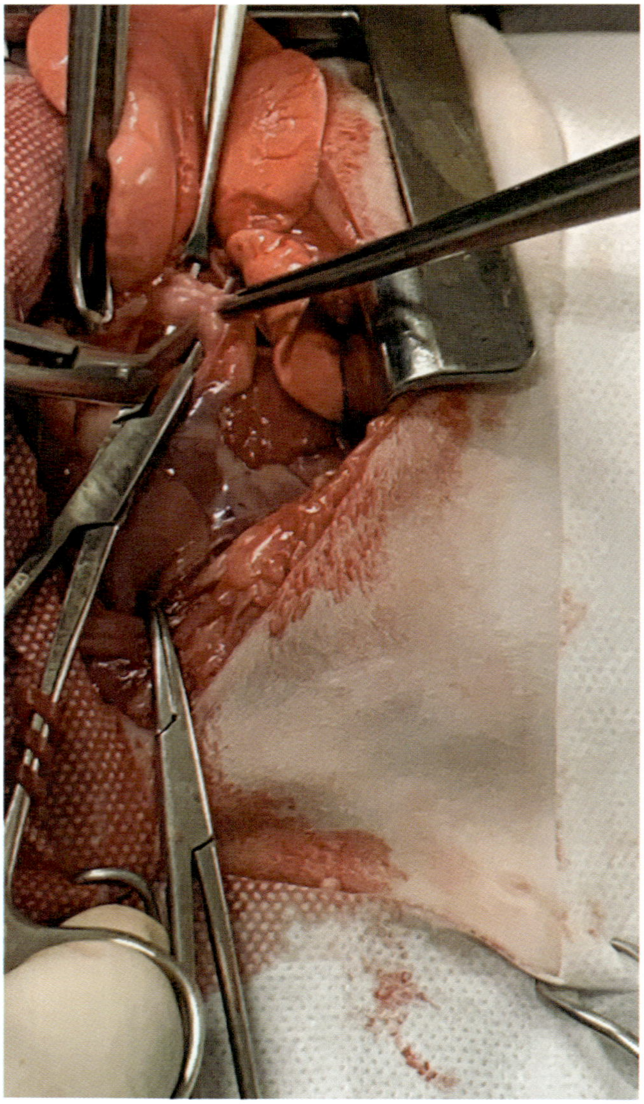

FIGURA 8 PAAD em um paciente canino, com megaesôfago secundário.

de anel vascular que está obstruindo o esôfago. Na persistência do 4º arco aórtico, é feita a toracotomia lateral esquerda, no 4º espaço intercostal, seguida de identificação e secção do ligamento arterioso, liberando o esôfago. A cirurgia deve ser feita precocemente, evitando a progressão da lesão das células ganglionares mioentéricas da parede esofágica, responsáveis pela motilidade.

Após a ressecção do ligamento arterioso, pode ser introduzida por via oral uma sonda de Foley para dilatar o esôfago no local de compressão. Seguida da toracorrafia, faz-se a toracocentese para restaurar a pressão negativa intratorácica. No período pós-operatório, a alimentação do animal fica restrita a pequenas porções alimentares, oferecidas várias vezes ao dia. De preferência, os recipientes de alimento e água devem ser mantidos elevados, colocando-se o animal em posição bipedal para a ingestão hídrica e alimentar. O prognóstico do paciente, quando operado precocemente, é bom.

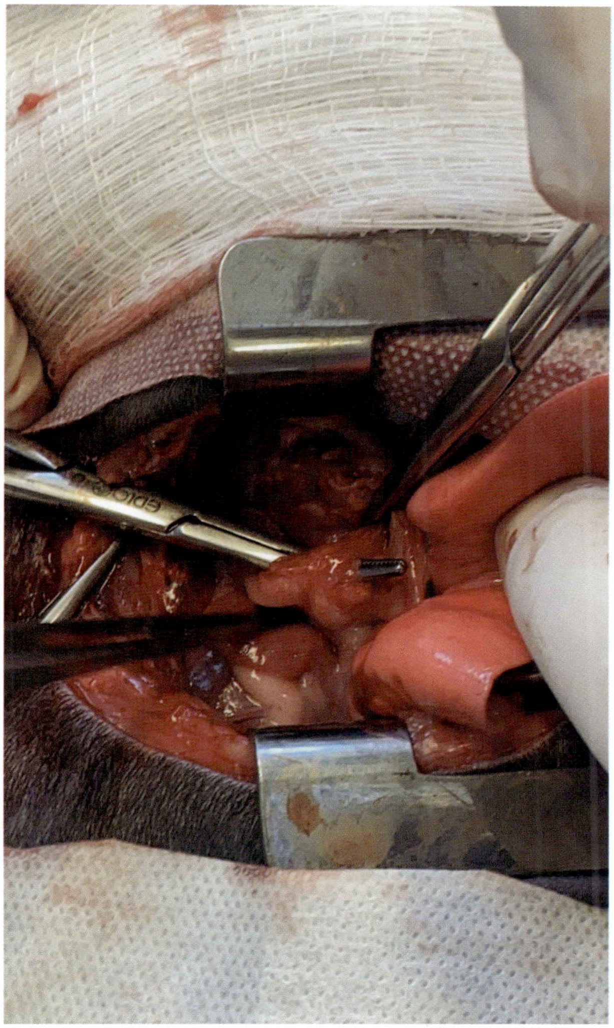

FIGURA 9 Subclávia esquerda aberrante em um paciente canino.

Doenças do pericárdio

O pericárdio é um saco fibrosseroso que envolve todo o coração, constituído por duas camadas: uma externa e uma interna. A externa é formada pelo pericárdio fibroso, e a interna, formada pelo pericárdio seroso, composto por duas lâminas: parietal e visceral (epicárdio).

Entre as lâminas, encontra-se o líquido pericárdico, um fluido seroso que atua na lubrificação, facilitando o movimento do coração durante o ciclo cardíaco. As funções do saco pericárdico são a proteção mecânica e a sustentação ao coração, formando o ligamento frenopericárdico.

As doenças pericárdicas de relevância clínica representam 1% de todas as doenças cardíacas em cães e são raras em gatos. As mais comuns são as anomalias congênitas (hérnia peritoneopericárdica) e doenças adquiridas que resultam em efusão pericárdica e tamponamento cardíaco. O trauma levando a ruptura do pericárdio também deve ser considerado. A pericardite inflamatória idiopática é uma causa comum de doença pericárdica.

O pericárdio consegue tolerar um aumento do fluido entre os folhetos parietal e visceral, adaptando-se, devido à sua capacidade de distensão. Um pequeno aumento no volume pericárdico causa significativo aumento da pressão pericárdica, gerando aumento da pressão diastólica cardíaca.

Quando a pressão pericárdica se iguala às de enchimento ventricular, ocorre o tamponamento cardíaco, culminando em redução do débito cardíaco e aumento da pressão venosa, além de estimulação neuro-hormonal, com ativação simpática e do sistema renina-angiotensina-aldosterona e liberação de catecolaminas. Como consequência do tamponamento cardíaco, pode ser observado o aumento da pressão venosa sistêmica e o aumento da pressão portal, gerando congestão hepática, ascite, edema de membros e efusão pleural.

Na maioria dos casos, o inotropismo cardíaco é mantido, porém um severo tamponamento cardíaco gera compressão das artérias coronárias, levando a déficit de perfusão, contribuindo para a redução do débito cardíaco, hipotensão arterial, choque cardiogênico e morte. Clinicamente, os pacientes podem apresentar anorexia, fraqueza progressiva, dispneia, hipotensão arterial, intolerância ao exercício, ascite, efusão pleural e choque cardiogênico.

O diagnóstico das afecções do pericárdio é obtido com base no exame físico e em exames complementares de eletrocardiografia, ecocardiografia, radiografia torácica e exames laboratoriais. O tratamento para doenças do pericárdio é cirúrgico. O quadro agudo de tamponamento cardíaco requer remoção do líquido pericárdico através de pericardiocentese. O procedimento é feito com acompanhamento eletrocardiográfico, que indicará, através da formação de complexos prematuros, se a agulha ou o cateter estão entrando em contato com o miocárdio.

Para maior segurança, a punção deve ser feita no espaço intercostal direito, evitando as artérias coronárias principais, acessíveis pelo lado esquerdo. É um procedimento conservador, no qual, em muitas ocasiões há recidiva do quadro de efusão pericárdica. A pericardiectomia, dependendo da afecção, pode ser

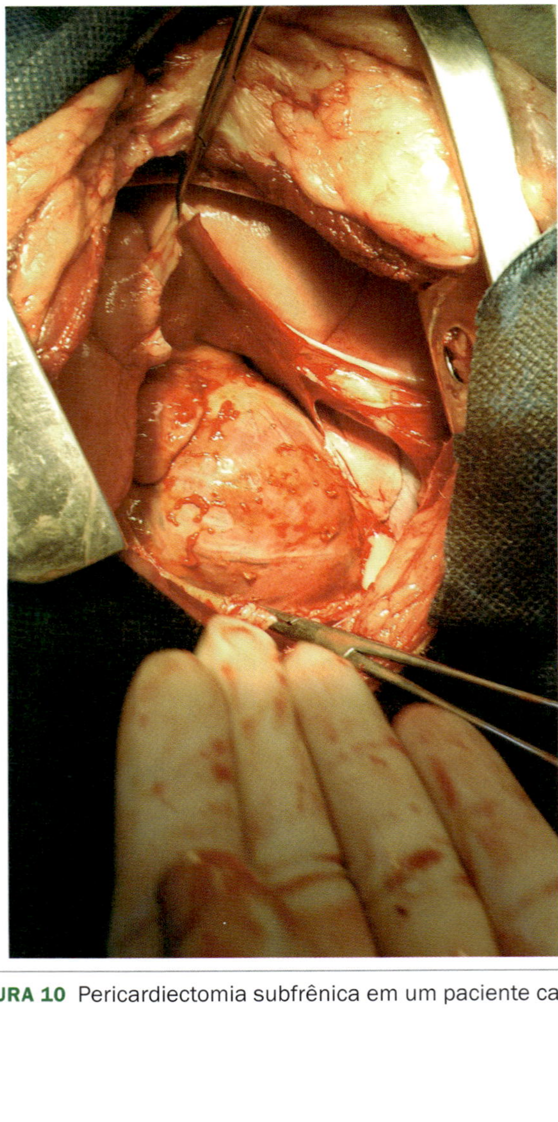

FIGURA 10 Pericardiectomia subfrênica em um paciente canino.

curativa, parcial ou total. O acesso pode ser realizado no quinto espaço intercostal direito ou esquerdo, e no geral removemos o saco pericárdico abaixo do nervo frênico (Figura 10). Durante o procedimento, temos a necessidade de luxar o coração para que a pericardiectomia seja realizada no lado contralateral.

CONCLUSÃO

A cirurgia cardíaca representa um dos maiores desafios da cirurgia veterinária. Atualmente, há grandes avanços no que tange ao seu desenvolvimento e aplicabilidade.

REFERÊNCIAS BIBLIOGRÁFICAS

1. Filippi LH. O eletrocardiograma na medicina veterinária. São Paulo: Roca; 2011.
2. Fujii Y, Nishimoto Y, Sunahara H, Takano H, Aoki T. Prevalence of Patent Foramen Ovale with Right-to-Left Shunting in Dogs with Pulmonic Stenosis. J Vet Intern Med. 2012;26(1):183-5.
3. Javadov S, Hunter C, Barreto-Torres G, Parodi-Rullan R. Targeting the mitochondrial permeability transition: Cardiac ischemia-reperfusion versus carcinogenesis. Cell Physiol Biochem. 2011;27(3-4):179-90.
4. Singh MK, Kittleson MD, Kass PH, Griffiths LG. Occlusion Devices and Approaches in Canine Patent Ductus Arteriosus: Comparison of Putcomes. J Vet Intern Med. 2012; 26(1):85-92.
5. Stephenson HM, Fonfara S, López-Alvarez J, Cripps P, Dukes-McEwan J. Screening for Dilated Cardiomyopathy in Great Danes in the United Kingdom. J Vet Intern Med. 2012;26(5):1140-7.
6. Stern JA, Tobias JR, Keene BW. Complete Atrioventricular Block Secondary to Cardiac Lymphoma in a Dog. Journal of Veterinary Cardiology. J Vet Cardiol. 2012;14(4):537-9.
7. Tilley LP, Goodwin JK. Manual de cardiologia para cães e gatos. São Paulo: Roca; 2002.
8. Toshiyuki J, Freitas FB. Tumores cardíacos: uma breve revisão da literatura. Revista do Médico Residente. 2014; 16(1).

29

Cirurgia nefro e urológica

Jussara Peters Scheffer

Objetivos

Após a leitura do capítulo, você será capaz de:

- Orientar quanto ao diagnóstico das afecções cirúrgicas nefro e urológicas.
- Auxiliar na escolha da melhor técnica cirúrgica para cada afecção.
- Nortear com relação aos cuidados específicos na execução das técnicas.

INTRODUÇÃO

As cirurgias do sistema urinário incluem procedimentos realizados nos rins, ureteres, bexiga e uretra. São procedimentos frequentemente realizados na clínica cirúrgica de pequenos animais.

O diagnóstico da afecção geralmente se inicia com o exame clínico, sendo imprescíndivel a realização de exames de imagem. A ultrassonografia abdominal é o exame de escolha, cujo resultado é complementado por exames como tomografia computadorizada e radiografia abdominal. Além disso, avaliações laboratoriais são importantes, pois diversas afecções podem resultar em alterações renais, além de infecções.

Após o diagnóstico, o planejamento cirúrgico é o próximo passo, de extrema importância, pois envolve a correta escolha do procedimento, a escolha de instrumentais e materiais adequados e o conhecimento anatômico, resultando no sucesso da cirurgia e evitando complicações inerentes à imprudência e imperícia.

DESENVOLVIMENTO

Rim

Os rins localizam-se na região do retroperitoneal, lateralmente à aorta abdominal e à veia cava caudal. Possuem uma cápsula fibrosa e são mantidos em sua posição pelo tecido conjuntivo subperitoneal. O rim direito localiza-se mais cranialmente, na direção da décima terceira vértebra torácica, enquanto o rim esquerdo está posicionado entre a segunda e a quarta vértebra lombar. A pelve renal é uma estrutura com conformação afunilada que recebe a urina e a direciona para o ureter. A irrigação e a drenagem sanguínea são realizadas por meio da artéria e veia renal – a artéria pode se bifurcar em dorsal e ventral, podendo ter variações entre os indivíduos.

As técnicas cirúrgicas ligadas ao rim são: nefrectomia total e parcial, nefrotomia e pielolitotomia. A nefrectomia total é definida como a excisão de um dos rins. A nefrectomia parcial, ainda pouco praticada na veterinária, é indicada aos casos em que disfunção renal bilateral e de lesões localizadas. A nefrotomia é indicada para a retirada de cálculos renais; quando estes se localizam em região de pelve renal, denominamos pielolitotomia, a abertura da pelve.

No pós-operatório, o paciente deve ser monitorado quanto à função renal, avaliando-se a taxa de produção urinária por meio de cateterização uretral, avaliação dos biomarcadores de função renal, urinálise e ultrassonografia. As complicações mais comuns são hemorragia, extravasamento de urina e até insuficiência renal – é normal uma pequena hematúria em 24 a 72 horas após o procedimento renal.

Neoplasias renais

Por ter grande fluxo sanguíneo, o rim torna-se mais suscetível à implantação de células neoplásicas. Assim, as neoplasias secundárias e metástases renais em cães e gatos são mais comuns que as primárias. Nos cães, as metástases mais comuns provêm de hemangiossarcoma, adenocarcinoma, condrossarcoma ou linfoma; nos gatos, predomina o linfoma renal metastático. Contudo, o grande vilão no caso dos cães é o carcinoma renal. Os casos de neoplasias de adrenal podem predispor a metástase renal, devido a proximidade com o rim, e o contrário também é verdadeiro. Comumente as neoplasias renais possuem alta malignidade e são unilaterais.

As neoplasias renais primárias em cães e gatos representam apenas 2% das neoplasias diagnosticadas. As mais comuns são aquelas de origem epitelial, oncocitoma renal (raro aparecimento), carcinoma e adenoma. Considerando as neoplasias de origem mesenquimal, temos o hemangiossarcoma, lipoma, fibroma e leiomiossarcoma. Com relação às espécies, os linfomas são mais comuns em gatos do que em cães; alguns autores justificam esse fato com a hipótese de que a leucemia felina predisponha ao aparecimento da neoplasia em felinos.

Sinais clínicos

Síndromes paraneoplásicas podem estar presentes, como em diversos tipos de neoplasias. Policitemia é comumente encontrada nos casos de carcinoma renal, pois este secreta grande quantidade de eritropoetina. Osteopatias, hepatopatias, entre outras alterações, podem estar presentes.

Sinais inespecíficos são mais comuns, como febre, apatia, hiporexia ou anorexia, vômito, perda de peso, diagnosticados após um exame clínico e laboratorial criterioso. Mas casos assintomáticos não são incomuns, sendo a neoplasia diagnosticada acidentalmente. Hidronefrose pode estar presente nos casos de neoplasias do parênquima renal. Quando a neoplasia for bilateral, sinais de insuficiência renal crônica serão uma alteração comum.

Nos casos mais avançados, ou em neoplasias maiores, o aumento de volume abdominal é uma alteração comum, acompanhado de dor abdômen intensa, apresentando quadro de abdômen agudo com hemoperitônio, o que representa uma emergência cirúrgica (Figuras 1A e 1B).

Diagnóstico

Exames laboratoriais, como hemograma e perfil bioquímico, podem revelar alterações inespecíficas, por isso não podem ser considerados o único método diagnóstico. No exame de urinálise pode ser evidenciada a presença de hematúria, porém esse é um sinal clínico inespecífico. Sedimentoscopia de

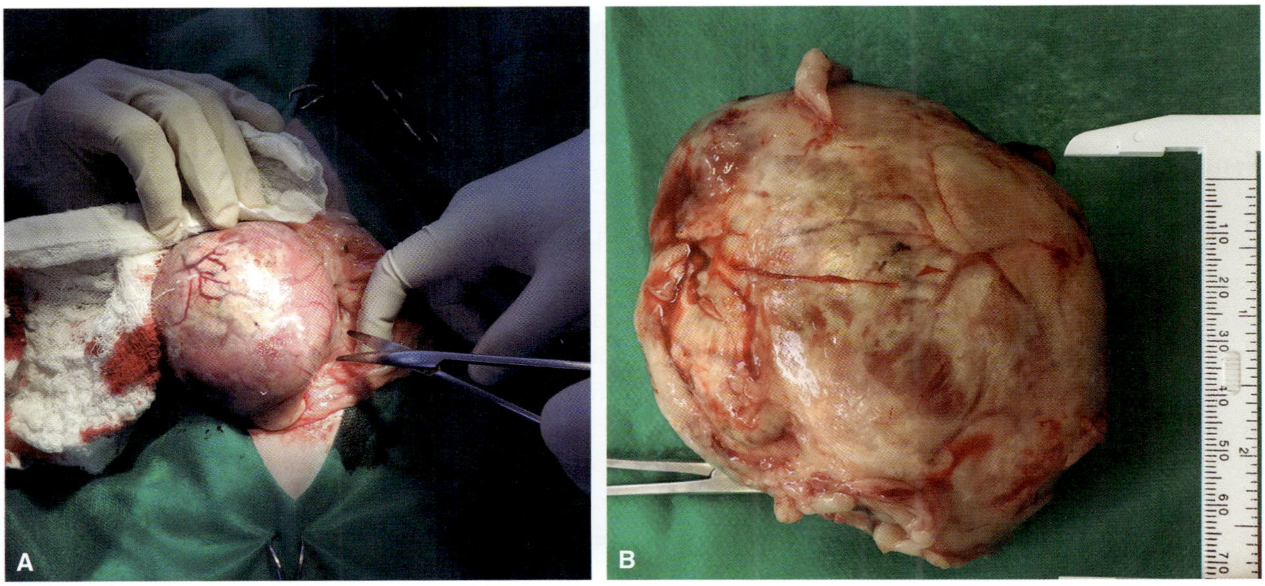

FIGURA 1 (A) Tumor renal em paciente felino; (B) após a exérese.

Fonte: própria autora.

urina pode revelar células neoplásicas, pois estas se desprendem facilmente do epitélio renal e escoam pelo trato urinário.

Com o avanço das técnicas de exames por imagem, como a tomografia computadorizada, tornou-se mais fácil a identificação desses tipos neoplásicos, identificando dimensão, localização, aspectos morfológicos e a presença de metástases. A urotomografia contrastada, ou seja, a tomografia contrastada, é indicada para analisar a extensão da lesão e estimar a função renal.

Tratamento clínico

O tratamento clínico tem como principal objetivo tratar os sinais clínicos decorrentes da síndrome paraneoplásica, como tratamento paliativo. Quimioterapia está indicada após a remoção cirúrgica do rim ou nos casos de neoplasias inoperáveis.

Tratamento cirúrgico

Em sua maioria, os casos de suspeita de neoplasia renal são tratados com a utilização de nefrectomia. A exérese tumoral é realizada, com acesso à cavidade abdominal, por celiotomia pré-retroumbilical, podendo associar o acesso paracostal. Após a exposição do órgão acometido e divulsão dos tecidos adjacentes, realiza-se a ligadura da veia renal e em seguida artéria renal, com fio de sutura monofilamentar absorvível 2-0 ou 3-0 (polidioxanona ou poliglecaprona), sendo o ureter removido o mais próximo possível da vesícula urinária. Tecidos adjacentes comprometidos devem ser removidos no momento da operação. Finaliza-se o procedimento com sutura da cavidade abdominal como de rotina.

Nefrólitos

Também conhecidos como renólitos, referem-se à presença de cálculos no interior do rim, que se formam por diversas causas. Os nefrólitos representam cerca de 5% do total de cálculos que se formam no sistema urinário na espécie canina. A incidência em gatos tem aumentado consideravelmente nas últimas décadas, em sua maioria cálculos compostos por oxalato de cálcio.

A nefrolitíase pode ser uni ou bilateral, sendo a apresentação unilateral mais comumente diagnosticada. A análise do cálculo após sua remoção é imprescindível, pois o conhecimento da composição mineral do cálculo direciona o tratamento para evitar recidivas. Os cálculos de estruvita e oxalato de cálcio são os mais frequentes em cães, sendo este último o mais comum em felinos.

Sinais clínicos

A presença de cálculos predispõe o animal a infecções e obstruções do trato urinário, possibilitando doenças renais crônicas. Os sinais clínicos são variáveis e inespecíficos, e os sintomas mais comuns, hematúria, estrangúria, disúria, polaciúria, além de anorexia, depressão e febre, estes geralmente relacionados à pielonefrite, e, em quadros mais avançados, à insuficiência renal crônica ou aguda.

Diagnóstico

Nefrólitos podem ser diagnosticados incidentalmente em exames de imagem, como ultrassonografia e exames radiográfico e tomográfico. O exame mais sensível para a identificação dos cálculos é o radiográfico, pois a maioria dos cálculos é radiopaco. Porém, recomenda-se uma combinação de exames de imagem, como a ultrassonografia associada ao exame radiográfico, pois a primeira é o exame de escolha para avaliar anormalidades associadas, como hidronefrose, e avaliar a função renal (relação corticomedular). Urografia excretora e urotomografia contrastada podem ser utilizadas como exames complementares, para a avaliação de uropatias obstrutivas.

Tratamento clínico

O tratamento clínico é paliativo, com analgesia, antibioticoterapia e fluidoterapia. Quando se tem conhecimento da composição do cálculo, o tratamento clínico com intuito de dissolução pode ser instituído.

Tratamento cirúrgico

O tratamento cirúrgico deve ser considerado quando há a presença de obstrução ou infecção. Com o intuito de evitar lesão renal irreversível, deve ser instituído o quanto antes, desde que o paciente esteja clinicamente estável. Entretanto, em paciente com pielonefrite decorrente de nefrolitíase e doença renal crônica, considerando os riscos cirúrgico e anestésico, é prudente considerar o tratamento clínico paliativo como opção mais segura.

Duas técnicas são descritas para a remoção dos nefrólitos: a nefrolitotomia, que é o acesso à pelve renal pela incisão do parênquima renal (nefrotomia), e a pielolitotomia, que é a incisão na pelve renal e ureter proximal. A nefrectomia está indicada aos quadros em que a nefrolitíase evolui para hidronefrose severa decorrente de uropatia obstrutiva. Além disso, a nefrotomia pode diminuir temporariamente cerca de 25 a 50% da função renal. Embora a nefrotomia bilateral possa ser realizada, pode precipitar a insuficiência renal aguda, caso a função renal esteja suficientemente comprometida no pós-operatório. A nefrotomia é feita pelo acesso à cavidade abdominal por celiotomia pré-retroumbilical. Após a localização do órgão, ele é divulsionado da região retroperitoneal e deslocado ventral e medialmente, expondo a face convexa (Figura 2). Pode-se ou não realizar a obliteração temporária dos vasos (artéria e veia renal) com o auxílio de pinças vasculares, porém tal procedimento pode agravar a lesão renal em razão da isquemia provocada. A incisão é realizada na face convexa e deve condizer com o cálculo a ser removido; após a remoção do nefrólito, o fechamento do rim pode ser feito com ou sem sutura. Na técnica sem sutura, as bordas são aproximadas e aplica-se pressão digital por aproximadamente 5 minutos, seguindo com sutura da cápsula renal em padrão simples descontínuo, com fio de sutura monofilamentar absorvível 3-0 ou 4-0. Caso a técnica sem sutura não seja suficiente para manter as bordas coaptadas, devemos utilizar suturas em padrão colchoeiro descontínuo, por meio da região

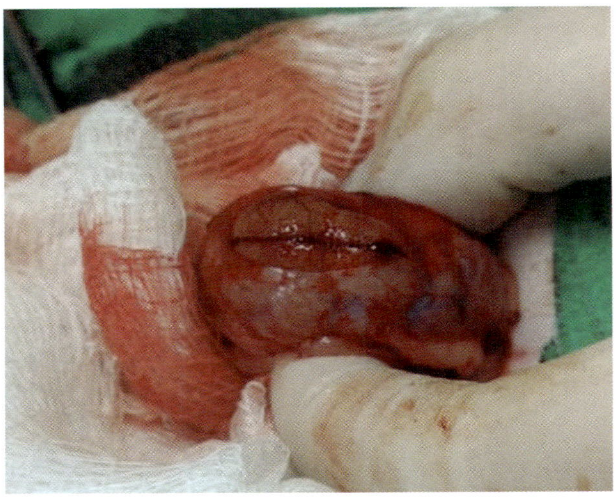

FIGURA 2 Nefrotomia realizada em face convexa, em felinos, para remoção de nefrólitos.

Fonte: própria autora.

cortical, sem comprometer as arteriais interlobares; apenas dois a três pontos de sutura são suficientes, com fio de sutura absorvível monofilamentar 4-0 ou 5-0, seguindo com sutura da capsula renal.

Dioctophyma renale

Considerado um nematoide de ocorrência mundial, que parasita os rins do cão e de outras espécies de animais domésticos e silvestres, inclusive o homem, o *Dioctophyma renale* possui de 14 a 100 cm de comprimento por 0,4 a 1,2 cm de diâmetro. Além disso, é considerado o maior nematoide conhecido e pertence à ordem *Enoplida*, família *Dioctophymatidae*.

O contágio ocorre com a ingestão de peixes e anelídeos aquáticos malcozidos, infectados com a forma larval. Possui ciclo evolutivo indireto e apresenta, como hospedeiros definitivos, os cães e, excepcionalmente, bovinos, equinos, suínos e o homem, além de um hospedeiro intermediário: um anelídeo que parasita brânquias de crustáceos e peixes. No hospedeiro definitivo, o parasita adulto localiza-se em geral no rim direito, assim os ovos podem ser eliminados com a urina. Dentro desse hospedeiro, os parasitas migram para o rim por meio da parede intestinal. O rim direito tem maior predisposição à presença do parasita, provavelmente devido à sua proximidade com o duodeno, sendo esse parasita o único capaz de colonizar especificamente o órgão. Penetrando pela cápsula renal, evolui para destruição total do parênquima; consequentemente, o rim fica reduzido exclusivamente à cápsula, no interior da qual estão os parasitas imersos em conteúdo sanguinolento. Em geral, parasitam somente um rim.

Sinais clínicos

Os sinais clínicos são inespecíficos, como apatia, hiporexia, febre, emagrecimento, hematúria, dor e aumento de volume à palpação abdominal, podendo o animal apresentar posição de prece (dor intensa abdominal). A evolução do quadro pode predispor ao aparecimento de peritonite, uremia e sinais relacionados com a insuficiência renal.

Diagnóstico

O diagnóstico pode ser feito por meio de exame parasitológico da urina, onde ovos de *D. renale* serão identificados. Raramente vermes jovens podem ser encontrados na urina. Exames de imagem, como ultrassonografia, podem evidenciar quadro de alteração na conformação e estruturas renais e alterações no parênquima.

Tratamento

O tratamento considerado mais eficaz é a remoção dos parasitas, com a técnica de nefrotomia. Nos casos mais avançados, com comprometimento renal extenso, utiliza-se a nefrectomia.

Abscessos renais e perirrenais

Os abscessos renais (Figura 3) são pouco comuns em cães e gatos. Ocorrem geralmente por via ascendente, decorrentes de um processo infeccioso primário nas vias urinárias. Podem estar associados a pielonefrite, nefrolitíase, biópsia renal, diabetes *mellitus* e hiperadrenocorticismo. Desenvolvem-se no parênquima renal ou em tecidos adjacentes (abscessos perirrenais).

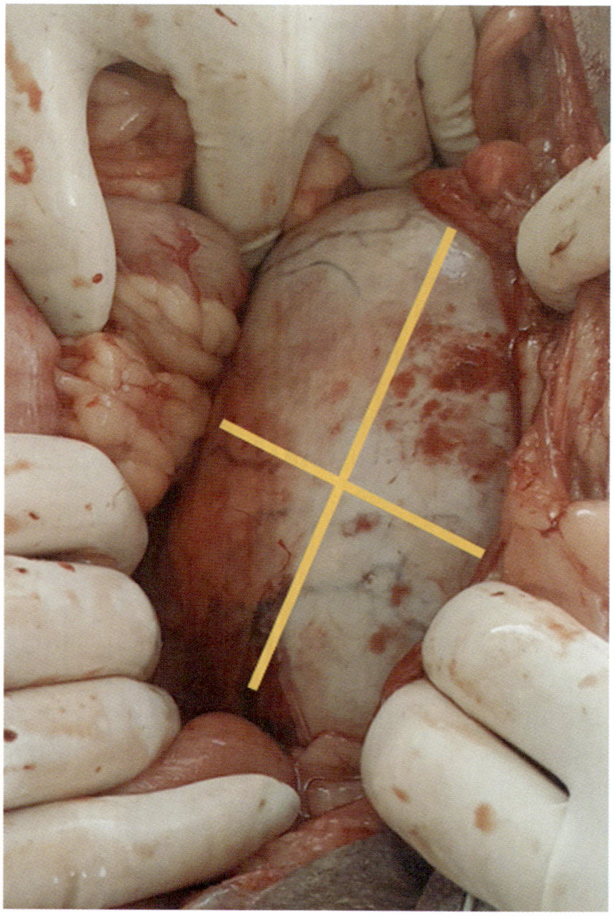

FIGURA 3 Abscesso renal em um cão; as linhas amarelas evidenciam suas dimensões, aproximadamente 20 cm × 12 cm.
Fonte: própria autora.

Sinais clínicos

As manifestações clínicas incluem poliúria, polidipsia, apatia, febre e sensibilidade à palpação na região lombar.

Diagnóstico

O reconhecimento dos sintomas está associado ao exame ultrassonográfico. O diagnóstico realizado com ultrassonografia é confirmado com citologia e cultura do fluido drenado. A drenagem percutânea guiada por ultrassom é indicada em abscessos de tamanho médio, a qual, associada à terapia antimicrobiana, substitui o tratamento cirúrgico.

Tratamento

O tratamento inclui suporte clínico e nefrectomia em casos mais avançados.

Ureter

Ureter ectópico

É considerada anomalia congênita rara na clínica cirúrgica de pequenos animais. Nas ectopias, a hereditariedade é sugerida como outra possível etiologia, devido à associação de algumas raças com a doença, como Labrador Retriever, Golden Retriever, Fox Terrier, Husky Siberiano, Terra-Nova, Buldogue e Poodle.

O ureter distal se abre em uma localização ectópica na vesícula bexiga urinária. Pode ser uni ou bilateral e é classificado como extra ou intramural, sendo o último mais comum em cães. Os extramurais ignoram completamente a vesícula urinária para penetrar no lúmen vaginal, vestibular, do útero ou da uretra. Ureteres ectópicos intramurais cursam através das camadas da mucosa e submucosa da bexiga para penetrar no colo da bexiga, na uretra ou no canal vaginal, ou no vestíbulo da vagina. O ureter ectópico em machos pode desembocar no colo da bexiga, uretra, ducto deferente ou glândulas seminais.

Sinais clínicos

Incluem incontinência urinária contínua ou intermitente, tipicamente presente desde o nascimento, desconforto ao urinar e dermatite perivulvar.

Diagnóstico

O diagnóstico de ureter ectópico normalmente é realizado com base nos exames de imagem, inicialmente exame ultrassonográfico, sendo confirmado após urotomografia contrastada.

Tratamento

A neoureterocistostomia (reimplante do ureter na vesícula urinária) é considerada a técnica cirúrgica mais utilizada no tratamento do ureter ectópico. Ureteres intramurais são corrigidos com a técnica laterolateral, também chamada de neoureterostomia, a qual consiste em criar cirurgicamente uma abertura ureteral permanente na vesícula bexiga urinária, com ligadura do segmento distal do ureter. Animais que apresentem ureter ectópico extraluminal devem ser submetidos à ligadura do segmento distal e reimplantação ureteral por neoureterocistostomia.

Ureterólitos

Os cálculos ureterais são mais comumente diagnosticados em felinos do que em cães. A obstrução ureteral leva à restrição do fluxo de urina, o que pode resultar em crise urêmica, alterações na estrutura do rim e ureter e perda da função renal. O alívio da obstrução em tempo hábil pode preservar a estrutura e a função dos rins.

Sinais clínicos

O sinal clínico mais comum é a hematúria. Todavia, devido à obstrução, os pacientes podem apresentar vômito, hiporexia, apatia, desidratação, além de alterações condizentes com lesão renal aguda.

Diagnóstico

Devido à especificidade e sensibilidade dos exames radiográficos e ultrassonográficos, a identificação de cálculos ureterais tem se tornado mais rápida e fácil.

Tratamento clínico

O tratamento clínico consiste em analgesia, antibioticoterapia e fluidoterapia. Tem como objetivo reduzir a lesão renal e auxiliar na tentativa de expulsão do cálculo, utilizando fármacos que promovam a dilatação do ureter.

Tratamento cirúrgico

A remoção cirúrgica para cálculos ureterais tem sido descrita em experiências anteriores e se justifica se houver evidência de obstrução parcial ou completa do ureter, como presença de hidronefrose e dilatação do ureter proximal ao cálculo, ou ainda se os cálculos se apresentam imóveis em repetidos exames.

A pequena dimensão do ureter de felinos também é fator predominante na escolha do procedimento cirúrgico. É importante fazer a magnificação da imagem utilizando microscópio cirúrgico, com aumento de 25 vezes, fazendo a sutura do ureter com fio de sutura 10.0 (Figuras 4A e 4B). Outras técnicas podem ser empregadas em determinados casos, como cateter duplo J e dispositivo *bypass* urinário subcutâneo (SUB). Em cães, em determinados casos, é possível fazer a ureterotomia apenas com lupa cirúrgica, de aumento de até 3,5 vezes.

Bexiga

Neoplasias vesicais

O carcinoma de células transicionais compreende cerca 1,5 a 2% de todas as neoplasias em cães, sendo mais comum em gatos. As neoplasias, principalmente, aquelas localizadas na região do trígono vesical, assim como as urolitíases, podem causar obstrução do fluxo urinário. Em consequência, a bexiga se distende, podendo ocorrer azotemia, hipercalcemia, hidroureter, hidronefrose e ruptura vesical, dando origem ao uroabdômen.

Sinais clínicos

Os sintomas são bastante semelhantes aos observados nos animais portadores de urólitos, pois as neoformações podem comprometer o fluxo de urina. Em casos avançados, é possível palpar uma formação no abdômen caudal ao exame físico. Outros sinais clínicos incluem hematúria, perda de peso, hiporexia, relacionados à síndrome paraneoplásica e insuficiência renal, caso a obstrução do ureter ocorra.

Diagnóstico

A tomografia é o exame diagnóstico de escolha para neoplasias e auxilia no planejamento cirúrgico.

Tratamento clínico

A terapia para pacientes com neoplasias varia conforme o tipo, o tamanho e a localização do tumor.

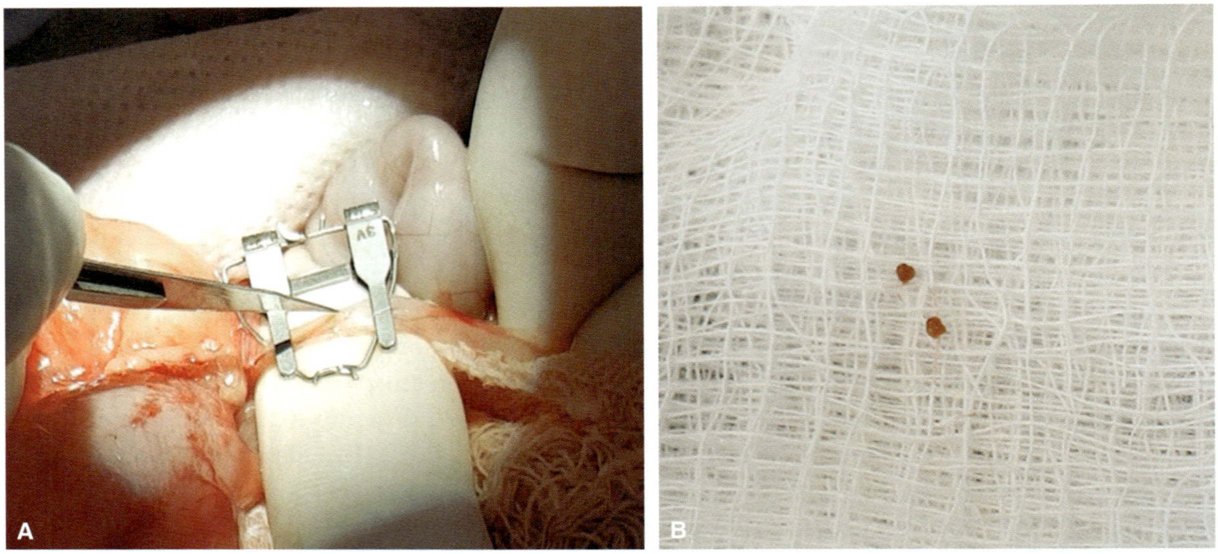

FIGURA 4 (A) Ureterotomia microcirúrgica realizada em felino; (B) ureterólitos de 2 mm removidos.
Fonte: própria autora.

Inicialmente analgesia e anti-inflamatórios não esteroides podem ser eficazes na redução do tamanho tumoral, podendo ser utilizados no pré-operatório. A radioterapia é indicada em conjunto com a cirurgia e mais indicada para tumores localmente agressivos, mas com baixa incidência de metástases. Isoladamente, a radioterapia é usada para diminuir o tamanho dos tumores e a chance de metástase.

Tratamento cirúrgico

A remoção cirúrgica, a radioterapia e a quimioterapia constituem os principais tratamentos para a erradicação do tumor. O procedimento cirúrgico pode levar à remoção com eficácia se não houver metástase. A cistectomia parcial é indicada a pacientes com tumores que não afetam a integridade total do órgão. Se forem removidos até dois terços do corpo vesical, pode ser mantida funcionalidade aceitável. A cistectomia total deve ser feita em casos de neoplasias que afetem o trígono e a porção distal dos ureteres ou de tumores de estágio avançado que comprometam a totalidade da parede vesical. As anastomoses ureterocólica, ureterouretral, ureteroprepucial ou ureterovaginal são alternativas para restabelecer a excreção urinária. Em casos de cistectomia parcial, a sutura da parede vesical deve ser realizada em dois planos: primeiro plano, padrão simples contínuo extramucosa; segundo plano, padrão invaginante seromuscular, ambos com fio de sutura monofilamentar absorvível de longa absorção (polidioxanona, poliglecaprona).

Urólitos

Os minerais mais frequentemente identificados são a estruvita e o oxalato de cálcio. A identificação dos urólitos e da sua composição mineral se faz necessária para um tratamento eficaz, evitando recorrências.

Sinais clínicos

O quadro clínico depende do número, tipo e localização dos urólitos, se há infecção ou quadro de obstrução do fluxo urinário. Podem-se observar hematúria, estrangúria, disúria, polaciúria, oligúria, tenesmo, prolapso retal e micção inadequada. Alguns pacientes se tornam incontinentes, e lambedura da genitália pode ser observada. Sinais de desconforto sublombar ou abdominal também podem ser identificados.

Diagnóstico

O exame físico completo, incluindo a palpação da uretra, desde o arco isquiático até o óstio peniano, é essencial. A palpação da bexiga antes e depois do seu esvaziamento pode confirmar a presença de urolitíase ou de espessamento da parede da bexiga. A análise da urina permite a identificação da presença de sangue, bactéria, cristais minerais, células neoplásicas, proteínas e células inflamatórias.

Radiografias abdominais simples, com ou sem uso de contraste, são úteis na visualização da estrutura da bexiga e na determinação da presença de cálculos. A ultrassonografia é recomendada como modalidade de diagnóstico por imagem em pacientes com acometimento do trato urinário. A ultrassonografia permite avaliação de todo o trato urinário (exceto uretra distal).

Tratamento clínico

Os fatores que devem ser considerados incluem a eficácia de uma terapia clínica na dissolução do cálculo, o estado geral do animal e a presença de uma uropatia (ou seja, hidronefrose, hidroureter ou insuficiência renal). O tratamento dos cálculos consiste na eliminação dos urólitos, por excreção urinária ou remoção cirúrgica. Novos exames (ultrassonografia, radiografias etc.) devem ser realizados para determinar se os urólitos foram eliminados.

A terapêutica pode variar com a espécie, já que uma infecção secundária induzida por urólitos de estruvita ocorre principalmente em cães. A diluição destes pode ser induzida somente com tratamento nutricional, no entanto, o uso de antibióticos durante o período de dissolução é necessário para o controle da infecção.

Tratamento cirúrgico

Se o tratamento clínico não for inviável, a remoção cirúrgica convencional ou laparoscópica é indicada. Após a retirada dos cálculos por cistotomia, recomenda-se a lavagem exaustiva da bexiga e uretra (com o auxílio de uma sonda) com solução de cloreto de sódio a 0,9%. A cistotomia (Figura 5) inicia-se com a exposição da vesícula urinária realizando uma celiotomia retroumbilical, acessando o abdômen caudal. Pontos de ancoragem devem ser realizados para evitar o extravasamento de urina na cavidade abdominal. A incisão é realizada entre os pontos de ancoragem. Após a remoção do cálculo e lavagem vesical, realiza-se a cistorrafia em dois planos de sutura – primeiro plano em padrão simples descontínuo seromuscular e segundo plano em padrão invaginante seromuscular, utilizando fio de sutura monofilamentar absorvível de longa absorção. A omentalização é indicada para evitar a aderência de outros órgãos no local da cistorrafia.

Uretra

Obstruções

Em gatos e cães machos, a uretra é mais suscetível a obstrução do que nas fêmeas, pois a uretra peniana apresenta diâmetro reduzido, estreitamento e menor elasticidade. Entre os principais acometimentos uretrais, podemos citar os intraluminais, obstrução por urólitos, tampões uretrais (mais comum em gatos) e coágulos provenientes de cistites. Anomalias congênitas e traumatismos também podem interromper o fluxo urinário. Tentativas sequenciais de

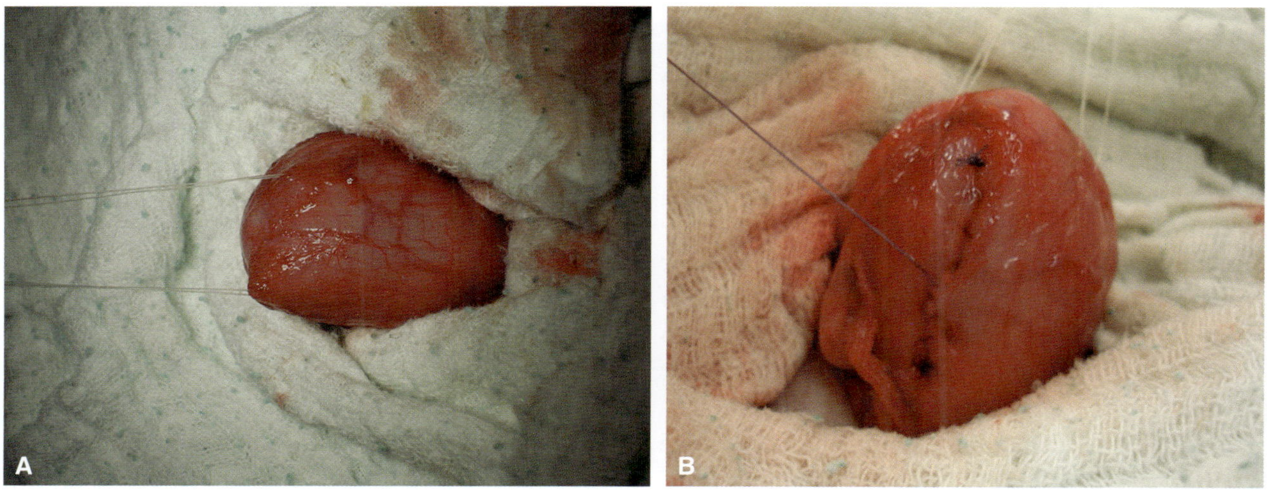

FIGURA 5 (A) Cistotomia em paciente canino. Exposição da bexiga e pontos de reparo; (B) cistorrafia.

Fonte: Renato Moran Ramos, 2016.

desobstrução podem lesionar a parede da uretra, causando inflamação e estenose do canal uretral com subjacente obstrução. As alterações extraluminais, como neoplasias prostáticas, neoplasia prepucial e massas extraluminais, também podem impedir o fluxo urinário.

Sinais clínicos

Os sinais clínicos mais comuns ocorrem após 24 a 36 horas de obstrução, correlacionados à azotemia pós-renal, como vômito, anorexia (devido à perda de água e catabolismo), depressão, desidratação e hipotermia. Pacientes com azotemia pós-renal podem ter sinais cardiovasculares resultantes de distúrbios hidroeletrolíticos, incluindo hipercalemia e acidose metabólica. Geralmente apresentam hematúria, disúria, polaciúria, anúria, urinam em lugares não habituais e algumas vezes não conseguem urinar. Agressividade, dor quando o abdômen é palpado, devido à hiper-repleção vesical, e lambedura do períneo podem estar relacionadas com o quadro obstrutivo.

Diagnóstico

O diagnóstico é feito com base na história clínica e nos achados dos exames físico, exames laboratoriais e de imagem. Radiografias simples podem detectar cálculos radiopacos no canal uretral, enquanto uretrografia retrógrada pode indicar ruptura e estenose uretrais e cálculos radiolucentes. Ultrassonografia e tomografia computadorizada podem diagnosticar massas que podem possam estar causando obstrução.

Tratamento clínico

As cirurgias uretrais devem ser evitadas quando a obstrução é revertida mediante hidropropulsão retrógrada. O primeiro passo é a abordagem clínica objetivando o restabelecimento do fluxo urinário, bem como o equilíbrio hidroeletrolítico e metabólico do animal, porém a relativa urgência em eliminar a obstrução uretral dependerá do estado físico do animal. Em seguida, recomenda-se a identificação do local da obstrução e de sua causa. Se não houver a possibilidade de restabelecer o fluxo urinário clinicamente, o animal deverá ser operado. Devem-se fornecer fármacos analgésicos, pois a analgesia favorece o procedimento de desobstrução.

Tratamento cirúrgico

É importante que o cirurgião localize o local exato da obstrução, pois a técnica cirúrgica varia conforme o local. A uretrotomia é um procedimento comum nas regiões pré-escrotal, em cães, e perineal, em gatos; nestes, há a necessidade da magnificação da imagem, utilizando microscópio cirúrgico ou lupas cirúrgicas. A uretrostomia é uma técnica realizada quando a obstrução não pode ser removida por hidropropulsão retrógrada ou por uretrotomia. Pode ser feita nas regiões pré-escrotal, escrotal, perineal e pré-púbica, dependendo da localização da lesão obstrutiva, contudo a região escrotal é a mais indicada em cães, pois a uretra se localiza mais superficial e seu diâmetro é maior, com menos tecido cavernoso; portanto, o risco de hemorragia e estenose pós-operatória pode ser diminuído.

Em gatos, por diferenças anatômicas, a uretrostomia perineal é a técnica mais indicada, ao passo que a pré-púbica deve ser realizada em casos de traumas com alterações anatômicas irreversíveis da uretra peniana. No transoperatório devemos nos certificar de que a divulsão da uretra foi feita até a região das glândulas bulbouretrais, onde a uretra é mais calibrosa, evitando estenoses no pós-operatório. Nas uretrostomias, a sutura da uretra com o tecido cutâneo deve ser realizada em padrão simples descontínuo, utilizando-se fios de sutura inabsorvível monofilamentar 3-0 ou 4-0. Na uretrotomia, a sutura é realizada em um único plano de sutura, com fio de sutura absorvível monofilamentar, sendo o calibre acima de 6-0; varia de acordo com o tamanho do paciente e a espessura da uretra – onde utilizamos 10-0 em felinos.

CONCLUSÃO

As cirurgias do sistema urinário representam uma grande porcentagem dos procedimentos cirúrgicos na clínica cirúrgica de pequenos animais. São procedimentos relativamente simples, entretanto, é de extrema importância o correto diagnóstico da afecção, bem como a escolha correta da técnica. Além disso, em geral são procedimentos que requerem instrumentais delicados, materiais específicos, um bom conhecimento anatômico e a destreza do cirurgião.

REFERÊNCIAS BIBLIOGRÁFICAS

1. Balakrishnan A, Drobatz KJ. Management of urinary tract emergencies small animal. Vet Clin North Am Small Anim Pract. 2013;43(4):843-67.
2. Fossum TW. Cirurgia de pequenos animais. 5. ed. Rio de Janeiro: Guanabara Koogan; 2014.
3. Koehler LA, Osborne CA, Buettner MT, Lulich JP, Behnke R. Canine uroliths: frequently asked questions and their answers. Veterinary Clinics of North America. Vet Clin North Am Small Anim Pract. 2009;39(1):161-81.
4. Lamb CR, Cortellini S, Halfacree Z. Ultrasonography in the diagnosis and management of cats with ureteral obstruction. J Feline Med Surg. 2018;20(1):15-22.
5. Oliveira ALA. Técnicas cirúrgicas em pequenos animais. 2. ed. São Paulo: Elsevier; 2018.
6. Tobias KM, Johnston SP. Veterinary surgery: small animal. 2. ed. St. Louis: Elsevier; 2018.
7. Wormser C, Clarice DL, Aronson LR. Outcomes of ureteral surgery and ureteral stenting in cats: 117 cases (2006-2014). J Am Vet Med Assoc. 2016;248(5):518-25.

30

Cirurgia da coluna vertebral

Renato Moran Ramos ▪ Danyelle Rayssa Cintra Ferreira

Objetivos

Após a leitura do capítulo, você será capaz de:

- Conhecer as principais afecções da coluna vertebral de cães e gatos.
- Distinguir os métodos disponíveis para a obtenção do diagnóstico de cada uma dessas afecções.
- Identificar algumas abordagens terapêuticas de cada afecção e saber quando indicar cada uma delas.
- Compreender as neurocirúrgicas da coluna vertebral.
- Reconhecer as complicações e o prognóstico de cada afecção abordada.

INTRODUÇÃO

O manejo adequado dos pacientes com afecções no sistema nervoso baseia-se principalmente na ampla compreensão de aspectos anatômicos, fisiológicos, clínicos e cirúrgicos. Para a execução da técnica neurocirúrgica propriamente dita, o cirurgião deve ter um vasto conhecimento das estruturas anatômicas do sistema nervoso, sendo capaz de lidar com as possíveis variações anatômicas inter e intrarraciais e com os efeitos rotacionais do posicionamento cirúrgico do paciente com relação ao alinhamento vertebral, sem que isso interfira no sucesso do seu procedimento. Essa habilidade é desenvolvida observando-se laboriosamente a anatomia da coluna vertebral e da medula espinal, tendo em mente os marcos anatômicos essenciais para a execução das técnicas.

O objetivo principal de uma abordagem neurocirúrgica à coluna vertebral é obter o adequado acesso à lesão, de modo a permitir a sua visualização e possibilitar o seu tratamento, porém minimizando os danos secundários à manipulação cirúrgica e evitando a instabilidade do segmento vertebral envolvido. Com isso, há redução do potencial risco de trauma iatrogênico às estruturas neurovasculares e de fratura/luxação vertebral.

Os procedimentos neurocirúrgicos da coluna vertebral envolvem alguns cuidados gerais: (1) durante a perfuração vertebral com broca, atentar-se bastante à mudança das camadas ósseas das vertebras, a fim de evitar a entrada abrupta e inadvertida no canal medular. Assim, à medida que a vértebra é perfurada, observa-se primeiramente uma fina camada de osso cortical externo, denso e esbranquiçado, a qual será substituída por uma camada intermediária de osso esponjoso marrom/avermelhado, mais espessa e hemorrágica, e, por último, uma outra camada cortical, mais interna fina e esbranquiçada; (2) durante a perfuração da vértebra com broca, a lavagem contínua com solução fisiológica ajuda a prevenir lesões térmicas ao osso e aos tecidos adjacentes, apesar de dificultar a visualização das camadas vertebrais. Portanto, pode-se optar pela lavagem intermitente, nos intervalos da perfuração; (3) durante os procedimentos neurocirúrgicos, é muito importante a utilização do aspirador cirúrgico, o qual auxiliará na sucção de sangue, debris ósseos e fluidos de lavagem; (4) o cirurgião deve ter pinças Kerrison de diferentes tamanhos e angulações, pois, a depender da abordagem cirúrgica, será necessária a utilização de diferentes pinças ao longo do procedimento, reduzindo o risco de dano iatrogênico às estruturas neurovasculares; (5) as pinças Kerrison devem ser delicadamente inseridas, sem fazer apreensões ósseas excessivamente grandes, a fim de prevenir possíveis fraturas vertebrais; (6) todo o instrumental utilizado na abordagem neurocirúrgica deve ser manuseado com muito cuidado. O objetivo geral é perfurar a vértebra para obter acesso ao canal vertebral de modo a minimizar, e até mesmo evitar, o contato do instrumental com a medula espinal. Portanto, o cirurgião deve sempre segurá-los com as duas mãos, para fornecer maior estabilidade e destreza e evitar a introdução inadvertida no canal medular.

Os termos mais comumente empregados na neurocirurgia vertebral são: laminectomia dorsal (remoção completa da lâmina vertebral e porções variáveis das facetas articulares, de um ou ambos os lados. Evita-se a remoção completa de ambas as facetas articulares, pois o grau de instabilidade vertebral resultante pode desencadear fratura/luxação vertebral), hemilaminectomia (remoção unilateral da lâmina dorsal, das facetas articulares e de parte do pedículo das vértebras afetadas), pediculectomia (remoção de uma porção do pedículo de duas vértebras adjacentes para ampliar o forame intervertebral, preservando os processos articulares), pediculectomia parcial (remoção do pedículo de apenas uma vértebra, sem invadir o forame intervertebral e preservando os processos articulares), corpectomia lateral parcial (criação de uma fenda nos aspectos laterais de dois corpos vertebrais adjacentes a um disco intervertebral), fenda ventral (criação de uma fenda nos aspectos ventrais de dois corpos vertebrais adjacentes a um disco intervertebral), facetectomia (remoção completa das facetas articulares) e fenestração (criação de uma janela no AF lateral ou ventral para remover o núcleo pulposo do disco intervertebral).

DESENVOLVIMENTO

Coluna vertebral cervical

Doença do disco intervertebral cervical

Considerações gerais

O disco intervertebral (DIV) é uma estrutura responsável pela flexibilidade e estabilidade da coluna vertebral de cães e gatos. A degeneração dessa estrutura é um fenômeno comum, e, uma vez iniciado esse processo, desencadeia-se uma cascata de eventos que podem levar à falha estrutural do DIV. A presença de material discal degenerado ou não no interior do canal vertebral poderá resultar em compressão/lesão das estruturas neurais, podendo cursar em dor e déficits neurológicos variáveis.

Atualmente são descritos cinco tipos de hérnias de disco, que podem ser secundárias a lesões degenerativas e ocorrer em discos não degenerados. As hérnias de disco não degeneradas ou parcialmente degeneradas são classificadas como extrusão do núcleo pulposo hidratado (HNPE), extrusão aguda não compressiva do núcleo pulposo (ANNPE) e extrusão intradural/intramedular do disco intervertebral (IIVDE). Em casos de hérnias de disco degenerado, podem ocorrer dois tipos de degeneração: condroide e fibroide. Neste capítulo, focaremos nas hérnias de disco degenerativas, devido à indicação do tratamento cirúrgico em muitos casos.

A degeneração condroide acomete predominantemente cães condrodistróficos (Dachshund, Pequinês, Buldogue Francês, Beagle, Lhasa Apso, Maltês, Poodle Miniatura e Shih-Tzu) com idade entre 3 e 6 anos. Nesse tipo, o núcleo pulposo (NP) gelatinoso perde a capacidade de ligação com a água, sofre degradação dos glicosaminoglicanos e, muitas vezes, torna-se calcificado. Essa calcificação altera a pressão intradiscal, causando focos de estresse mecânico no ânulo fibroso (AF) dorsal que, com o tempo, rompe, permitindo a liberação do NP degenerado de forma catastrófica e rápida para o interior do canal vertebral. Esse processo é denominado de extrusão do disco ou doença do DIV Hansen tipo I (Figura 1). Nessa condição, a gravidade do dano à medula espinal está relacionada com a velocidade da extrusão, a duração da compressão e a quantidade de material discal extruso.

Já a degeneração fibroide é um processo relacionado à idade e que ocorre independentemente da raça; entretanto, é predominantemente documentada em cães não condrodistróficos (Pastor Alemão, Doberman Pinscher, Labrador Retriever e Rottweiler) com idade igual ou superior a 6 anos. Caracteriza-se pelo espessamento progressivo do AF dorsal e pela desidratação e deposição fibrosa do NP, alterando a pressão intradiscal. Ao longo dos anos, ocorrem saliências dorsais do AF no interior do canal vertebral, levando à compressão da medula espinal e/ou de raízes nervosas. Esse processo é denominado de protrusão do disco ou doença do DIV Hansen tipo II (Figura 2).

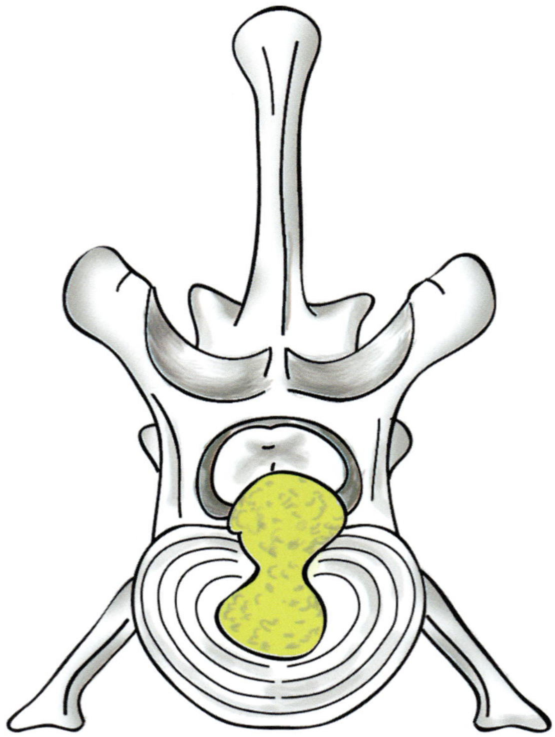

FIGURA 1 Extrusão do disco intervertebral Hansen tipo I. Note o núcleo pulposo em amarelo comprimindo a medula ventralmente.

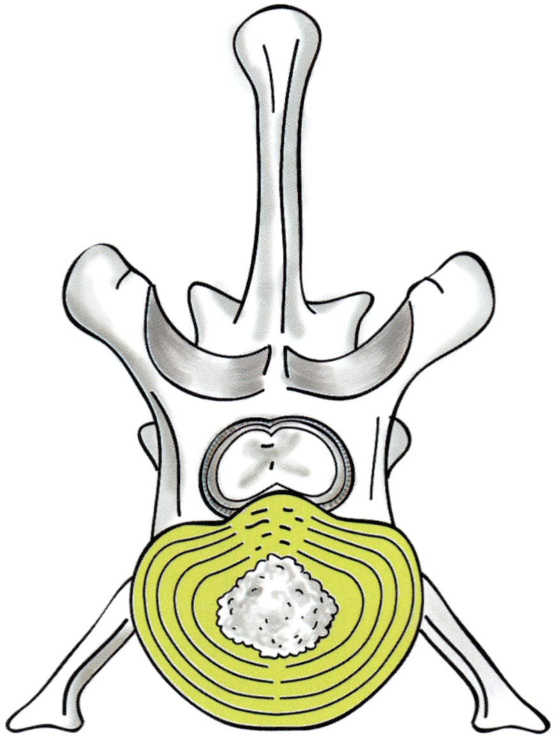

FIGURA 2 Protrusão do disco intervertebral Hansen tipo II.

Portanto, a extrusão discal é uma condição aguda que gera sinais clínicos de rápida evolução (minutos/dias), ao passo que a protrusão discal é uma condição crônica que provoca sinais clínicos de evolução usualmente lenta (semanas a meses ou, às vezes, anos). Ambos os tipos de degeneração podem afetar os discos cervicais, embora as extrusões sejam mais comuns.

Entre os cães de raças pequenas, o espaço intervertebral com maior prevalência para extrusão é o C2-C3, ao passo que em cães de raças grandes não condrodistróficas o espaço intervertebral mais comumente acometido é o C6-C7.

Na extrusão discal cervical, o sinal clínico predominante é a dor cervical, observável em até 60% dos cães sem déficits neurológicos associados e em cerca de 90% dos cães em geral. A postura de dor cervical é tipicamente caracterizada pelo nariz direcionado para o chão, postura cifótica, e, ao mudar de posição, o paciente movimenta a cabeça e o pescoço como uma única unidade. Na protrusão discal, a cervicalgia pode ser clinicamente significativa, porém raramente o será na mesma intensidade que nos quadros de extrusão.

O "sinal de raiz" é outro achado frequente nos quadros cervicais, o qual reflete o acometimento da raiz nervosa pelo material extruso lateralmente e leva a quadros de claudicação de um dos membros torácicos. Fasciculações da musculatura cervical também podem estar presentes, sobretudo à palpação do pescoço. A disfunção neurológica pode ser caracterizada por ataxia, hemiparesia, tetraparesia ou, raramente, tetraplegia com hipoventilação. Na doença do DIV cervical tipo II usualmente ocorre tetraparesia lentamente progressiva.

Diagnóstico

O diagnóstico baseia-se em resenha, histórico, sinais clínicos e exame neurológico e confirmado por exames de imagem. As radiografias simples podem revelar alterações sugestivas de doença do DIV e auxiliar na exclusão dos diagnósticos diferenciais, mas não devem ser usadas para conclusão diagnóstica. A calcificação do espaço intervertebral pode ser um achado radiográfico e, quando presente, indica degeneração, mas não necessariamente herniação discal. Outras alterações radiográficas sugestivas de doença do DIV incluem estreitamento do espaço intervertebral e/ou das facetas articulares, espaço intervertebral em forma de cunha, estreitamento ou aumento da opacidade do forame intervertebral e presença de material mineralizado no interior do canal vertebral.

A mielografia é uma excelente modalidade de imagem para o diagnóstico de extrusão discal, de modo que a presença de atenuação, afinamento ou desvio da coluna de contraste sugere compressão extradural, o que, somado às demais informações obtidas na anamnese e no exame neurológico, é considerado diagnóstico de hérnia de disco. Todavia, é necessária a obtenção de imagens em projeção ventrodorsal e/ou oblíqua para determinar o lado da lesão e orientar a abordagem cirúrgica.

A tomografia computadorizada é capaz de diagnosticar a existência de extrusões discais, fornecer informações sobre a lateralização da lesão e permitir que as imagens sejam analisadas e reconstruídas tridimensionalmente em vários planos, o que aprimora o seu valor diagnóstico (Figura 3). A mielotomografia apresenta sensibilidade maior quando comparada à tomografia simples, tendo sido recomendada se o exame tomográfico simples não foi capaz de diagnosticar a lesão. Todavia, alguns pesquisadores recomendam que a injeção de contraste seja realizada em todos os casos.

A ressonância magnética é considerada a melhor técnica de imagem para o diagnóstico precoce da degeneração do DIV e para a avaliação do parênquima medular, discos e outras estruturas vertebrais associadas. Ela está se tornando ferramenta-padrão para a aquisição de imagens de cães e gatos com suspeita de discopatia, pois, além de fornecer detalhes anatômicos superiores, é uma das melhores modalidades para o diagnóstico de afecções da coluna vertebral que possuem apresentação clínica semelhante à doença do DIV.

Diagnóstico diferencial

Os diagnósticos diferenciais para discopatia cervical incluem meningomielite, siringo-hidromielia, neoplasia vertebral/medular, subluxação atlantoaxial, discoespondilite e fratura/luxação vertebral.

Tratamento clínico

Pacientes com suspeita de extrusão discal cervical são, na maioria das vezes, tratados de forma bem-sucedida por meio conservativo se exibirem déficits neurológicos leves a nulos (apenas cervicalgia) e ausência

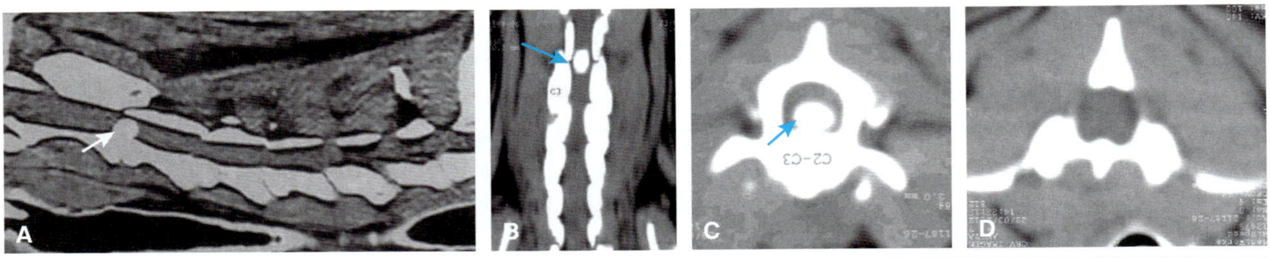

FIGURA 3 (A) A imagem evidencia uma tomografia computadorizada (corte parassagital) da coluna cervical de um cão, que apresenta extrusão de disco intervertebral entre C3-C4 (seta); (B) corte dorsal; (C) corte transversal, da coluna cervical de um cão, apresentam extrusão de disco intervertebral lateralizada à esquerda do canal vertebral, entre C5-C6 (seta); (D) a imagem evidencia corte transverso da vertebra cervical normal.

de episódios de dor recorrente. Tradicionalmente, a terapia clínica consiste no confinamento estrito em gaiola/espaço limitado por 2 a 6 semanas, a fim de reduzir o risco de extrusão contínua do material nuclear residual durante o período em que o AF rompido está cicatrizando. A atividade deve ficar restrita a passeios breves para urinar e defecar, onde o tutor pode avaliar o progresso do paciente. Além disso, a administração de analgésicos, anti-inflamatórios e relaxantes musculares também é preconizada a fim de reduzir dor, inflamação, rigidez cervical e espasmos musculares. A protrusão discal é normalmente tratada com restrição de atividade física e uso de anti-inflamatórios.

Segundo estudos, não houve nenhum efeito benéfico da administração de corticosteroides no sucesso terapêutico de animais com extrusão de disco, portanto, muitos autores não recomendam o uso dessa classe anti-inflamatória no tratamento medicamentoso da doença do DIV tipo I. Todavia, os glicocorticoides podem ser utilizados no tratamento das condições crônicas, como no tipo II, visando à redução do edema vasogênico.

Tratamento cirúrgico

Pré-operatório

A realização de fluidoterapia e pacientes tetrapaused réticos não ambulatórios pode ter comprometimento respiratório subclínico e exigir suporte ventilatório durante a cirurgia.

Cirurgia

O tratamento cirúrgico de pacientes com discopatia cervical objetiva a descompressão da medula espinal e/ou raízes nervosas a partir da remoção do material discal presente no interior do canal vertebral. A cirurgia é indicada a pacientes com episódios de dor recorrente, resposta inadequada à terapia médica, disfunção neurológica moderada a severa ou piora rápida da condição neurológica inicial.

As opções cirúrgicas para descompressão da medula espinal cervical são fenda ventral (*slot* ventral), laminectomia dorsal e hemilaminectomia. A escolha pela técnica mais apropriada depende, principalmente, da localização da lesão compressiva. Assim, para lesões situadas na região ventral do canal vertebral, recomenda-se a fenda ventral, a qual envolve discectomia e corpectomia e é a técnica mais usualmente executada na região cervical (Figura 4). A laminectomia dorsal raramente é indicada para doença do DIV cervical com presença de material no assoalho do canal vertebral, porém resultados favoráveis têm sido reportados em cães de raças pequenas, nos quais a fenda ventral não proporciona exposição suficiente para a remoção efetiva do material nem promove descompressão adequada. E, caso o material esteja localizado lateral ou dorsolateralmente no canal vertebral, de tal forma que a abordagem ventral não proporcione acessibilidade adequada a ele, as técnicas de hemilaminectomia e laminectomia dorsal são preferíveis.

As vantagens do acesso ventral incluem mínima dissecação muscular e possibilidade de fenestração profilática dos DIV adjacentes. Todavia, por essa abordagem, aumenta o risco de hemorragia devido à maior probabilidade de acometer o seio venoso vertebral, além de se ter uma visão limitada do campo operatório devido ao tamanho da fenda e não ter a exposição adequada do forame intervertebral. Por sua

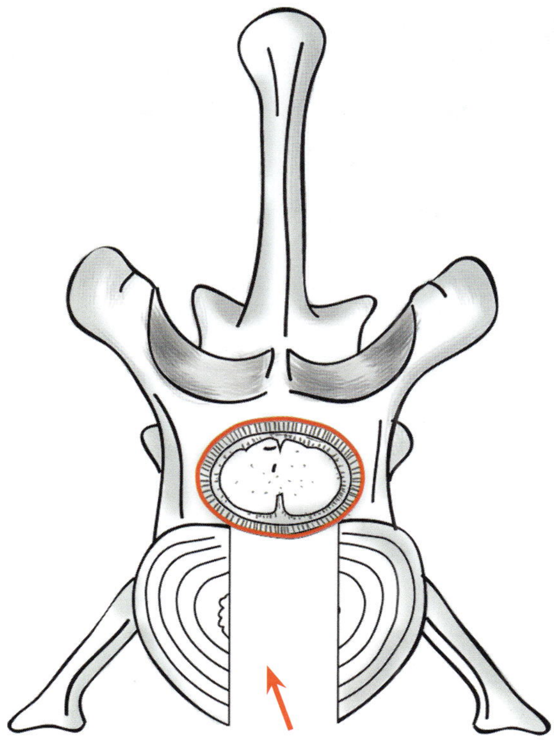

FIGURA 4 Imagem ilustrativa mostrando a cirurgia de fenda ventral por acesso ventral (seta), a medula espinal cervical.

vez, apesar da extensa dissecação muscular e impossibilidade de acesso ao assoalho vertebral e aos DIV, os acessos dorsais e dorsolaterais promovem maior descompressão da medula espinal do que a abordagem ventral, com facilidade de acesso a materiais localizados lateralmente.

Fenda ventral (*slot* ventral)

Realizar a tricotomia da região ventral do pescoço, desde a parte média da mandíbula até o manúbrio esternal. Posicionar o paciente em decúbito dorsal com o pescoço estendido e os membros torácicos tracionados caudalmente e presos à mesa cirúrgica. Utilizar toalhas e/ou sacos de areia para manter o alinhamento entre cabeça, pescoço e tronco e fitas adesivas posicionadas transversalmente na cabeça e no tórax do paciente, para auxiliar ainda mais na estabilização do animal à mesa (Figura 5).

Realizar uma incisão ventral na linha média, determinando seu exato comprimento de acordo com a localização dos espaços intervertebrais acometidos. Separar os músculos esterno-hióideo e esternomastóideo em suas linhas médias. Identificar o esôfago e a traqueia, afastando-os digitalmente para a esquerda. Palpar o processo transverso de C6 e/ou o tubérculo ventral de C1 e utilizá-los como pontos de referência anatômicos para acessar o espaço intervertebral acometido.

Divulsionar o músculo longo do pescoço através de sua rafe mediana e liberar suas inserções tendíneas dos processos ventrais das vértebras acometidas. Utilizar afastadores autoestáticos à medida que a dissecação for ocorrendo, sempre protegendo a bainha carotídea, o esôfago e a traqueia de possíveis lesões iatrogênicas causadas por esses instrumentais. Realizar a elevação periosteal da musculatura presente na superfície ventral dos corpos vertebrais.

Ao dissecar o espaço intervertebral acometido, remover o processo ventral da vértebra cranial com goiva e, em seguida, incisar a porção ventral do AF com uma lâmina de bisturi nº 11. É importante ressaltar que os espaços intervertebrais das vértebras cervicais se encontram discretamente angulados de caudal para cranial e, por isso, durante a incisão do AF, essa angulação deve ser respeitada. Após remover o AF ventral, curetar o material discal com um raspador

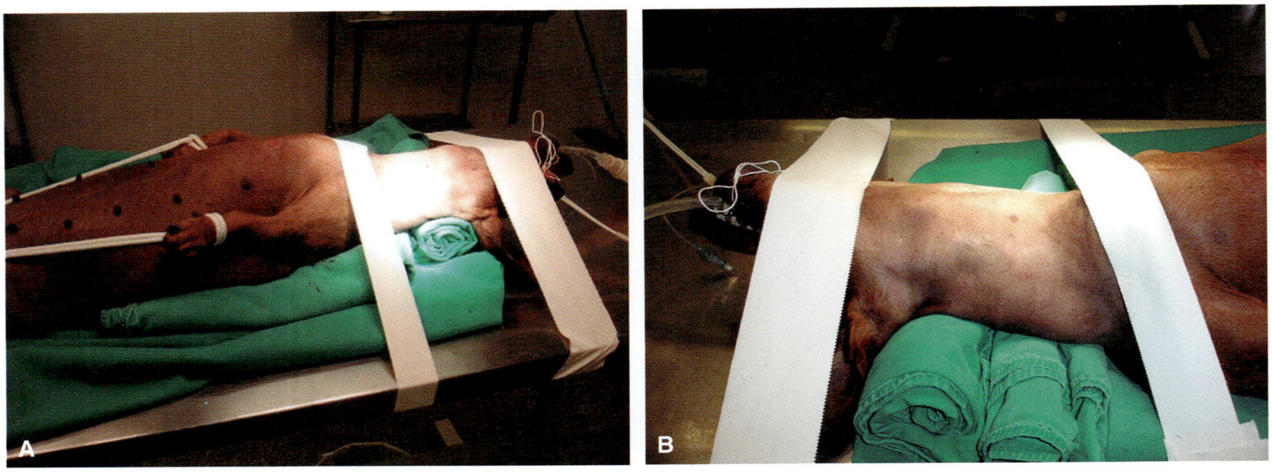

FIGURA 5 Paciente canino, em decúbito dorsal com o pescoço estendido e os membros torácicos tracionados caudalmente e presos à mesa cirúrgica. (A) Notam-se panos de campo posicionados na região cervical dorsal, para melhorar o posicionamento das vertebras cervicais e manter o alinhamento entre cabeça, pescoço e tronco; (B) e fitas adesivas posicionadas transversalmente na cabeça e no tórax.

dental ou cureta pequena. Usar uma perfuratriz de alta rotação com brocas para criação da fenda (*slot*). A fenda consiste em um defeito retangular criado na linha média dos corpos vertebrais e centrada ao nível do espaço intervertebral. Ela não deve ser maior do que 33% do comprimento e 50% da largura dos corpos vertebrais adjacentes, pois a remoção excessiva pode levar à instabilidade e subluxação. É preciso permanecer na linha média durante toda a perfuração, para evitar lacerar o seio venoso vertebral, e, em razão do ângulo craniocaudal do espaço intervertebral cervical, deve-se centralizar discretamente a fenda em direção ao corpo vertebral cranial, pois isso garante que a fenda esteja diretamente sobre o espaço intervertebral quando o canal medular for alcançado.

À medida que o corpo vertebral é perfurado, o osso cortical externo denso é substituído por uma camada esponjosa trabecular marrom-avermelhada mais espessa e hemorrágica e, por fim, uma última camada cortical fina mais interna. No intervalo entre as perfurações, irrigar a área com solução fisiológica para dissipar o calor, impedir queimaduras e manter o tecido úmido. Não irrigar durante a perfuração porque isso dificulta a visualização da profundida da fenda.

Uma vez alcançada a cortical interna, perfurar cuidadosa e intermitentemente ("pinceladas") essa camada com uma broca de menor diâmetro. Neste momento, é preciso ter muita cautela para não invadir inadvertidamente o canal vertebral. Assim, quando restar apenas uma fina camada da cortical interna (camada periosteal interna), interromper o uso da perfuratriz e penetrá-la utilizando um instrumental rombo. Isso leva à criação de uma janela óssea que dá acesso ao canal medular. A partir dessa janela, remover todo o osso cortical interno restante da fenda com pinças Kerrison.

Uma vez obtida a exposição óssea adequada, os remanescentes do AF dorsal e o ligamento longitudinal dorsal são removidos com cuidado. Utilizando instrumentais rombos e delicados, explorar o canal vertebral a partir da fenda criada, removendo o material discal herniado. A medula espinal deve ser completamente identificada, assegurando-se de que a adequada descompressão foi alcançada.

Hemorragia dos corpos vertebrais ou do seio venoso vertebral pode ocorrer durante a descompressão, o que irá interferir na visualização do campo operatório. A utilização de cera óssea, esponjas hemostáticas ou pedaço de músculo macerado pode auxiliar na hemostasia a depender da magnitude do sangramento. Antes do fechamento, irrigar o campo com solução fisiológica e não preencher a fenda com enxerto ósseo, gordura ou esponjas hemostáticas. Apor os pares dos músculos longos do pescoço com padrão de sutura interrompida simples. O músculo esterno-hióideo pode ser suturado ao músculo esternocefálico com padrão de sutura contínua simples. A fáscia superficial e as camadas subcutâneas são fechadas em uma ou duas camadas com um padrão de sutura contínua simples, e a pele é fechada de forma rotineira.

Laminectomia dorsal cervical

Tricotomizar a região cervical dorsal, desde a base das orelhas até a região escapular. Posicionar o paciente em decúbito esternal, manter a cabeça delicadamente flexionada e, com o auxílio de rolos de toalhas e/ou sacos de areia colocados na região ventral, sustentar a cabeça e o pescoço e mantê-los alinhados. Evitar qualquer pressão nas veias jugulares, pois isso pode aumentar o risco de hemorragia intraoperatória. Os membros torácicos são posicionados cranialmente ou, para as abordagens à coluna cervical caudal ou torácica cranial, cruzá-los ventralmente ao pescoço e fixá-los, levando à abdução das escápulas e proporcionando mais espaço para a abordagem cirúrgica da região.

Utilizar os pontos de referência anatômicos para nortear a incisão (protuberância occipital externa, asas do atlas, processo espinho do áxis e processo espinhoso de T1). Realizar uma incisão dorsal na linha média na altura das vértebras acometidas. As rafes medianas dos músculos cleidocervical, trapézio e romboide são divididos, e os músculos biventer cervical são separados, permitindo a exposição do ligamento nucal. Identificar os pontos de referência anatômicos mais profundos e usar um elevador de periósteo para elevar os músculos epaxiais dos processos espinhosos e das lâminas dorsais das vértebras afetadas. Dissecar até o nível das facetas articulares.

Remover os processos espinhosos das vértebras acometidas com goiva biarticulada. A remoção da lâmina dorsal é feita com perfuratriz de alta rotação e brocas. Demarcar, com broca de maior diâmetro, toda a área correspondente à laminectomia e aprofundar o corte com broca de menor diâmetro. À medida que ocorre a perfuração, o osso cortical externo branco e denso é substituído por uma camada medular avermelhada mais macia e, por fim, uma última camada cortical fina mais interna.

Uma vez alcançada a fina camada periosteal interna, a perfuração é interrompida. O ligamento amarelo é elevado delicadamente e incisado com lâmina de bisturi nº 11. Utilizar instrumentais odontológicos delicados e rombos para abrir uma janela na cortical interna que dará acesso ao canal vertebral. Remover toda a cortical interna da laminectomia com pinças Kerrison. Utilizar instrumentais rombos para explorar o canal vertebral a partir da laminectomia criada, removendo o material compressivo. A medula espinal deve ser completamente identificada, assegurando-se de que a adequada descompressão foi alcançada.

A laminectomia pode ser estendida em sentido cranial e/ou caudal continuamente em várias vértebras. Sua extensão lateral se limita ao aspecto medial de cada faceta articular, uma vez que a preservação dos processos articulares evita as artérias vertebrais e mantém a maior integridade possível da coluna vertebral. Fechar os músculos epaxiais em suas respectivas camadas, o tecido subcutâneo e a pele de modo rotineiro.

Hemilaminectomia cervical

Realizar a abordagem dorsal à coluna cervical conforme a descrição da laminectomia dorsal. Após a elevação periosteal dos músculos epaxiais dos processos espinhosos e das lâminas dorsais das vértebras afetadas, continuar com a dissecação lateral da musculatura ao nível da faceta articular e do forame intervertebral do lado em que se realizará a hemilaminectomia, proporcionando a visualização completa da parte lateral do corpo vertebral.

Utilizar uma perfuratriz de alta rotação e brocas para remover o aspecto dorsolateral das lâminas e as facetas articulares ipsilaterais das vértebras acometidas. Igualmente à técnica de laminectomia dorsal, identificar cuidadosamente as camadas da cortical externa, medular e cortical interna da lâmina e das facetas articulares enquanto se perfura a vértebra. Alcançada a camada periosteal interna, utilizar instrumentais odontológicos delicados para abrir uma janela óssea e adentrar o canal medular. Remover toda a cortical interna com pinças Kerrison. Identificar a artéria vertebral localizada ventralmente ao forame intervertebral antes de manipular as raízes nervosas e a medula espinal. A hemilaminectomia promove boa visualização das raízes nervosas, do forame intervertebral e do aspecto lateral da medula espinal. Explorar o canal vertebral e o forame intervertebral com instrumentais delicados e rombos. Fechar os músculos epaxiais em suas respectivas camadas, o tecido subcutâneo e a pele de modo rotineiro.

Fenestração do disco cervical

A fenestração do DIV consiste na remoção mecânica do NP através de uma janela criada no AF. Esse procedimento é indicado para reduzir a taxa de recorrência precoce e tardia de hérnia de disco em cães afetados por essa condição e nos casos em que a compressão discal não é evidente no exame de imagem e há suspeita de dor discogênica. A fenestração do disco herniado no momento da cirurgia descompressiva é recomendada para evitar a extrusão adicional do material do disco por meio da ruptura do AF no período pós-operatório inicial. Uma vez que a discectomia é parte integrante do procedimento de fenda ventral, a fenestração do disco afetado é sempre feita quando se adota essa técnica de descompressão. A fenestração isolada não é recomendada para tratar hérnias discais conhecidas.

A fenestração cervical profilática dos espaços discais adjacentes pode resultar em aumento significativo na amplitude de movimento durante a flexão-extensão, o que poderia contribuir para o desenvolvimento de lesões "dominó", especialmente em cães de raças maiores.

Realizar a abordagem ventral à coluna cervical conforme a descrição da fenda ventral. Usar elevadores periosteais para expor a porção ventral do AF do DIV acometido e as placas terminais vertebrais adjacentes. Incisar o AF ventral com uma lâmina de bisturi nº 11, removendo um fragmento em forma de cunha. Introduzir uma cureta óssea na janela criada no anel e remover o material nuclear do disco.

A quantidade de material do DIV que deve ser removida para que a fenestração seja profilaticamente benéfica é desconhecida. Embora tenha sido recomendada a remoção de um terço a metade do AF, deve ser lembrado que o DIV é um dos principais contribuintes para a estabilidade biomecânica da coluna vertebral, e, portanto, a remoção de grande parte dele pode causar colapso vertebral ou subluxação. Por esse motivo, a fenestração não deve ser realizada em cães com peso de mais de 30 kg.

Pós-operatório

Os cuidados críticos nas primeiras horas de pós-operatório incluem a monitoração da respiração, administração de analgésicos e mudança frequente de decúbito. Pacientes com comprometimento ventilatório devem receber assistência intensiva. Exames neurológicos seriados também devem ser realizados para monitorar a evolução clínica do paciente.

Os pacientes ambulatoriais podem receber alta em 24 a 48 horas, caso a dor esteja adequadamente controlada, e devem ficar em repouso no período pós-operatório. Os pacientes não ambulatoriais devem receber cuidados especiais: (1) ser mantidos em local limpo, seco e acolchoado; (2) tomar banho regularmente, para evitar o acúmulo de urina e fezes; (3) trocar de decúbito a cada 4 horas, a fim de evitar úlceras de decúbito, atelectasia pulmonar e/ou pneumonia; (4) ser auxiliados a caminhar regularmente; (5) manusear a bexiga constantemente, por expressão manual ou cateterismo, a fim de evitar distensão contínua e atonia do músculo detrusor por superdistensão; e (6) receber encaminhamento para fisioterapia e reabilitação veterinária.

Complicações

Complicações maiores nos pacientes com discopatia cervical tratados cirurgicamente incluem deterioração do estado neurológico, cervicalgia persistente, hemorragia intraoperatória com necessidade de transfusão sanguínea, comprometimento respiratório, disritmia cardíaca e subluxação vertebral. Em humanos, a formação da membrana pós-laminectomia é o principal problema reportado após cirurgias descompressivas dorsais, entretanto a incidência dessa complicação na veterinária ainda é desconhecida. Não é recomendado o uso de enxertos de gordura pós-laminectomia, uma vez que a alta incidência de falhas e complicações neurológicas já foi documentada em cães.

Prognóstico

O prognóstico para pacientes tratados clínica ou cirurgicamente costuma ser bom, porém depende da condição neurológica inicial, da duração dos sinais clínicos, da localização anatômica da herniação discal e do tipo de tratamento instituído.

Coluna vertebral toracolombar

Doença do disco intervertebral toracolombar

Considerações gerais

A doença degenerativa do DIV toracolombar é a causa mais comum de disfunção neurológica em cães. Os mecanismos fisiopatológicos da discopatia toracolombar são idênticos aos discutidos na discopatia cervical.

Discopatias craniais ao espaço intervertebral T10-T11 são incomuns devido à influência estabilizadora do ligamento intercapital, o qual conecta a cabeça de uma costela à outra e, consequentemente, passa sobre o AF dorsal. Esse ligamento encontra-se em todos os pares de costela, exceto no primeiro e nos dois últimos.

Em cães, as extrusões discais ocorrem com maior frequência entre os espaços T11 a L3, sendo os discos T12-T13 e T13-L1 os mais comuns em raças caninas de pequeno porte, e os espaços L1-L2 e L2-L3, os mais usuais em cães de grande porte. O espaço intervertebral L4-L5 parece ser o mais habitual para extrusão toracolombar em gatos.

Raramente os pacientes com extrusão do disco toracolombar apresentam apenas dor com ausência de déficits neurológicos, sendo mais frequentes quadros agudos de paraparesia ou paraplegia do tipo neurônio motor superior. Isso pode decorrer do limitado espaço epidural no canal vertebral toracolombar em comparação com o da região cervical. Por sua vez, as protrusões discais usualmente provocam sinais progressivos de paraparesia com algum grau de dor associada, sendo infrequentes quadros de paraplegia com ausência de nocicepção.

Com fim prognóstico, é muito importante determinar a presença ou ausência de percepção de dor profunda, pois, como as fibras de dor profunda são mais resistentes e situam-se bilateral e profundamente na substância branca da medula espinal, lesões graves bilaterais resultam em ausência de nocicepção profunda e, com isso, apresentam pior prognóstico.

Diagnóstico

O diagnóstico baseia-se em resenha, histórico, sinais clínicos e exame neurológico e confirmado por exame radiográfico/mielográfico, de tomografia computadorizada e/ou de ressonância magnética. Os achados dos exames de imagem são discutidos na seção "Doença do disco intervertebral cervical" – "Diagnóstico".

Diagnóstico diferencial

Os diagnósticos diferenciais mais prováveis são fratura/luxação vertebral, discoespondilite, malformação congênita, neoplasia e osteomielite de corpo vertebral.

Tratamento clínico

Na maioria das vezes, pacientes com suspeita de extrusão discal toracolombar são tratados de forma bem-sucedida por meio conservativo se exibirem déficits neurológicos leves a nulos (apenas dor toracolombar) e ausência de episódios de dor recorrente. Tradicionalmente, a terapia clínica consiste no confinamento estrito em gaiola/espaço limitado por 2 a 6 semanas, a fim de reduzir o risco de extrusão contínua do material nuclear residual durante o período em que o AF rompido está cicatrizando. A atividade deve ficar restrita a passeios breves para urinar e defecar, onde o tutor pode avaliar o progresso do paciente. A administração de analgésicos e anti-inflamatórios também é preconizada a fim de reduzir dor e inflamação. A protrusão discal é normalmente tratada com restrição de atividade física e uso de anti-inflamatórios.

Segundo estudos, não houve nenhum efeito benéfico da administração de corticosteroides no sucesso terapêutico de animais com extrusão de disco, portanto muitos autores não recomendam o uso dessa classe anti-inflamatória no tratamento medicamentoso da doença do DIV tipo I. Todavia, os glicocorticoides podem ser usados no tratamento das condições crônicas, como na doença do DIV tipo II, visando a redução do edema vasogênico.

Tratamento cirúrgico

Pré-operatório

O paciente deve ser submetido a fluidoterapia e administração de esteroides antes da cirurgia (proteção da medula espinal dos efeitos da manipulação cirúrgica).

Cirurgia

O tratamento cirúrgico de pacientes com doença do DIV tipo I objetiva a descompressão da medula espinal e/ou raízes nervosas a partir da remoção do material discal presente no interior do canal vertebral. Resultados favoráveis são facilmente obtidos a partir da intervenção precoce e da adoção de técnica cirúrgica adequada e cuidadosa. Em contrapartida, na doença do DIV tipo II, o material protruso usualmente se encontra firmemente aderido à dura-máter e ao seio venoso vertebral, de forma que sua remoção cirúrgica a partir das técnicas tradicionais de descompressão levam à manipulação excessiva da medula espinal e influenciam negativamente no prognóstico.

O tratamento cirúrgico é indicado a pacientes com episódios de dor recorrente, resposta inadequada à terapia médica, disfunção neurológica moderada a severa ou piora rápida da condição neurológica inicial. As opções cirúrgicas para descompressão da medula espinal toracolombar incluem laminectomia dorsal, hemilaminectomia, pediculectomia e corpectomia lateral parcial.

Laminectomia dorsal toracolombar

A laminectomia dorsal é indicada para acessar o aspecto dorsal e lateral do canal vertebral. A depender das características da lesão compressiva e da extensão da remoção óssea necessária, várias modificações dessa técnica podem ser usadas, incluindo Funkquist A, Funkquist B e laminectomia dorsal modificada.

A técnica Funkquist A envolve a remoção do processo espinhoso, lâmina dorsal, processos articulares e aproximadamente metade da porção dorsal dos pedículos de uma vértebra. É o procedimento dorsal que fornece máxima exposição do canal vertebral. Já Funkquist B preserva os processos articulares e pedículos, removendo apenas o processo espinhoso e a lâmina dorsal (Figura 6).

Procede-se a tricotomia ampla da região toracolombar dorsal do paciente, desde a região das escápulas até as asas ilíacas. Posicionar o paciente em decúbito esternal com os membros em posição neutra e fixados à mesa cirúrgica. Se for acessar a coluna vertebral lombar caudal, toalhas devem ser colocadas sob a pelve para elevá-la, objetivando posicionar a coluna vertebral lombar em um plano horizontal reto. No nível do espaço intervertebral acometido, colocar rolos de toalha sob o paciente para abrir as facetas articulares e os espaços interarqueados.

Fazer uma incisão na linha média dorsal aproximadamente duas vértebras craniais e duas caudais ao local afetado. Incisar o tecido subcutâneo e o tecido adiposo para expor a fáscia toracolombar dorsal. Incisar a fáscia toracolombar dorsal na linha média e, com elevadores de periósteo, elevar o músculo multífido dos processos espinhosos adjacentes. Existe uma espessa ligação tendinosa do músculo multífido em cada articulação zigoapofisária, e esse tendão deve ser incisado próximo ao processo articular. Elevar a musculatura até o

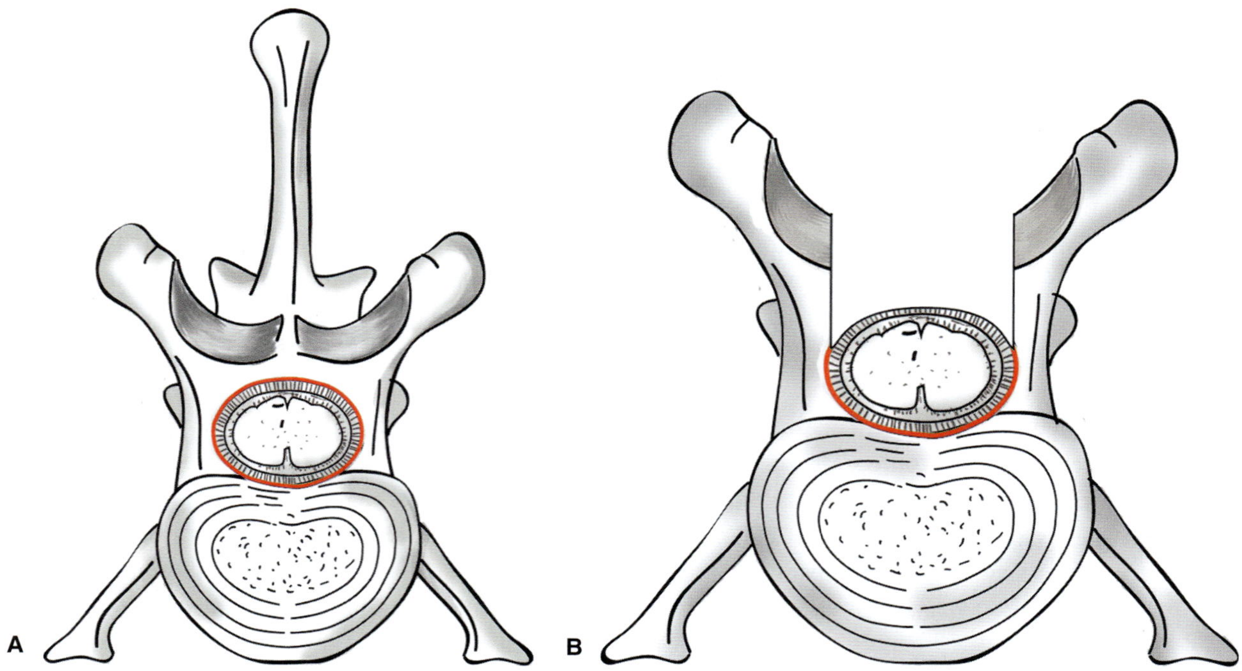

FIGURA 6 (A) A imagem evidencia a vertebra em sua conformação anatômica; (B) a imagem ilustra a técnica de laminectomia Funkquist B, que preserva os processos articulares e pedículos, removendo apenas o processo espinhoso e a lâmina dorsal.

nível dos processos acessórios. O músculo longuíssimo lombar, presente entre o processo articular e o processo acessório, também pode ser elevado, para auxiliar na exposição. Usar afastadores autoestáticos para retrair os tecidos moles durante a dissecação.

Remover os processos espinhosos das vértebras acometidas com goiva biarticulada até o nível da lâmina dorsal. A remoção da lâmina dorsal (todas as três técnicas), dos processos articulares (para as técnicas de Funkquist A e laminectomia dorsal modificada) e do pedículo vertebral (para as técnicas de Funkquist A e laminectomia dorsal modificada) é feita com perfuratriz de alta rotação e brocas. Demarcar, com broca de maior diâmetro, toda a área correspondente à laminectomia e aprofundar o corte com broca de menor diâmetro. À medida que ocorre a perfuração, o osso cortical externo branco e denso é substituído por uma camada medular avermelhada mais macia e, por fim, uma última camada cortical fina mais interna.

Uma vez alcançada a fina camada periosteal interna, a perfuração é interrompida. O ligamento amarelo é elevado delicadamente e incisado com lâmina de bisturi nº 11. Utilizar instrumentais odontológicos delicados e rombos para abrir uma janela na camada periosteal que dará acesso ao canal vertebral. Remover todo o remanescente da cortical interna com pinças Kerrison. Explorar cuidadosamente o canal vertebral a partir do acesso obtido com instrumentais delicados e rombos.

Antes da sutura, irrigar a ferida com solução fisiológica. Fechar a fáscia e os músculos epaxiais com padrão interrompido simples. Fechar o tecido adiposo, o subcutâneo e a pele como de rotina.

Hemilaminectomia toracolombar

A hemilaminectomia é o procedimento mais comum para fornecer exposição ao canal vertebral toracolombar em cães e gatos. O procedimento resulta na remoção da lâmina, dos processos articulares e do pedículo de um lado da vértebra e, por isso, permite acesso ao aspecto dorsal, lateral (unilateral) e ventral do canal vertebral (Figura 7). Desde que a remoção da lesão seja possível por essa técnica, ela é preferível à laminectomia dorsal, pois preserva mais a integridade mecânica e estrutural da coluna, é menos traumática e mais cosmética, além de reduzir as chances de formação de cicatriz que podem levar a compressão medular futura.

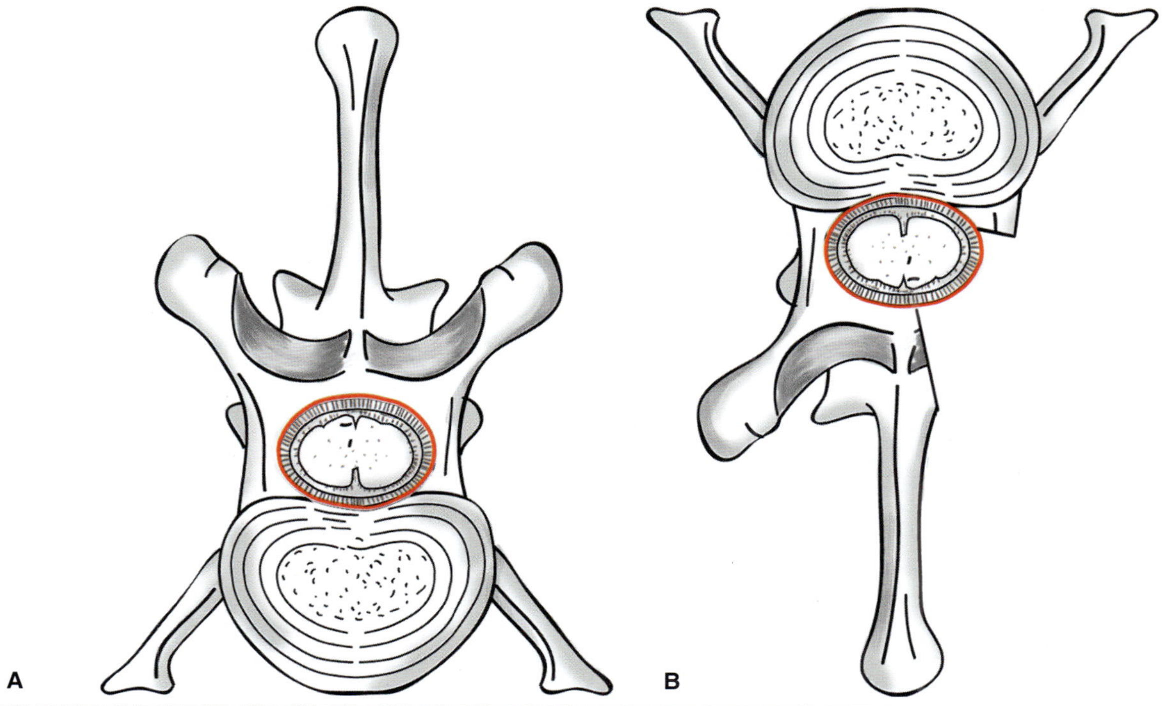

FIGURA 7 (A) A imagem evidencia a vertebra em sua conformação anatômica; (B) a imagem ilustra a técnica de hemilaminectomia, onde é feita a remoção da lâmina, dos processos articulares e do pedículo de um lado da vértebra.

Tipicamente, para a execução da técnica, utiliza-se o acesso dorsal tradicional à coluna toracolombar. Ao realizar a adequada exposição dos corpos vertebrais, iniciar o acesso ao canal vertebral usando perfuratriz de alta rotação e brocas na perfuração vertebral. Os pontos de referência para delinear o defeito da hemilaminectomia incluem o aspecto ventral do processo acessório e a base do processo espinhoso e, na extensão craniocaudal do defeito, a base dos processos articulares. À medida que ocorre a perfuração, o osso cortical externo branco e denso é substituído por uma camada medular avermelhada mais macia e, por fim, uma última camada cortical fina mais interna.

Uma vez alcançada a fina camada periosteal interna, a perfuração é interrompida. O ligamento amarelo é elevado delicadamente e incisado com lâmina de bisturi nº 11. Utilizar instrumentais odontológicos delicados e rombos para abrir uma janela na camada periosteal que dará acesso ao canal vertebral. Remover todo o remanescente da cortical interna com pinças Kerrison. Explorar cuidadosamente o canal vertebral a partir do acesso obtido com instrumentais delicados e rombos.

Antes do fechamento, irrigar a ferida com solução fisiológica. Fechar a fáscia e os músculos epaxiais com padrão interrompido simples. Fechar o tecido adiposo, o subcutâneo e pele como de rotina.

Pediculectomia

A pediculectomia consiste na remoção de uma porção do pedículo de duas vértebras adjacentes para, essencialmente, ampliar o forame intervertebral, preservando os processos articulares (Figura 8). É indicada para lesões presentes nos aspectos lateral e ventral do canal vertebral. Seu objetivo é alcançar a descompressão da medula espinal por meio de uma abordagem menos invasiva, pois preserva a lâmina e a articulação zigoapofisária. Portanto, é considerada um procedimento supostamente mais rápido, que cria menos trauma tecidual e menos instabilidade vertebral e que leva a recuperação pós-operatória supostamente mais rápida. Para alguns autores, os termos pediculectomia e mini-hemilaminectomia são sinônimos.

Se necessário, uma pediculectomia pode ser facilmente convertida em hemilaminectomia; também se podem realizar pediculectomias contínuas

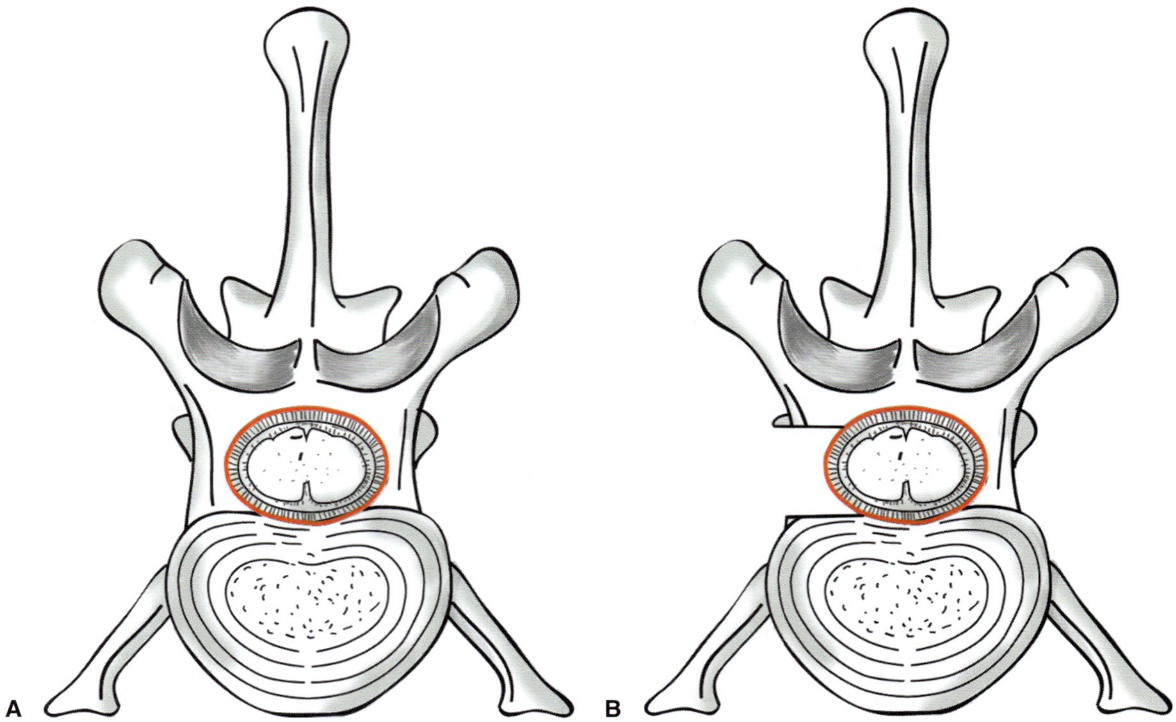

FIGURA 8 (A) A imagem evidencia a vértebra em sua conformação anatômica; (B) a imagem evidencia a técnica de pediculectomia; note a remoção de uma porção do pedículo entre duas vértebras adjacentes e a preservação dos processos articulares.

em até cinco vértebras contíguas sem complicações. Ademais, como não invade os processos articulares, essa técnica pode ser feita bilateralmente sem causar instabilidade vertebral. Todavia, nesse último caso, é necessário preservar uma parte do pedículo (cranial e/ou caudal à janela da pediculectomia), para evitar a desconexão da lâmina dorsal do corpo vertebral.

Tricotomizar a região toracolombar dorsal do paciente, desde a região das escápulas até as asas ilíacas. Posicionar o paciente em decúbito oblíquo (meio termo entre decúbito esternal e lateral, com o lado afetado voltado para cima). Tracionar cranialmente os membros torácicos e caudalmente os membros pélvicos, fixando-os à mesa.

Incisar a pele cerca de 1 a 2 cm lateralmente à linha média dorsal, estendendo duas vértebras craniais e caudais à lesão. Dissecar o subcutâneo e o tecido adiposo e incisar a fáscia lombodorsal. Utilizar a última costela e o primeiro processo transverso da vértebra lombar como pontos de referência anatômicos para a identificação do espaço intervertebral desejado. Dissecar entre os músculos multífido e longuíssimo lombar, deixando intactas as inserções do músculo multífido nos processos articulares. Com elevador de periósteo, elevar o músculo longuíssimo, seccionar seu tendão (que se insere no processo acessório) e expor o pedículo vertebral. Usar afastadores autoestáticos para auxiliar na exposição adequada.

A pediculectomia é realizada com perfuratriz de alta rotação e brocas. Remover primeiramente o processo acessório (que recobre a face dorsal do forame), limitando o aspecto dorsal da pediculectomia. A margem ventral é compatível com o assoalho do forame intervertebral/canal vertebral, e as margens cranial e caudal estendem-se até que o cirurgião acredite que todo o material do disco extruso tenha sido removido.

À medida que ocorre a perfuração, o osso cortical externo branco e denso é substituído por uma camada medular avermelhada mais macia e, por fim, uma última camada cortical fina mais interna. Uma vez alcançada a fina camada periosteal interna, a perfuração é interrompida. Utilizar instrumentais odontológicos delicados e rombos para abrir uma janela na camada periosteal que dará acesso ao canal vertebral. Remover todo o remanescente da cortical interna com pinças Kerrison. Explorar cuidadosamente o canal vertebral a partir do acesso obtido com instrumentais delicados e rombos.

Antes do fechamento, irrigar a ferida com solução fisiológica. Fechar a fáscia e os músculos epaxiais com padrão interrompido simples. Fechar o tecido adiposo, o subcutâneo e a pele como de rotina.

Corpectomia lateral parcial toracolombar

A corpectomia lateral parcial (CLP) foi descrita como uma técnica capaz de facilitar a remoção de extrusões crônicas ou protrusões do DIV. Nesses pacientes, a remoção do material discal é tecnicamente exigente, devido à sua natureza rígida ou encapsulada, localização ventral (ou ventrolateral) e adesão à dura-máter ou ao seio venoso, tornando seu acesso impedido por meio da hemilaminectomia padrão.

A CLP envolve a remoção parcial dos corpos vertebrais torácicos ou lombares adjacentes ao espaço intervertebral acometido, fornecendo acesso à maior parte do assoalho do canal vertebral no local abordado e, portanto, permitindo a remoção do material discal extruso/protruso com mínima manipulação da medula espinal. Consiste na criação de uma fenda no aspecto lateral de cada corpo vertebral que possui as seguintes dimensões: um quarto do comprimento de cada corpo vertebral (craniocaudal), metade da altura do corpo vertebral (dorsoventral) e metade (50%) a dois terços (66%) da largura do diâmetro do canal vertebral. A lâmina, o pedículo e as articulações permanecem intactos.

Realiza-se a tricotomia da área, desde a região das escápulas até o trocânter maior do fêmur e desde os processos espinhosos até a parte média do abdômen. Posicionar o paciente em decúbito oblíquo ou lateral com os membros torácicos tracionados cranialmente e os membros pélvicos caudalmente. Incisar a pele no nível dos processos transversos, estendendo duas vértebras craniais e duas caudais. Incisar os tecidos subcutâneo e adiposo. As fáscias toracolombares superficiais e profundas são incisadas para expor a musculatura epaxial. Dissecar as fibras musculares para exposição vertebral.

O nervo espinal é identificado, e, durante a CLP, um afastador de nervo é posicionado sobre o ramo ventral. Em alguns casos, pode ser feita a rizotomia, para facilitar a abordagem cirúrgica, mas isso não é recomendado caudal à L3. A CLP é feita com perfuratriz de alta rotação e brocas. A broca penetra inicialmente o osso cortical da face lateral do corpo vertebral e, em seguida, o osso esponjoso. Avaliar frequentemente as dimensões da fenda que está sendo criada, de modo que não ultrapasse os limites predefinidos.

Para o tratamento da protrusão do disco, a perfuração dorsal é interrompida quando o ligamento longitudinal dorsal é exposto a fim de evitar o contato da broca com o seio vertebral e/ou a medula espinal. O AF protuberante é ressecado progressivamente com broca e, quando estiver fino o suficiente, é retraído ventralmente para dentro da fenda com instrumentais rombos. A excisão da protusão é considerada completa quando a exploração do assoalho do canal vertebral é plana, de modo que a dura-máter seja visível na parte superior da fenda.

Antes do fechamento, irrigar a ferida com solução fisiológica. Fechar a fáscia e os músculos epaxiais com padrão interrompido simples. Fechar o tecido adiposo, o subcutâneo e a pele como de rotina.

Fenestração toracolombar

A fenestração do DIV consiste na remoção mecânica do NP por meio de uma janela criada no AF. Esse procedimento é indicado para reduzir a taxa de recorrência precoce e tardia de hérnia de disco em cães afetados por essa condição, e a fenestração do disco herniado no momento da cirurgia descompressiva é recomendada para evitar a extrusão adicional do material do disco por meio da ruptura do AF no período pós-operatório inicial. A fenestração isolada (sem associação com técnicas descompressivas) não é recomendada para tratar hérnias discais.

Uma vez que a fenestração é feita simultaneamente com descompressão, a abordagem dependerá do lado da lesão e da técnica descompressiva adotada (as descrições das técnicas descompressivas toracolombar se encontram nas seções anteriores). Dissecar os tecidos moles que envolvem o aspecto lateral do AF. Os ramos ventrais dos nervos espinais correm ao longo da face ventrolateral do disco e podem ser danificados por dissecção muito baixa ao longo do anel lateral. Puncionar o disco com agulha hipodérmica reta para confirmar a localização exata do espaço intervertebral e das placas terminais vertebrais em ambos os lados. Certificar-se de que a agulha esteja inserida o mais perpendicular possível ao anel e que ela não esteja penetrando inadvertidamente o forame intervertebral e o canal espinal.

Usar uma lâmina de bisturi nº 11 para criar uma janela retangular no aspecto lateral do AF. A porção cortante da lâmina deve estar direcionada para longe da medula espinal (localizada dorsalmente) e para longe das estruturas neurovasculares (localizadas cranialmente). Retrair para cranial o nervo e os vasos espinais. Fazer quatro incisões no anel, formando um retângulo, o qual será removido com uma pequena pinça hemostática curva, expondo o NP para curetagem. Usar uma cureta para remover o máximo possível do núcleo anormal do espaço intervertebral. Antes de fechar e depois de fenestrar o local da descompressão, verificar se o material do disco não foi empurrado através do anel danificado para dentro do canal espinal durante a fenestração.

Pós-operatório

Realizar o adequado controle de dor no período pós-operatório e a frequência dos exames neurológicos posteriores depende da condição inicial e deve ser determinada pelo veterinário. Os pacientes ambulatoriais podem receber alta em 24 a 48 horas, caso a dor esteja adequadamente controlada, e devem ficar em repouso. Os pacientes não ambulatoriais devem receber cuidados especiais: (1) ser mantidos em local limpo, seco e acolchoado; (2) tomar banho regularmente, para evitar o acúmulo de urina e fezes; (3) trocar de decúbito a cada 4 horas, a fim de evitar úlceras de decúbito, atelectasia pulmonar e/ou pneumonia; (4) ser auxiliados a caminhar regularmente; (5) manusear a bexiga constantemente, por expressão manual ou cateterismo, a fim de evitar distensão contínua e atonia do músculo detrusor por superdistensão; e (6) receber encaminhamento para fisioterapia e reabilitação veterinária.

Complicações

As complicações relacionadas às técnicas descompressivas da coluna toracolombar incluem hemorragia do seio venoso, infecção da ferida, lesão da raiz nervosa, descompressão incompleta da medula espinal, instabilidade vertebral pós-operatória e hérnia de disco recorrente tardia (caso o material residual do disco entre no canal medular no pós-operatório).

Prognóstico

O prognóstico para pacientes tratados para discopatia toracolombar é, em geral, dependente do tipo de tratamento instituído, do estado neurológico prévio (paraplegia, nocicepção), do tipo de hérnia de DIV (extrusão ou protrusão) e da localização da lesão (coluna toracolombar ou coluna lombar caudal).

CONCLUSÃO

Para traçar um plano terapêutico, o cirurgião deve conhecer os mecanismos fisiopatológicos da afecção e avaliar os potenciais riscos e benefícios ao instituir a terapia médica ou cirúrgica de acordo com o curso da doença no paciente. Saber o momento de realizar a indicação cirúrgica e obedecer aos princípios da técnica neurocirúrgica são os pré-requisitos para conquistar o sucesso do procedimento.

REFERÊNCIAS BIBLIOGRÁFICAS

1. Bagley RS. Spinal fracture or luxation. Vet Clin North Am Small Anim Pract. 2000;30:133-53.
2. Bagley RS. Surgical stabilization of the lumbosacral joint. In: Slatter D. Textbook of small animal surgery. 3. ed. Filadélfia: Saunders; 2003. p. 1238-43.
3. Coates JR. Intervertebral disk disease. Vet Clin North Am Small Anim Pract. 2000;30:77-110.
4. Dewey CW. Cirurgia da coluna toracolombar. In: Fossum TW. Cirurgia de pequenos animais. 4. ed. St. Louis: Elsevier Mosby; 2015. p. 4322-87.
5. Dewey CW, Da Costa RC. Myelopathies: disorders of the spinal cord. In: Dewey CW, Da Costa RC. Practical guide to canine and feline neurology. 3. ed. Ames: Wiley Blackwell; 2016. p. 329-403.
6. Jeffery ND, Levine JM, Olby NJ, Stein VM. Intervertebral disk degeneration in dogs: consequences, diagnosis, treatment, and future directions. J Vet Intern Med. 2013;27(6):1318-33.
7. Lanz OI, Rossmeisl JH. Lumbosacral spine. In: Tobias KM, Johnston SA. Veterinary surgery: small animal. St. Louis: Elsevier Saunders; 2012. p. 476-503.
8. Platt SR, Da Costa RC. Cervical spine. In: Tobias KM, Johnston SA. Veterinary surgery: small animal. 2. ed. St. Louis: Saunders; 2012. p. 410-48.
9. Schulz K. Surgical treatment of atlantoaxial instability. In: Bojrab MJ, Waldron DR, Toombs JP. Current Techniques in Small Animal Surgery. Jackson: Teton NewMedia; 2014. p. 737-9.
10. Seim HB. Cirurgia da coluna cervical. Instabilidade atlanto-axial. In: Fossum TW. Cirurgia de pequenos animais. Rio de Janeiro: Elsevier; 2008. p. 1441-7.
11. Sharp NJH, Wheeler SJ. Trauma. In: Sharp NJH, Wheeler SJ. Small animal spinal disorders: diagnosis and surgery. 2. ed. Filadélfia: Elsevier Mosby; 2005. p. 282-318.
12. Slanina MC. Atlantoaxial instability. Vet Clin North Am Small Anim Pract. 2016;46:265-75.
13. Stalin C, Gutierrez-Quintana R, Faller K, Guevar J, Yeamans C, Penderis J, et al. A review of canine atlantoaxial joint subluxation. Vet Comp Orthop Traumatol. 2015;28(1):1-8.
14. Toombs JP, Waters DJ. Intervertebral disc disease. In: Slatter D. Small animal surgery. 3. ed. Filadélfia: Saunders; 2003. p. 1193-208.
15. Watine S, Cabassu JP, Catheland S, Brochier L, Ivanoff S. Computed tomography study of implantation corridors in canine vertebrae. J Small Anim Pract. 2006;47(11):651-7.
16. Weh M, Kraus KH. Spinal fractures and luxations. In: Johnston AS, Tobias KM. Veterinary surgery: small animal. 2 ed. St. Louis: Elsevier; 2017. p. 487-503.

31

Cirurgia intracraniana

Renato Moran Ramos ▪ Gislane Vasconcelos de Souza

Objetivos

Após a leitura do capítulo, você será capaz de:

- Reconhecer as principais indicações de cirurgias intracranianas.
- Descrever as abordagens cirúrgicas utilizadas.
- Compreender amplamente os tipos de craniotomias, suas indicações e resultados pós-operatórios.

INTRODUÇÃO

As cirurgias intracranianas são realizadas principalmente para a citorredução de neoplasmas intracranianos, biópsias e tratamento de anomalias congênitas, como a malformação de Chiari. Indicações menos frequentes incluem derivação ventriculoperitoneal para tratamento de hidrocefalia, remoção de fragmentos do crânio após fraturas, drenagem de granulomas ou abscessos intracranianos, colheita de fluido cerebrospinal ventricular e manejo da hipertensão intracraniana.

A criação de defeito no crânio para acesso encefálico é denominada craniotomia. Existem basicamente três tipos principais de craniotomias: transfrontal, lateral ou rostrotentorial e suboccipital. A abordagem cirúrgica levará em consideração a anatomia cerebral. De modo geral, a cavidade craniana pode ser dividida em compartimento rostrotentorial (fossa craniana rostral e média), situado rostral ao tentório cerebelar dural e ósseo (localizado na fissura cerebral transversa, região que separa o cerebelo do cérebro), e compartimento caudotentorial (fossa craniana caudal), ou seja, caudal ao tentório cerebelar.

Regiões como hemisférios cerebrais, tálamo, hipotálamo, hipófise, hipocampo e bulbo olfatório encontram-se na fossa craniana rostral e média. Enquanto a fossa craniana caudal contém o cerebelo, ponte e medula oblonga, terminando caudalmente no forame magno, o mesencéfalo localiza-se na junção entre esses dois compartimentos.

Os três tipos de craniotomias podem ser combinados entre si para aumentar a exposição aos compartimentos encefálicos – e há ainda possibilidade de modificações em suas abordagens. Alguns exemplos incluem craniotomias rostrotentoriais bilaterais, ou sua ampliação ventral para fornecer melhor exposição a regiões ventrais da cavidade craniana, podendo nesses casos necessitar da ressecção de parte do arco zigomático e/ou processo coronoide da mandíbula. Na craniotomia suboccipital, extensão lateral pode ser obtida a partir da oclusão do seio transverso. Abordagem cirúrgica ventral para acesso à ponte e medula oblonga ventrocaudal foi descrita, porém seu uso está relacionado a alto índice de disfunções neurológicas e limitações anatômicas ligadas à vascularização e inervação, como a artéria basilar, o forame *lacerum*, pelo qual emerge a artéria carótida interna, fissura tímpano-occipital, local de saída dos nervos cranianos IX, X e XI, veia vertebral e jugular interna, e canal do hipoglosso, que contém o nervo hipoglosso e ramos da veia vertebral.

DESENVOLVIMENTO

Neoplasmas intracranianos

Considerações gerais

A incidência de neoplasmas intracranianos primários em cães varia de 2 a 4,5%, sendo meningiomas, gliomas e tumores do plexo coroide os neoplasmas mais frequentes, geralmente em animais de meia-idade a idosos. Golden Retrievers, Boxers, Schnauzers e Rat Terriers parecem ter maior predisposição a meningiomas, enquanto raças braquicefálicas como Boxers, Boston Terrier, Bullmastiffs e Bulldogs Inglês e Francês representam a maior parte dos casos de gliomas (astrocitomas, oligodendrogliomas e gliomas não definidos). Já os neoplasmas intracranianos secundários são mais comuns que os primários, sendo hemangiossarcoma, adenoma ou carcinoma pituitário, tumores nasais, linfossarcoma e carcinoma metastático mais frequentemente encontrados. Em gatos, meningiomas são as neoplasias intracranianas mais comuns.

A maioria dos neoplasmas intracranianos é de lesões que ocupam espaço, formando efeito de massa e causando sinais clínicos pela invasão direta do tecido encefálico ou pela compressão do tecido encefálico e edema, neuroinflamação, hidrocefalia obstrutiva e hemorragia intracraniana. Aumento da pressão intracraniana, disfunção neurológica com presença de crises epilépticas, alterações comportamentais e do estado mental, déficits proprioceptivos e na marcha são alterações possíveis, sendo o conjunto de manifestações clínicas dependente da extensão e localização da lesão intracraniana.

Diagnóstico

Idade, histórico e sinais clínicos são importantes para afunilar a lista de possíveis diagnósticos diferenciais. A análise de líquido cerebrospinal e exames de imagens avançados (tomografia computadorizada e ressonância magnética) são ferramentas muito importantes no diagnóstico de doenças intracranianas. Ainda assim, várias afecções encefálicas podem resultar em achados tomográficos e de ressonância magnética similares. Por isso, é necessário associar os resultados dos exames de imagem ao histórico do animal.

Hemograma completo, bioquímica sérica, urinálise, ultrassonografia abdominal e radiografia de tórax são pertinentes para avaliação da saúde geral do animal, bem como para a tentativa de identificar neoplasias concomitantes, correlacionadas ou não com a lesão encefálica, ou ainda outras comorbidades significantes.

A ressonância magnética (RM) é a modalidade de imagem preferida para avaliar animais com doença intracraniana. Características obtidas na RM como número de massas (única ou múltiplas), origem dentro do neuroáxis (intra-axial [parenquimal], extra-axial [meníngea] ou intraventricular) e aparência da imagem (sinal) fornecem coletivamente um padrão que possibilita o diagnóstico presuntivo de neoplasmas intracranianos ou o refinamento dos diagnósticos diferenciais (Figura 1). Contudo, o diagnóstico definitivo das lesões depende do exame histopatológico.

Diagnóstico diferencial

Possíveis diagnósticos diferenciais para lesões extra-axiais incluem meningiomas, doenças inflamatórias (ex.: meningite/meningomielite) e lesões traumáticas (ex.: hematoma epidural). Diagnósticos diferenciais para lesões intra-axiais únicas incluem hematoma, cisto, abscesso/granuloma, infarto e neoplasia. O aumento de contraste da lesão indica vascularização e interrupção da barreira hematoencefálica. Epilepsia idiopática pode ser suspeitada em cães com histórico recente de crises epilépticas e sem déficits neurológicos. Em cães idosos que passam a manifestar demência e alterações comportamentais, disfunção cognitiva também deve ser considerada.

Tratamento medicamentoso

Embora o advento dos exames de imagem avançados tenha revolucionado o diagnóstico de neoplasias e outras afecções intracranianas na medicina veterinária, cirurgias intracranianas ainda representam um desafio em nossa profissão. Planejamento cirúrgico detalhado, experiência do cirurgião, localização, tamanho e invasão tumoral, custos relacionados ao diagnóstico e tratamento, comorbidades do paciente, limitação do acesso cirúrgico e potenciais complicações, como também pós-operatório adequado, podem inviabilizar a remoção cirúrgica de neoplasmas intracranianos. O tratamento clínico, assim, pode ser uma alternativa paliativa nesses pacientes. O objetivo dos cuidados paliativos é melhorar a qualidade de vida dos animais por meio da identificação, avaliação e do tratamento da dor e de outras manifestações físicas e/ou comportamentais do tumor encefálico. Drogas anticonvulsivantes são indicadas para epilepsia estrutural relacionada ao tumor. Corticoides aliviam o edema vasogênico e a inflamação peritumoral e podem beneficiar animais, com neoplasmas causando

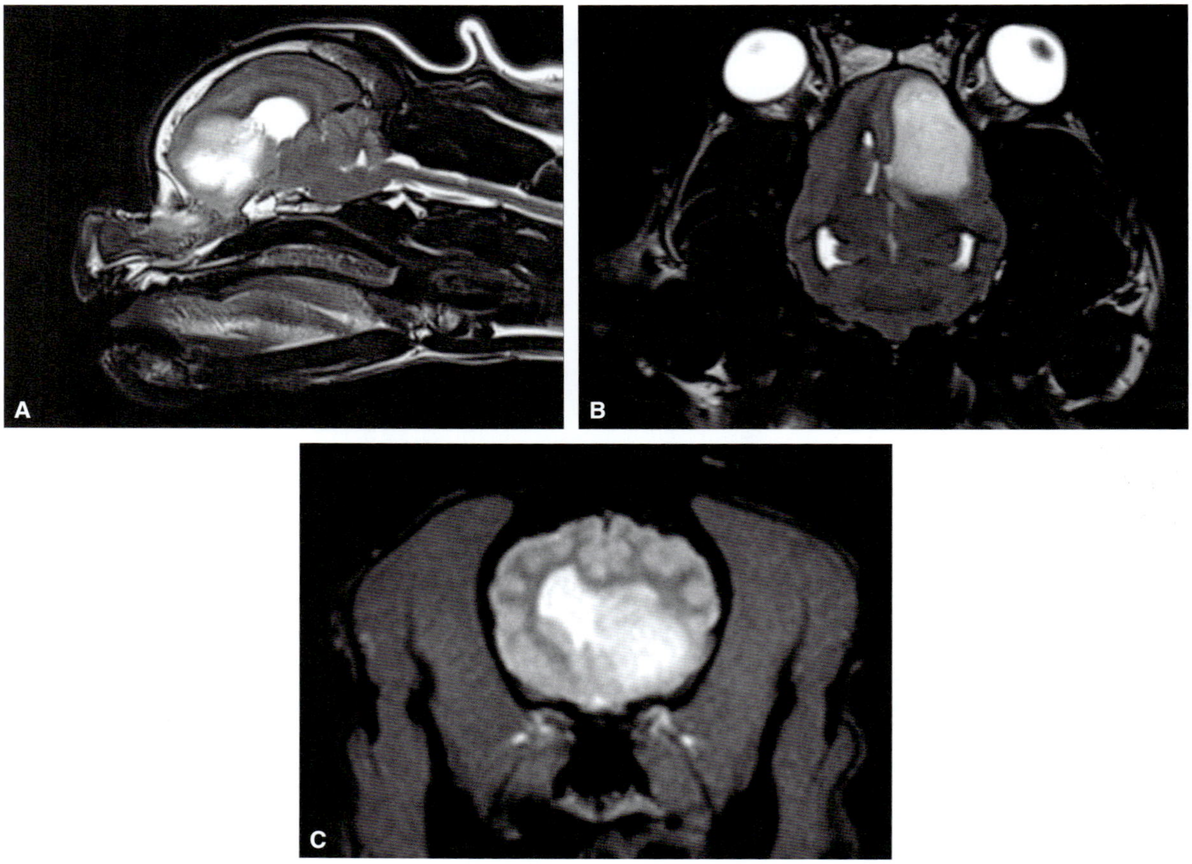

FIGURA 1 Ressonância magnética ponderada em T2, em cortes sagital (A), dorsal (B) e transversal (C) de encéfalo de buldogue francês macho com 5 anos de idade, evidenciando lesão expansiva intra-axial em região frontal esquerda, sugestiva de neoplasia glial.

Fonte: próprio autor.

hidrocefalia obstrutiva. Analgésicos são direcionados ao controle da dor somática, visceral ou neuropática.

Dados avaliando a eficácia de quimioterápicos para o manejo de tumores encefálicos são limitados, em associação à ausência de diagnóstico definitivo do tumor, que torna o regime quimioterápico variável, e à avaliação de pequeno número de casos para drogas específicas (ex.: lomustina, carmustina, temozolomida e hidroxiureia).

A radioterapia pode ser benéfica no tratamento de neoplasmas intracranianos como monoterapia ou terapia adjuvante combinada ao tratamento cirúrgico, embora alguns pacientes possam manifestar efeitos adversos e mortalidade relacionados ao tratamento. Radioterapia estereotáxica consiste na acurada e precisa entrega de grandes doses de radiação em um alvo (tumor) em poucas sessões de tratamento. Essa modalidade de tratamento está emergindo na medicina veterinária como alternativa à radioterapia convencional ou cirurgia. Poucos relatos estão disponíveis sobre os resultados da radioterapia estereotáxica em cães e gatos, sendo necessários estudos futuros que avaliem a sua toxicidade, cronograma de tratamento, resultados neurológicos e acompanhamento de longo prazo.

Tratamento cirúrgico

A abordagem cirúrgica empregada depende da localização dos neoplasmas intracranianos. A ressecção cirúrgica possibilita a rápida redução ou eliminação do tumor, secundariamente reduzindo a pressão intracraniana (PIC), além de permitir o diagnóstico histopatológico definitivo da lesão.

Pré-operatório

Baixas doses de prednisolona (0,5 mg/kg 2 ×/dia) podem beneficiar pacientes que passarão por cirurgia intracraniana, a depender da existência de edema vasogênico perilesional, normalmente presente em casos de neoplasias. O controle da PIC deve ser priorizado. Devido à correlação entre pressão de perfusão cerebral (PPC), pressão arterial média (PAM) e PIC (PPC = PAM – PIC), pacientes hipotensos têm vasodilatação associada, o que aumenta o volume dos vasos intracranianos e consequentemente pode elevar a PIC. Já a hipertensão causará o aumento do volume sanguíneo cerebral, que pode aumentar a PIC, especialmente quando há baixa complacência intracraniana (ex.: edema cerebral, massas). Assim, o ideal é manter a pressão sanguínea dentro dos seus limites normais.

Terapia antimicrobiana profilática (ex.: cefazolina 22 mg/kg IV) deve ser administrada no período pré-operatório (30 minutos antes da cirurgia) e repetida a cada 90 a 120 minutos durante a cirurgia, sendo descontinuada após a cirurgia ou até 24 horas depois. Alguns cirurgiões optam por continuar o tratamento com antibióticos por 10 a 14 dias no pós-operatório.

Craniotomia transfrontal

Nesse procedimento, o crânio é abordado a partir do osso frontal, podendo incluir parte do osso nasal, dependendo dos limites do seio frontal no crânio do animal e da exposição cirúrgica necessária. É importante lembrar que a extensão do seio frontal varia conforme a raça e individualmente, assim é necessário o planejamento prévio com base nos exames de imagem. A craniotomia transfrontal permite visualização de lesões localizadas em bulbo olfatório e porção rostral do lobo frontal, além de massas que invadem a placa cribriforme.

O animal é mantido em decúbito esternal com a cabeça imobilizada, mantendo-a em posição paralela à mesa cirúrgica, levemente elevada em relação ao corpo (prevenindo a oclusão da veia jugular) e com a cabeça e o pescoço em angulação de cerca de 90°, para facilitar a visualização da extensão rostral do bulbo olfatório e placa cribriforme do osso etmoide. O preparo cirúrgico envolve a porção caudal do arco zigomático até o nível do forame infraorbital. Uma incisão na linha média cutânea é realizada desde a margem caudal do osso nasal (ao nível do canto medial do olho), indo caudalmente até a extensão caudal do seio frontal (Figura 2). Como a extensão do seio

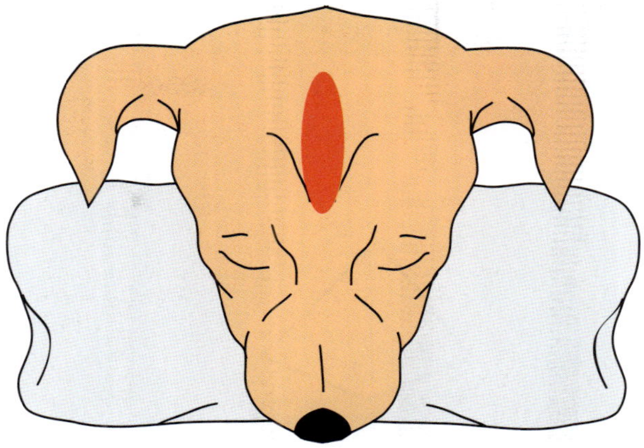

FIGURA 2 Posicionamento e incisão cirúrgica para craniotomia transfrontal. Note que a cabeça deve ser imobilizada e mantida em angulação de aproximadamente 90° com o pescoço. A incisão cutânea é feita na linha média, desde a margem caudal do osso nasal até a margem caudal do seio frontal, passando o bregma (que pode ser palpado transcutaneamente).

frontal é variável, o bregma (junção no plano mediano das suturas frontoparietais direita e esquerda) é utilizado como marco anatômico para demarcar a extensão caudal do seio frontal na maioria dos cães. Tecido subcutâneo, músculo frontal e periósteo são refletidos lateralmente em cada lado da incisão. A craniotomia é feita em formato de diamante ou trapezoidal com serra oscilatória, *drill* pneumático ou osteótomo e martelo, mantendo-se angulação de 20° a 30° para facilitar o reposicionamento do fragmento ósseo (Figura 3).

Os limites da craniotomia incluem a junção do osso nasal, porção medial do processo zigomático da órbita e junção das suturas frontoparietais (bregma). A placa óssea externa é removida com o auxílio de elevador de periósteo e mantida umedecida em solução salina. É importante lembrar-se de confeccionar orifícios para a fixação do fragmento ósseo ao crânio antes da sua remoção. Em gatos, os marcos anatômicos que delimitam a craniotomia difere dos cães. O bregma é dificilmente palpado nessa espécie, o que dificulta a delimitação caudal do seio frontal e a extensão caudal da craniotomia. Assim, uma abordagem recentemente descrita envolve a margem caudal ao nível do processo zigomático do osso frontal, estendendo-se rostralmente até a junção dos ossos nasais (Figura 4).

O seio frontal, etmoturbinados e placa óssea interna do osso frontal são visualizados. O septo do seio

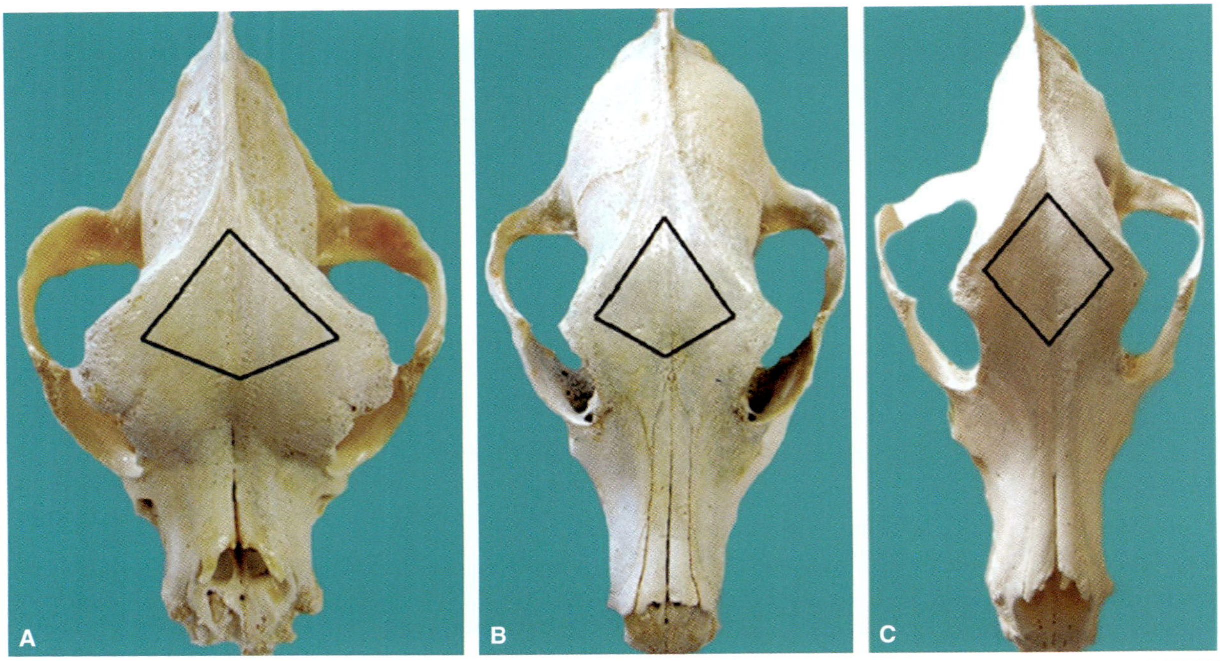

FIGURA 3 Representação do formato trapezoidal ou de diamante da craniotomia transfrontal bilateral, levando em consideração a conformação craniana de cães (da esquerda para direita): braquicefálicos (A), mesocefálicos (B) e dolicocefálicos (C).

Fonte: Uriarte C, 2017.

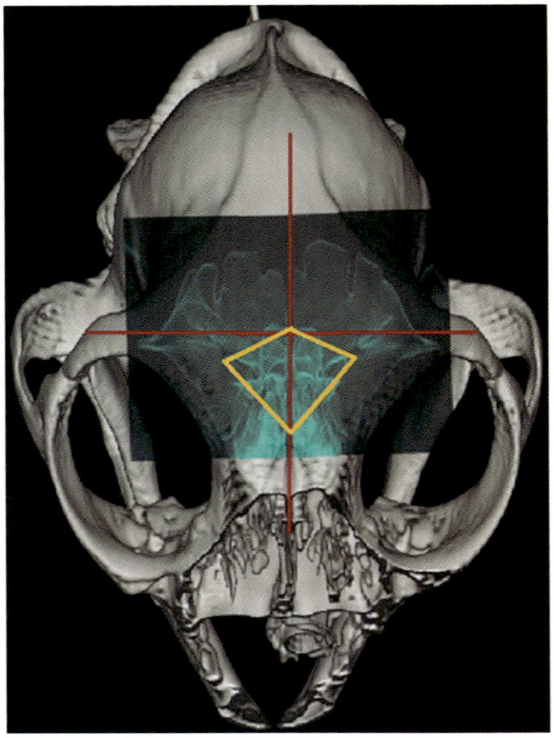

FIGURA 4 Imagem de tomografia computadorizada e reconstrução 3D demonstrando a delimitação da craniotomia transfrontal bilateral em gato.

Fonte: Günther C *et al.*, 2020.

frontal, ectoturbinados e fina placa óssea interna do osso frontal podem ser cuidadosamente removidos com goiva. Vasos importantes incluem seio sagital dorsal, que surge rostralmente a partir do septo nasal e lobos olfatórios e segue caudalmente inserido junto às margens do *falx cerebri* (dobra dural entre os hemisférios cerebrais, dentro da fissura longitudinal). Suprimento arterial provém das artérias cerebrais rostrais, e danos em seus ramos terminais não parecem causar necrose cerebral significativa. A dura-máter é incisada com lâmina de bisturi nº 11. A incisão meníngea é estendida lateral e medialmente, conforme o necessário, com tesoura Metzenbaum ou de íris. O neoplasma deve ser removido delicadamente com dissecção romba ou aspirador ultrassônico. Eletrocautério bipolar é útil na hemostasia de vasos relacionados ao tumor. Completa ressecção do bulbo olfatório pode ser necessária devido à invasão tumoral. O defeito dural é deixado sem fechar, ou enxertos autógenos ou sintéticos podem ser usados. A fáscia do músculo temporal é uma alternativa para a duroplastia, com a superfície externa da fáscia em direção ao cérebro. O fragmento ósseo é fixado com suturas inabsorvíveis (ex.: náilon ou polipropileno) ou absorvíveis (ex.: polidioxanona). Esponja de gelatina, cola tecidual estéril (octil/butil cianoacrilato) ou cera óssea devem ser utilizadas para selar o defeito ósseo e impedir a passagem de ar entre as margens da craniotomia. Fáscia, tecido subcutâneo e pele são aproximados como de costume.

Craniotomia rostrotentorial (lateral)

Esta abordagem permite a exposição de lobos frontal, parietal, temporal e occipital. O animal é colocado em decúbito dorsal, com a mandíbula e a cabeça mantidas firmemente posicionadas de modo paralelo à mesa cirúrgica sem que haja compressão jugular. A cabeça pode ser levemente rotacionada para longe do cirurgião, caso a craniotomia precise se estender ventralmente. Uma incisão cutânea curva-linear é feita desde o aspecto caudal e medial do canto lateral do olho, em direção à linha média, e depois curvando-se caudal e ventralmente ao ouvido (Figura 5). O músculo temporal é incisado de modo similar à pele e retraído ventralmente em conjunto com ramos do nervo auriculopalpebral (braço superficial do nervo facial localizado ventral e rostralmente à incisão). *Drill* pneumático é utilizado para confeccionar o defeito ósseo da craniotomia (Figura 6). Os limites dorsal e laterais da craniotomia são penetrados em espessura total, atentando-se para não lesionar as meninges. A cortical interna do limite ventral deve ser deixada intacta e utilizada para ajudar a alavancar o fragmento ósseo com o auxílio de elevador de periósteo. Lesão na artéria meníngea média e seus ramos pode acontecer durante a elevação do *flap* ósseo e pode ser controlada com eletrocautério bipolar. Cera óssea é útil no controle de hemorragia óssea.

A durotomia é realizada similarmente ao que foi descrito na abordagem transfrontal. Modalidades de imagem transoperatórias podem guiar o cirurgião na localização de lesões intra-axiais, como ultrassonografia, estereotaxia e sistemas de neuronavegação em tempo real. É importante preservar o seio sagital dorsal localizado na linha média dorsal, pois o seu comprometimento resultará em hemorragia de difícil controle. Quando o acesso ao córtex cerebral é

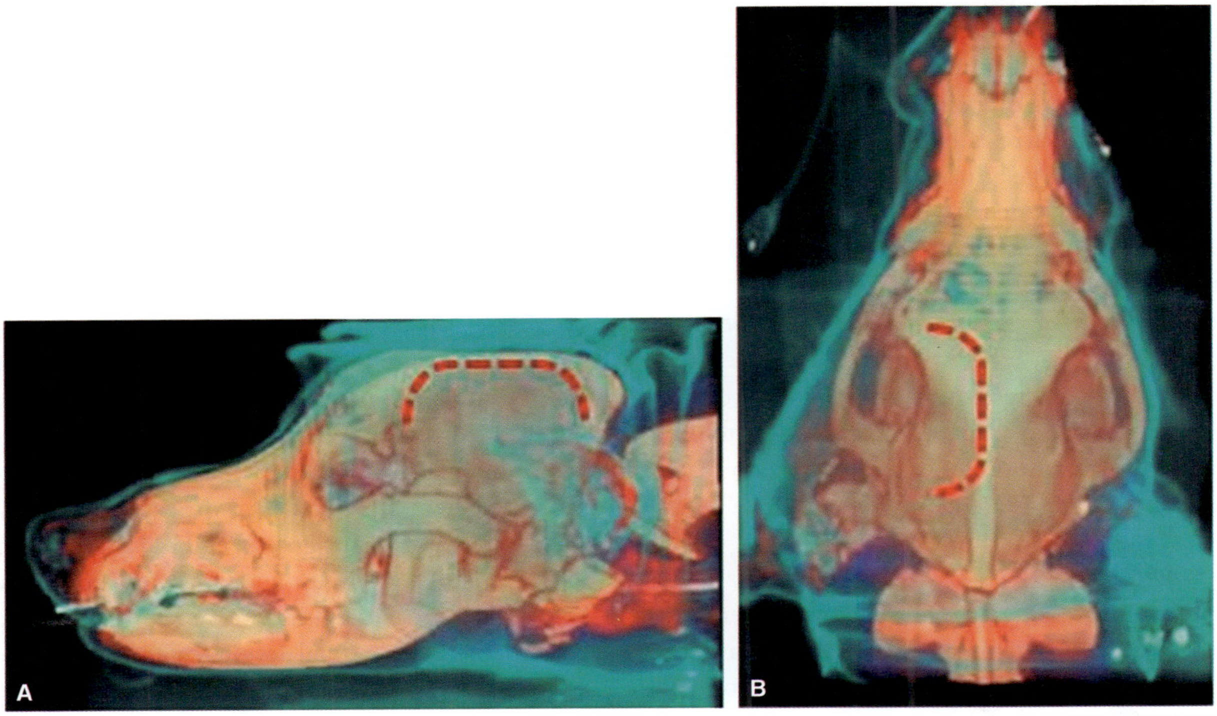

FIGURA 5 Extensão da incisão cutânea para craniotomia rostrotentorial. (A) Vista lateral; (B) vista dorsal. A pele é incisada desde o aspecto caudal e medial do canto lateral do olho, em direção à linha média, e depois curvando-se caudal e ventralmente ao ouvido.

Fonte: Gislane Vasconcelos de Souza.

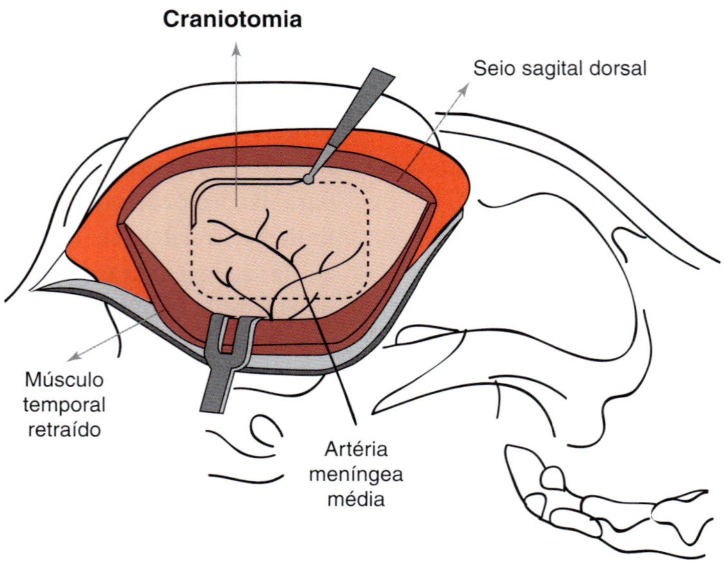

FIGURA 6 Confecção da craniotomia rostrotentorial, com *drill* pneumático e broca de ponta redonda, após retração do músculo temporal. Vasos intracranianos encontrados nessa abordagem incluem a artéria meníngea e suas ramificações (ventral) e o seio sagital dorsal (linha média dorsal).

Fonte: adaptada de Fossum TW, 2019.

necessário, isso deve ser feito entre os giros cerebrais para evitar hemorragia. A duroplastia é realizada com a fáscia do músculo temporal ou com substituto dural, mas o seu fechamento não é consenso; alguns autores não suturam o defeito dural. A literatura demonstra que o reparo do defeito dural ou o aumento da barreira entre cérebro e seio frontal (com esponja de gelatina e matriz cirúrgica acelular porcina – ACell), no caso da abordagem transfrontal, parece resolver o pneumoencéfalo (gás dentro da cavidade craniana) hipertensivo após craniotomia em cães. Na maioria dos casos de pneumoencéfalo pós-craniotomia, o defeito dural não foi reparado. Porém, não existem estudos comparativos que embasem a decisão de reparar ou não o defeito dural. Na opinião dos autores, é mais apropriado realizar a duroplastia.

Pós-operatório

O acompanhamento intensivo nos primeiros dias após cirurgias intracranianas é essencial. A avaliação neurológica frequente permite a identificação de possível deterioração neurológica e a rápida intervenção. Frequência e padrão respiratório, temperatura corporal, eletrocardiograma, pressão arterial média, hemogasometria e balanço hidroeletrolítico são parâmetros que devem ser abordados. Manutenção normovolêmica é importante porque a sobrecarga de fluidos mantém e/ou aumenta o edema cerebral, já a desidratação pode desencadear hipóxia/isquemia cerebral. O uso de diuréticos osmóticos (ex.: manitol) nos períodos pré, trans e pós-operatório pode ser necessário.

Levando em consideração que esses pacientes poderão estar com o estado mental diminuído por vários dias após o procedimento cirúrgico, cuidados de enfermagem são indispensáveis, com mudanças frequentes de decúbito, elevação da cabeça em cerca de 30° para auxiliar na drenagem venosa e ambiente calmo, com mínimo estímulo sonoro ou luminoso.

Não existe evidência que suporte o uso prolongado de medicação anticonvulsivante após craniotomias. Sugere-se o uso dessas drogas por 2 a 10 semanas após a cirurgia. Porém, embora a intervenção cirúrgica possa diminuir a atividade epiléptica, não existem estudos que suportem a melhor duração do tratamento. Fenobarbital, levetiracetam e zonisamida são algumas medicações utilizadas.

Complicações

Hemorragia, edema, aumento da PIC, herniação cerebral, isquemia, convulsão, pneumoencéfalo hipertensivo, meningoencefalite, meningoencefalocele e pneumonia por aspiração são algumas das complicações relatadas após craniotomias. Manipulação encefálica cuidadosa, identificação e manejo precoce do edema cerebral, tanto no pré quanto no trans e pós-operatório por meio do uso de corticoide e diuréticos osmóticos, preservação da vascularização, controle adequado de hemorragia, terapia antiepiléptica pré e pós-operatória são medidas que devem ser empregadas para minimizar as chances de complicações.

Prognóstico

Os resultados associados ao manejo cirúrgico de neoplasmas intracranianos em cães e gatos é altamente variável, refletindo desde aspectos técnicos do cirurgião, características intrínsecas tumorais, como tipo, malignidade e localização, até condutas terapêuticas adjuvantes, que podem aumentar a sobrevida do animal. Meningiomas apresentam sobrevida que varia de 10 a 70 meses. Gliomas apresentam sobrevida de aproximadamente 2 a 6 meses. Mortalidade perioperatória aguda pode atingir 11% dos pacientes, e as causas mais comuns incluem pneumonia por aspiração, hemorragia, disfunção termorregulatória e desbalanço osmótico e eletrolítico.

Craniectomia suboccipital/descompressão do forame magno

A indicação mais frequente para craniectomia suboccipital é o tratamento cirúrgico da malformação de Chiari (MC). Os tratamentos cirúrgicos para essa doença consistem na descompressão do forame magno (DFM) e durotomia, DFM associado a cranioplastia utilizando malha de titânio e polimetilmetacrilato e durotomia; e DFM com durotomia e duroplastia com substituto dural (submucosa suína liofilizada) e autoenxerto de gordura. Outras indicações cirúrgicas incluem a retirada de neoplasias cerebelares.

O paciente deve ser colocado em decúbito esternal, com a cabeça em ventroflexão em relação à coluna, para facilitar a visualização do forame magno. A incisão cutânea é realizada na linha média dorsal, estendendo-se cerca de 2 cm rostralmente à protuberância occipital externa, e caudalmente até a margem caudal do processo espinhoso do áxis (C2). Tecido subcutâneo e musculatura cervical dorsal superficial e profunda são incisadas na linha média (Figura 7). A exposição occipital, arco dorsal do atlas (C1) e processo espinhoso de C1 é conseguida com o auxílio de elevador de periósteo Freer. Estruturas ligamentares encontradas com essa abordagem incluem ligamento nucal (C2-T1; ausente em gatos) e ligamento atlantoaxial. Os limites da craniectomia são demonstrados na Figura 8.

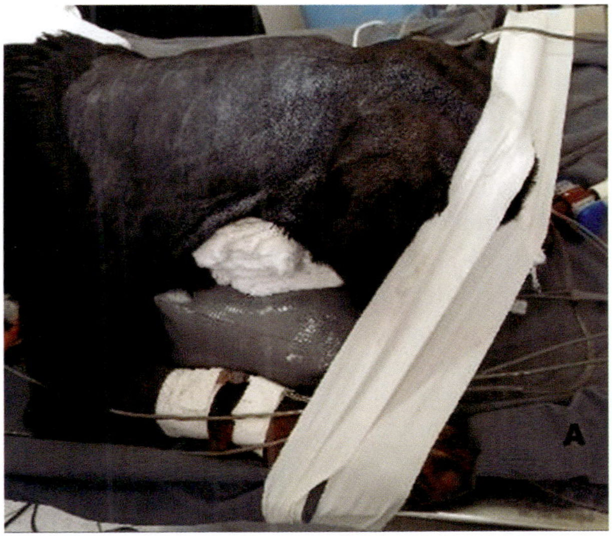

FIGURA 7 Posicionamento do paciente para craniectomia suboccipital/descompressão do forame magno.

Fonte: Serviço de Cirurgia da UNESP/Jaboticabal.

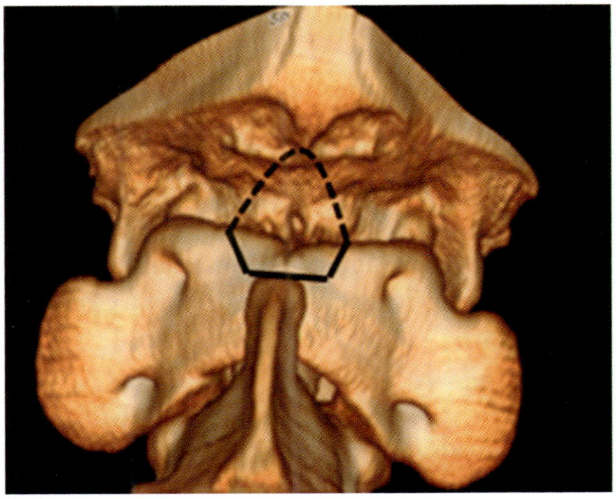

FIGURA 8 Localização esquemática dos limites aproximados da craniectomia suboccipital. Os limites occipitais incluem linhas nucais laterais (ventral a elas), protuberância occipital externa (abaixo dela) e forame magno. Cerca de 50% do comprimento do arco dorsal de C1 (laminectomia parcial) é rotineiramente removido.

A espessura do osso occipital é variável; assim, deve-se realizar a craniectomia com extremo cuidado, especialmente pela localização de estruturas nervosas importantes, como cerebelo, parte do tronco encefálico e medula espinhal. Esse procedimento pode ser realizado com pinça Kerrison ou goiva Lempert. Em ossos mais espessos, um *drill* pneumático pode ser usado para confecção de orifícios iniciais, e o restante do processo é feito com as pinças mencionadas. Cerca de 1/3 a metade da lâmina dorsal de C1 pode ser removida para permitir adequada descompressão. Em seguida, é realizada durotomia longitudinalmente. As margens durais laterais podem ser ancoradas com fio de sutura 5-0, ou marsupializadas lateralmente junto à fáscia muscular sobrejacente, a partir de incisão dural em forma de I. Substitutos durais na duroplastia, seguidos da utilização de autoenxerto livre de gordura sobre a duroplastia, são clinicamente efetivos, e o uso de malhas de titânio e polimetilmetacrilato não parece oferecer vantagens em cães com MC. A duroplastia objetiva fornecer um arcabouço para o crescimento dural, além de proteger o tecido neural sobrejacente de adesões. Embora alguns autores sugiram que a cranioplastia possa diminuir a formação de tecido cicatricial, estudos de longo prazo comparando resultados e complicações dessas duas variações são necessários, e a recomendação de incluir a cranioplastia em associação ao procedimento descompressivo permanece controversa.

Pós-operatório

Analgesia e monitoramento de parâmetros fisiológicos e neurológicos são importantes no pós-operatório. A recuperação anestésica deve ser realizada em local confortável. Terapia antimicrobiana e anti-inflamatória pode se estender por alguns dias após a cirurgia.

Complicações

Necessidade de reintervenção cirúrgica devido à formação de tecido cicatricial é possível. A manipulação cuidadosa do tecido nervoso é essencial para evitar edema e hemorragia, e assim ter implicações na deterioração neurológica dos animais. Dor recorrente e coceira fantasma podem persistir mesmo após a intervenção cirúrgica.

Prognóstico

A taxa de sucesso em curto prazo em pacientes com MC que passaram por procedimento descompressivo varia de 80 a 94%. A recorrência de sinais clínicos pode variar de 25 a 47% e deve-se à formação de tecido cicatricial no local cirúrgico. São necessários estudos que comparem a progressão dos sinais clínicos e resultados entre manejo médico e cirúrgico.

CONCLUSÃO

As cirurgias intracranianas, embora ainda representem um desafio no contexto da medicina veterinária, são cada vez mais necessárias, principalmente pela maior disponibilidade em exames de imagem avançados. Assim, o conhecimento especializado nesse tipo de procedimento deve ser buscado e estimulado.

REFERÊNCIAS BIBLIOGRÁFICAS

1. Cavanaugh RP, Aiken SW, Schatzberg SJ. Intraventricular tension pneumocephalus and cervical subarachnoid pneumorrhachis in a bull mastiff dog after craniotomy. J Small Anim Pract. 2008;49(5):244-8.
2. Dewey CW, Marino DJ, Bailey KS, Loughin CA, Barone G, Bolognese P, et al. Foramen magnum decompression with cranioplasty for treatment of caudal occipital malformation syndrome in dogs. Vet Surg. 2007;36(5):406-15.
3. Fossum TW. Small Animal Surgery. 5. ed. Filadélfia: Elsevier; 2019.
4. Garosi LS, Penderis J, Brearley MJ, Brearley JC, Dennis R, Kirkpatrick PJ. Intraventricular tension pneumocephalus as a complication of transfrontal craniectomy: a case report. Vet Surg. 2002;31(3):226-31.
5. Günther C, Beckmann KM, Steffen F. Formation of a meningoencephalocele after removal of a frontal lobe meningioma by transfrontal craniotomy in a cat. JFMS Open Rep. 2020; 6(2):2055116920957195.
6. Gutmann S, Winkler D, Müller M, Möbius R, Fischer J-P, Böttcher B, et al. Accuracy of a magnetic resonance imaging-based 3D printed stereotactic brain biopsy device in dogs. J Vet Intern Med. 2020;34:844-51.
7. Hicks J, Stewart G, Kent M, Platt S. Delayed asymptomatic progressive intraventricular pneumocephalus in a dog following craniotomy. J Small Anim Pract. 2020;61(5):316-20.
8. Johnston SP, Tobias KM. Veterinary Surgery: Small Animal. 2. ed. St. Louis: Elsevier; 2018.
9. Klopp LS, Simpson ST, Sorjonen DA, Lenz SD. Ventral surgical approach to the caudal brain stem in dogs. Vet Surg. 2000;29(6):533-42.
10. Kostolich M, Dulisch ML. A surgical approach to the canine olfactory bulb for meningioma removal. Vet Surg. 1987;16(4):273-7.
11. Miller AD, Miller CR, Rossmeisl JH. Canine Primary Intracranial Cancer: A Clinicopathologic and Comparative

Review of Glioma, Meningioma, and Choroid Plexus Tumors. Front Oncol. 2019;9:1151.
12. Nolan MW, Gieger TL. Update in Veterinary Radiation Oncology: Focus on Stereotactic Radiation Therapy. Vet Clin North Am Small Anim Pract. 2019;49(5):933-47.
13. Packer RA, Mcgrath S. Onscreen-guided resection of extra-axial and intra-axial forebrain masses through registration of a variable-suction tissue resection device with a neuronavigation system. Vet Surg. 2020;49(4):676-84.
14. Parker AJ, Cunningham JG. Transfrontal craniotomy in the dog. Vet Rec. 1972;90(22):622-4.
15. Rusbridge C, Stringer F, Knowler SP. Clinical Application of Diagnostic Imaging of Chiari-Like Malformation and Syringomyelia. Front Vet Sci. 2018;5:280.
16. Shinn RL, Kani Y, Hsu FC, Rossmeisl JH. Risk factors for adverse events occurring after recovery from stereotactic brain biopsy in dogs with primary intracranial neoplasia. J Vet Intern Med. 2020;34(5):2021-8.
17. Snyder JM, Lipitz L, Skorupski KA, Shofer FS, Van Winkle TJ. Secondary intracranial neoplasia in the dog: 177 cases (1986-2003). J Vet Intern Med. 2008;22(1):172-7.
18. Song RB, Vite CH, Bradley CW, Cross JR. Postmortem evaluation of 435 cases of intracranial neoplasia in dogs and relationship of neoplasm with breed, age, and body weight. J Vet Intern Med. 2013;27(5):1143-52.
19. Suñol A, Mascort J, Font C, Bastante AR, Pumarola M, Feliu-Pascual AL. Long-term follow-up of surgical resection alone for primary intracranial rostrotentorial tumors in dogs: 29 cases (2002-2013). Open Vet J. 2017;7(4): 375-83.
20. Uriarte C. Transfrontal craniotomy. In: Shores B. Current Techniques in Canine and Feline Neurosurgery. 1. ed. Nova Jérsei: John Wiley and Sons; 2017.
21. Wet PD, Ali II, Peters DN. Surgical approach to the rostral cranial fossa by radical transfrontal craniotomy in the dog. J S Afr Vet Assoc. 1982;53(1):40-51.

32

Cirurgia no trauma

Tainara Micaele Bezerra Peixoto ■ André Lacerda de Abreu Oliveira

Objetivos

Após a leitura do capítulo, você será capaz de:

- Identificar e tratar os principais aspectos fisiopatológicos relacionados ao trauma.
- Reconhecer algumas técnicas cirúrgicas utilizadas no manejo dos traumas abdominal e torácico.
- Orientar de forma assertiva os aspectos relacionados ao tratamento e prognóstico do trauma.

INTRODUÇÃO

O trauma é uma das principais causas de óbito em pequenos animais, principalmente em áreas urbanas. Entre as causas mais frequentes estão quedas de altura, acidentes automobilísticos, brigas e feridas ocasionadas por projétil. A triagem e abordagem rápida dos animais acometidos são essenciais para o sucesso dos tratamentos cirúrgicos empregados.

A definição do trauma está relacionada à ocorrência de lesão tecidual repentina, incluindo danos físicos (fraturas, lacerações e hemorragias), responsáveis por ativar o eixo hipotálamo-hipófise-adrenal, gerando respostas imunológicas e metabólicas destinadas a restabelecer a homeostase e compensar as lesões ocorridas.

Hemorragias extensas promovem respostas cardiovasculares autonômicas, resultando em aumento da frequência cardíaca, resistência vascular periférica e manutenção da pressão arterial sistêmica para órgãos vitais, como coração e encéfalo, em detrimento do fluxo habitual para órgãos periféricos, como músculos e intestino.

A perda sanguínea e a presença de dor ativam as cascatas de coagulação intrínseca e extrínseca, aumentam a liberação de catecolaminas e mediadores inflamatórios e alteram a distribuição de oxigênio tecidual. A hipóxia nos tecidos periféricos induz o metabolismo anaeróbico, com consequente aumento da concentração plasmática de ácido láctico, gerando acidose e desencadeando inflamação local.

A produção de citocinas associadas a fatores teciduais locais altera a regulação da microcirculação tecidual, resultando em heterogeneidade da distribuição do fluxo sanguíneo, onde alguns tecidos ficam superperfundidos (fluxo de desvio) e outros sofrem de hipóxia contínua. Todos esses fatores, em confluência com a liberação de mediadores inflamatórios, podem induzir o desenvolvimento de síndrome da resposta inflamatória sistêmica (SRIS) e falência múltipla dos órgãos.

A intensidade do trauma pode ser avaliada de acordo com o grau de lesão tecidual, hemorragia, dor, medo (estresse) e hipotermia. Esses fatores determinam a mortalidade. Traumas graves promovem a morte imediata ou em poucas horas e estão correlacionados principalmente à presença de traumatismo craniano ou hemorragia, correspondente a 30% do volume sanguíneo total.

As mortes precoces, que ocorrem nas primeiras horas de atendimento (entre 2 e 12 horas), estão correlacionadas a hemorragia interna ou contínua e insuficiência cardiovascular ou respiratória. As mortes tardias ocorrem dias ou semanas após o acidente e, normalmente, estão relacionadas a desequilíbrios acidobásicos, coagulopatias, presença de infecção, distúrbios gastrintestinais, desenvolvimento de SRIS e falência múltipla dos órgãos.

O principal objetivo das cirurgias em animais politraumatizados é o controle de hemorragias e infecção, abreviando o tempo operatório em pacientes nos limites das reservas fisiológicas. Dessa forma, é necessário um conhecimento profundo por parte do cirurgião, para que haja uma execução rápida e precisa das técnicas descritas.

Neste capítulo, o leitor encontrará os aspectos relevantes sobre os traumas abdominal e torácico, bem como as técnicas cirúrgicas que podem ser empregadas nos diversos tipos de lesões encontradas, além do prognóstico e das complicações pós-operatórias das lesões.

DESENVOLVIMENTO

Trauma abdominal

Considerações gerais

O trauma abdominal pode ser classificado em lesões contusas, provenientes de acidentes automobilísticos, quedas ou violência física; ou penetrantes, provenientes de mordidas, corpos estranhos pontiagudos ou ferimentos por projétil. Normalmente está associado a eventos de alta energia cinética, e todas as estruturas abdominais, bem como de apoio musculo-esquelético, estão sujeitas a graves lesões envolvendo múltiplos sistemas orgânicos (Figura 1).

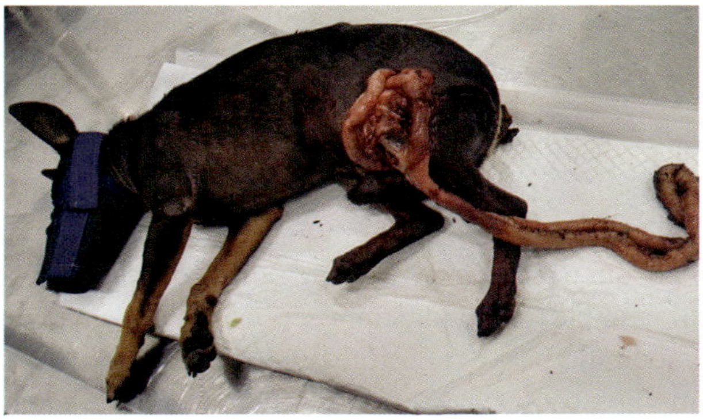

FIGURA 1 Trauma abdominal contuso em cão.

Em traumas contusos, os ferimentos ocorrem devido à súbita aceleração imposta às vísceras, superior ao que estas suportam. As forças de cisalhamento provocam danos principalmente no baço, rins e intestino. Quando ocorre a desaceleração do impacto, o fígado continua a se mover em relação aos próprios ligamentos, gerando laceração ou transecção do parênquima hepático. Além disso, rompimentos no mesentério ou nos grandes vasos provocam hemorragia intra-abdominal. A compressão abdominal direta pode provocar ruptura de diafragma ou de órgãos ocos. Um estudo retrospectivo envolvendo 235 casos de trauma contuso em cães elencou o hemoperitônio, hérnias e rupturas do trato urinário como as principais lesões abdominais ocorridas, nessa ordem.

O trauma penetrante resulta em feridas de pele que, muitas vezes, não correspondem à totalidade da extensão das lesões internas. A identificação das características morfológicas dos objetos causadores da lesão, bem como o reconhecimento da força utilizada, ajuda a estabelecer a dimensão dos danos internos. Em casos de brigas entre animais de porte distintos, normalmente os menores são levantados e chacoalhados, o que pode resultar em lacerações, avulsão e esmagamento de órgãos internos. Os órgãos abdominais mais comumente afetados por mordidas são fígado, rim, diafragma e estômago.

Diagnóstico

A associação do histórico de trauma aos achados do exame físico direciona para a escolha do teste diagnóstico mais adequado. O exame físico deve ser rápido e direcionado para os problemas que podem levar o animal a óbito. Para isso, é utilizada a abordagem inicial com algoritmo ABCDE, avaliando a patência das vias aéreas, boa respiração, circulação, capacidade neurológica e identificação de situações de risco que podem agravar o quadro clínico do animal. As alterações no exame físico variam de acordo com a localização da lesão e, no geral, incluem taquicardia, hipotensão, hipotermia, dispneia, taquipneia e mucosas hipocoradas.

Quanto aos exames de imagem, a ultrassonografia é o de escolha para as emergências em tecidos moles intra-abdominais. Esse exame permite a avaliação da estrutura, tamanho, posição, relação entre os órgãos e presença de líquido livre, além de ruptura diafragmática. A ultrassonografia abdominal focada para trauma (FAST – *focused assessment with sonography for trauma*) tem sido amplamente utilizada para a avaliação rápida, cerca de 3 minutos, quanto à presença de líquido livre abdominal. Para a realização da técnica, o animal deve ser posicionado em decúbito lateral direito, e a *probe* deve percorrer os quatro pontos predefinidos em sentido horário: caudal ao processo xifoide (ponto diafragmático-hepático – DH); ao longo do flanco esquerdo (ponto esplenorrenal – ER); cranial à pelve (ponto cistocólico – CC) e ao longo do flanco direito (ponto hepatorrenal – HR). Os resultados são contabilizados de acordo com a presença de líquido livre em cada ponto, em que escores mais altos indicam hemorragia ativa e intervenção imediata, enquanto escores mais baixos sugerem o acompanhamento e a realização de exames seriados (Figura 2).

Na ausência de aparelho ultrassonográfico, podem ser feitas abdominocentese ou lavagem peritoneal diagnóstica para detecção de hemoperitônio. Na abdominocentese, o animal pode ser posicionado em decúbito lateral, e o abdômen deve ser dividido em quatro quadrantes, para a punção com agulha 22 ou 20 G acoplada a uma seringa. A desvantagem desse método é a necessidade de grande quantidade de líquido livre para detecção, pelo menos 10 mL/kg de peso do animal.

Radiografias são complementares ao exame de ultrassom e só devem ser realizadas com o paciente estável. Podem ser realizados exames contrastados como urografia excretora, cistografia e celiografia iodada. A radiografia permite a avaliação de pneumoperitônio decorrente de perfuração da parede abdominal, sinais de peritonite, ruptura diafragmática, presença de líquido livre nas cavidades peritoneal e retroperitoneal e avaliação de ruptura da vesícula urinária. Quando disponíveis, tomografias computadorizadas podem ser úteis no diagnóstico de lesões no trauma abdominal fechado (Figura 3).

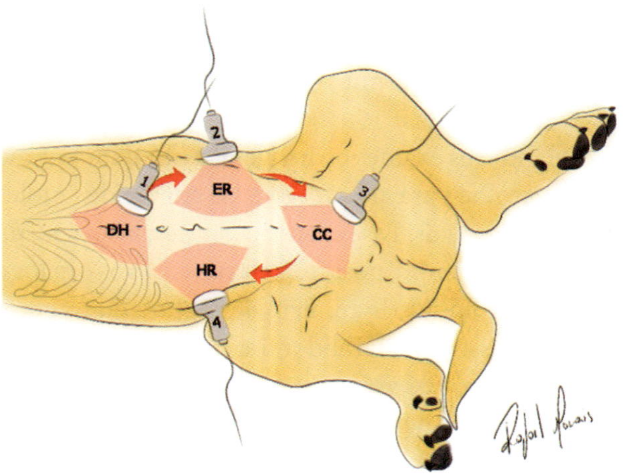

FIGURA 2 Imagem ilustrativa da sequência de realização do exame AFAST.

Fonte: Rafael Morais.

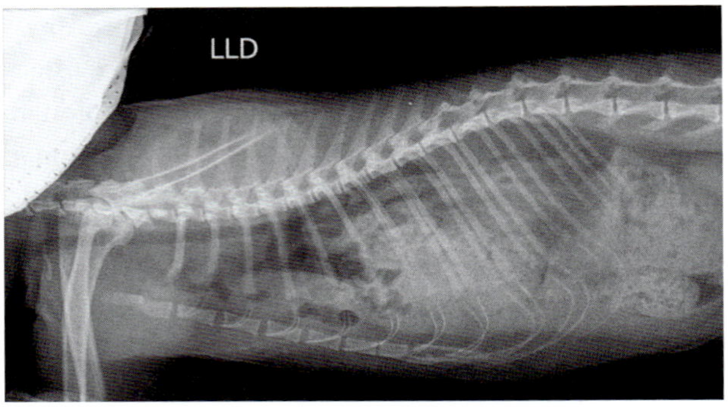

FIGURA 3 Imagem radiográfica de região toracoabdominal em projeção laterolateral direita de um felino com hérnia diafragmática traumática. Observa-se a migração das estruturas abdominais para a cavidade torácica.

Os achados laboratoriais incluem alterações nos níveis de leucócitos totais, aspartato aminotransferase (AST), alanina aminotransferase (ALT), fosfatase alcalina, creatinina, bilirrubina, glicose, lactato e contagem de plaquetas. Em casos de hemorragia aguda, anemia está presente.

Cirurgias no trauma abdominal

Pré-operatório

No pré-operatório, animais normo-hidratados que apresentem hemoglobina no intervalo de 5 a 7 mg/dL são beneficiados com transfusão sanguínea. Podem ser realizadas oxigenoterapia e administração de analgésicos para reduzir a dor e a ansiedade. Quando possível, as anormalidades acidobásicas, eletrolíticas, cardiovasculares e de fluidos devem ser corrigidas antes da indução anestésica.

Laparotomia exploratória

Com o animal em decúbito dorsal, devem-se realizar ampla tricotomia e antissepsia por toda a parede abdominal para a realização desse procedimento. Nos machos, o prepúcio deve ser prendido na pele em um dos lados do corpo e mantido fora do campo cirúrgico. Para a completa inspeção do abdômen, a incisão deve ser realizada na linha média ventral, caudalmente ao processo xifoide, estendendo-se até o púbis. A incisão poderá ser menor nos casos de lesão específica em um órgão. Nos machos, a incisão deve ser realizada até o prepúcio e então desviada para o lado oposto a que o pênis e o prepúcio foram fixados anteriormente, e os ramos da veia epigástrica superficial caudal deverão ser ligados. Após a dissecção dos tecidos subcutâneos e exposição da fáscia muscular do reto abdominal, deve-se elevar a parede abdominal e, com o auxílio de um bisturi, realizar uma pequena incisão na linha alba. Deve-se inspecionar a superfície interior da linha alba, em busca de aderências, e a incisão deve ser prolongada cranial e caudalmente. Inspeciona-se detalhadamente todo o abdômen, assegurando que todas as estruturas e órgãos sejam visualizados. Caso haja contaminação da cavidade peritoneal, a lavagem com solução salina estéril aquecida é recomendada. Compressas cirúrgicas podem ser usadas para a remoção do sangue e do fluido de lavagem e compressas úmidas podem ser utilizadas durante o procedimento para evitar o ressecamento dos tecidos. A síntese da parede abdominal deve ser feita nos três planos. Na musculatura, podem ser utilizados padrões de suturas descontínuos (simples, Sultan) ou contínuos (simples contínuo, festonado), de preferência com materiais absorvíveis. Materiais de fios inabsorvíveis têm sido associados à formação de fístula em longo prazo, portanto, devem ser evitados. Fecha-se o tecido subcutâneo em padrão Cushing utilizando fio absorvível. A dermorrafia deve ser realizada com padrões contínuos ou interrompidos, utilizando-se fios inabsorvíveis.

Esplenorrafia

O acesso ao baço é realizado por meio de uma incisão na linha média ventral que se estende caudalmente ao processo xifoide até o umbigo. Em casos de lesões superficiais na cápsula esplênica, pode-se realizar a sutura para promoção de hemostasia, confeccionando pontos simples descontínuos com fio absorvível (3-0 ou 4-0). Pode-se exercer uma pressão delicada sobre a área suturada para promoção da hemostasia, durante alguns minutos.

Esplenectomia parcial

Realiza-se nos casos de lesões traumáticas focais no baço. Os vasos que suprem a região a ser removida devem ser duplamente ligados e seccionados, o mais próximo possível à região do hilo. Delimita-se a região a ser removida com os dedos indicador e polegar e realiza-se uma delicada compressão na polpa esplênica, causando o esmagamento do tecido sem romper a cápsula. Colocam-se duas pinças hemostáticas na região achatada, dividindo o baço em duas partes, e incisa-se entre as pinças. Confecciona-se uma sutura em padrão contínuo utilizando fio absorvível entre a extremidade do baço remanescente e a pinça. Dupla camada de sutura em padrão colchoeiro também pode ser utilizada (Figura 4).

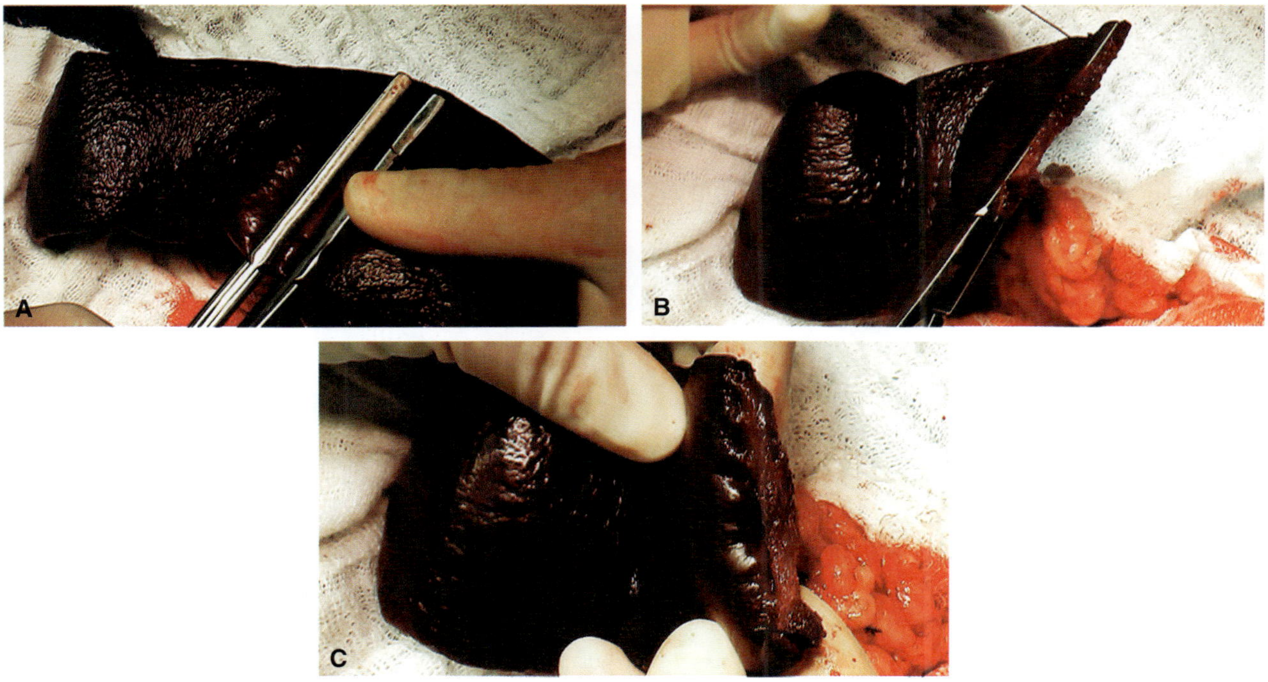

FIGURA 4 Esplenectomia parcial: (A) delimitação da região a ser removida; (B) confecção da sutura em padrão contínuo; (C) aspecto final da esplenectomia parcial.

Esplenectomia total

Esta técnica é empregada nos traumas graves com hemorragia difusa em que não seja possível hemostasia com as técnicas anteriores. Exteriorizar o baço e ligar duplamente todos os vasos, individualmente ou em bloco, o mais próximo possível ao hilo esplênico com fio absorvível (de preferência) ou não absorvível. Também pode ser realizada ligando a artéria esplênica distalmente às ramificações que irrigam o pâncreas, do lado esquerdo do órgão (Figura 5).

Reimplante esplênico

Esta técnica pode ser utilizada para a manutenção da função imune dos órgãos e prevenção da ocorrência de infecção ocasionada por esplenectomia total. Após a retirada total do baço, o órgão deve ser posicionado sobre uma compressa úmida, e deverão ser realizadas secções no sentido transversal para a obtenção de 3 a 5 fragmentos de menor espessura possível, facilitando a neovascularização e consequente viabilidade. Os fragmentos devem ser reunidos sobre o omento, que deverá ser suturado com três pontos descontínuos, formando uma bolsa omental (Figura 6).

Cirurgia para controle de danos (*damage control*)

A cirurgia para controle de danos é definida por um conjunto de manobras que evitam a morte de pacientes gravemente traumatizados no ato operatório,

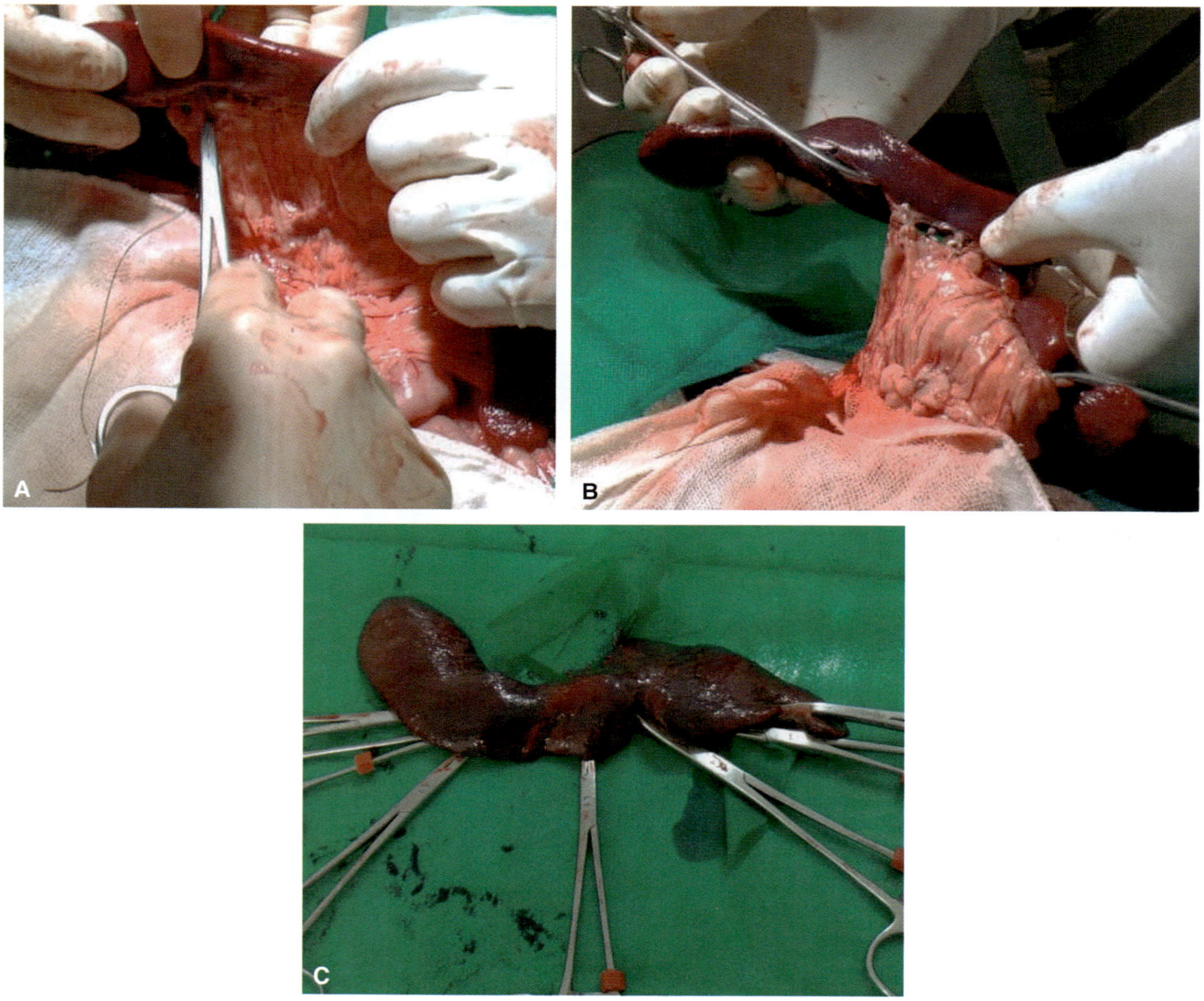

FIGURA 5 Esplenectomia total: (A) dissecção individual dos vasos esplênicos; (B) imagem evidenciando os vasos esplênicos após a completa ligadura; (C) aspecto final do baço após esplenectomia.

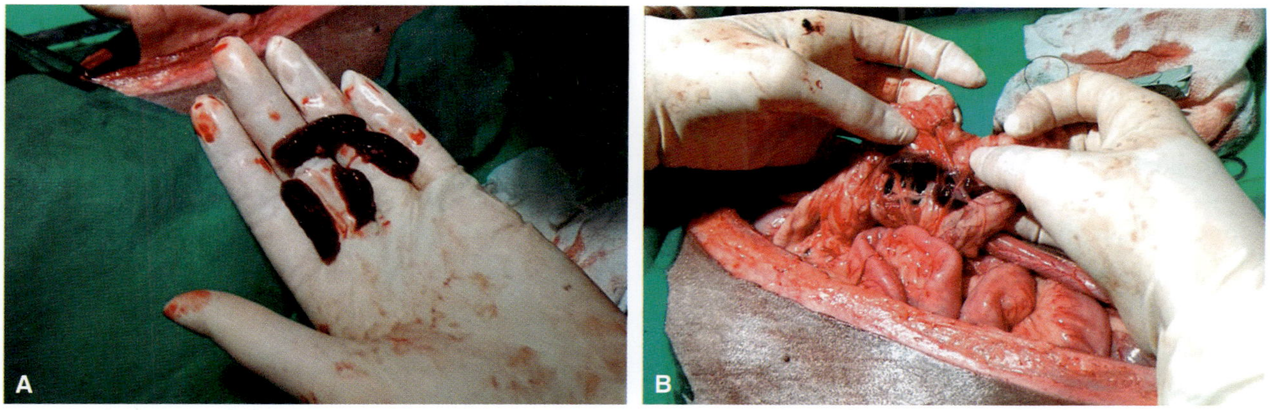

FIGURA 6 Reimplante esplênico: (A) fragmentos seccionados do baço após esplenectomia total; (B) bolsa omental contendo os fragmentos de baço.

permitindo uma reabordagem cirúrgica posterior, em um momento mais apropriado. Esse procedimento é realizado em três tempos, em que o primeiro consiste na operação rápida para controle da hemorragia e redução da contaminação abdominal. O controle da hemorragia pode ser feito por meio da manobra de Pringle e do tamponamento dos quatro quadrantes abdominais utilizando compressas cirúrgicas.

A redução da contaminação é feita por meio da ligadura de vísceras ocas, como intestino e vesícula urinária. Nesse momento, a ressecção e anastomose intestinal são contraindicadas. A cavidade abdominal não deve ser fechada como de rotina, e algumas técnicas para o rápido fechamento têm sido sugeridas, por meio da utilização de telas estéreis para a proteção do intestino ou sutura dos bordos da pele sem tensão.

No segundo momento, o paciente é encaminhado para a unidade de terapia intensiva para restabelecimento da fisiologia normal por meio de reposição volêmica, restauração da estabilidade hemodinâmica e respiratória, correção da acidose, reaquecimento e controle de coagulopatias. Por fim, a terceira etapa é representada pela reoperação, em que o paciente apresenta a homeostasia equilibrada para a reparação definitiva das lesões viscerais.

Manobra de Pringle

A manobra de Pringle foi descrita pela primeira vez em 1908 e possui grande aplicabilidade no controle de hemorragias hepáticas, promovendo um tempo cirúrgico crucial para a resolução das lesões traumáticas. É realizada por meio da oclusão temporária do ligamento hepatoduodenal e do consequente clampeamento da artéria hepática, veia porta e ducto biliar comum (tríade portal), cessando a chegada de sangue ao fígado e possibilitando a visualização adequada das lesões para reparação. O clampeamento pode ser realizado com o auxílio de pinças vasculares e, quando de forma contínua, não deve exceder o período de 30 minutos.

Suturas em guilhotina

Em lesões focais em que é preciso fazer a hemostasia e remover uma extremidade lesionada do lobo hepático, pode-se realizar a sutura de guilhotina. Um laço de fio de sutura deve ser posicionado ao redor da região escolhida e deve ser apertado cuidadosamente, esmagando todo o parênquima hepático e apertando as estruturas vasculares antes de confeccionar o nó. Secciona-se o parênquima distalmente à ligadura. Alternativamente, várias suturas de guilhotina sobrepostas nas margens da lesão podem ser utilizadas.

Lobectomia hepática parcial

A técnica é indicada quando a lesão traumática envolve apenas uma porção do lobo hepático. Delimita-se a separação entre o parênquima a ser removido e o saudável e incisa-se a cápsula hepática do local selecionado. Rompe-se cuidadosamente o parênquima com os dedos (digitocrasia) e expõem-se os vasos, ligando-os em seguida. É possível fazer a hemostasia dos grandes vasos utilizando grampos, e a dos pequenos, utilizando o eletrobisturi. Excisa-se o parênquima hepático distal às ligaduras e verifica-se o local da sutura em busca de hemorragias antes de fechar o abdômen. Uma alternativa é a utilização de várias suturas de guilhotina ao longo da linha de demarcação ou grampeadores mecânicos (Figura 7).

Lobectomia hepática total

Está indicada quando as lacerações traumáticas acometem um ou mais lobos hepáticos completamente. Em cães de pequeno porte e gatos, os lobos lateral esquerdo e medial, por estarem mais próximos à região do hilo, podem ser removidos através de esmagamento do parênquima proximal ao hilo e ligadura única circunferencial ao redor da base do lobo, seccionando-o em seguida. Deixa-se uma pequena margem de tecido distal a sutura, para evitar que a ligadura escorregue. Em cães maiores, várias suturas devem ser realizadas para a remoção do lobo lateral esquerdo.

Nos lobos direito e caudado, a dissecção deve ser feita cuidadosamente através da veia cava caudal, isolando e ligando os vasos e ductos próximos ao hilo. Falhas na dissecção da veia cava caudal podem ocasionar hemorragia incontrolável. Para a prevenção de hemorragias e auxílio na dissecção durante a cirurgia, pode-se realizar uma oclusão vascular temporária, colocando-se torniquetes de Rummel na veia cava caudal, próximo ao diafragma e entre as veias renais e o fígado, além da veia porta hepática, artéria celíaca e mesentérica cranial. Essa manobra não deve ser mantida por mais de 15 minutos.

Correção de hérnia diafragmática traumática

A hérnia diafragmática ocorre quando a continuidade do diafragma é perdida em consequência do trauma. O aumento repentino da pressão intra-abdominal na hora do acidente, associado a movimentação rápida da parede abdominal e esvaziamento dos pulmões, produz

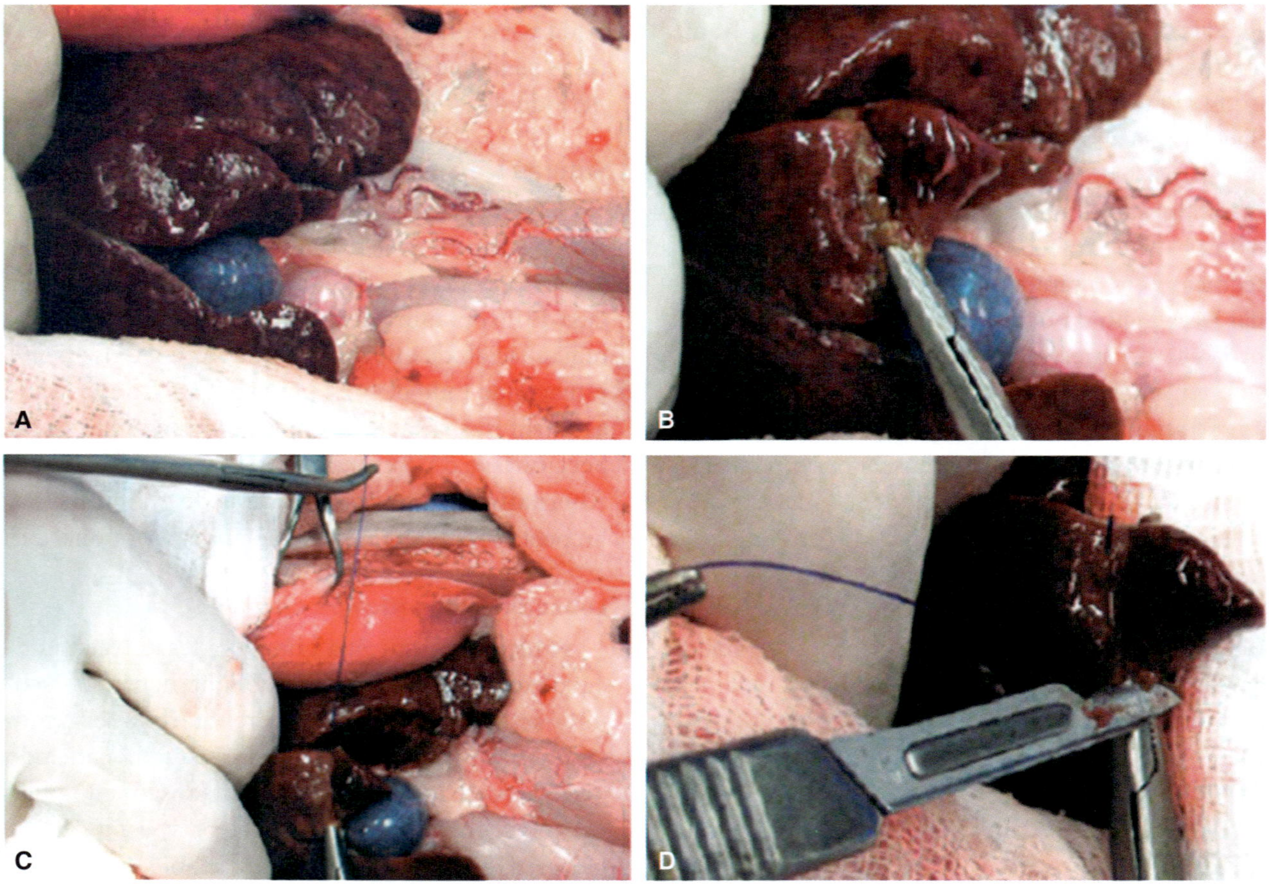

FIGURA 7 Lobectomia hepática parcial: (A) lesão hepática decorrente de trauma; (B) delimitação e rompimento do parênquima hepático; (C) sutura em guilhotina ao redor dos grandes vasos; (D) excisão do tecido hepático distalmente às ligaduras.

um grande gradiente de pressão pleuroperitoneal, rompendo o diafragma nas porções mais frágeis. O fígado é o órgão mais comumente herniado, contudo, qualquer órgão pode ser encontrado na cavidade torácica.

A abordagem para corrigir a hérnia diafragmática pode ser feita via tórax ou abdômen. No acesso abdominal, o animal deve ser posicionado em decúbito dorsal, e a incisão, realizada na linha média abdominal ventral, estendida cranialmente para a porção final do esterno, caso necessário. Reposicionar os órgãos herniados na cavidade abdominal, aumentando o defeito também caso necessário. Realizar a rafia do defeito diafragmático utilizando sutura simples contínua e, quando houver avulsão do diafragma na região das costelas, incluí-las na sutura contínua. Retira-se todo o ar da cavidade torácica logo após o término da sutura e implanta-se um tubo torácico caso seja necessário. Inspecionar a cavidade abdominal e realizar a sutura em três planos, como descrito anteriormente (Figura 8).

Pós-operatório

A analgesia nos pós-operatório é imperativa. A fluidoterapia pode ser necessária na maioria dos animais, que devem ser monitorados realizando-se exames hematológicos, bioquímicos e hemogasométricos seriados. A oxigenoterapia deve ser continuada em pacientes dispneicos, e, no pós-cirúrgico de hérnia diafragmática, os animais devem ser monitorados quanto a edema de reexpansão.

Prognóstico

O prognóstico depende das respostas metabólicas ao trauma, restauração e manutenção precoce da perfusão capilar e oxigenação dos tecidos, além da extensão das lesões, hemorragia, órgãos acometidos, nível de dor e estresse do animal.

Complicações

A persistência da hemorragia pode ocorrer devido a falha na inspeção e detecção das lesões abdominais ou aplicação inadequada das técnicas descritas. Os animais podem desenvolver distúrbios de coagulação, mau funcionamento gastrintestinal, hipotermia, desequilíbrios acidobásicos crônicos, comprometimento cardiorrespiratório, SRIS, falência múltipla dos órgãos e morte.

Trauma torácico

Considerações gerais

Assim como na cavidade abdominal, lesões torácicas são decorrentes de trauma contuso causado por acidentes automobilísticos, quedas, coices, violência física; ou penetrante, por mordeduras, introdução de objetos pontiagudos ou disparo por armas de fogo (Figura 9).

No trauma contuso, há uma extensa dissipação de energia cinética mediante concussão ou por uma desaceleração súbita, ocasionando lesões contusas diretas, rupturas vasculares e consequentes hemorragia

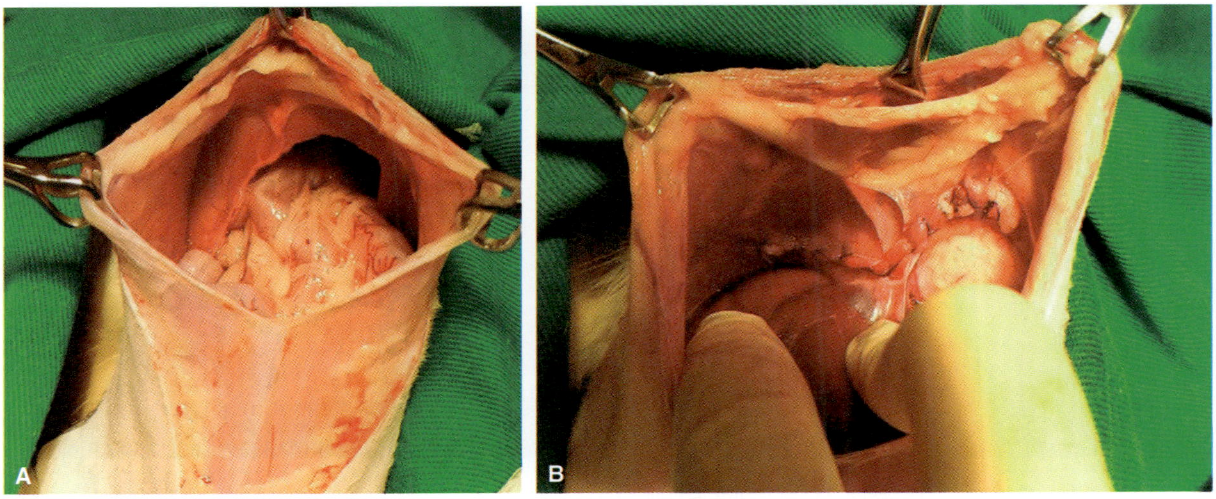

FIGURA 8 Hérnia diafragmática: (A) defeito diafragmático decorrente de trauma em felino; (B) defeito diafragmático corrigido com sutura simples contínua.

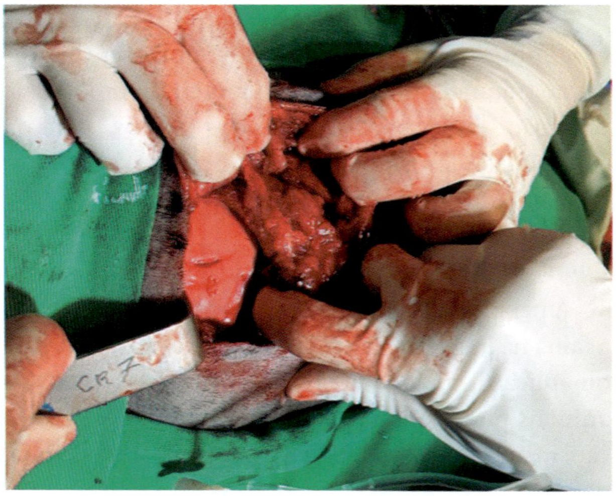

FIGURA 9 Trauma torácico penetrante decorrente de mordedura.

e laceração de órgãos secundárias a fraturas ósseas. Nos traumas penetrantes, a dissipação de energia é focal e, quando causada por objetos longos, pode comprometer grandes vasos, coração e pulmões, causando hemorragia extensa e pneumotórax aberto.

As mordeduras representam uma taxa significativa de lesões torácicas e constituem uma combinação de lesão penetrante e compressiva, visto que múltiplas fraturas em costelas podem dificultar a expansão da parede torácica e a ventilação adequada. Muitas vezes a extensão das lesões externas por mordeduras não representam a total gravidade da lesão interna. Por isso, mesmo em mordeduras aparentemente superficiais, devem-se investigar minuciosamente a presença de lesões nos órgãos internos e o potencial desenvolvimento de infecção.

As principais consequências do trauma torácico incluem pneumotórax, contusão pulmonar, fratura de costela, hemotórax e hérnia diafragmática. O tórax instável ocorre quando diversas costelas são fraturadas em dois pontos distintos, perdendo a continuidade com a parede torácica. Essa alteração é reconhecida por meio do movimento paradoxal na respiração; na inspiração, o segmento fraturado é deprimido, e na expiração há uma expansão em relação às demais costelas. As fraturas de costela podem produzir fragmentos pontiagudos capazes de lesionar um vaso sanguíneo ou causar perfuração no parênquima pulmonar.

No trauma torácico, o enfisema subcutâneo pode ser visualizado como consequência de trauma contuso ou penetrante. É caracterizado pela presença de ar nos tecidos subcutâneos, proveniente de lesões perfurantes externas ou lesões internas com ruptura de parênquima pulmonar, pleura e músculos intercostais (Figura 10).

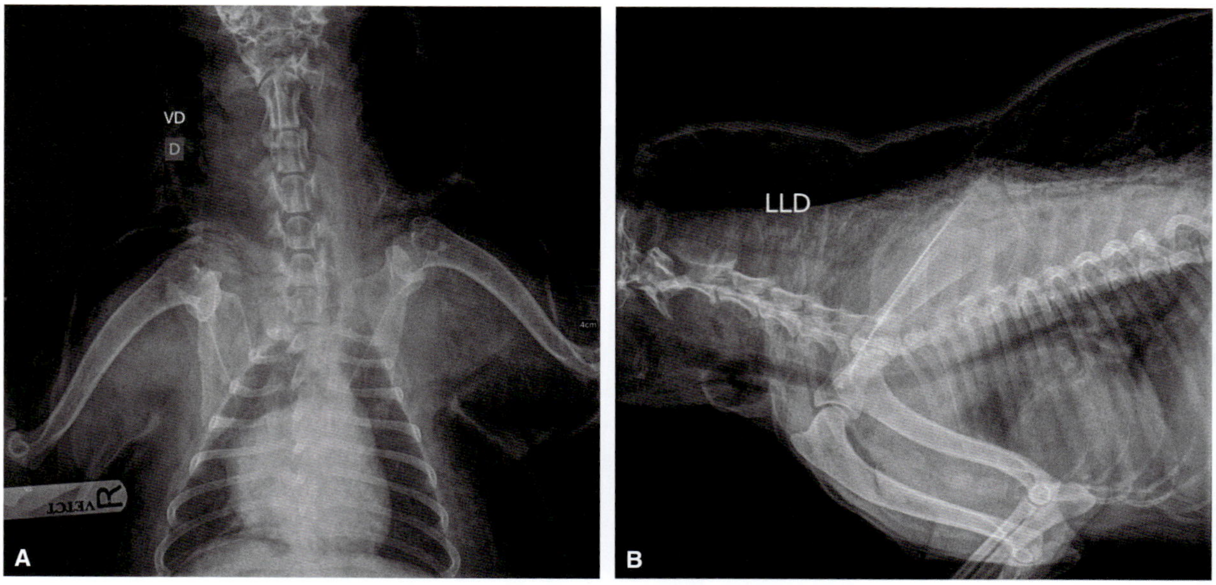

FIGURA 10 Imagem radiográfica de região cervicotorácica de um cão, em que se identifica extenso enfisema subcutâneo em decorrência de ruptura traqueal traumática: (A) projeção ventrodorsal; (B) projeção laterolateral direita.

Fonte: Setor de Imagem, Hospmev, UFBA, 2019.

Diagnóstico

O histórico de trauma pode ou não estar presente, e o exame físico deve ser realizado rapidamente, utilizando a abordagem ABCDE (*vide* trauma abdominal). Os animais comumente apresentam dificuldade respiratória, cianose, dor e depressão. O tórax instável é observado por meio do movimento paradoxal de uma porção da parede torácica, e lesões cutâneas e enfisema subcutâneo podem estar presentes. Em casos de pneumotórax, há colabamento dos pulmões pela diminuição da pressão negativa, causando hipoxemia severa, diminuição do retorno venoso e instabilidade hemodinâmica, o que pode resultar em óbito.

A avaliação eletrocardiográfica é importante para detectar arritmias cardíacas tardias em decorrência de contusão, isquemia do miocárdio ou lesões neurogênicas decorrentes de estimulação excessiva do sistema nervoso simpático. As radiografias torácicas devem ser realizadas em três incidências, para uma avaliação precisa, e podem detectar pneumotórax, hérnia diafragmática, efusão pleural, contusões pulmonares e fraturas de costelas. O exame só deve ser realizado com o animal em quadro clínico estável.

Uma modalidade de ultrassonografia torácica focada no trauma, para avaliação de pneumotórax e outras lesões, tem sido utilizada. A denominação TFAST foi criada para apontar a utilização do protocolo FAST na cavidade torácica e diferenciá-la da avaliação abdominal (AFAST). O TFAST consiste na avaliação de quatro pontos, dois destes no local da drenagem torácica bilateralmente (CTS), ou seja, 7º a 9º espaço intercostal na parede torácica dorsolateral; e nos locais de visualização do pericárdio (PCS), ou seja, 5º a 6º espaço intercostal na parede torácica ventrolateral. O decúbito deve ser modificado de acordo com a janela de avaliação; no decúbito lateral, é possível avaliar o CTS ipsilateral e os dois PCS, e, em seguida, é adotado o decúbito esternal para visualização do CTS contralateral. As imagens PCS incluem vistas longitudinais e transversais para avaliação do líquido pleural e pericárdio, enquanto a imagem do CTS envolve apenas uma visão longitudinal estacionária para avaliação do pneumotórax (Figura 11).

Os exames laboratoriais apresentam achados inespecíficos. Anemia pode estar presente em casos de hemorragia extensa. A gasometria arterial pode demonstrar hipoxemia e acidose nos casos de hipoventilação e alcalose nos casos de hiperventilação. A avaliação dos gases sanguíneos arteriais em associação à oximetria de pulso permite a averiguação do estado de oxigenação do paciente. A toracocentese pode ser utilizada como técnica diagnóstica e terapêutica inicial nos casos de hemotórax e pneumotórax, por meio da retirada de líquido ou ar da cavidade pleural, respectivamente. No hemotórax, o líquido drenado deve ser enviado para análise citológica. O líquido proveniente da hemorragia não coagula após a punção, devido à falta de plaquetas e fatores de coagulação.

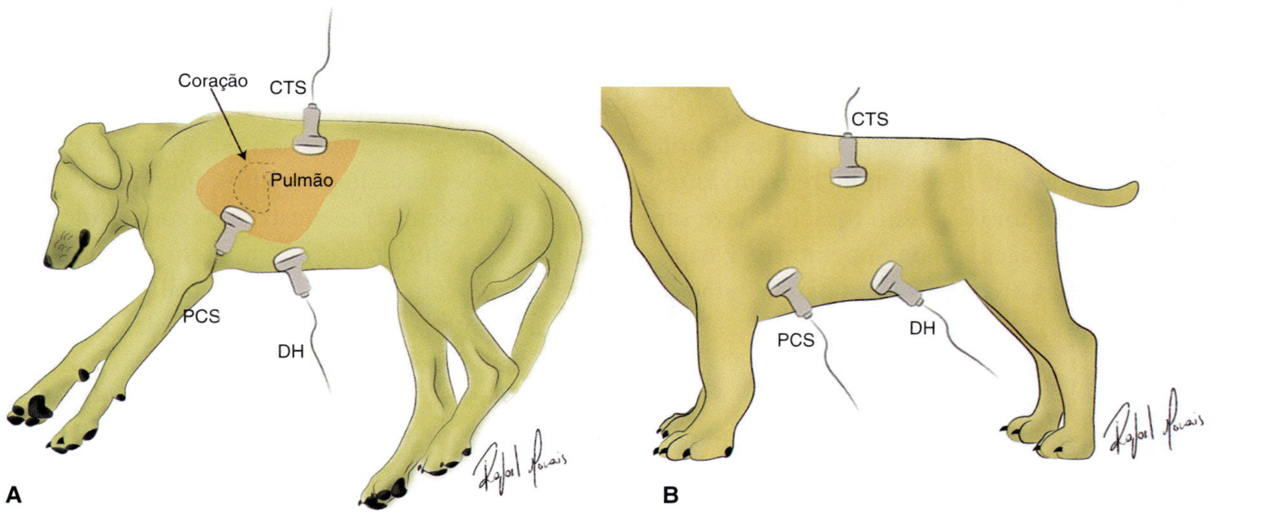

FIGURA 11 Imagem ilustrativa das janelas de realização do exame TFAST: (A) decúbito lateral; (B) decúbito ventral.
Fonte: Rafael Morais.

O procedimento deve ser feito com o animal em decúbito esternal, onde a punção pode ser realizada entre o 7º e o 9º espaço intercostal, ventralmente para a drenagem de fluidos e dorsalmente para a retirada do ar.

Cirurgias no trauma torácico

Pré-operatório

Sempre que possível, os pacientes devem ser estabilizados antes da cirurgia. A analgesia é imperativa, para reduzir a dor e a ansiedade. Antibióticos devem ser administrados nos casos de contusão pulmonar, hemorragia e ferimentos decorrentes de mordeduras. A fluidoterapia deve ser empregada quando necessário. Animais dispneicos devem receber suplementação de oxigênio.

Cirurgias

As cirurgias são recomendadas para reestabelecer a continuidade da parede torácica ou reparar outras lesões secundárias ao trauma. A exploração cirúrgica de mordeduras em tórax é recomendada com a finalidade de desbridar o tecido desvitalizado e reduzir a contaminação.

Toracotomia de emergência

A toracotomia de emergência deve ser cuidadosamente avaliada, visto que procedimentos cirúrgicos desnecessários estão associados a altas taxas de mortalidade. A incisão deve ser feita sobre a área lesionada, e os tecidos moles são cuidadosamente inspecionados, retirando qualquer porção desvitalizada. Os órgãos internos e as estruturas ósseas devem ser minuciosamente inspecionados. A cavidade pleural deve ser lavada com solução salina estéril, em temperatura morna, e o líquido, retirado antes do fechamento do tórax. Dreno torácico deve ser colocado para drenagem no pós-operatório. Estabilizam-se as costelas e reconstrói-se a parede torácica quando necessário.

Dreno torácico

No trauma, o dreno torácico é indicado para a sucção de fluidos no pós-operatório de toracotomias de emergência ou na presença de hemotórax. São necessários drenos tubulares firmes, acoplados a sistema de sucção contínuo ou intermitente. Para a colocação do dreno, deve ser realizada uma incisão cutânea de 1 cm, no terço médio da parede costal, ao nível do 11º espaço intercostal, e, com uma pinça hemostática curva, deve ser feito um túnel subcutâneo até o nível do 8º espaço. A ponta da pinça é forçada no espaço intercostal para adentrar a cavidade pleural, e, com a abertura da pinça, o dreno pode ser deslizado pelo túnel e direcionado para a cavidade pleural, posicionado no sentido cranioesternal. O dreno deve ser fixado à pele com uma sutura em bailarina. A drenagem deve ser realizada a cada 4 ou 6 horas, e o dreno pode ser mantido até cessar a efusão (Figura 12).

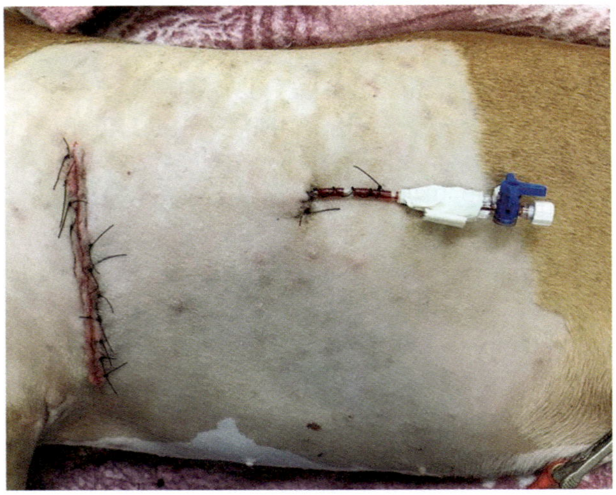

FIGURA 12 Dreno torácico posicionado no 8º espaço intercostal para manejo da cavidade pleural no pós-operatório.

Reconstrução de parede torácica

Tem como principais objetivos a restauração da cavidade pleural e o restabelecimento da pressão negativa. A pele deve ser amplamente preparada, e os retalhos cutâneos devem ser previamente planejados e demarcados. Defeitos com perda de até 4 costelas podem ser reconstruídos com tecidos disponíveis. Defeitos maiores requerem planejamento cirúrgico minucioso. O limite para reconstrução é equivalente ao de 6 costelas. Para defeitos torácicos caudais, é recomendada a técnica de avanço diafragmático. Já na reconstrução da parede lateral do tórax, podem ser utilizados retalhos musculares do grande dorsal, oblíquo abdominal externo e transverso do abdômen.

Outros materiais, como malhas de polipropileno, folhas de politetrafluoroetileno (PTFE) e malhas de poliglactina, podem ser empregados quando disponíveis. Recomenda-se a vedação da primeira camada do defeito com pedículo omental, para o restabelecimento da continuidade do espaço pleural. Em seguida, é feita a sutura da tela ao defeito, com pontos simples descontínuos ou em U. Por fim, faz-se o recobrimento da tela com tecido bem vascularizado, utilizando retalhos musculares, formando uma espécie de "sanduíche". A pele e o tecido subcutâneo devem ser fechados como de rotina.

Estabilização de costelas

Fraturas simples de costela raramente necessitam de tratamento cirúrgico. Contudo, fraturas múltiplas que causam defeito na continuidade da parede torácica ou presença de tórax instável demandam reparação cirúrgica. Para estabilizar costelas fraturadas, deve-se introduzir um pino intramedular no segmento proximal até o foco de fratura, reduzir a fratura e seguir de forma normógrada com o pino no fragmento distal. Dobram-se as pontas dos pinos para evitar a migração. Suturas entre os fragmentos da costela utilizando fios de cerclagem também podem ser utilizados. Outra opção é a estabilização das costelas fraturadas, prendendo-as com suturas circuncostais às costelas adjacentes intactas. Nos casos de múltiplas lacerações dos músculos intercostais, podem ser colocadas suturas circuncostais craniais e caudas alternadas entre as costelas, formando uma "trama de cesta" para estabilização.

Quando necessária a estabilização do tórax instável (*flail chest*), o método mais comum é aquele que envolve a fixação percutânea das costelas fraturadas a uma tala externa rígida ou semirrígida. Suturas são confeccionadas ao redor das costelas dentro do segmento instável e pelo menos uma costela cranial e outra caudal ao segmento instável, passando através da tala e realizando os nós. Pode ser utilizado fio inabsorvível para tal fim. A fixação tem o intuito de manter o *flail chest* fixo, movimentando-se em conjunto com o restante da parede torácica. As suturas podem ser mantidas por 2 semanas.

Lobectomia parcial ou segmentectomia

O acesso pode ser realizado por toracotomia lateral, no 4º ou 5º espaço intercostal, ou por esternotomia mediana. Essa técnica é indicada para a remoção de lesões traumáticas parciais, que envolvam metade ou dois terços periféricos do lobo pulmonar. Após a identificação da lesão, isola-se o lobo pulmonar acometido, envolvendo-o com compressas cirúrgicas umedecidas, e demarca-se a região a ser removida utilizando duas pinças hemostáticas, onde as extremidades das pinças se encontram, formando a letra V.

Secciona-se o parênquima pulmonar distal às pinças, utilizando um bisturi, e realiza-se a sutura, entre a pinça e o tecido remanescente, em padrão U contínuo ou Wolff, indo de uma extremidade a outra e retornando ao ponto inicial. Podem ser utilizados fios de polipropileno, fios absorvíveis ou grampeadores para a sutura. Por fim, deve-se reposicionar o lobo pulmonar anatomicamente e aspergir solução fisiológica estéril e em temperatura morna, na cavidade torácica. Insuflar os pulmões e verificar se há extravasamento de ar, através da formação de bolhas. Remover o líquido antes de fechar o tórax. A toracorrafia deve ser empregada como de rotina (Figura 13).

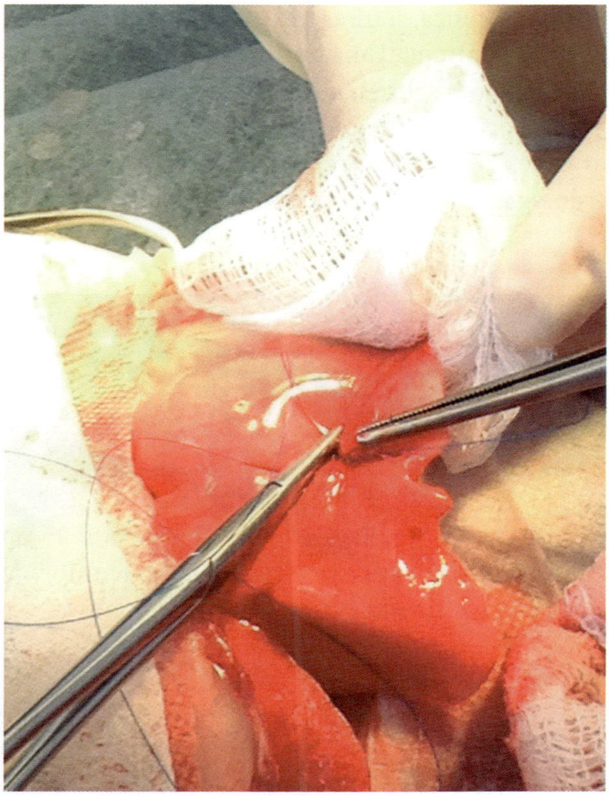

FIGURA 13 Lobectomia pulmonar parcial: sutura em Wolff contínuo para posterior ressecção parcial de lobo pulmonar.

Lobectomia total

A lobectomia total é feita através da toracotomia lateral e é indicada em casos de lesões traumáticas severas nos lobos pulmonares. É importante ressaltar que, no tórax direito, o lobo acessório não é completamente separado do lobo caudal direito, devendo ser removidos em conjunto. Os demais lobos pulmonares podem ser removidos individualmente.

Deve-se identificar o lobo afetado e isolá-lo utilizando-se compressa cirúrgica umedecida. Visualiza-se a região do hilo, identificando os vasos sanguíneos e o brônquio do lobo em questão. Realiza-se uma retração dorsocaudal do lobo para identificar e dissecar a artéria pulmonar com o auxílio de uma pinça. Em seguida, são feitas duas ligaduras circunferenciais e secciona-se a artéria entre elas. A mesma técnica deve ser feita para ligar a veia pulmonar, mediante retração craniodorsal do lobo pulmonar. Identificam-se e posicionam-se duas pinças Satinsky no brônquio principal, e deve-se seccioná-lo entre elas e remover o lobo pulmonar. Realizar sutura no coto remanescente do brônquio com fio de polipropileno, em padrão horizontal contínuo e, após a remoção da pinça, suturar a extremidade com padrão simples contínuo. Uma opção à segunda ligadura é dobrar o coto sobre si mesmo e suturar com pontos em U horizontal de reforço. O extravasamento de ar deve ser testado através da aspersão de solução fisiológica estéril na cavidade. Remove-se o líquido após o teste e fecha-se a cavidade torácica como de rotina (Figura 14).

Hérnia diafragmática (abordagem torácica)

A abordagem torácica para hérnias diafragmáticas é uma alternativa interessante à abordagem clássica por celiotomia mediana quando o hemitórax acometido é definido nos exames pré-operatórios. Os animais devem ser posicionados em decúbito lateral, de acordo com o hemitórax a ser abordado, e o acesso é feito mediante toracotomia do 8º espaço intercostal. As costelas são separadas com afastadores Finochietto, e os órgãos devem ser reposicionados pelo defeito para a cavidade abdominal. O defeito deve ser aumentado em caso de dificuldade no reposicionamento. É feita a síntese do diafragma com suturas simples contínuas, utilizando-se fios absorvíveis monofilamentares ou inabsorvíveis. Em caso de ruptura na junção costal, o diafragma pode ser avançado até o 8º espaço intercostal e suturada a borda caudal dos músculos intercostais incididos. Lava-se a cavidade torácica com solução fisiológica estéril e testa-se a vedação da sutura. Remove-se o líquido e fecha-se a toracotomia como de rotina.

Pós-operatório

Os pacientes devem ser monitorados quanto à hipoventilação e presença de pneumotórax. A oxigenoterapia deve ser realizada quando necessário.

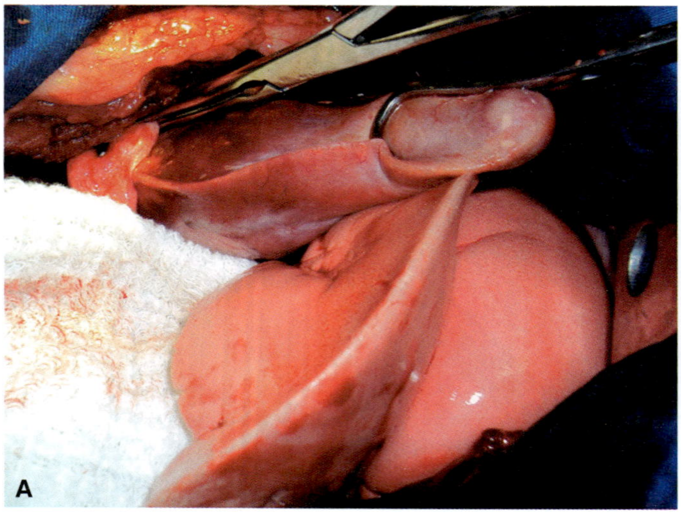

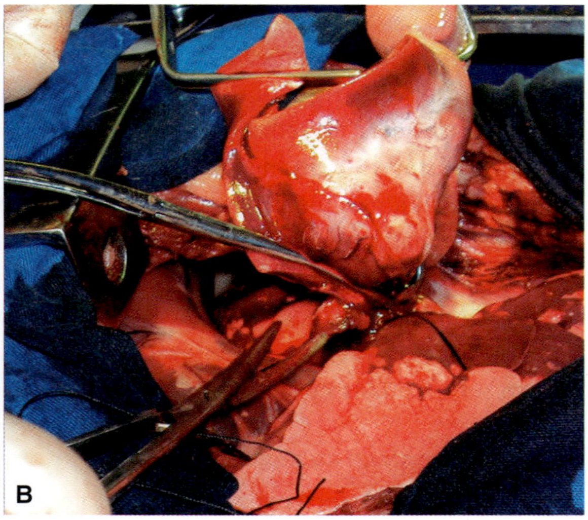

FIGURA 14 Lobectomia pulmonar total: (A) lobo pulmonar acometido pela lesão; (B) ligadura dos vasos circunferencialmente antes da ressecção do lobo pulmonar.

A analgesia deve ser continuada, e exames seriados devem ser feitos para a identificação de desordens metabólicas.

Prognóstico

O prognóstico depende da extensão do trauma pulmonar ou cardíaco concomitante, além de complicações pós-operatórias das feridas. Para hérnias diafragmáticas, se o animal sobreviver ao período mais crítico, que constitui as primeiras 12 a 24 horas, o prognóstico será excelente. Quando a técnica cirúrgica é adequada, a recidiva é incomum. Quando há o desenvolvimento de edema de reexpansão, o prognóstico é reservado.

Complicações

Persistência da hemorragia e pneumotórax podem ocorrer devido a falha na inspeção e detecção das lesões nos órgãos ou aplicação inadequada das técnicas descritas. Os animais podem desenvolver desequilíbrios acidobásicos crônicos, comprometimento cardiorrespiratório, SRIS, falência múltipla dos órgãos e morte.

CONCLUSÃO

O trauma ocasiona perda de sangue, estresse e dor, induzindo respostas fisiológicas, imunológicas e metabólicas exacerbadas, predispondo o animal a mau funcionamento dos órgãos, resposta inflamatória sistêmica, desenvolvimento de infecção e morte. Portanto, uma abordagem rápida é imperativa, e o diagnóstico precoce dos distúrbios desenvolvidos é essencial para uma intervenção assertiva, tornando o prognóstico das lesões favorável e possibilitando a recuperação do paciente.

REFERÊNCIAS BIBLIOGRÁFICAS

1. Fossum TW. Cirurgia de pequenos animais. 5. ed. GEN; 2014. 1.642 p.
2. Lisciandro GR, Lagutchik MS, Mann KA, Fosgate GT, Tiller EG, Cabano NR, et al. Evaluation of an abdominal fluid scoring system determined using abdominal focused assessment with sonography for trauma in 101 dogs with motor vehicle trauma. J Vet Emerg Crit Care. 2009;19(5):426-37.
3. Lisciandro GR, Lagutchik MS, Mann KA, Voges AK, Fosgate GT, Tiller EG, et al. Evaluation of a thoracic focused assessment with sonography for trauma (TFAST) protocol to detect pneumothorax and concurrent thoracic injury in 145 traumatized dogs. J Vet Emerg Crit Care. 2008;18(3):258-69.
4. Muir W. Trauma: physiology, pathophysiology, and clinical implications. J Vet Emerg Crit Care. 2006;16(4):253-63.
5. Oliveira ALA. Técnicas cirúrgicas em pequenos animais. 2. ed. Elsevier; 2018. 512 p.
6. Simpson SA, Syring R, Otto CM. Severe blunt trauma in dogs: 235 cases (1997-2003). J Vet Emerg Crit Care (San Antonio). 2009;19(6):588-602.

33

Transplante renal

Jussara Peters Scheffer

Objetivos

Após a leitura do capítulo, você será capaz de:

- Compreender quando o transplante renal deve ser indicado.
- Identificar corretamente qual paciente pode ser candidato ao transplante.
- Avaliar um doador.
- Distinguir pontos-chave para o sucesso do procedimento.
- Reconhecer a importância do pós-operatório.

INTRODUÇÃO

A doença renal em cães e gatos pode ser classificada em aguda (DRA) ou crônica (DRC), esta última a forma mais comum. A DRC é considerada uma doença geriátrica, frequentemente associada a animais mais velhos, no entanto, pode ocorrer em animais de todas as idades, levando a perda irreversível e progressiva da função e/ou estrutura renal. O seu tratamento clínico, embora possa ser inicialmente eficaz, nem sempre é suficiente.

A DRA pode progredir para a cronicidade, e as suas alterações, tornarem-se irreversíveis. É nessas situações que o transplante renal se torna uma terapêutica a ponderar. Ele é, assim, uma opção terapêutica possível para animais com DRC ou DRA irreversível. Os estudos publicados não são uniformes quanto ao momento da indicação do transplante, o que compromete a análise retrospectiva e prospectiva dos casos.

O grande objetivo do transplante renal é proporcionar uma boa qualidade de vida para os animais que de outra forma não seriam capazes de sobreviver. É importante ressaltar que, após o procedimento, ainda há possibilidade de ocorrer rejeição (nos gatos, em 13,1% dos casos); o tempo de sobrevida observado foi de 59% após 6 meses e de 41% após 3 anos do procedimento, tempo semelhante ao observado também nos gatos que receberam somente a terapia de manutenção, à base de dieta balanceada e medicamentos.

Por isso, esses animais precisam manter uma medicação oral diária, de modo a prevenir a rejeição do órgão transplantado. No entanto, a terapia de imunossupressão (ciclosporina e corticosteroides) pós-transplante pode predispor ao desenvolvimento de infecções (toxoplasmose, peritonite infecciosa felina, pneumonias) e neoplasias (linfoma), daí a necessidade de um constante acompanhamento clínico dos animais transplantados.

Segundo Aronson (2011), a realização da cirurgia de transplante renal, como tratamento da doença renal, tornou-se possível devido a diversos fatores, dos quais se destacam:

- O desenvolvimento das técnicas de microcirurgia veterinária.
- A possibilidade de utilizar um órgão de um animal sem qualquer grau de parentesco com o receptor.
- A utilização da ciclosporina como principal agente da terapêutica imunossupressora.

Aronson estimou que, até 2011, tinham sido realizados entre 400 e 500 transplantes renais em gatos nos vários centros de transplante dos Estados Unidos.

A cada dia a sobrevida dos animais transplantados tem aumentado, o que provavelmente está relacionado com uma maior exigência na seleção de candidatos a transplante, com a maior experiência cirúrgica e, também, com o aumento da capacitação dos clínicos de terapia intensiva, a fim de diagnosticar e tratar com sucesso complicações perioperatórias e em médio/longo prazo. Não podemos esquecer a necessidade de avaliar o aspecto ético sobre o doador. Portanto, esse procedimento ainda merece muita discussão, análise e reflexão.

DESENVOLVIMENTO

História do transplante renal

Desde o início da história dos transplantes, os animais são utilizados como modelos experimentais; aliás, as primeiras tentativas de transplante foram realizadas em animais. No entanto, os primeiros transplantes renais na medicina veterinária, com intuito terapêutico e não experimental, foram feitos com sucesso em gatos, em 1987, na Faculdade de Medicina Veterinária da Universidade de Davis, Califórnia.

O transplante renal tem tido mais sucesso em gatos do que em cães, uma vez que nestes últimos os episódios de rejeição são mais frequentes e graves, e mesmo a utilização de protocolos de imunossupressão com múltiplos agentes (ciclosporina, azatioprina e prednisolona) não tem obtido grande sucesso. A taxa de mortalidade e as complicações ainda são elevadas, o que impede a difusão do transplante renal em cães.

De acordo com um estudo recente realizado por Schmiedt *et al.* (2008), onde foram realizados transplantes renais em 60 gatos, a taxa de sobrevivência até a alta hospitalar foi de 76% e, 6 meses após a cirurgia, de 65%, o que torna o transplante renal em gatos um tratamento aceitável para pacientes em fase terminal de doença renal. Na Inglaterra, em 2003, foi aprovada pelo Royal College of Veterinary Surgeons (RCVS) a realização de transplantes renais nos animais. No entanto, o transplante só pode ser realizado em gatos, segundo um código de conduta profissional muito restrito.

A Royal Society for the Prevention of Cruelty to Animals (RSPCA), até 2012, era contra à morte ou utilização de animais vivos para a doação de órgãos para outros animais, não permitindo a adoção de animais ao seu cuidado para utilização como doadores em cirurgias de transplante, exceto transfusões de sangue em casos de emergência.

No Brasil, o pioneiro nessa técnica foi o médico veterinário Ney Luis Pippi, no ano de 1970, durante sua dissertação de mestrado. Porém, somente a partir de 2003, o transplante renal tem sido realizado por outros profissionais, devido à dificuldade na realização das técnicas de microcirurgia.

Indicação do transplante

A doença renal é a perda da função da unidade estrutural dos rins, os néfrons. Pode ser primária, quando os néfrons se degeneram com o passar do tempo, ou secundária a algum agente agressor. Doenças congênitas podem ocorrer raramente, assim o animal já nasce com perda parcial ou total da função renal. Além disso, pode ser aguda ou crônica. O transplante renal está indicado para animais com DRC, ou mais raramente, para animais com DRA irreversível. No entanto, este só deve ser considerado quando o tratamento médico já não consegue manter o animal em condições satisfatórias.

Doença renal aguda

A DRA pode ser definida como redução abrupta da função renal, que pode ocorrer em períodos de horas ou até dias. Leva a diminuição da capacidade de excreção de resíduos metabólicos, ao desequilíbrio hídrico eletrolítico e acidobásico. Com essa acumulação de compostos metabólicos no sangue, azotemia, teremos o aumento dos níveis séricos da ureia e creatinina. A azotemia pode ocorrer por três causas distintas: pré-renais (azotemia pré-renal), pós-renais (azotemia pós-renal) ou renais primárias (azotemia renal). Enquanto nas duas primeiras a azotemia se resolve rapidamente e há um retorno ao normal funcionamento renal após a correção da sua causa, as circunstâncias da azotemia renal podem ser várias, destacando-se a isquemia renal e as substâncias nefrotóxicas.

Os sinais clínicos de DRA são inespecíficos e incluem letargia, depressão, inapetência, vômito e diarreia. Na maioria dos casos, as alterações na urina (aumento ou diminuição) não são observadas pelo proprietário, sendo mais frequentemente observadas as alterações clínicas.

Doença renal crônica

A DRC é a forma mais comum de doença renal em cães e gatos. É considerada uma doença geriátrica, frequentemente associada a animais mais velhos, no entanto, ocorre em animais de todas as idades. Constitui-se em perda do néfron, caracterizando lesões renais irreversíveis e progressivas; com isso, pacientes com DRC não conseguem melhora significativa.

A International Renal Interest Society (IRIS) propõe um sistema de classificação composto por quatro estágios de evolução da DRC em cães e gatos. Inicialmente, o organismo cria respostas adaptativas e compensatórias na tentativa de manter a função renal. Porém, o esforço repetitivo é cessado pela falta de sucesso dessas respostas. O tratamento clínico pode ser eficiente no início, porém se torna ineficaz à medida que a doença progride, e é nesses pacientes que o transplante renal se torna uma boa opção terapêutica.

É típico que a função renal de pacientes com DRC se mantenha estável por semanas a meses. Apesar disso, existem aqueles que perdem a função renal gradativamente por meses ou até anos. Mesmo com prognóstico desfavorável em pacientes que apresentam essa patologia, é possível encontrar aqueles que sobrevivem por anos, com boa qualidade de vida.

Seleção do candidato ao transplante

Nem todos os animais com doença renal são bons candidatos ao transplante. Por esse motivo, após a identificação da doença renal e da ineficácia do tratamento médico, é preciso avaliar o paciente, para investigar se existem fatores de risco que possam influenciar o prognóstico do procedimento, ou mesmo contraindicações que levem à exclusão do paciente do programa de transplante. O primeiro passo para um transplante bem-sucedido é verificar se o paciente é elegível para ele.

Os candidatos devem passar por diversos exames diagnósticos, para determinar a existência de qualquer doença infecciosa ou outra patologia. A existência concomitante de outras doenças pode aumentar o risco de rejeição, resultando em prognóstico reservado a negativo pós-transplante. Doenças concomitantes podem ser contraindicações relativas (fatores de risco) ou absolutas (critérios de exclusão) para a realização do procedimento. Porém, a decisão final de aceitar ou não um candidato cabe sempre à equipe de transplante.

Apesar de cada paciente ser considerado individualmente, regra geral, um receptor de transplante renal não deve ter nenhum problema de saúde além da doença renal. Caso contrário, a sobrevivência do órgão transplantado e/ou do receptor pode ser limitada, ou a doença que esse paciente tem, além da doença renal, pode ser exacerbada pela imunossupressão.

O número de casos existentes e/ou descritos de pacientes transplantados é pequeno, com isso os dados relacionados a taxas de rejeição e fatores predisponentes são imprecisos, não se sabendo ao certo qual é o risco apresentado pelas doenças concomitantes, nem quais são os seus efeitos na mortalidade e morbidade pós-transplante.

É preciso considerar se a sobrevivência desses animais pode ser reduzida devido a tais fatores de risco, quando comparada com um candidato a transplante livre de outra doença, ou se os fatores de risco podem aumentar substancialmente o risco de complicações trans ou pós-operatórias.

Seleção do doador

Após a avaliação do paciente candidato ao transplante e a confirmação de que o transplante é possível, o próximo passo é a seleção do doador. Em países com maior casuística de transplante renal em gatos, o doador é encontrado pelo responsável do animal receptor ou através do centro de transplantes, e, sempre que o animal não tem tutores, o proprietário do receptor é obrigado a adotar o animal doador, independentemente do que acontecer ao receptor.

Regra geral, o doador deve ser saudável, sem qualquer doença infecciosa ou sistêmica. Esses animais devem ser jovens, com 1 a 3 anos de idade, a um peso e tamanho corporal idênticos ou superiores aos do receptor. A seguir estão listados os exames essenciais que deverão ser realizados no animal doador:

- Hemograma completo.
- Painel bioquímico.
- Urinálise e urocultura.
- Avaliação abdominal (raio x e ecografia abdominal).
- Urografia de eliminação.

- Angiografia por tomografia computadorizada.
- *Doppler* da artérias e veias renais.
- Teste de FIV e FeLV (no caso dos gatos).
- Titulação de *Toxoplasma* (IgG, IgM) ou PCR.
- Prova cruzada de sangue (*crossmatch*).

Preparação do paciente

O manejo pré-operatório tem como finalidade a estabilização do animal, de modo que a cirurgia possa ser efetuada. Varia de acordo com as alterações encontradas após os exames pré-operatórios, como desidratação, vômito, entre outros.

Quando a uremia permanece superior a 100 mg/dL e a creatinina superior a 10 mg/dL, apesar da fluidoterapia agressiva, recorre-se à hemodiálise. A hemodiálise pode ser iniciada alguns dias antes da cirurgia para corrigir as alterações eletrolíticas e acidobásicas e diminuir a azotemia. Geralmente, de uma a quatro sessões são suficientes, e os resultados têm sido bastante satisfatórios. O objetivo terapêutico é atingir valores de ureia e creatinina inferiores a 100 e 8 mg/dL, respectivamente, antes do procedimento cirúrgico.

A terapia de imunossupressão inicia-se antes da cirurgia, havendo diversos protocolos que apresentam diferenças entre si. Há controversas em relação ao início do uso de ciclofosfamida; alguns centros recomendam que a ciclosporina seja iniciada cerca de 2 semanas antes do procedimento, para assegurar níveis sanguíneos adequados no momento da cirurgia, prevenindo o início da resposta imune do receptor ao rim do doador. Porém, outros autores instituem a terapia dias ou até momentos antes do transplante.

Como base na terapêutica imunossupressora e devido aos seus efeitos sinergéticos, estão na lista a ciclosporina e a prednisolona, sendo também utilizados azatioprina e cetoconazol. A ciclosporina inicia-se antes da cirurgia, e a sua dose varia de acordo com o estado geral do animal – animais com grau de debilidade física não necessitam de doses tão elevadas para obter níveis apropriados do fármaco. A dose de ciclofosfamida é ajustada de acordo com os níveis encontrados em dosagens sanguíneas, para que os níveis séricos pretendidos sejam alcançados.

A concentração de ciclosporina no sangue deve ser monitorizada, de modo a determinar a menor concentração atingida entre as administrações e eventualmente ajustar a dose, para que os níveis séricos pretendidos sejam atingidos.

Métodos de preservação do órgão

As cirurgias do receptor e do doador podem ser feitas uma de cada vez, recorrendo-se à preservação a frio do órgão com soluções de preservação, ou em simultâneo, sem a utilização dessas soluções, dependendo do protocolo instituído no centro de transplantes. As soluções de preservação devem compensar os efeitos prejudiciais que as baixas temperaturas têm na sobrevivência das células, e a sua utilização tem se mostrado vantajosa quando comparada com o transplante em simultâneo.

Podemos colocar, como vantagens da preservação do órgão a frio, os seguintes itens: retardar a lesão isquêmica que ocorre desde a remoção do órgão do doador até o final da anastomose vascular; permitir um intervalo de tempo superior entre a remoção do órgão e a sua implantação; tornar possível o procedimento com a existência de apenas uma equipe cirúrgica e anestésica, uma vez que o receptor e o doador não são anestesiados ao mesmo tempo; reduzir os recursos técnicos e pessoais necessários para todo o procedimento; fornecer maior margem de segurança ao permitir mais tempo para a preparação dos vasos do rim a transplantar, que pode ser feita após a remoção do órgão do doador; diminuir o tempo cirúrgico do doador.

Removido o rim, a artéria renal é canulada e o rim é perfundido com solução de preservação a frio (Figura 1). A temperatura dessa solução pode variar de 4 °C a 10 °C, de acordo com o protocolo. A solução mais utilizada é o fosfato de sacarose. Injetada a solução de conservação a frio, o rim é acondicionado em um recipiente com cerca de 200 mL de solução de preservação, colocado dentro de outro contendo soro fisiológico congelado, envolvendo-o em panos de campos estéreis, o que prolonga o tempo de resfriamento do órgão e evita contaminações.

A preservação a frio é um método simples e viável para prolongar o tempo de armazenamento dos rins utilizados no transplante, e as soluções permitem a preservação dos órgãos por mais de 3 a 7 horas, sem impactos negativos na sobrevivência do receptor.

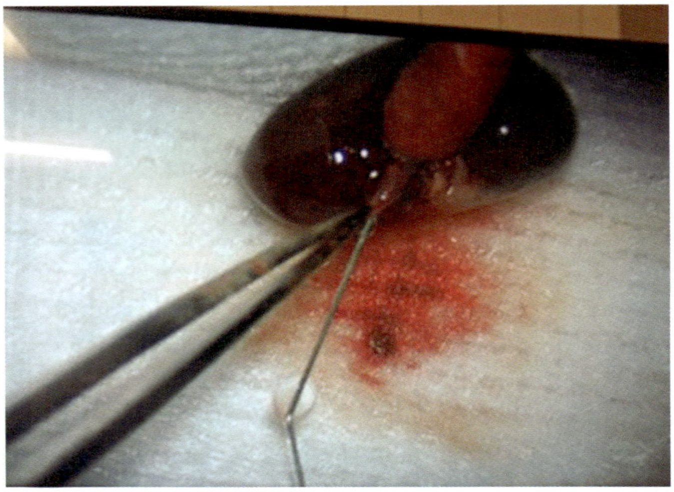

FIGURA 1 Canulação da artéria renal para perfusão do rim com solução de preservação.
Fonte: própria autora.

Técnica cirúrgica

Em ambos os procedimentos, coleta e implantação do órgão, é aconselhável microscópio cirúrgico (Figura 2), por possibilitar melhor visualização das estruturas, o que resulta em anastomoses precisas, diminuindo ou evitando complicações trans e pós-operatórias.

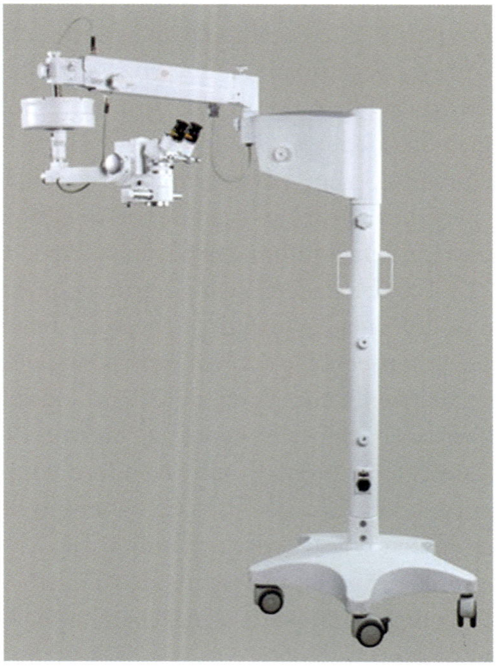

FIGURA 2 Microscópio cirúrgico, modelo DF Vasconcellos.
Fonte: própria autora.

Doador

Quando ambos os rins estão em perfeito estado com relação à sua vascularização, utiliza-se, de preferência, o rim esquerdo, devido ao maior comprimento da veia renal. A artéria e a veia renais são desbridadas e isoladas, tanto quanto possível, dos tecidos envolventes. O tecido adiposo periureteral é também removido, com o cuidado de não danificar o ureter.

O ureter é isolado no seu comprimento desde o rim até a bexiga. A artéria e a veia renal são clampeadas e seccionadas. O ureter é clampeado e seccionado na entrada da bexiga, ou removido juntamente com cerca de 2 a 3 mm da mucosa da bexiga. O rim é então removido e, se necessário, acondicionado em soluções de conservação a gelo, como descrito anteriormente. Quando essas soluções de preservação não são utilizadas, o *flush* renal é realizado com solução salina heparinizada fria.

Receptor

A abordagem cirúrgica no receptor é idêntica à do doador. Inicia-se com uma laparotomia ventral na linha média, isolando-se a aorta pós-renal e a área da veia cava correspondente. O rim deve ser implantado entre a artéria renal esquerda e a artéria mesentérica caudal, caudal ao rim nativo esquerdo, procedendo-se ao isolamento e à exposição dessa região. As anastomoses vascular e ureteral requerem uma ampliação superior à necessária para a dissecção dos vasos.

Nos primeiros transplantes realizados, a anastomose vascular era feita de forma terminoterminal, suturando-se as extremidades da artéria e veia renal às extremidades da artéria e veia ilíaca externa, respectivamente. Mais tarde, a anastomose venosa passou a ser realizada de forma terminolateral, suturando a extremidade da veia renal a uma "janela" criada na veia ilíaca externa (Figura 3).

Para eliminar essas complicações, a anastomose passou a ser feita de forma terminolateral, suturando a extremidade da arterial renal a uma "janela" criada na aorta, e a extremidade da veia renal a uma "janela" criada na veia cava caudal (Figuras 4 e 5). O fluxo sanguíneo para os membros pélvicos é mantido, evitando-se as complicações associadas à isquemia. Outros benefícios são a maior exposição do local de anastomose e o menor tempo para a preparação dos vasos do receptor. Faz-se a oclusão parcial da aorta com pinças de oclusão, seguindo-se a arteriotomia com cerca de 1,5 a 2 mm. O lúmen é lavado com solução salina heparinizada. À veia cava caudal, procede-se igualmente à oclusão, no local adjacente à arteriotomia. Fazem-se a venotomia e a lavagem do lúmen da veia com solução salina heparinizada. A artéria do rim nefrectomizado é suavemente dilatada, retirando-se a adventícia da porção terminal.

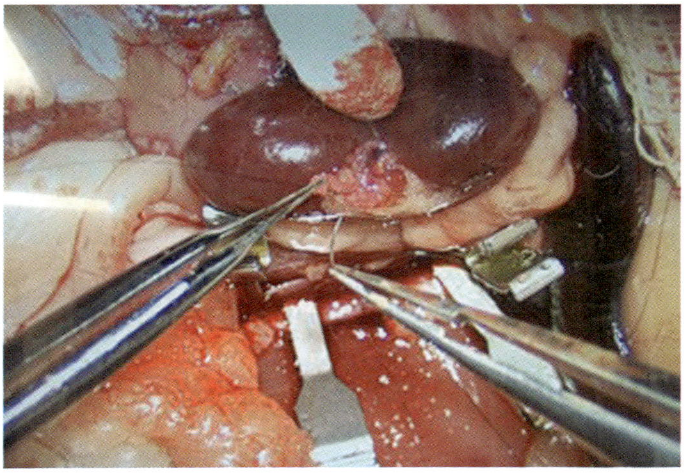

FIGURA 3 Anastomose vascular terminolateral, *end-to-side*, da artéria e veia renal à artéria e veia femoral com utilização da microcirurgia. Procedimento experimental em rato.

Fonte: própria autora.

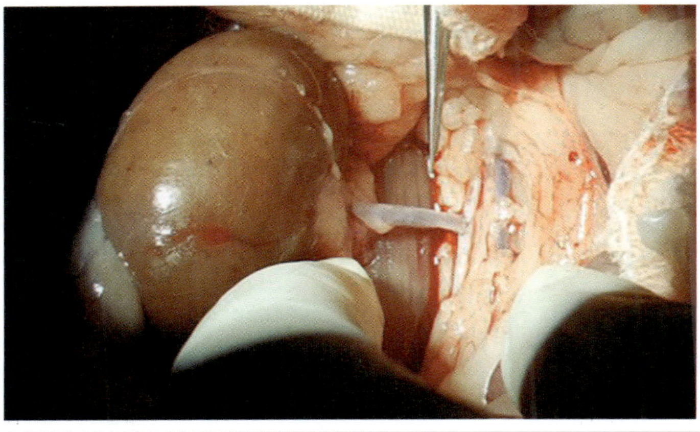

FIGURA 4 Anastomose microvascular, venosa, terminolateral, *end-to-side*, da veia renal à veia cava caudal com utilização da microcirurgia. Procedimento experimental em coelho.

Fonte: própria autora.

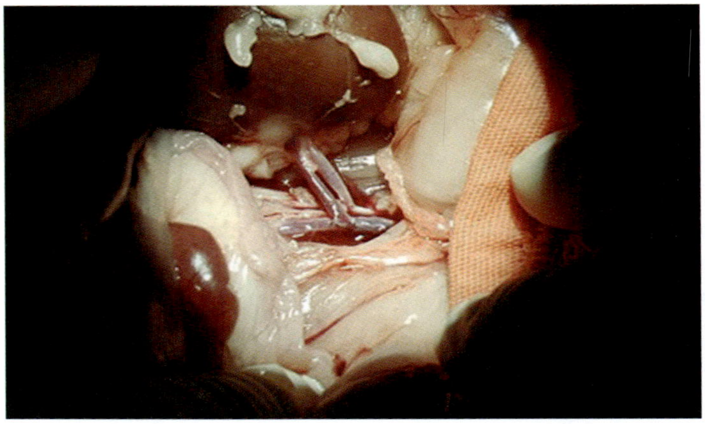

FIGURA 5 Anastomose microvascular, venosa e arterial, terminolateral, *end-to-side*, da artéria e veia renal à artéria aorta abdominal e veia cava caudal com utilização da microcirurgia. Aspecto final do transplante, procedimento experimental em coelho.

Fonte: própria autora.

Faz-se a anastomose terminolateral da artéria renal à aorta, com náilon 8-0 ou 9-0, através de uma sutura simples contínua com o auxílio de microscópio cirúrgico. O mesmo é realizado para a anastomose da veia renal à veia cava.

Phillips e Aronson (2012) realizaram transplante renal em dois cães, onde utilizaram a técnica terminolateral para a anastomose da veia e artéria renais à artéria e veia ilíaca externa. Complicações trans ou pós-operatórias relacionadas às anastomoses vasculares não foram relatadas. Azotemia, anemia e distúrbios eletrolíticos foram normalizados após o transplante, o que indica sucesso no procedimento.

Não existe uma regra geral para a escolha de qual técnica utilizar, por isso a necessidade de novos estudos, para determinar qual técnica de anastomose vascular é mais adequada para o transplante renal em cães e gatos.

CONCLUSÃO

DRA e DRC são enfermidades frequentes na clínica de pequenos animais e de difícil manejo, por terem um curso progressivo e agressivo, além das limitações terapêuticas. Em razão da utilização de técnicas antes empregadas apenas na medicina, conseguiu-se aumentar a sobrevida dos pacientes renais veterinários. As técnicas de transplante renal são eficazes, porém o alto custo no treinamento adequado do cirurgião, nas medicações imunossupressoras e nos equipamentos dificulta a sua utilização na rotina médico-veterinária.

Não há muitos trabalhos publicados sobre transplante renal em cães e gatos – mesmo os estudos mais recentes se baseiam em trabalhos com mais de 20 anos, por isso estudos mais detalhados sobre a aplicabilidade das técnicas nos animais precisam ser realizados, para diminuir a ocorrência de complicações e óbitos após o procedimento. Além disso, a experiência, tanto no manejo das complicações em curto e longo prazo como na identificação dos fatores de risco que permitem melhor seleção dos candidatos a transplante, poderá melhorar os resultados em longo prazo desses pacientes.

REFERÊNCIAS BIBLIOGRÁFICAS

1. Adin CA, Gregory CR, Kyles AE, Cowgill L. Diagnostic predictors of complications and survival after renal transplantation in cats. Vet Surg. 2001;30(6):515-21.
2. Aronson LR. Insights into feline kidney transplants. Today's Veterinary Practice. 2011;1(3):36-42.
3. Bleedorn J, Pressler B. Screening and medical management of feline kidney transplant candidates. Vet Med. 2008.
4. Hopper K, Kass PH, Gregory CR. Outcome after Renal Transplantation in 26 Dogs. Vet Surg. 2012;41(3):316-27.
5. International Renal Interesting Society. [acesso em julho de 2014]. Disponível em: http://www.iris-kidney.com/education/staging-system.shtml
6. Kadar E, Sykes JE, Kass PH, Bernsteen L, Gregory CR, Kyles AE. Evaluation of the prevalence of infections in cats after renal transplantation: 169 cases (1987-2003). J Am Vet Med Assoc. 2005;227(6):948-53.

7. Katayama M, McAnulty JF. Renal transplantation in cats: Patient selection and preoperative management. Compend Contin Educ Vet. 2002;24(11):868-73.
8. Katayama M, McAnulty JF. Renal transplantation in cats: Techniques, complications, and immunosuppression. Compend Contin Educ Vet. 2002;24(11):874-82.
9. Phillips H, Aronson LR. Use of end-to-side arterial and venous anastomosis techniques for renal transplantation in two dogs. J Am Vet Med Assoc. 2012;240(3):298-303.
10. Royal Society for the Prevention of Cruelty to Animals. RSPCA policies on animal welfare. [acesso em dezembro de 2012]. Disponível em: http://www.rspca.org.uk/ImageLocator/LocateAsset?asset= document&assetId=1232729988566&-mode=prd.
11. Schmiedt CW, Holzman G, Schwarz T, McAnulty JF. Survival, complications, and analysis of risk factors after renal transplantation in cats. Vet Surg. 2008;37(7):683-95.
12. Schmiedt CW, Mercurio AD, Vandenplas M McAnulty JF, Hurley DJ. Effects of renal autograft ischemic storage and reperfusion on intraoperative hemodynamic patterns and plasma rennin concentrations in clinically normal cats undergoing renal autotransplantation and contralateral nephrectomy. Am J Vet Res. 2010;71(10):1220-7.

34

Oxigenação extracorpórea por membrana

André Lacerda de Abreu Oliveira ■ Alessandra Castello da Costa

Objetivos

Após a leitura do capítulo, você será capaz de:

- Reconhecer o uso da oxigenação extracorpórea por membrana em pacientes veterinários.
- Compreender as suas principais modalidades.
- Distinguir as indicações desse uso em medicina veterinária.

INTRODUÇÃO

A oxigenação extracorpórea por membrana (ECMO) compreende um circuito fechado, no qual o sangue desoxigenado e rico em CO_2 é drenado do paciente e passa por uma membrana de oxigenação artificial, retornando oxigenado para o paciente. O objetivo é auxiliar os pulmões e/ou o coração quando estes apresentam processos de falência não responsiva aos tratamentos convencionais, mantendo a perfusão dos tecidos com sangue oxigenado enquanto se aguarda a recuperação do órgão primariamente acometido. Esse conceito é denominado de ponte para a recuperação.

A ECMO é, portanto, uma técnica de desvio sanguíneo cardiopulmonar capaz de promover suporte à vida em casos de falência cardiorrespiratória aguda, porém reversível, até a recuperação do processo patológico, diminuindo os potenciais efeitos deletérios da lesão pulmonar induzida pela ventilação mecânica, como danos pulmonares provocados pela inspiração de altas concentrações de oxigênio e o aumento do barotrauma devido à adoção de pressão elevada.

A ECMO na medicina humana é usada em centros especializados neonatais, pediátricos e de adultos para o tratamento de insuficiência respiratória e cardíaca, podendo ser considerada terapia de resgate definitiva para pacientes com hipoxemia refratária, já que, durante a utilização do sistema, a troca gasosa pulmonar pode chegar a ser desnecessária.

O objetivo é permitir a troca gasosa e consequente oxigenação tecidual, em situações em que a lesão pulmonar é grave mas reversível, permitindo ainda a hematose e a manutenção dos níveis necessários de oxigênio para suporte à vida. A taxa de recuperação dos pacientes que usam a ECMO varia de 70 a 80%. É importante ressaltar que a maioria desses pacientes não teria como sobreviver sem esse suporte.

Na última década, houve um notável crescimento na demanda por essa tecnologia devido às complicações pulmonares promovidas pela infecção com o vírus da influenza A (H1N1) e da covid-19. Algumas pessoas desenvolvem a síndrome respiratória aguda grave (SRAG) e requerem uma terapia de suporte mais agressiva. Tratados com a ECMO, esses pacientes, em geral adultos jovens, com hipoxemia grave, apresentam um índice de mortalidade de 21%, considerado bom resultado para quadros de tamanha gravidade.

Temos trabalhado e estudado a ECMO em medicina veterinária (Figura 1) desde 2004, e nossos resultados indicam que ela beneficia os animais com afecções pulmonares como trauma, edema e outras doenças que comprometam a hematose, associadas à ineficácia dos tratamentos convencionais.

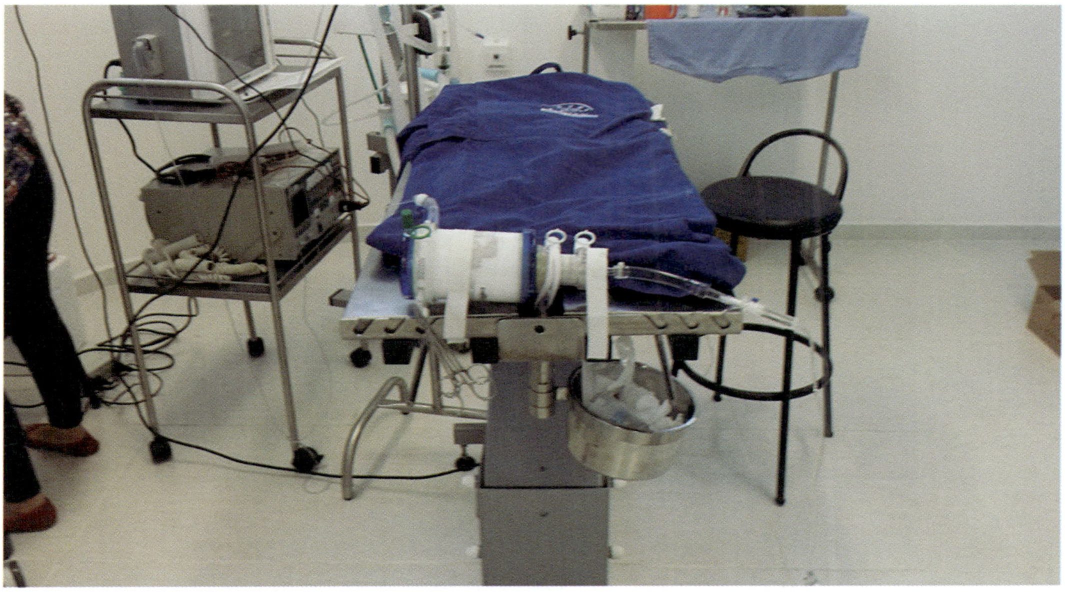

FIGURA 1 Sala preparada para aplicação de ECMO arteriovenosa em paciente veterinário.

DESENVOLVIMENTO

Oxigenadores de membrana (pulmão artificial)

O oxigenador de membrana deve ser capaz de sustentar as exigências das trocas gasosas de um pulmão normal em funcionamento. Em conformidade com esse propósito, o dispositivo deve diminuir a lesão das células sanguíneas, minimizar as respostas de coagulação e imunológica e maximizar a troca de gases. Dispositivos como esses devem ser capazes de oxigenar cerca de 5 litros de sangue por minuto e remover o CO_2 para a manutenção artificial da vida em um organismo adulto.

Os oxigenadores de membrana foram concebidos para trabalharem sem o contato direto sangue-gás, característica indesejável das demais modalidades de oxigenadores. O uso desses oxigenadores pressupõe que o O_2 atravesse a membrana do dispositivo, dissolva-se no plasma sanguíneo, transponha a membrana das hemácias e difunda-se em seu citoplasma, combinando com a hemoglobina. Como o CO_2 é cerca de vinte vezes mais solúvel que o O_2, pode ser eliminado com facilidade por qualquer tipo de membrana pela simples diferença de pressão parcial, principal força física a impulsionar o gás por meio da membrana.

Os oxigenadores de membrana permitem o controle independente da transferência de O_2 e CO_2 pelo uso de um dispositivo conhecido como misturador de gases ou *blender*. A transferência de O_2 é controlada pela porcentagem desse gás instilada no oxigenador. Quanto maior a fração de O_2 no gás, maior a sua transferência para o sangue. Já a transferência do CO_2 é controlada pelas variações do fluxo de gás que ventila o oxigenador. Quanto maior o fluxo de gás, maior a remoção de CO_2 do sangue; reduzindo-se esse fluxo, remove-se menos CO_2.

O ideal é que a quantidade de *prime* utilizada (solução que preenche o aparelho antes da entrada do sangue) seja aquela necessária apenas para a operação do aparelho, evitando a hemodiluição excessiva e as transfusões de sangue e seus derivados.

Tipos de desvios

Os desvios cardiopulmonares que podem ser adotados na ECMO são o arteriovenoso (Figura 2), o venoarterial e o venovenoso (Figura 3); há divergência de opiniões diante da comparação entre eles. A técnica mais utilizada é a venovenosa, na qual o sangue venoso é retirado, oxigenado e devolvido ao próprio sistema venoso do paciente. No entanto, necessita da máquina de perfusão para a sua realização.

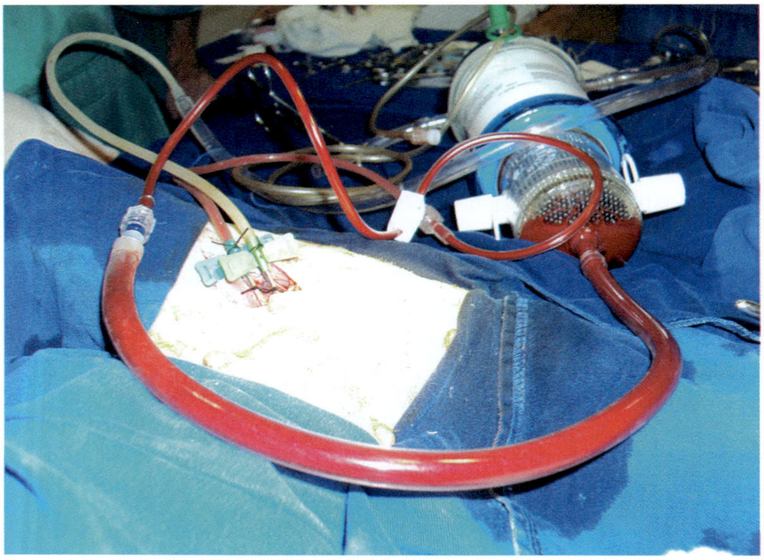

FIGURA 2 Paciente veterinário em ECMO arteriovenosa.

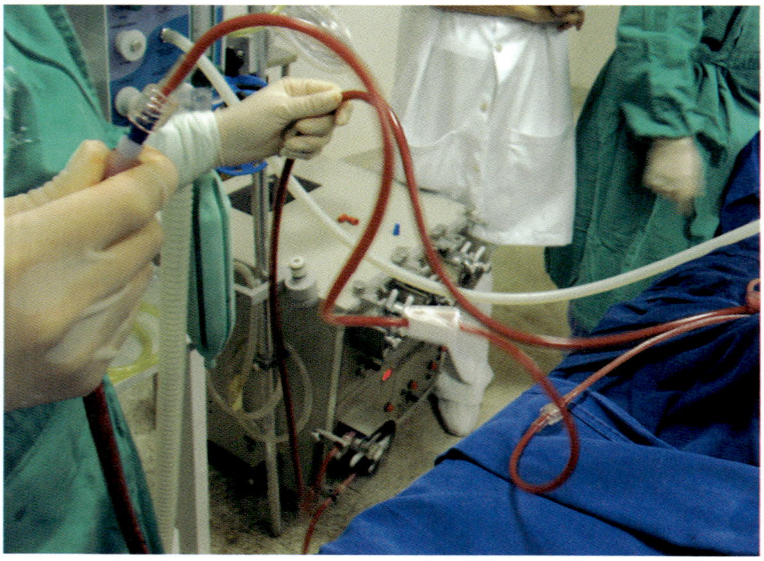

FIGURA 3 Paciente veterinário em ECMO venovenosa com auxílio de bomba.

O acesso venoarterial promove a retirada do sangue da circulação venosa e sua devolução à aorta. No início, somente esse desvio era utilizado.

Ao se optar pelo emprego da ECMO com desvio arteriovenoso, há a necessidade de se promover a canulação de uma artéria, por onde o sangue passa até chegar ao oxigenador, e de uma veia, que faz o retorno sanguíneo para o organismo. Um acesso muito empregado é a canulação femoral arterial e venosa, sempre buscando utilizar um oxigenador de membrana de baixa resistência. O desvio arteriovenoso mostra-se excelente na remoção do CO_2, sendo possível remover a metade da sua produção metabólica total sob condições fisiológicas basais. À medida que se eleva a tensão de CO_2 arterial, o sistema torna-se ainda mais eficaz. A grande vantagem é que esse tipo de desvio cardiopulmonar reduz o trauma sanguíneo significativo provocado pelos demais, que necessitam de assistência circulatória, ou seja, utilizam máquina de circulação extracorpórea, com o uso de bomba centrífuga ou de rolete, e tendem a produzir hemólise e desordens de coagulação. O desvio arteriovenoso utiliza o gradiente de pressão para impulsionar o sangue através do sistema. É simples, de custo menor, fácil de instalar e relativamente seguro. Outra particularidade positiva desse desvio é a portabilidade do sistema, característica conveniente em casos de emergência e diante da necessidade de se promover o transporte do paciente entre o hospital e um centro mais especializado.

Pré-requisitos

- O paciente apresentar taxa de mortalidade acima de 80%.
- PaO_2 abaixo de 50 mmHg por 4 horas seguidas.
- Ter doença pulmonar de início agudo.
- Infiltrado pulmonar bilateral.
- Relação $PaO_2/FiO_2 < 200$, com PEEP $\geq 10\ cmH_2O$.
- Possibilidade de reversão da lesão pulmonar.
- Possibilidade de intubação traqueal e ventilação mecânica.

Contraindicações

- Alterações hemodinâmicas.
- Distúrbios de coagulação.
- Hemorragias agudas.
- Doença pulmonar irreversível.

Anticoagulação sanguínea

Outro ponto fundamental a ser definido antes de qualquer tipo de desvio cardiopulmonar é a anticoagulação sanguínea, com o objetivo de prevenir a formação de trombos. A heparina permite o uso da perfusão corporal em animais, já que, durante a circulação extracorpórea, o sangue circula por um conjunto de elementos como oxigenadores, tubos, reservatórios, filtros e conectores, com os quais tem contato íntimo e prolongado. As superfícies de contato dos diversos componentes do circuito extracorpóreo não têm a menor semelhança com o ambiente natural da circulação, o revestimento endotelial do sistema circulatório. E todas as superfícies não endoteliais produzem alterações nos tecidos com que têm contato. Portanto, o contato do sangue com uma superfície diferente do endotélio invariavelmente resulta em coagulação.

É comum administrar nos pacientes a quantidade de heparina suficiente para alcançar o nível de anticoagulação desejado, o que é obtido por meio do tempo de coagulação ativado (TCA). Ou seja, estipula-se o TCA desejado (em segundos), realiza-se o teste de coagulação sanguínea do paciente e, a partir daí, calcula-se a dose de heparina necessária. A dose que temos utilizado é de 200 UI.kg de heparina sódica, mantendo o TCA entre 300 e 500 segundos por meio de infusão contínua ou de forma intermitente da heparina.

O circuito da ECMO também deve ser revestido de heparina. Deve-se aplicar heparina nas cânulas diluída em 50 mL de solução salina (10 a 20 UI.kg de heparina), além da infusão sanguínea de 5 a 10 UI.kg de heparina. Também podemos usar essa associação com fluido cristaloide heparinizado (4 UI.mL) utilizado como *prime* do oxigenador e a aplicação intravenosa de heparina sódica (200 $UI.kg^{-1}$) como dose inicial, readministrando, se necessário, quantidade suficiente para alcançar um TCA acima de 400 segundos. Aliás, a adoção de um *prime* heparinizado, além de proporcionar a incoagulabilidade do sangue, serve para efetuar a retirada de ar do circuito.

É interessante lembrar que a heparina é excretada parcialmente metabolizada ou intacta na urina, portanto as variações na velocidade da produção de urina têm um efeito marcante na velocidade de utilização da heparina. Em neonato em ECMO, por exemplo, a meia-vida da heparina é de cerca de 45 a 70 minutos. Em pacientes oligúricos, pode ser necessária a redução ocasional da utilização desse fármaco. A heparina é ácida e ao menos teoricamente pode influenciar valores da gasometria, como o potencial hidrogeniônico (pH), pressão parcial de dióxido de carbono no sangue (pCO_2) e pressão parcial de oxigênio no sangue (pO_2).

Complicações

A ECMO representa um desafio para a medicina veterinária, que busca aperfeiçoar essa técnica para torná-la um procedimento mais seguro, reduzindo suas complicações. Por se tratar de um procedimento altamente invasivo, que provoca perfusão irregular dos tecidos, gera um quadro geral de inflamação ou autoagressão. Inicialmente esse quadro foi denominado como síndrome pós-perfusão, posteriormente conceituado como reação inflamatória geral do organismo. As manifestações clínicas se caracterizam por alterações de intensidade variável nas funções pulmonares e renais, acúmulo de líquido no espaço intersticial, febre, leucocitose, vasoconstrição, maior suscetibilidade a infecções e danos musculares extensos, incluindo o miocárdio. A hemólise é um dos problemas mais sérios encontrados na ECMO, que também pode induzir o organismo a desenvolver uma resposta inflamatória, com a ativação de leucócitos e a liberação de citocinas. Por ser um trauma adicional, essa reação inflamatória pode piorar ainda mais a situação do paciente.

A literatura também descreveu queda na pressão arterial média durante o procedimento, hipotermia, hemodiluição, desvios do equilíbrio acidobásico, microembolias, convulsões, infarto e hemorragia intracraniana. A incidência de infecção é surpreendentemente baixa, assim como hemorragia pulmonar. Outras complicações conhecidas são a falha mecânica do oxigenador, da bomba e do permutador de calor, assim como a formação de coágulos sanguíneos na bomba, no oxigenador e nas cânulas e o deslocamento ou a ruptura de componentes, podendo resultar em risco de morte.

Monitorização

É importante constatar que a ECMO requer uma equipe multiprofissional experiente e entrosada, responsável pelo cuidado do paciente e assistência ininterrupta, capaz de fornecer o acompanhamento dele antes, durante e após a terapia, o que é fundamental para a identificação precoce de complicações que possam abreviar a sua sobrevida. A canulação, a preparação do circuito, a anticoagulação com heparina e o alcance de objetivos fisiológicos definidos requerem atenção cuidadosa e constante.

Durante o procedimento, os sinais vitais são monitorados com frequência. Devem ser mantidos disponíveis medicamentos, protocolos para ressuscitação, assim como sangue e plasma fresco congelado. É muito importante manter os princípios de esterilização, isolamento e controle de infecção. A lavagem rigorosa das mãos, devido ao risco de infecção, é procedimento comum, assim como o uso de antibióticos para o tratamento das infecções, que podem levar com facilidade a quadros sépticos. A grande propensão a esses problemas pode ser explicada pela imunossupressão causada pelo próprio procedimento, pelo uso de cateteres e cânulas, pela presença de tórax aberto, quando necessário, pela ventilação mecânica prolongada e pela translocação bacteriana.

Deve-se estar atento ao controle sistemático da temperatura do paciente; à realização diária de curativos dos cateteres; ao monitoramento da oximetria por meio da oximetria de pulso, da capnografia, da hemogasometria arterial, venosa e do circuito da ECMO (pré e pós-oxigenador), sendo todas essas condutas adotadas durante o acompanhamento do paciente em ECMO. A avaliação de exames laboratoriais, como as bioquímicas renais, o hematócrito (Ht) e a hemoglobina (Hb) são imprescindíveis durante essa terapia de suporte, devido às possíveis alterações hematológicas.

A capacidade de oxigenação dos tecidos pelo sangue está relacionada ao número de glóbulos vermelhos circulantes e à quantidade de hemoglobina que contêm. O hematócrito é a massa de glóbulos vermelhos presente no sangue, ou seja, o percentual do volume de sangue ocupado pelas hemácias, portanto representa um índice da concentração dos glóbulos vermelhos. A hemoglobina é o principal componente da hemácia, o pigmento responsável pelo transporte de oxigênio para os tecidos que confere à hemácia a sua coloração avermelhada. A liberação da hemoglobina para o plasma ocorre com a hemólise, que é a lise das membranas das células sanguíneas vermelhas, sendo esta considerada um dos mais sérios problemas enfrentados durante o desvio cardiopulmonar.

Outra preocupação importante durante a ECMO envolve o controle e a prevenção de sangramento, que podem ser obtidos com a realização seriada do TCA. O objetivo desse acompanhamento é promover a anticoagulação sem provocar hemorragia, por isso sinais de sangramento devem ser exaustivamente investigados.

A nutrição enteral garante o aporte calórico e o trânsito intestinal do paciente em ECMO. O controle glicêmico também está entre os cuidados frequentes de monitorização, já que o estresse físico causado pela doença é fator de risco para a hiperglicemia.

A glicemia mantida em níveis adequados é capaz de reduzir a morbidade em pacientes criticamente doentes. Costuma-se realizar essa avaliação a cada hora.

Já a monitorização hemodinâmica é considerada de suma importância no cuidado dos pacientes em ECMO, como a aferição da frequência cardíaca e dos valores da pressão arterial média. Fármacos como as catecolaminas podem ser utilizados para manter níveis satisfatórios.

A utilização de um monitor de pressão é de grande auxílio nesses quadros – ou dois, já que, tipicamente, se utiliza um antes e outro após o oxigenador. Normalmente, a queda de pressão através do oxigenador de membranas está entre 100 e 200mmHg. Qualquer gradiente de pressão superior a esse valor indica que o fluxo de sangue através do oxigenador encontra uma resistência mais elevada, que ocorre geralmente pela formação de coágulos no oxigenador de membranas.

O detector de bolhas é outro dispositivo indispensável, capaz de fornecer um alarme precoce de que entrou ar no sistema, visto que uma das complicações da ECMO é a embolia aérea. A gasometria, por sua vez, é o exame que permite analisar os gases sanguíneos e o equilíbrio acidobásico do organismo. A avaliação diagnóstica e o tratamento de pacientes com disfunção pulmonar ou desequilíbrio acidobásico se tornaram tão dependentes da análise gasométrica que esse procedimento se tornou fundamental e rotineiro na prática.

A análise dos gases sanguíneos após a passagem do sangue pelo oxigenador é um bom indicador da oferta de oxigênio e dióxido de carbono ao paciente e fornece informações úteis quando se avaliam problemas respiratórios. O sangue venoso que retorna do paciente é um bom indicador da oferta e do consumo do organismo e fornece informações úteis sobre o seu estado metabólico.

Durante a monitorização do paciente em ECMO, a oferta de O_2 no ventilador e no misturador de gases (blender) da ECMO deve ser controlada para corrigir a acidose, manter a sO_2 em torno de 80 mmHg e a pCO_2 abaixo de 50 mmHg. Também é necessário fazer ajustes dos parâmetros ventilatórios, detectar sinais de desconforto ventilatório e a presença de secreções traqueobrônquicas, assim como fazer o controle do balanço hídrico para evitar edema e congestão pulmonar, detectar e corrigir a oligúria com o uso, se necessário, de diurético.

Os parâmetros comumente avaliados na análise dos gases sanguíneos arteriais são a saturação da hemoglobina (sO_2), a pO_2, a pCO_2, o pH, o EB e o HCO_3^-.

A sO_2 constitui um indicador da oxigenação do sangue, sendo definida pela quantidade de hemoglobina que está combinada com oxigênio em relação à quantidade total de hemoglobina presente em 100 mL de sangue. A maior parte do O_2 transportado pelo sangue é ligada à hemoglobina. Portanto, é muito importante manter níveis adequados desse parâmetro.

Sua relação com a pO_2 é definida por uma curva sigmoide, que sofre influências principalmente do pH, da pCO_2 e da temperatura. Seu valor normal no sangue arterial está entre 95% e 97% e se altera dentro de limites fisiológicos com as variações da pO_2 no sangue arterial entre 60 e 100 mmHg. Abaixo de 60 mmHg, a sO_2 passa a sofrer quedas significativas. Níveis de pO_2 e sO_2 inferiores aos normais medidos no sangue arterial representam hipoxemia arterial.

Por fim, há o exame do lactato durante a terapia da ECMO. O lactato é produzido pelas células sob condições anaeróbicas, sendo um produto da glicólise. Durante períodos de hipóxia, os tecidos são forçados a usar a glicólise como fonte de produção de energia. Em uma primeira fase, que ocorre no citoplasma das células e não requer oxigênio, a glicose é transformada em piruvato, que pode ser transformado em lactato ou entrar na mitocôndria para participar de uma segunda fase de reações, gerando ATP, H_2O e CO_2. Essa segunda fase requer a presença de oxigênio. Em condições normais, a maior parte do piruvato entra na mitocôndria, mas em condições anaeróbicas, isso não ocorre, e quantidades massivas de lactato podem ser produzidas. Este é rapidamente metabolizado pelo fígado, pelos rins e pelo músculo esquelético.

A mensuração do lactato em pacientes veterinários criticamente doentes pode fornecer informações a respeito da gravidade do quadro clínico do paciente.

Técnica de colocação

O paciente é anestesiado para que possa ser posto em ECMO. A dissecção da artéria e veia femoral é realizada na região do trígono femoral, e uma cânula heparinizada é introduzida na artéria. No membro contralateral, deve-se realizar o mesmo procedimento de acesso, e uma cânula é posta na veia femoral.

O paciente deve ser heparinizado cerca de 5 minutos antes da canulação; em geral, usa-se a dose de 200 mg/kg.

Para alcançar pressão arterial média acima de 70 mmHg, resultando em um adequado fluxo sanguíneo através do sistema e na estabilização hemodinâmica durante o transporte, adotou-se a infusão contínua de drogas vasoativas, como 0,1 a 0,8 $mg.kg.min^{-1}$ de norepinefrina. De 10 a 12 litros de oxigênio por minuto devem chegar ao oxigenador.

Desmame do paciente de ECMO

O desmame deve ser feito quando o paciente consegue manter a saturação de oxigênio adequada, com uma fração inspirada de O_2 abaixo de 40%. Outro ponto importante é a recuperação do pulmão, além da normalidade da gasometria arterial. Na retirada do paciente de ECMO, deve-se utilizar a protamina na dose de 1 mg/kg e acompanhar a normalização da anticoagulação por meio do tempo de coagulação ativado.

CONCLUSÃO

A ECMO representa um procedimento avançado e ainda inédito na medicina veterinária. Gradativamente está ganhando um lugar de destaque, representando, muitas vezes, a única alternativa possível.

REFERÊNCIAS BIBLIOGRÁFICAS

1. Bartlett RH, Toomasian J, Roloff D, Gazzaniga AB, Corving AG, Rucker R. Extracorporeal membrane oxygenation (ECMO) in neonatal respiratory failure: 100 cases. Ann Surg. 1986;204(3):236-45.
2. Cook LN. Update on extracorporeal membrane oxygenation. Paediatr Respir Rev. 2004;5 Suppl A:S329-37.
3. Costa AC, Oliveira ALA, Antunes F, Abílio EJ, Carvalho ECQ, Albernaz AP, et al. (2008) Oxigenação extracorpórea por membrana (ECMO) sem auxílio circulatório em canino. MEDVEP. 2008;6:293-300.
4. Davies A, Jones D, Bailey M, Beca J, Bellomo R, Blackwell N, et al. Extracorporeal membrane oxygenation for 2009 influenza A (H1N1) acute respiratory distress syndrome. JAMA. 2009;302(17):1888-95.
5. Dundon WG, De Benedictis P, Viale E, Capua I. Serologic evidence of pandemic (H1N1) 2009 infection in dogs, Italy. Emerg Infect Dis. 2010;16(12):2019-21.
6. Kopp R, Dembinski R, Kuhlen R. Role of extracorporeal lung assist in the treatment of acute respiratory failure. Minerva Anestesiol. 2006;72(6):587-95.
7. Nehra D, Goldstein AM, Doody DP, Chang Y, Masiakos PT. Extracorporeal membrane oxygenation for nonneonatal acute respiratory failure – The Massachusetts General Hospital experience from 1990 to 2008. Arch Surg. 2009; 144(5): 427-32; discussion 432.
8. Petrou S, Bischof M, Bennett C, Elbourne D, Fiels D, McNally H. Cost-effectiveness of neonatal extracorporeal membrane oxygenation based on 7-years results from the United Kingdom collaborative ECMO trial. Pediatrics. 2006;117(5):1640-9.
9. Swenson SL, Koster LG, Jenkins-Moore M, Killian ML, DeBess EE, Baker RJ, et al. Natural cases of 2009 pandemic H1N1 Influenza A virus in pet ferrets. J Vet Diagn Invest. 2010;22(5):784-8.
10. Top APC, Ince C, van Dijk M, Tibboel D. Changes in buccal microcirculation following extracorporeal membrane oxygenation in term neonates with severe respiratory failure. Crit Care Med. 2009;37(3):1121-4.
11. Totapally BR, Sussmane JB, Torbati D, Gelvez J, Fakioglu H, Mao Y, et al. Cardiovascular stability during arteriovenous extracorporeal therapy: a randomized controlled study in lambs with acute lung injury. Crit Care. 2004;8(6): R495-503.
12. Zimmermann M, Bein T, Philipp A, Ittner K, Foltan M, Drescher J, et al. Interhospital transportation of patients with severe lung failure on pumpless extracorporeal lung assist. Br J Anaesth. 2006;96(1):63-6.
13. Zimmermann M, Philipp A, Schmid FX, Dorlac W, Arlt M, Bein T. From Baghdad to Germany: Use of a New Pumpless Extracorporeal Lung Assist System in Two Severely Injured US Soldiers. ASAIO Journal. 1992;53(3):e4-6.

Termometria

Paula Gebe Abreu Cabral ■ José Jorge Gomes Lima ■ André Lacerda de Abreu Oliveira

Objetivos

Após a leitura do capítulo, você será capaz de:

- Reconhecer as tecnologias do espectro eletromagnético.
- Identificar os exames funcionais e metabólicos.
- Entender a videotermometria e suas aplicações.

INTRODUÇÃO

Ao analisar o espectro eletromagnético (EEM), percebemos que os exames de imagem mais utilizados se encontram no seu extremo, sendo classificados como radiação não ionizante (ressonância, ultrassonografia, videotermometria) e radiação ionizante (raio x, tomografia, cintilografia, PET-CT). Na faixa das energias ionizantes, predominam interações com modificação da matéria; entretanto, a radiação eletromagnética (REM) também pode entrar em contato com um meio sem modificá-lo, como é o caso da ressonância magnética (RM).

As ondas eletromagnéticas estão distribuídas por faixas de frequências, podendo produzir tecnologias de imagem. Cada faixa de frequência pode ser subdividida para gerar outras tecnologias. Da mesma forma, há uma infinidade de faixas de frequências que necessitam de um processo regulatório para que exista liberação para o seu uso. Estamos reproduzindo tecnologias criadas no passado, como a *internet*, que surgiu a partir de pesquisas militares no auge da Guerra Fria (1947 e 1991), com o primeiro uso em 1969 (*e-mail*). É preciso entender que o fato de uma tecnologia não estar disponível não significa que ela não exista.

A videotermometria (VTM) foi idealizada a partir de computadores militares – quando os conflitos cessaram, os civis não tiveram mais acesso às tecnologias e as pesquisas foram interrompidas. Na faixa do infravermelho, temos várias tecnologias, como biometria vascular, oximetria, microscopia infravermelha, termografia industrial, visão noturna e a VTM. O entendimento de como as imagens são formadas para gerar os exames de diagnósticos (raio x, tomografia, ressonância, ultrassonografia, VTM) é importante para eleger o melhor método e confirmar ou negar as hipóteses diagnósticas. Vamos nos reservar aos métodos de diagnóstico por imagem, antes de focar na VTM, não havendo pretensão de esgotar o tema.

DESENVOLVIMENTO

Parâmetros anatômicos e metabólicos

Os métodos que priorizam parâmetros anatômicos como o raio x, tomografia, PET *scan*, mamografia, ressonância, ultrassom e suas combinações derivadas melhoraram tanto a sensibilidade como a especificidade com o advento da tecnologia e inteligência artificial, sendo aliados do diagnóstico clínico. Já os métodos que priorizam parâmetros metabólicos não tiveram essa velocidade de evolução, no sentido de diversidade de tecnologias, sendo a cintilografia ou gamagrafia, exame de medicina nuclear que pode investigar a atividade metabólica pontual, mas necessita de uma dose de radiação para analisar um momento metabólico, ou seja, um *frame* de um filme. Funciona como um "rastreador Geiger" para identificar energias radioativas, dependente da injeção do radiotraçador. Sem a administração do material radioativo, perde sua eficácia. Por exemplo, se quisermos estudar o fígado, o radiotraçador injetado estará agregado à substância que participa do metabolismo das células de Kupfer – essa substância é o tecnécio 99, o qual funciona como se fosse o sistema de endereçamento postal, separando a correspondência para os locais específicos que contêm as células de Kupfer e, assim, se fixam predominantemente no sistema reticuloendotelial do fígado, baço e da cadeia linfonodal.

A tomografia e a ressonância precisam de contraste para realçar alguns parâmetros de análise dos aportes vasculares da área de interesse. A ressonância usa ondas de rádio para interagir com a matéria sem modificá-la, resultando em uma imagem com esclarecimento anatômico de tecidos moles. O diagnóstico de uma patologia passa por um processo dedutivo e não permite conclusão absoluta ou isolada. O diagnóstico definitivo, por sua vez, é produto de um conjunto de dados gerados pelas observações clínicas e seus diagnósticos complementares.

Paradoxo da inovação

Entre 1962 e 1983, um militar, chamado Diakides, gerente do programa de tecnologia infravermelha no laboratório de visão noturna e eletro-óptica do exército americano, introduziu a tecnologia infravermelha na área de saúde, devido aos estudos de Lawson (1956), que descobriu que a temperatura da pele com câncer de mama é maior do que a pele normal. Em colaboração com os militares, surgiu o projeto Tanks to Tumors, e, em 1982, a termometria foi aprovada, pelo Food and Drug Administration (FDA), como coadjuvante para o diagnóstico do câncer de mama. Em 2002, os militares liberaram o algoritmo R/D, e, em 2003, o FDA aprovou a termometria digital, em tempo real, como classificador para rede neural assistida (ARENA 2004). Note que o processamento computacional em tempo real já era utilizado, mas somente em 2012, com o advento da internet, as pesquisas de Diakides foram difundidas, justificando o porquê de uma tecnologia tão antiga ser tão inovadora nos nossos dias. Também explica a liberação do método pelo FDA em 1982 e 2003, quando os equipamentos usados tinham colaboração militar. Além disso, explica o fato de usarmos tecnologia industrial estática para a captura de imagens na área de saúde. Na ausência de disponibilidade do processamento computacional em tempo real, após o final da Guerra Fria (1947 e 1991), começaram a ser usadas as câmeras portáteis com o processamento da imagem em *softwares* industriais, limitando o potencial dessa tecnologia.

Voltando à questão da nomenclatura, o FDA nunca aprovou a termografia, e sim a termometria cutânea, pois o recurso tecnológico em 1982 a 2003 tinha vínculo com o processamento nos *softwares* militares e no algoritmo de Diakides. Entre 1989 e 2009, Diakides encerrou suas atividades no exército e se tornou presidente da Advanced Concept Analysis Inc., criando, em 1998, uma base de dados com inteligência artificial chamada Med ART, para uso na área de saúde. De fato, a American Academy of Thermology foi criada em 1971, e, em seguida, em 1978, a European Association of Thermology normatizou a técnica. Vale dizer que o recurso tecnológico em tempo real do passado era maior do que o recurso atual.

De forma conceitual, o radical grego *graphein* significa "registrar". "Registro" vem do latim *registrum*, que significa "transcrever", então termografia seria uma transcrição de dados de temperatura captados, ou seja, algo que já aconteceu, num intervalo de tempo, num *frame*, numa imagem estática. Termos como "termografia dinâmica" e "videotermografia" estariam se referindo à captura de poucos *frames*, a partir de câmeras manuais, processados por *software* industrial (Figura 1).

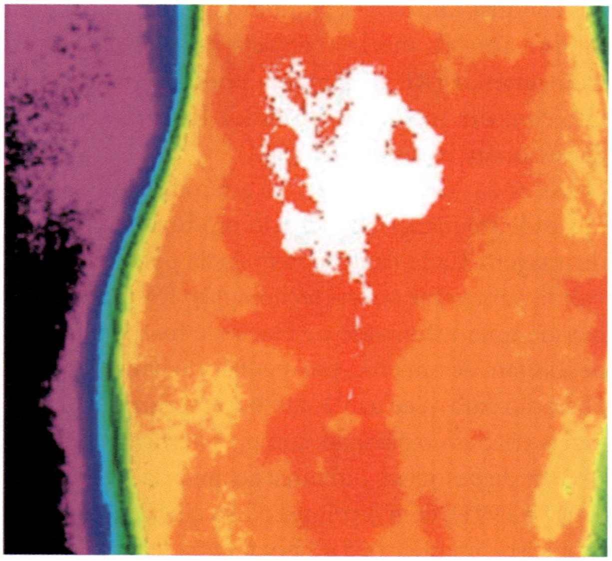

FIGURA 1 Imagem estática termográfica.

Então, de onde viria o termo "termometria"? O calor é uma energia em movimento medido numa escala de graus que chamamos de temperatura. Essas escalas termométricas (Celsius, Fahrenheit e Kelvin) realizam uma medida dinâmica, já que o calor não é estático. O radical *metria* deriva do radical grego *métron*, que significa "medida", então termometria seria a medida da temperatura dinâmica num intervalo de tempo (Figura 2).

Como a regulamentação se refere à termometria, as imagens dinâmicas são chamadas de imagens infravermelhas dinâmicas ou VTM. Nesse campo, uma janela de oportunidades se abre quando inexistem exames capazes de captar a atividade metabólica em tempo real. Enquanto a cintilografia tem sua aplicação em tecidos mais profundos, a VTM tem sua aplicação na análise da superfície da pele e em campo aberto no momento cirúrgico, sem radiação. Dessa forma,

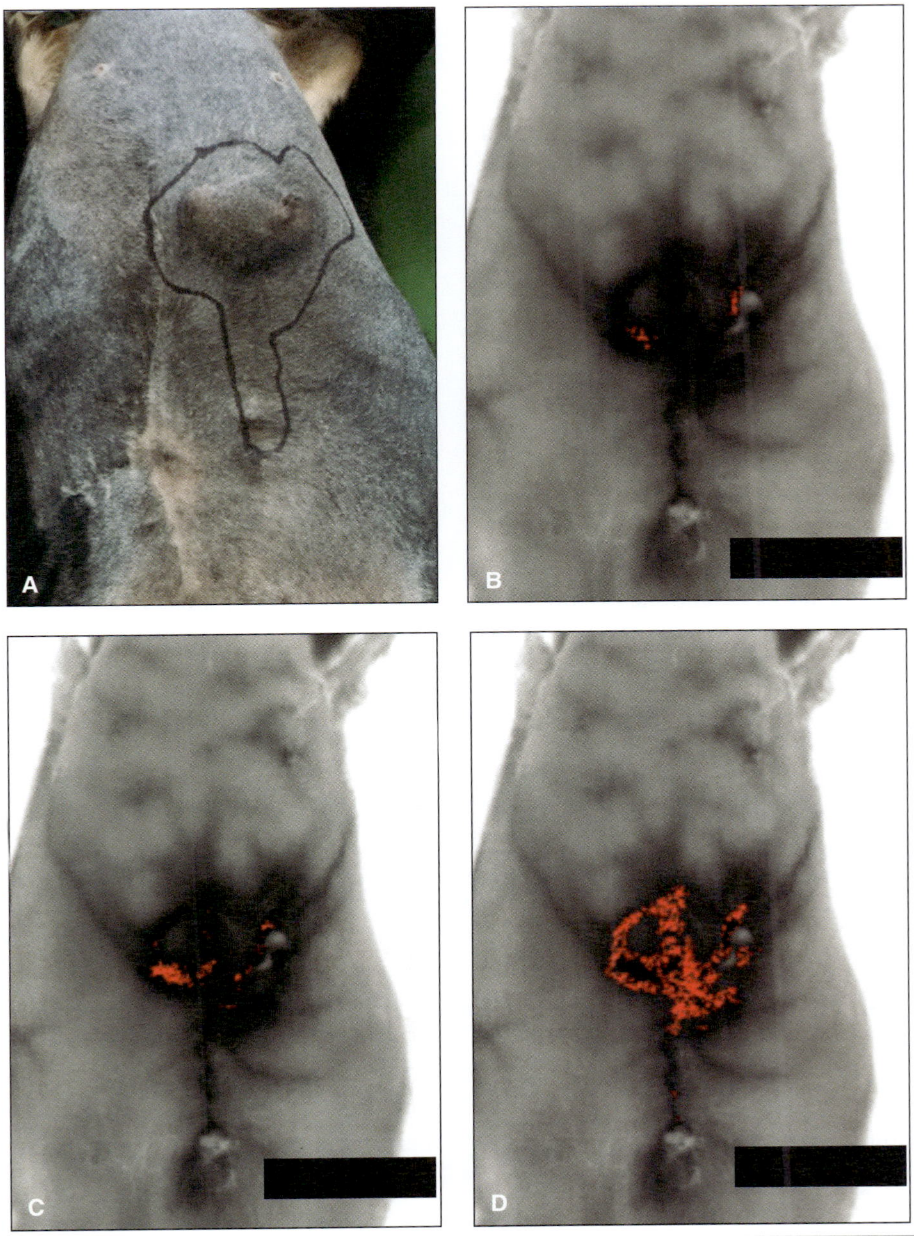

FIGURA 2 Imagem real, seguida de imagens dinâmicas, sequenciais, videotermométricas demonstrando o aporte sanguíneo tumoral, texturas e vias de vascularização.

retornamos ao passado, onde imagens dinâmicas geram em torno de 15 a 150 imagens a cada milissegundo e, por isso, necessitam de um sistema dedicado de processamento. Estamos falando de *hardware* científico com alta sensibilidade e velocidade e *software* capaz de fazer análises em tempo real, enquanto grava imagens por tempo prolongado.

Fundamentos da videotermometria

A comparação da temperatura de indivíduos normais e febris estabeleceu a temperatura como um indicador científico da doença. A temperatura central é uniforme, resultando em simetria nos padrões térmicos, sendo pequena a diferença na temperatura da pele entre o lado direito e esquerdo do corpo humano: em torno de 0,2 °C. As assimetrias térmicas resultam de alterações funcionais do organismo, e uma diferença acima de 0,3 °C é sugestiva de anormalidade, enquanto acima de 1 °C é um forte indicativo de disfunções. Já a temperatura periférica varia com o ritmo circadiano, esforço físico, metabolismo, balanço hídrico, drogas e temperatura ambiente, e a distribuição dessa temperatura depende do fluxo de sangue na camada superficial, da condução de calor a partir de vasos sanguíneos mais profundos e da evaporação do suor na superfície. Tanto a produção como a perda de calor têm a finalidade de manter a temperatura corporal estável, entre 36,3 °C e 37,5 °C, visto que a maioria das enzimas responsáveis pelo funcionamento metabólico atua eficazmente a essa temperatura.

Sabemos que a radiação infravermelha está fora da faixa visual humana e que detectores especiais podem captar o sinal eletrônico para transformá-lo em imagem, registrando ocorrências não visíveis, mas que estão acontecendo durante o transoperatório. Por outro lado, os *softwares* industriais, com imagens estáticas e edição posterior, limitam a utilização no transoperatório. Além disso, imagens médicas precisam de requisitos mínimos de *hardware* e alta precisão para utilização no ambiente clínico.

Imagens dinâmicas têm algumas limitações técnicas, como o custo de cabeças de leitura de alta qualidade; métodos de segmentação para reduzir a produção de artefatos de fundo; técnicas para delinear e identificar as estruturas da cena; além de treinamento e experiência do operador. Dessa forma, a integração entre *hardware* e *software* acaba sendo o fator limitante para o processamento e armazenamento da imagem infravermelha em tempo real.

A VTM é um método funcional dedicado, executado por um conjunto de *hardware* e *software* (Estações MART) que não se detém às comparações de temperatura apenas, já que o processamento é dotado de inteligência artificial encontrando a imagem mais adequada, mesmo que não seja visível. A VTM tem seus próprios padrões de cor evidenciando contornos, texturas, estruturas de diferentes emissividades, evidenciando a direção de fluxos líquidos, padrões de similaridade, assinaturas protônicas, entre outros.

Durante o exame, não há necessidade de se deter à análise da temperatura, pois a imagem já mostra simetria ou assimetria, texturas ou separação visual de estruturas. As regiões assimétricas podem ser inspecionadas para identificar áreas ou regiões com maior ou menor intensidade metabólica. Neste momento, a comparação da temperatura é importante para encontrar discrepâncias entre *pixels* próximos.

Podemos chamar a VTM de "realidade aumentada", pois as análises são feitas em tempo real, podendo ser editadas posteriormente para a emissão de laudos. É um método sem radiação, contraste, dor ou contato, que permite expor o paciente por longo tempo ao exame, como inspeção durante o momento cirúrgico. Demonstra a intensidade metabólica em tempo real, por meio de imagens nas cores do espectro visível. Expressa as alterações metabólicas muito antes das transformações anatômicas, ou seja, até mesmo antes de a doença se instalar.

Aplicação da VTM em campo aberto

Estudos já realizados demonstraram que a VTM pode auxiliar na detecção do estado de perfusão do órgão a ser captado para transplante, criando um parâmetro além dos aspectos macroscópicos. Também pode monitorar o comportamento do pulmão remanescente e sistema cardiovascular durante uma pneumectomia parcial e, ainda, avaliar a isquemia cardíaca no transoperatório. Por tudo isso, a VTM pode ser vista como uma ferramenta de realidade aumentada nos procedimentos cirúrgicos, promissora no processo decisório (Figuras 3 e 4).

A Figura 5 mostra a identificação de vaso anômalo a partir do ducto torácico responsável pelo extravasamento do quilo na cavidade torácica. Em outro caso, é possível identificar o fluxo sanguíneo vindo pela veia cava caudal em direção ao átrio direito e ventrículo direito. Em azul, é demonstrado o enchimento do átrio (2) e ventrículo (D, E, F). Vale lembrar que as imagens são dinâmicas, por isso é possível analisar o ritmo e volume no transoperatório.

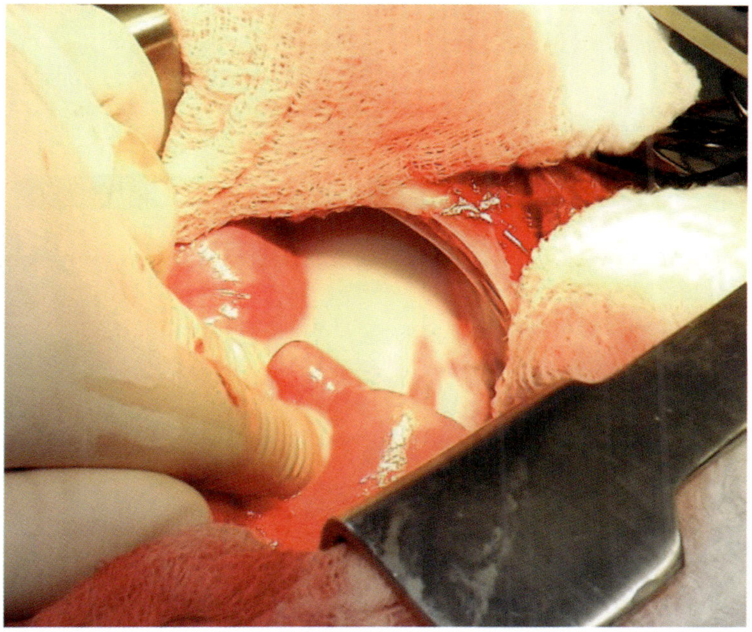

FIGURA 3 Imagem real de quilotórax pós-abertura da cavidade torácica.

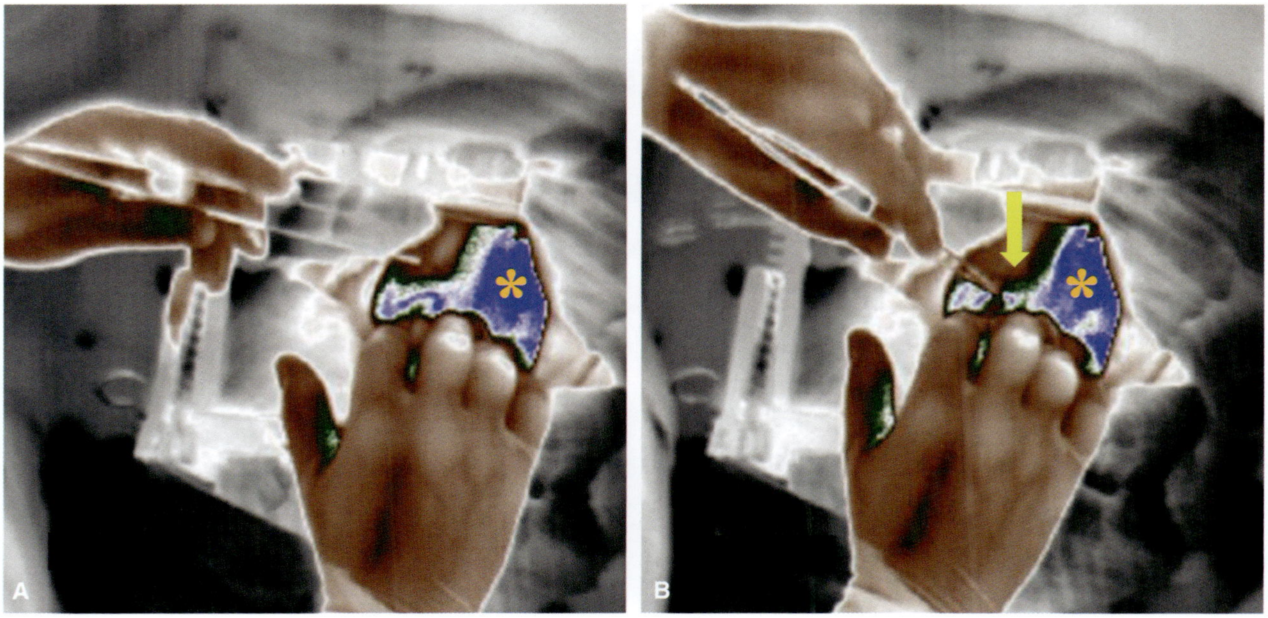

FIGURA 4 (A) Extravasamento do quilo para o espaço pleural na cavidade torácica (*); (B) compressão do ducto torácico durante a cirurgia (seta) para identificação e ligadura.

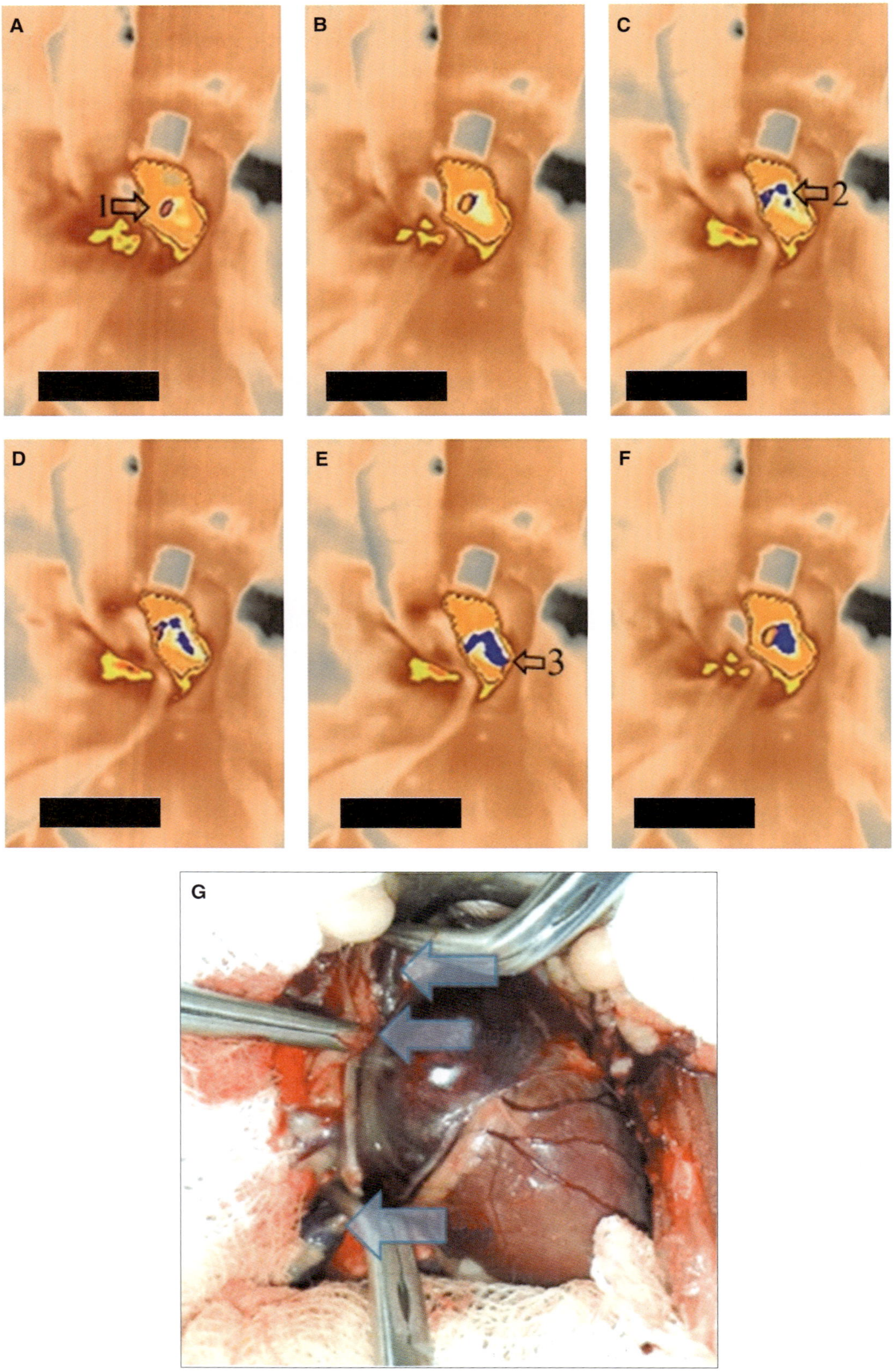

FIGURA 5 As imagens mostram *frames* sequenciais do enchimento e direção do fluxo sanguíneo no coração de um coelho.

Realização da VTM em campo fechado

A imagem videotermométrica em campo fechado, ou seja, na inspeção da pele, pode orientar a abrangência tumoral e a busca de metástase a distância, quando a arquitetura vascular é conhecida, identificando, por segmentação, a impressão térmica tumoral e um padrão similar à distância. Assim, áreas suspeitas podem ser mais bem investigadas, melhorando o prognóstico no pós-operatório.

A estação MART (Metabolic Activity in Real-Time) para uso em centro cirúrgico e/ou atividade didática utiliza o software Mart 2.0 para o processamento e melhoramento da imagem videotermométrica. O operador da estação fica posicionado fora da área cirúrgica, sem interferir na rotina cirúrgica, enquanto a cabeça de leitura fica posicionada acima do campo cirúrgico, a uma altura variável entre 1 e 1,2 m. Após a sedação, 15 minutos são reservados para a ambientação térmica do paciente, no caso de inspeção de superfície. Em seguida, como a temperatura da sala estava em 22 °C, a clorexidina alcoólica 0,5% é usada como teste provocativo, resfriando a superfície das cadeias mamárias, linfonodos axilares e inguinais para a demarcação.

Nesse experimento, o operador processa a imagem seguindo o protocolo MART com a seguinte rotina:

- Identificação de texturas e delimitação anatômica.
- Inspeção vascular.
- Avaliação da simetria.
- Busca de similaridade nas impressões térmicas.
- Análise da discrepância térmica em *pixels* próximos em áreas suspeitas de anormalidades.

À medida que a imagem é processada, o operador sugere quais amostras presuntivas devem ser coletadas no pré-operatório, mas também no transoperatório, caso alguma imagem suspeita seja identificada. As imagens são gravadas em vídeo, em tempo real, desde a ambientação térmica até o início da operação (Figura 6).

Cada técnica com a sua aplicação

Quando submetemos um paciente com disfunções no sistema musculoesquelético, muitas vezes o exame de ultrassonografia sugere um tratamento conservador e fisioterapia, enquanto os parâmetros anatômicos da ressonância magnética sugerem indicação

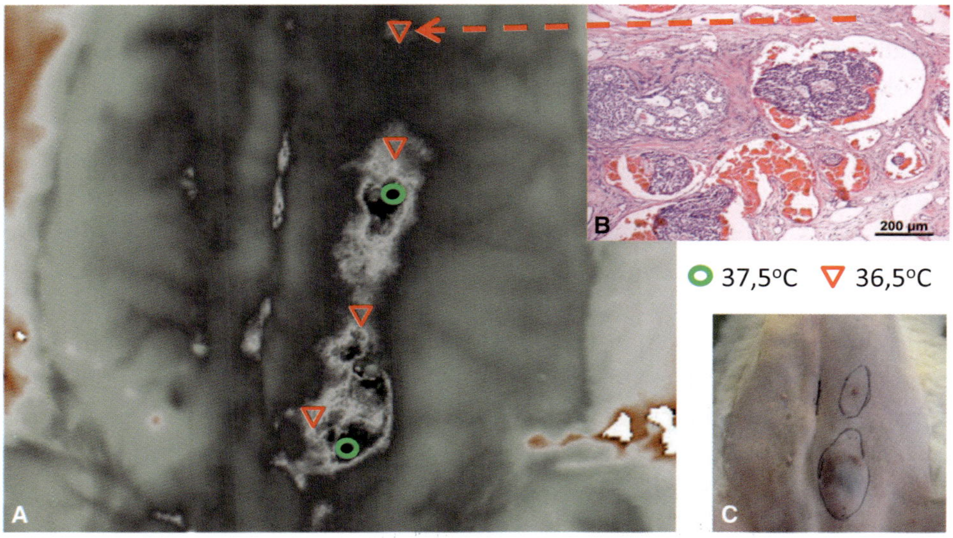

FIGURA 6 (A) Na imagem real, a demarcação das duas massas tumorais conhecidas em tumores mamários em cadelas; (B) na análise de similaridade, vemos duas temperaturas predominantes das massas conhecidas (legenda); (C) no sentido das vias vasculares da cadeia mamária esquerda, uma imagem cranial com impressão térmica similar às massas conhecidas e com temperatura discrepante do entorno. Ao exame histopatológico, a amostra presuntiva resultou em êmbolo neoplásico. Também vemos artefato na linha média vertical entre as cadeias mamárias direita e esquerda, onde há uma superfície côncava (imagem real), com menos tecido mamário e gordura, irradiando naturalmente mais calor.

cirúrgica. O que quer dizer isso? Que, quando uma avaliação depende de um conhecimento empírico (operador-dependente), corremos o risco de prejudicar o paciente. Cada indicação clínica merece um exame complementar compatível.

Os métodos diagnósticos têm evoluído, e existe um esforço incomensurável da bioengenharia e da pesquisa para identificar as patologias em suas fases mais precoces. Das poucas verdades absolutas da medicina, e que merece concordância irrestrita, é a conveniência de que o diagnóstico precisa ser feito na fase precoce. Quanto mais cedo é feito o diagnóstico de uma patologia, maior é a chance de sucesso na resolução do problema, e quanto mais específico for o diagnóstico mais eficaz será o seu tratamento e mais breve será a recuperação do doente.

Os métodos de diagnóstico por imagem têm demonstrado eficiência e eficácia, porém os que oferecem informações anatômicas só conseguem registrar um desequilíbrio fisiopatológico já estabelecido. Isso é o mesmo que afirmar que os métodos de diagnóstico por imagem da prática cotidiana não têm a capacidade de identificar uma doença antes das alterações metabólicas e morfológicas.

Segundo Hipócrates, o homem não tem um órgão doente em seu corpo, e sim uma manifestação focal de um homem doente. Tem sido recomendado às mulheres o autoexame da mama, mas a literatura aponta que um nódulo maligno de 1 cm de diâmetro, quando identificado pela mamografia e/ou ultrassonografia, já contém mais de 10 milhões de células em sua composição, e que acima de 1 cm de diâmetro a possibilidade de ter emitido metástases para cadeia a ganglionar é altíssima. A identificação precoce de um nódulo menor do que 1 cm de diâmetro pela ultrassonografia exige uma técnica apurada, pois é operador-dependente, exigindo muita experiência do examinador. Também deve ser complementada pela elastografia, com avaliação focal do aporte vascular pelo doppler-fluxometria.

Poucos serviços médicos do Brasil podem oferecer equipamentos de altíssima frequência, em torno de 18 mHz, e, mesmo que ofereçam o tempo do exame, a avaliação completa da mama leva de 40 a 60 minutos. A elastografia da mama está no rol dos exames reconhecidos pela Agência Nacional de Saúde, mas foi classificada em duas modalidades; dessa forma, convênios e planos de saúde não reconhecem que o exame da mama de 40 a 60 minutos seja diferente daquele que é realizado em 20 minutos.

Com as dificuldades no diagnóstico precoce em vez da identificação precoce de algo que já existe, a VTM é a opção de escolha, pois pode detectar a assimetria térmica, intensidade metabólica, neovascularização, tortuosidade e hipertermia num tecido ainda insipiente na atipia celular. Pode mostrar desde áreas com alta intensidade metabólica, como áreas frias que sugerem cicatrizes, calcificações, nódulos e cistos. No caso de alteração importante da mama detectada pela VTM, sem evidência clínica, o teste genético pode verificar a presença do gene para nortear as opções terapêuticas preventivas.

O tema é muito exigente e extenso. Não podemos ter a pretensão de esgotá-lo. Nenhum método é melhor do que o outro. Entretanto, quando se combinam, com indicação clínica correta, oferecem eficácia na consolidação do diagnóstico clínico e benefícios incomensuráveis para o seu usuário.

Onde a termografia se encaixa nesse conceito?

A termografia é um método funcional simples, executado com o uso de câmeras dotadas com sensor radiométrico, que transforma a radiação infravermelha em imagens com cores do espectro visível na escala de falsa cor *rainbow*. O método gera imagens estáticas, tendo seu lugar no estudo da posturologia.

Termografia cutânea tornou-se o nome conhecido da técnica, mas um requisito mínimo de *hardware* (câmeras IR) não foi estabelecido para tornar o método amplamente utilizado. Por outro lado, há uma limitação no processamento da imagem pelos *softwares* desenvolvidos para fins industriais.

A termografia cutânea é eficaz no diagnóstico da dor localizada ou irradiada para dermátomos distintos de sua origem. É capaz de identificar alterações por assimetrias, examinando o paciente em todos os segmentos. Na posturologia, o foco é a assimetria térmica relacionada ao dermátomo correspondente e à área anatômica. Posturas viciosas ou falta de uniformidade congênita ou adquirida de dimensões de segmentos ou dimídios do sistema osteomuscular são o foco desse exame.

Uma sobrecarga articular isolada ou múltipla num determinado dimídio pode ter como causa a redução longitudinal de um membro ou alteração do eixo gravitacional por atrofia muscular adquirida e de longa evolução, um pé plano, desordem temporomandibular, entre outros. A lesão osteotendínea com repercussão sobre a inserção muscular é rapidamente identificada nesse exame estático, como é o caso de pubalgia, psoíte e fasciite plantar em pacientes com dor crônica. Nesse caso, a ressonância magnética e o ultrassom podem não apresentar evidências, mas a termografia cutânea pode identificar a alteração anatômica focal, dar a orientação fisioterápica e determinar o momento correto para dar alta ao paciente.

É um método sem radiação ionizante, contraste, rápido e acessível ao claustrofóbico, sem dor ou contato, permitindo fazer quantos exames forem necessários. Mesmo com as limitações de *software*, se houver requisitos mínimos de *hardware* (câmera IR), a termografia cutânea é capaz de mostrar que há algo errado e a origem do problema.

CONCLUSÃO

Não se deve exigir do método diagnóstico mais do que ele pode oferecer, porém cada método tem o seu potencial. É impreterível saber como se dá a aquisição das imagens de cada método para adequá-lo às necessidades de cada caso. Conhecer como funcionam os diferentes métodos de diagnóstico por imagem é fundamental para a prática médica. Apesar de a VTM ser pouco conhecida, os avanços no conjunto *hardware-software* tornam essa tecnologia cada vez mais promissora, com uma função ainda não preenchida por nenhuma outra tecnologia.

REFERÊNCIAS BIBLIOGRÁFICAS

1. Bajwa UI, Vardasca R, Ring F, Plassmann P. Comparison of boundary detection techniques to improve image analysis in medical thermography. Imaging Sci J. 2010;58(1):12-9.
2. Collins AJ, Ring EFJ. Measurement of inflammation in man and animals by radiometry. Br J Pharmacol. 1972;44(1): 145-52.
3. da Silva TOB, de Moura Vidal LW, Cabral PGA, da Mota Costa MR, Cadena SMR, dos Santos Junior MB, et al. Interventionist videothermometry: a new model of cardiac ischemia evaluation. BMC Vet Res. 2020;16(1):142.
4. Fauci MA, Breiter R, Cabanski W, Fick W, Koch R, Ziegler J, et al. Medical infrared imaging–differentiating facts from fiction, and the impact of high precision quantum well infrared photodetector camera systems, and other factors, in its reemergence. Infrared Phys Technol. 2001;42(3-5):337-44.
5. Fernández-Cuevas I, Marins JCB, Lastras JA, Carmona PMG, Cano SP, García-Concepción MG, et al. Classification of factors influencing the use of infrared thermography in humans: A review. Infrared Phys Technol. 2015;71:28-55.
6. Hill DL, Batchelor PG, Holden M, Hawkes DJ. Medical image registration. Phys Med Biol. 2001;46(3):R1-45.
7. James AP, Dasarathy BV. Medical image fusion: a survey of the state of the art. Information Fusion. 2014;19:4-19.
8. Matias JEF, Morais FA, Kato DMP, Koziak V, Brioschi ML, Tambara EM, et al. Prevenção de isquemia hepática normotérmica durante perfusão hepática in situ com três diferentes soluções de preservação: análise experimental através de termografia por radiação infravermelha em tempo real. Rev Col Bras Cir. 2010;37(3):211-7.
9. Sanches IJ, Gamba HR, Souza MAD, Neves EB, Nohama P. Fusão 3D de imagens de MRI/CT e termografia. Rev Bras Eng Biomed. 2013;29(3):298-308.
10. Szu H, Kopriva I, Hoekstra P, Diakides N, Diakides M, Buss J, et al. Early tumor detection by multiple infrared unsupervised neural nets fusion. Proceedings of the 25th Annual International Conference of the IEEE Engineering in Medicine and Biology Society. p. 1133-6.
11. Topalidou A, Downe S. Investigation of the use of thermography for research and clinical applications in pregnant women. Infrared Phys Technol. 2016;75:59-64.
12. Usamentiaga R, Venegas P, Guerediaga J, Vega L, Molleda J, Bulnes FG. Infrared Thermography for Temperature Measurement and Non-Destructive Testing. Sensors (Basel). 2014;14(7):12305-48.
13. Vidal LWDM, Cabral PGA, Santos Junior MBD, Antunes F, Mota MRD, Silva TOBD, et al. Videothermometry to evaluate metabolic activity in real time during pneumectomy in rats. Acta Cir Bras. 2019;34(3):e201900302.
14. Wiecek B, Danych R, Zwolenik Z, Jung A, Zuber J. Advanced thermal image processing for medical and biological applications. 2001 Proceedings of the 23rd Annual International Conference of the IEEE Engineering in Medicine and Biology Society. p. 2805-7.
15. Zhang ZM, Tsai BK, Machin G. Radiometric temperature measurements: I. Fundamentals. Academic Press; 2009.

36

Cirurgia de controle de danos

Guilherme Alexandre Soares Monteiro

Objetivos

Após a leitura do capítulo, você será capaz de:

- Conhecer o significado da cirurgia de controle de danos.
- Reconhecer as aplicações desses procedimentos na medicina veterinária.

INTRODUÇÃO

A cirurgia de controle de danos é baseada na aplicação de um conceito criado pelos militares norte-americanos em que o objetivo é preservar a vida do paciente, reduzindo o tempo intraoperatório ao máximo e possibilitando a sua recuperação nas unidades de tratamento intensivo (UTI). Esse conceito baseia-se na execução de manobras capazes de salvar vidas, realizada para interromper hemorragias e controlar a saída de conteúdo visceral, evitando-se o uso de ressecções e reconstruções imediatas.

DESENVOLVIMENTO

Após a contenção de danos, o paciente segue um período de reanimação em uma unidade de suporte intensivo para uma recuperação planejada. Mais recentemente, tem sido estudada a sua aplicação na medicina veterinária, especialmente em situações emergenciais. Encontrar um ponto de equilíbrio entre a manutenção da estabilidade fisiológica e o controle cirúrgico da hemorragia parece ser o maior desafio.

A evolução do quadro hemorrágico e séptico, mesmo com todos os esforços de reanimação, desencadeia uma cascata de eventos incluindo a chamada "tríade da morte", caracterizada pela presença de acidose metabólica severa, hipotermia e distúrbios de coagulação.

Os processos que levam à consideração do uso da cirurgia de controle de danos estão sempre envolvidos com hemorragias importantes e/ou processo infeccioso agudo (supurado ou não), com grave risco para o paciente. Na maioria das vezes, encontramos pacientes politraumatizados ou com rupturas de estruturas tumorais em abdômen ou tórax, condições que desfavorecem o processo operatório completo, especialmente sem o devido suporte hemodinâmico. Quanto mais afastado da linha de base do controle hemodinâmico estiver o paciente, mais deverá ser considerada a cirurgia de controle de danos. Muitos politraumatizados já chegam ao hospital em hipotermia, ocasionada por condições ambientais adversas, aquecimento inadequado, perda sanguínea e administração de líquidos não aquecidos em larga escala.

A baixa perfusão tecidual favorece o aparecimento de um metabolismo anaeróbico, com consequente acidose metabólica que interfere na produção dos fatores de coagulação e aumenta o sangramento. Concomitantemente, a reposição volêmica "agressiva" contribui para o esgotamento dos fatores de coagulação, tornando cíclico o distúrbio hemorrágico.

A resposta inflamatória pode ter origem tanto no quadro traumático quanto em um foco infeccioso, independentemente de sua proporção. A progressão dessa lesão tecidual pode tornar o quadro sistêmico, gerando graves alterações hemodinâmicas. Fatores secundários externos (ato operatório) e internos, como a instabilidade vascular e mecanismos respiratórios, potencializam essa resposta inflamatória e agravam o quadro, ocasionando o que chamamos de síndrome da resposta inflamatória sistêmica (SIRS).

Quando se pensa em cirurgia de controle de danos, a escolha do paciente a ser incluído no processo e, principalmente, do momento em que o procedimento será realizado é fundamental. O sucesso desse tipo de procedimento depende muito mais de tais escolhas do que do tipo de procedimento. O que deve ser considerado:

- A necessidade de encerrar brevemente o processo cirúrgico em um paciente hipotérmico e com distúrbios de coagulação, prestes a atingir uma evolução fatal.
- A incapacidade de controlar o sangramento por hemostasia direta.
- A incapacidade de fechar formalmente o abdômen sem tensão.

O exato momento em que essa decisão deve ser tomada ainda é uma incógnita na medicina humana. Não é difícil entender, então, que essa dificuldade seja redobrada quando falamos em pacientes veterinários. Em humanos, quando há perda sanguínea maior do que 4 litros, um pH sérico abaixo de 7,25 e uma temperatura corporal em torno de 34 °C, acompanhados do processo hemorrágico difuso, o paciente passa a ser considerado candidato a cirurgia de controle de danos. Porém, a decisão de fazer ou não o procedimento cabe à equipe de cirurgia, no momento do ato operatório, quando os parâmetros de estabilidade hemodinâmica do paciente são propriamente avaliados, em relação ao tempo de cirurgia e, inclusive, à quantidade de transfusões que o paciente já recebeu. As etapas da cirurgia de controle de danos são as seguintes:

- Contenção de danos hemorrágicos e focos infecciosos graves durante o ato operatório no bloco cirúrgico.
- Encaminhamento do paciente para a UTI para estabilização hemodinâmica e metabólica, visando ao controle do distúrbio de coagulação, da acidose metabólica e da hipotermia.
- Após a estabilização na UTI, retorno do paciente para o bloco cirúrgico para a reparação definitiva e término da cirurgia. Após a cirurgia, o paciente retorna à UTI, para a recuperação de longo prazo.

Controle de danos no bloco cirúrgico

Esta etapa consiste no emprego de técnicas precisas de contenção de hemorragias e danos teciduais, em que a abreviação do tempo cirúrgico é o fator mais importante. A localização precisa da lesão hemorrágica é fundamental nessa etapa. Encontrar o foco da hemorragia e/ou contaminação e proceder à sua contenção constituem o objetivo do cirurgião.

Quando o insulto for localizado no abdômen, o cirurgião deverá visualizar uma linha imaginária, que irá dividir o abdômen em três segmentos e, entre estes, do lado direito e esquerdo do animal, conforme mostra a Figura 1. A abertura da cavidade abdominal deve ser ampla, permitindo a sua total exploração. As vísceras devem ser rotacionadas suavemente para permitir a exploração das estruturas retroperitoneais.

A presença de lesões perfurantes no abdômen já permite uma ideia do local que deverá receber maior atenção, embora nunca se deva descartar o risco de lesões distantes do foco original do trauma.

O cirurgião deve investigar todos os seis quadrantes (Figura 1), de forma rápida e objetiva, sem deixar de verificar nenhuma estrutura adjacente. Assim que localizar o vaso hemorrágico ou o foco infeccioso (supurado ou não), deve avaliar rapidamente a possibilidade de estancar completamente a hemorragia (ou a contaminação) ou a necessidade de técnicas de compressão cirúrgica, chamadas de tamponamento ou "empacotamento" (*packing*) temporário, entre elas:

- **Omentalização:** sobreposição do omento sobre o foco hemorrágico, fixando-o temporariamente com suturas simples ou de apoio, fazendo uma contrapressão sobre o sangramento. Pode-se pressionar o órgão afetado em direção à parede abdominal e usar o omento como tela ou bolsa, protegendo a estrutura.
- **Telas sintéticas:** o uso de telas ou películas sobre o vaso hemorrágico (ou sobre o órgão afetado), realizando pressão sobre ele, até a possibilidade de reparo definitivo.
- **Compressas estéreis:** seguem o princípio do omento e das telas sobre o foco hemorrágico, porém realizadas com compressas estéreis, que

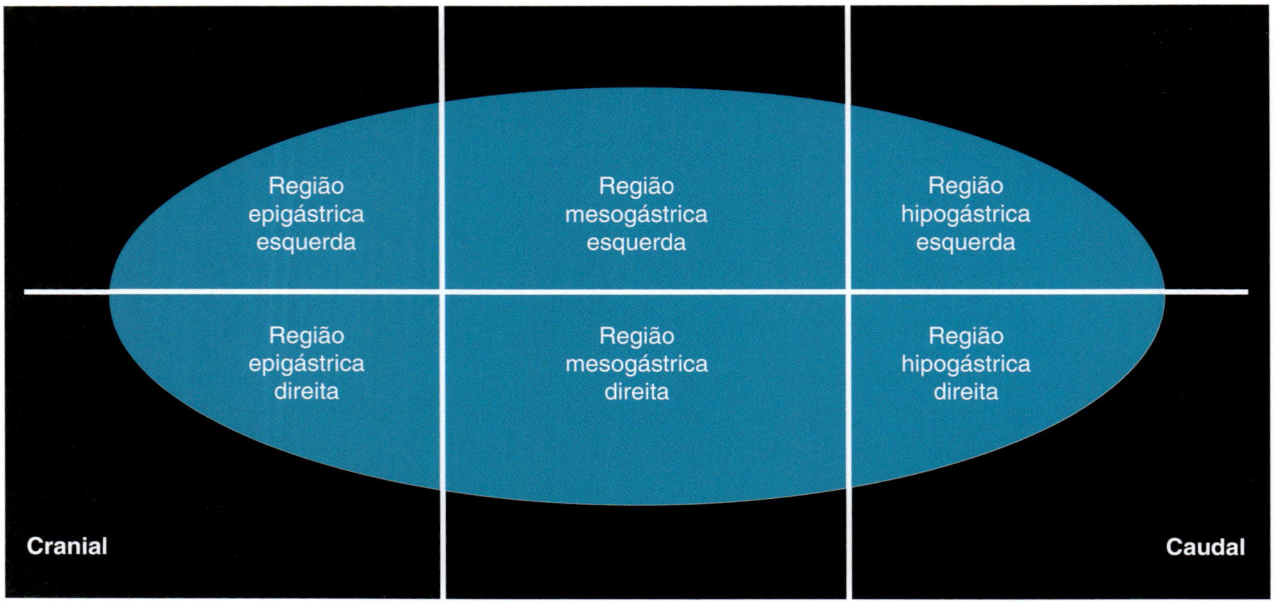

FIGURA 1 Divisão para a exploração do abdômen.

devem ser umidificadas com fluido aquecido a 37 °C e trocadas na UTI a cada 2 horas, no máximo.

- **Tamponamento por balão (intraparenquimatoso):** o uso de sondas de Folley ou balão de Sengstaken-Blackmore para tamponar orifícios em tecido hepático. Os balonetes podem ficar inflados por um período de até 48 horas, quando sua utilização deverá ser reconsiderada.

Estabilização hemodinâmica e metabólica na UTI

Assim que o cirurgião conseguir controlar a hemorragia e/ou a contaminação grave, o paciente deve ser imediatamente encaminhado para a UTI do hospital. Esse procedimento deve ser rápido, mas focado na segurança do paciente em relação ao seu transporte e à colocação no leito de UTI. Deve-se garantir a preservação dos tubos, acessos e sondas necessários à recuperação do animal doente, pois a perda ou inutilização de um desses artefatos pode comprometer seriamente a sequência do tratamento.

Nessa etapa se inicia então o resgate metabólico do paciente. A preocupação com reposição volêmica, correção da acidose, controle da coagulação, reaquecimento e estabilização hemodinâmica e respiratória (com suporte ventilatório adequado) deverá ser constante. Algumas metas de recuperação devem ser atingidas e podem ser observadas no Quadro 1.

QUADRO 1 Metas de recuperação a serem atingidas

METAS DE TRATAMENTO DE PACIENTES CRÍTICOS NA UTI	
Pressão arterial sistólica > 90 mmHg	Temperatura > 37,5 °C
Lactato sérico < 2,5 mmol/L	Plaquetas > 80.000/mm^3
Déficit de base > -4 mmol/L	Saturação de O_2 > 95%
Hemoglobina > 10 g/dL	FiO_2 < 50%
Hematócrito > 30%	Dosagem de inotrópicos baixa

Já é sabido que em estados inflamatórios agudos, como o choque hemorrágico e o choque séptico, a acidose metabólica atinge graus de severidade que normalmente culminam com o óbito do paciente. A má perfusão tecidual, ou seja, a incapacidade orgânica de levar oxigênio aos tecidos periféricos (afastados dos grandes vasos), interfere no metabolismo aeróbico, elevando a produção de ácido láctico (lactato) por esses tecidos e, consequentemente, acidificando o plasma. Essa hipóxia tecidual é potencializada pela hipotermia e pela perda importante de volume sanguíneo em curto espaço de tempo e, portanto, sem permitir a reposição adequada do organismo.

A acidose metabólica tende a se corrigir à medida que a temperatura corporal é restabelecida e a oferta de oxigênio seja suficiente para suprir a demanda tecidual. Para isso é necessário monitorar e corrigir os teores de hemoglobina do paciente, bem como saturação de oxigênio ($SatO_2$), pressão parcial de oxigênio (PaO_2) e débito cardíaco. O uso do bicarbonato de sódio para correção da acidose nem sempre é necessário, devendo nesse caso ser avaliado de acordo com os resultados da gasometria arterial.

Dessa forma, a reposição volêmica é peça fundamental no tratamento, porém sem esquecer que a temperatura corporal também deve ser ajustada, sob pena de hemodiluição e redução ainda maior da temperatura central do paciente grave. A reposição volêmica com fluido aquecido a 39-40 °C é uma boa opção de tratamento. Aquecimento externo com cobertores, mantas aquecidas e calor irradiado também devem fazer parte da terapia.

É importante ter em mente que o paciente também está perdendo calor pela abertura da parede abdominal feita durante o ato cirúrgico. Dessa forma, manter o local isolado com compressas umedecidas com solução fisiológica aquecida é uma solução viável. O uso de drenos de tórax com soluções aquecidas também é recomendado pela literatura, uma vez que o paciente se encontra sob ventilação mecânica com pressão positiva.

A coagulopatia é a outra peça desse processo letal que merece atenção especial. Os distúrbios de coagulação também sofrem influência da hipotermia e da grande quantidade de fluidos que normalmente recebe um paciente traumatizado – a primeira, inibindo a interação entre o fator de von Willebrand com as proteínas plaquetárias, e a segunda, especialmente com o uso excessivo de cristaloides (cloreto de sódio ou ringer com lactato), causando hemodiluição, adesão leucocitária e maior potencial de injúria de reperfusão no paciente grave.

Além desses fatores, o próprio trauma contribui bastante para o desencadeamento do estado de disfunção plaquetária, com alteração dos tempos de protrombina (TP) e tromboplastina parcial ativada (TTPa). Alguns autores descrevem que esses fatores, tendo seu tempo aumentado em duas vezes, já são considerados importantes preditores de morte do paciente.

Assim, na correção da coagulopatia, deve ser considerado o uso de plasma fresco, concentrado de plaquetas, concentrado de hemácias, fator recombinante VIIa (quando disponível), ácido tranexâmico e reposição de cálcio. Estudos realizados em zonas de conflito militar nos anos de 2004 e 2005 mostraram uma redução em torno de 47% na mortalidade, quando se utilizava a proporção 1:1 de concentrado de hemácias e plasma fresco, quando comparados com pacientes que receberam proporções mais elevadas de plasma. Porém, vale lembrar que outros autores relataram consequências desastrosas no uso indiscriminado de hemoderivados, especialmente a lesão pulmonar aguda induzida por transfusão (TRALI – *transfusional-related acute lung injury*).

Outros procedimentos seguem concomitantemente ao controle de temperatura, acidose e coagulação na UTI. Controle glicêmico, suporte ventilatório invasivo (ventilação mecânica protetora com baixo volume) e controle da pressão intra-abdominal são os exemplos mais comuns. Mas toda a capacidade fisiológica do doente grave deve ser otimizada nessa fase de recuperação na UTI.

Reoperação e fechamento definitivo

Obtida a estabilização hemodinâmica na UTI e se o perfil de coagulação estiver dentro de valores aceitáveis, o paciente deve ser reconduzido ao bloco cirúrgico para as ressecções indicadas (se necessário) e o fechamento definitivo da cavidade abdominal. Terminado o procedimento cirúrgico, o paciente retorna à UTI para a sua recuperação definitiva.

Porém, algumas vezes, a retração de músculos e fáscias abdominais, causada por períodos mais longos com o abdômen aberto, ou o edema de vísceras, causado pela inflamação sistêmica do paciente com consequente extravasamento de líquido para o espaço extracelular, levando à síndrome compartimental abdominal (SCA), causam uma grande tensão na linha média do abdômen, impedindo o seu fechamento convencional. Nessas ocasiões, o cirurgião deve optar pelo fechamento progressivo da parede abdominal, utilizando técnicas que permitam a oclusão parcial do abdômen enquanto o paciente é tratado para reduzir a hipertensão intra-abdominal.

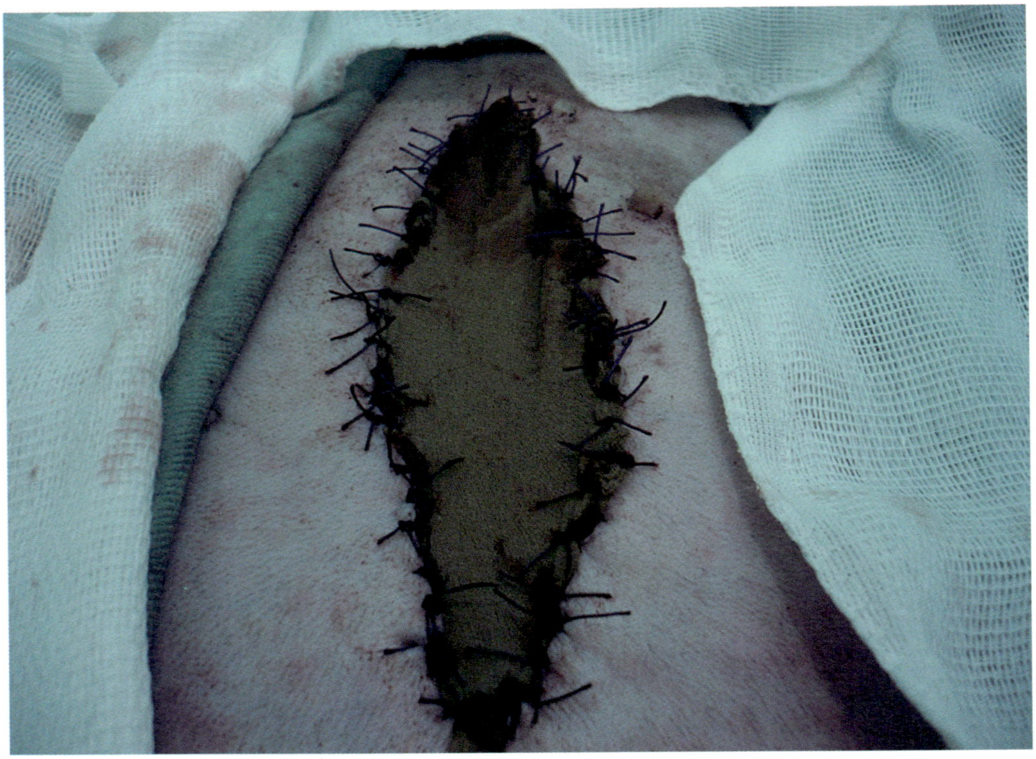

FIGURA 2 Uso de telas sintéticas para fechamento da parede abdominal.

O uso de telas sintéticas (de material não agressivo às estruturas do abdômen, como mostra a Figura 2), suturas de aproximação com pontos captonados ou dispositivos de aspiração contínua a vácuo (bolsa de Bogotá) sobre a abertura abdominal deve ser considerado. O mais importante é lembrar que o abdômen nunca deve ser fechado sob tensão, pois as repercussões hemodinâmicas da síndrome compartimental, ou mesmo da hipertensão abdominal, tendem a ser catastróficas para o paciente, colocando em risco todo o trabalho alcançado durante a sua recuperação na UTI.

CONCLUSÃO

A ideia básica da cirurgia de controle de danos é abreviar ao máximo o tempo cirúrgico em pacientes muito graves, especialmente os envolvidos em choque hemorrágico ou choque séptico. Na medicina humana, embora faltem estudos multicêntricos randomizados sobre o assunto, a experiência clínica da aplicação dessa metodologia tem mostrado resultados promissores. O maior desafio ainda é identificar os pacientes que devem ser submetidos ao controle de danos e, mais ainda, o momento correto em que o procedimento deve ser empregado. Como é uma área de estudo relativamente recente, é provável que, em breve, novas técnicas de contenção de danos sejam utilizadas tanto na medicina humana quanto na medicina veterinária, aumentando a expectativa de vida dos pacientes graves oriundos de traumas. A condição primordial para que isso ocorra, porém, é que a equipe cirúrgica esteja plenamente integrada à equipe de terapia intensiva, pois, sem a estrutura necessária ao acompanhamento minucioso desses pacientes, o sucesso desse tipo de procedimento é bastante improvável.

REFERÊNCIAS BIBLIOGRÁFICAS

1. Fossum TW. Cirurgia de pequenos animais. 5. ed. GEN; 2014; 1.642 p.
2. Lisciandro GR, Lagutchik MS, Mann KA, Fosgate GT, Tiller EG, Cabano NR, et al. Evaluation of an abdominal fluid scoring system determined using abdominal focused assessment

with sonography for trauma in 101 dogs with motor vehicle trauma. J Vet Emerg Crit Care. 2009;19(5):226-37.

3. Lisciandro GR, Lagutchik MS, Mann KA, Voges A, Fosgate GT, Tiller EG, et al. Evaluation of a thoracic focused assessment with sonography for trauma (TFAST) protocol to detect pneumothorax and concurrent thoracic injury in 145 traumatized dogs. J Vet Emerg Crit Care. 2008;18(3):258-9.
4. Muir W. Trauma: physiology, pathophysiology, and clinical implications. J Vet Emerg Crit Care. 2006;16(4):253-63.
5. Oliveira ALA. Técnicas cirúrgicas em pequenos animais. 2. ed. Elsevier; 2018. 512 p.
6. Simpson SA, Syring R, Otto CM. Severe blunt trauma in dogs: 235 cases (1997-2003). J Vet Emerg Crit Care. 2009; 19(6): 588-602.

Índice remissivo

A

B

C

D

E

F

G

H

P

R

S

T

U

V